模拟医学系列丛书

总主编　Adam I. Levine · Samuel DeMaria Jr.

住院医师规范化培训推荐用书

供医学教师及住院医师(专业学位研究生)、专科医师使用

模拟医学　麻醉分册

Comprehensive Healthcare
Simulation：Anesthesiology

主　编　［美］Bryan Mahoney　　［美］Rebecca D. Minehart
　　　　［美］May C. M. Pian-Smith

主　审　刘　进　朱　涛　董　越

主　译　李　崎

副主译　方利群　张莉莉　徐怡琼　安海燕

人民卫生出版社

·北　京·

First published in English under the title
Comprehensive Healthcare Simulation：Anesthesiology
Edited by Bryan Mahoney，Rebecca D. Minehart，May C. M. Pian-Smith
Copyright © Springer Nature Switzerland AG 2020
This edition has been translated and published under licence from Springer Nature
Switzerland AG

图书在版编目（CIP）数据

模拟医学. 麻醉分册/（美）布莱恩・马奥尼
（Bryan Mahoney），（美）丽贝卡・D. 米内哈特
（Rebecca D. Minehart），（美）梅・C・M. 皮恩・史密斯
（May C. M. Pian-Smith）主编；李崎主译. —北京：
人民卫生出版社，2024.1
　　ISBN 978-7-117-35284-0

　　Ⅰ.①模…　Ⅱ.①布…②丽…③梅…④李…　Ⅲ.
①麻醉学-医学教育-教学模型-职业培训-教材　Ⅳ.
①R-4②R614

中国国家版本馆 CIP 数据核字（2023）第 177405 号

人卫智网　www.ipmph.com	医学教育、学术、考试、健康，	
	购书智慧智能综合服务平台	
人卫官网　www.pmph.com	人卫官方资讯发布平台	

图字：01-2021-0521 号

模拟医学　麻醉分册
Moni Yixue　Mazui Fence

主　　译：李　崎
出版发行：人民卫生出版社（中继线 010-59780011）
地　　址：北京市朝阳区潘家园南里 19 号
邮　　编：100021
E - mail：pmph @ pmph. com
购书热线：010-59787592　010-59787584　010-65264830
印　　刷：人卫印务（北京）有限公司
经　　销：新华书店
开　　本：889×1194　1/16　印张：20.5
字　　数：606 千字
版　　次：2024 年 1 月第 1 版
印　　次：2024 年 1 月第 1 次印刷
标准书号：ISBN 978-7-117-35284-0
定　　价：128.00 元
打击盗版举报电话：010-59787491　E-mail：WQ @ pmph. com
质量问题联系电话：010-59787234　E-mail：zhiliang @ pmph. com
数字融合服务电话：4001118166　E-mail：zengzhi @ pmph. com

译者（按姓氏笔画排序）

王海宏　浙江大学医学院

方利群　四川大学华西医院

权　翔　中国医学科学院北京协和医院

仲　巍　美国得州大学西南医学中心暨达拉斯儿童医院

刘宇燕　美国新泽西州拉里坦湾医疗中心

安海燕　北京大学人民医院

严　俊　上海交通大学医学院附属瑞金医院

李　崎　四川大学华西医院

李　清　天津医科大学总医院

杨　希　四川大学华西医院

时文珠　解放军总医院第一医学中心

吴朝萌　四川大学华西医院

何　裔　四川大学华西医院

张　鸿　北京大学第一医院

张冯江　浙江大学医学院附属第二医院

张莉莉　厦门大学附属翔安医院

张鸿飞　南方医科大学珠江医院

张雅捷　四川大学华西医院

陈　婵　四川大学华西医院

陈怡绮　上海交通大学医学院

陈品堂　台北荣民总医院

范　羽　复旦大学附属中山医院

林轶群　加拿大阿尔伯塔儿童医院

周志强　华中科技大学同济医学院附属同济医院

房丽丽　浙江大学医学院附属第二医院

胡灵群　美国俄亥俄州立大学 Wexner 医学中心

柯博文　四川大学华西医院

姚芷君　南方医科大学珠江医院

贺漫青　四川大学华西医院

徐怡琼　上海交通大学医学院附属瑞金医院

郭　娜　中山大学附属第三医院

郭隽英　中山大学附属第一医院

黄建宏　美国佛罗里达州莫菲特肿瘤医院

曹　亚　皖南医学院弋矶山医院

龚亚红　中国医学科学院北京协和医院

董　越　美国明尼苏达州罗切斯特妙佑医疗国际

蒋小娟　四川大学华西医院

谢咏秋　中南大学湘雅医院

魏　莱　华中科技大学同济医学院附属协和医院

译者简介

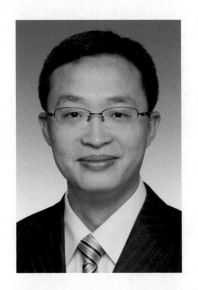

李　崎

医学博士,教授,主任医师,硕士研究生导师,是国内知名的模拟医学专家。研究方向:模拟医学与临床质量(安全与效率),临床麻醉与围手术期器官保护。兼任中国医院协会模拟医学专委会常务委员,中国医师协会毕业后医学模拟教育专家委员会委员,中国医药教育协会医学模拟教育专业委员会常务委员,吴阶平医学基金会模拟医学部常务委员,四川省医师协会麻醉医师分会常务委员。

组建了国内一流的模拟医学师资团队,创建了国内一流的麻醉学住院医师模拟医学课程体系。自 2014 年起,创建了"模拟医学师资培训课程"。发表论文 32 篇(SCI 收录论文 11 篇),其中教育科研论文 15 篇,1 篇被美国心脏协会(AHA)和欧洲复苏协会的心肺复苏指南引用。主持教育部、省、校级科研课题 20 项,其中教育科研课题 16 项。主译《模拟医学复盘手册》,参译《模拟医学 儿科分册》《综合模拟医学 医学教育中的掌握性学习》。参编国家卫生健康委员会"十三五"规则教材《麻醉学》第 2 版。荣获 2020 年度四川大学教学成果奖一等奖、2021 年度四川省医学科技奖一等奖。

译者序

　　麻醉学的核心宗旨是确保患者安全，这也反映了麻醉工作的高风险性。麻醉的本质是通过药物抑制人类赖以生存的各种保护性反射，以便接受各种有创性检查（侵入性诊断）和治疗（手术）。由于麻醉工作的高风险性，临床麻醉工作的重点便是：①对人体基本生命功能进行监测、维持和调控，对重要脏器组织进行保护和支持；②消除或减轻手术和损伤导致的疼痛和异常应激反应；③围麻醉手术期危急疑难重症的预防、诊断和治疗。正是因为整个麻醉学科对患者安全的关注，以及新的监测手段、药物、技术的应用，临床麻醉的安全性已经有了极大的提高。但这也带来麻醉学人才培养的另一个挑战，即学员在日常培训中很难遇到危机事件供其积累经验，而这正是他们需要学习并掌握的重点。

　　传统医学教育模式下，麻醉学人才培养面临三大难题：①患者安全。新学员需要通过患者来积累经验，但这会给患者带来潜在伤害的风险，这种风险甚至会造成非死即残的严重后果。②教育公平。各种麻醉危机及有教育意义的临床麻醉案例的分布（时间、空间）是随机的，很难均等地供每位学员学习。③临床胜任力同质化评价。以传统笔试为主的评价方式不能准确评价医师的临床胜任力，而模拟具备安全、可控、可重复、可标准化、可量化，以及可以提供反馈等诸多优点，能够很好地解决上述麻醉学人才培养中面临的难题。因此，当现代模拟技术被引入医学教育时，麻醉医师欣然接受，并为模拟医学的发展作出了重大贡献。这也为麻醉医师在模拟医学界赢得了声誉和领导地位。

　　模拟医学教育的本质是医学领域的教育科学，其方法和技术符合教育学的基本理论和原理，模拟只是诸多教育手段中的一种。因此，要做好模拟教学，需要医学教师们学习、掌握和运用这些教育学的理论与方法。但遗憾的是，目前国内系统地学习过相关教育学理论和方法的医学教师很少，因为缺少合格模拟医学教师，严重制约了合格医学人才的培养，进而影响到了医疗服务的质量。本书的翻译和出版将极大地解决麻醉学领域缺乏模拟医学相关参考书籍的问题。

　　感谢译者们的辛勤付出，希望本书的出版能推动国内麻醉模拟医学的发展，促进国内麻醉学人才的培养，为国家和社会培养更多合格的麻醉医师，筑牢维护患者安全的初心。

刘进

四川大学华西医院

2023 年 8 月

译者前言

麻醉学科是模拟医学的先行者、实践者和创新者。在本书中，几乎每个章节都能读到麻醉从业者们对患者安全和临床质量的关注，而模拟是帮助我们实现这些目标的一种"智慧"。希望本书能帮助医学界的教育工作者们从教育学角度重新审视日常教学，把从书中学到的知识和方法应用到日常教学中。

书中提到麻醉学界模拟先驱们的远见、创新与执着为麻醉学科在模拟医学界赢得了认可和尊重，并成为模拟医学界的领袖。而几十年后的新一代麻醉模拟医学教育工作者，应该有更高的追求：①除关注技术性技能的精进外，还应该更多地关注非技术性技能，如团队合作和沟通；②不应止步于建设单个课程，还应将更多的课程进行系统整合，构建临床安全制度，让模拟能回归临床安全、质量和效率；③除单一学科的安全外，模拟作为工具还能帮助我们在医院层面，甚至整个医疗卫生系统层面改进临床质量，促进患者安全和提高营运效率；④发明创新更多适用的模拟教学设备，而不是只做使用者；⑤在众多的模拟医学教育理论和方法中，不能只做学习者和跟随者，应该提出并验证更多原创的理论与方法，为模拟医学奉献更多新时代的智慧。只有这样，才不负业界先驱们的殷切希望，为推动模拟医学的进步作出新时代麻醉学教育工作者应尽的贡献。

本书的各位译者均是近年来活跃在国内麻醉模拟医学领域的专家，正是因为大家的辛勤付出，才让读者有机会阅读到这本麻醉模拟医学参考书籍。感谢每位译者！本书在翻译中力求精准、达意，但限于经验，不当之处还望批评、指正。

李崎
2023 年 8 月

原著序

模拟的真相：远不止我们所见

诚然，本书的读者可能已经相当熟悉模拟培训是如何提高个人的技术性技能、非技术性技能和团队表现的。但迄今为止，模拟培训仍然被低估的一个事实是模拟的基础实际上是领导力原则。掌握了本书中模拟内容的教育者或临床医师还将成为精通困难沟通、制度变革管理、情商培养、战略规划、决策制定及其他领导力核心技能的大师。

模拟与游戏

尽管模拟医学在本质上是严肃的，然而模拟本身可以被视为一种游戏形式。这种游戏活动能为参与者提供诸多益处，包括改善人际关系，增强解决问题的能力，提升创造力。参与者在面对困难时，拥有这些能力有助于作出更灵活、更优化、更有效的反应。模拟活动同时也是一种角色扮演活动，在低压环境中为参与者提供尝试事件管理或沟通方式的机会。事后对这些模拟活动进行反馈，包括了解他人可能的想法和感受，提高参与者的情商，从而让参与者做好准备，以便在真实的危机事件中作出高效、快速的反应。游戏中还可以加强参与者与社会的联系，这是适应力和克服身心疲惫的关键组成部分。在跨专业模拟情境中，游戏为参与者建立更强的团队合作和相互信任，这将使医疗卫生专业人员、医疗机构和患者受益。最后，这种在模拟中的即兴发挥（无论是在情境模拟，还是在复盘）能培养参与者的正念（mindfulness）。正念的一种定义就是有意识地关注和感知当下正在发生的事情的状态。无疑，麻醉学需要我们拥有高度警觉的注意力和敏锐的态势感知力，这恰好准确地诠释了正念的定义。此外，即兴训练是一种越来越受欢迎的领导力培养的工具。

模拟与机构变革

过去的 20 年间，模拟教育的先驱及新模拟中心的开创者和倡导者都有类似的经验。他们熟知"种下梧桐树，何愁无凤凰"的道理，对通过筹措资源以落实所筹划的活动，满足各种物资和后勤需要，满足人员需求等都习以为常。但这些领导者们也面临着严峻的挑战，他们需要言简意赅地宣传模拟的价值。模拟培训的投资回报往往是难以捉摸且无形的，尤其是在发展的早期阶段。但是已经有研究表明模拟是影响文化变革的主要工具（采用或改进组织机构的安全文化），包括对错误或不良事件的安全策略和反应。对跨专业、多学科模拟培训日益增长的需求正在席卷全国的医学中心，这实际上是模拟先驱们先前的成功和随后的机构变革的结果。

模拟与战略规划

为一个新的临床诊疗中心(无论是小型门诊还是大型医院)进行设计、建造、储备物资和配备人员都是一件不容易的事情。模拟可以用来检验和查找工作流程模式、内部系统和环境的漏洞,同时在不危及患者安全的情况下为调整这些内容提供机会。适应性领导力的原则之一(正如 Travis Bradberry 在《领导力 2.0》中所述)是组织公正,包括决策公平和关注结果。策略规划模拟告诉我们应该在哪里,以及为什么优先分配特定的资源。这不仅加强了新的临床诊疗环境的安全性和有效性,也让整个组织更加透明和公正。即使一些团体会对最终的决策感到失望,但很明显,领导者关心的是这样的决策和系统设计如何影响参与其中的每个人的工作,并对相互竞争的优先事项进行高度清晰、深思熟虑的分析。

模拟与沟通训练

重要的沟通每天都在各个手术室、重症监护病房或疼痛门诊发生。即使是常规病例也可能发生多次沟通失败。联合委员会对前哨事件进行多年的审查后发现,沟通失败是其发生的根本原因。如果团队成员之间的关系存在相互威胁或权威等级,则沟通出现问题屡见不鲜,而且可能被放大。被广泛采用的复盘模式(如"主张/探询"方法)包括对所有参与者的"思维框架"的探索,这与 Stephen Covey 在《高效人士的 7 个习惯》中的经典建议:"先尝试理解别人,然后才会被理解"如出一辙。许多复盘示例还包括心理安全的要素,探究他人的观点,承认自身对被观察到的行为的解释受既往经验的影响(可能是错误的)。这些要素都在 Kerry Patterson 的《关键对话:如何高效能沟通》中有所提及。与理解这些技术同样重要的是反复刻意练习这些语言模式,以便在时间紧迫、重要的情况下进行关键沟通。

模拟与团队管理训练

当面对临床紧急事件时,团队领导者必须善于及时作出决策、分配任务、监控组员的表现、灵活利用资源,并对患者病情发展进行预测和规划。模拟让我们有机会在上述每个领域都能得到充分练习。应急管理模式(包括危机资源管理)的要素包括巧妙利用差异,即可以做什么,如何确保所有必要事项都能完成,以及谁最适合做什么。这些问题为优化角色分配、任务委派和资源管理提供了信息。尽管紧急程度并不相同,但管理个人和团队的经典领导力技能包括理解和评估团队成员之间的差异,并充分利用这些差异来优化结果。

在阅读本书时,请注意以下主题:决策、团队训练、事件管理、沟通和其他主要领导力技能,它们将高度体现在每一章节中。

模拟教育者不仅教授领导力技能,而且也会将这些技能运用于以下各种情况,如应对困难复盘,在资源匮乏的环境中创造性地设计课程,通过改进患者安全的措施和策略规划来提升机构的价值。在模拟培训设计、实施和评价的每个要素中,都会看到核心领导力原则在发挥作用。

模拟的基础就是领导力原则。

美国北卡罗来纳州罗利　Marjorie Podraza Stiegler,MD

(翻译 曹亚,审校 何裔　张莉莉　李崎)

原著前言

在模拟技术伴随我们的数十年中,麻醉医师作为早期的应用者,在整合模拟工具的过程中发挥了重要作用,他们不仅将模拟技术整合到本专业领域的培训和评价中,也将其应用于整个医学教育中。本书的一个目标是避免在麻醉学领域使用模拟技术时,过分依赖深奥的叙述或描述方法。尽管有些人可以通过本书的内容,写一份相关的报告或留下历史记录,但本书目标受众从一开始就是继续教育工作者。我们希望尽可能为负责实施基于模拟或整合模拟课程的人创造一个实用的工具。为了让模拟教育初学者具备一定的基础知识,从而达到熟练的程度,本书内容包括关于模拟技术的历史,以及相关教育学的一些必备背景知识。同时,接下来的内容在结构上为读者提供了一个"怎样做"的说明,将模拟教学整合到涉及麻醉学教育、评价和实践的各种情境中。

在本书中,您将学习由麻醉学领域内模拟教育的领军人物提供的见解和工具。第一部分为关于麻醉学模拟的三个方面介绍,包括模拟教育学理论基础知识的应用和实践,模拟应用于麻醉学领域的背景,以及对目前已经应用的模拟形式的回顾。第二部分是对麻醉学领域内不同学员群体模拟应用情况的回顾和实践指南。第三部分提供了麻醉学亚专科模拟的回顾和实践指南。未来的(或有经验的)模拟专家/麻醉医师在负责为任何级别的学员和该领域的任何亚专科创建课程时,可以将这些内容作为首要资源。每章都为希望将模拟作为教育工具的人提供说明、范例和进一步的资源。

本书对麻醉学领域中的模拟技术进行了系统回顾,并展望了这项技术的应用前景。贯穿这两部分的一个强有力的主题是越来越多的模拟被纳入了麻醉学的培训、评价甚至实践。很荣幸为您——我们的读者,提供这本"同类中的第一本"实践指南,本书旨在促进麻醉学领域教育,为模拟技术引入医疗卫生领域开辟道路,并且在未来继续胜任这一角色。与所有技术一样,模拟医学技术的过去和未来都在高度变化和快速发展。如果未来进行修订,本文中的内容适用度将会有一定的局限性。本书提供了该领域专家的一些经验和教训,但是读者不必因为"开拓创新"而感到有负担,而是应将自己的新方法应用于这个令人兴奋的领域,从而提高未来医务人员的培训及患者的医疗质量。

致谢

Bryan Mahoney:我要感谢本丛书首本《模拟医学》(*The Comprehensive Textbook of Healthcare Simulation*)的编辑们邀请我们筹备本书,同时也感谢与我一起踏上这段神奇旅程的编辑们,感谢 Mount Sinai Health System 麻醉科在时间和资源上的支持,感谢家人的耐心,因为我花了很多夜晚和周末的时间来准备这本书。

Rebecca D. Minehart:我很荣幸有机会成为这本书的主编,感谢 Adam I. Levine 和 Bryan Mahoney 博士,给了我第一次与他们共事的机会。永远感谢我的另一位合著者——May C. M. Pian-Smith 博士,多年来他一直是位了不起的导师。最后但同样重要的是,我要感谢我的家人在整个工作过程中给予的爱和支持。

May C. M. Pian-Smith:感谢 Adam I. Levine 博士和我的编辑们给我这个机会参与这个特别的项目。就像我们教授的模拟一样,这本身就是一个体验式学习的案例,团队合作的过程艰难、有趣而且有益。感谢我的模拟导师 Jeff Cooper 和 Dan Raemer 博士,以及家人对我的支持。

美国纽约　Bryan Mahoney

美国波士顿　Rebecca D. Minehart

美国波士顿　May C. M. Pian-Smith

（翻译 曹亚,审校 何裔　张莉莉　李崎）

编者名单

Alexander F. Arriaga, MD, MPH, ScD Department of Anesthesiology and Pain Medicine, Brigham and Women's Hospital, Boston, MA, USA

Harvard Medical School, Boston, MA, USA

Arna Banerjee, MBBS Department of Anesthesiology, Division of Critical Care, Medical Education and Administration, Simulation in Medical Education, Vanderbilt University Medical Center, Vanderbilt University School of Medicine, Nashville, TN, USA

Jeanette R. Bauchat, MD, MS Department of Anesthesiology, Vanderbilt University Medical Center, Vanderbilt University School of Medicine, Nashville, TN, USA

Wendy K. Bernstein, MD, MBA, FASA, FAMWA Division of Cardiac Anesthesiology, Department of Anesthesiology and Perioperative Medicine, University of Rochester Medical Center, Rochester, NY, USA

Kimberly R. Blasius, MD Department of Anesthesiology, University of North Carolina Children's Hospital, Chapel Hill, NC, USA

Amanda Burden, MD Department of Anesthesiology, Clinical Skills and Simulation, Cooper Medical School of Rowan University, Cooper University Hospital, Camden, NJ, USA

Y. Melissa Chan, MD Department of Anesthesiology, University of Mississippi Medical Center, Jackson, MS, USA

Erik Clinton, MD Department of Obstetrics and Gynecology, Massachusetts General Hospital, Boston, MA, USA

Harvard Medical School, Boston, MA, USA

Jeffrey B. Cooper, PhD Department of Anaesthesia, Harvard Medical School, Boston, MA, USA

Department of Anesthesia, Critical Care and Pain Medicine, Massachusetts General Hospital, Boston, MA, USA

Center for Medical Simulation, Boston, MA, USA

Christopher Cropsey, MD Cardiovascular Anesthesiologists, P.C., Nashville, TN, USA

Priti G. Dalal, MD, FRCA Department of Anesthesiology and Perioperative Medicine, Penn State Health Hershey Medical Center, Hershey, PA, USA

Samuel DeMaria, MD Department of Anesthesiology, Perioperative and Pain Medicine, Icahn School of Medicine at Mount Sinai, New York, NY, USA

Mary DiMiceli, MD Anesthesia Medical Group, Inc., Nashville, TN, USA

David A. Edwards, MD, PhD Department of Anesthesiology, Vanderbilt University Medical Center, The Vanderbilt Clinic, Nashville, TN, USA

Michaela Kristina Farber, MD, MS Department of Anesthesiology, Perioperative, and Pain Medicine, Brigham and Women's Hospital, Boston, MA, USA

Harvard Medical School, Boston, MA, USA

Idalid Franco, MD, MPH Harvard T.H. Chan School of Public Health, Boston, MA, USA

Harvard Medical School, Boston, MA, USA

Department of Radiation Oncology, Massachusetts General Hospital, Boston, MA, USA

Roxane Gardner, MD, MSHPEd, DSc Department of Obstetrics & Gynecology, Brigham and Women's Hospital, Boston, MA, USA

Harvard Medical School, Boston, MA, USA

Department of Anesthesia, Critical Care and Pain Medicine, Massachusetts General Hospital, Boston, MA, USA

Center for Medical Simulation, Boston, MA, USA

Kristina L. Goff, MD Department of Anesthesiology and Pain Management, University of Texas Southwestern Medical Center, Dallas, TX, USA

Andrew Goldberg, MD Department of Anesthesiology, James J Peters VA Medical Center, New York, NY, USA

Oren T. Guttman, MD, MBA Department of Anesthesiology, Health System Vice President For High Reliability and Patient Safety, Jefferson Health, Philadelphia, PA, USA

Maryann Henry, CRNA, MS Department of Anesthesiology and Critical Care, University of Pennsylvania Health System, Philadelphia, PA, USA

Bryan Hill, MD Department of Anesthesiology, The Ohio State University Wexner Medical Center, Columbus, OH, USA

Jesse T. Hochkeppel, MD Interventional Pain Management, Connecticut Pain Care/ OrthoConnecticut, Danbury, CT, USA

Michelle Lee Humeidan, MD, PhD Department of Anesthesiology, The Ohio State University Wexner Medical Center, Columbus, OH, USA

Daniel Katz, MD Department of Anesthesiology, Perioperative and Pain Medicine, Icahn School of Medicine at Mount Sinai, New York, NY, USA

January Kim, BS Institute of Behavioral Medicine Research, The Ohio State University Wexner Medical Center, Columbus, OH, USA

Sang Kim, MD Department of Anesthesiology, Critical Care & Pain Management, Hospital for Special Surgery, New York, NY, USA

Amanda H. Kumar, MD Department of Anesthesiology, Regional Anesthesia and Acute Pain Management, Duke University, Duke University Medical Center, Durham, NC, USA

Michael Kushelev, MD Department of Anesthesiology, The Ohio State University Wexner Medical Center, OSU East Hospital, Columbus, OH, USA

Samsun Lampotang, PhD, FSSH Center for Safety, Simulation & Advanced Learning Technologies, Simulation Innovation, Office of Educational Affairs/Office of Medical Education, Simulation Core, Clinical & Translational Science Insitute, University of Florida, Gainesville, FL, USA

Adam I. Levine, MD Department of Anesthesiology, Perioperative and Pain Medicine, Department of Otolaryngology and Pharmacological Sciences, Icahn School of Medicine at Mount Sinai, New York, NY, USA

Jonathan Lipps, MD Department of Anesthesiology, The Ohio State University Wexner Medical Center, Columbus, OH, USA

Bryan Mahoney, MD Department of Anesthesiology, Perioperative and Pain Medicine, Mount Sinai St. Luke's and West Hospitals, Mount Sinai St. Luke's & Roosevelt Hospital, Icahn School of Medicine at Mount Sinai, New York, NY, USA

Christine Lan Mai, MD, MS-HPEd Department of Anesthesia, Critical Care and Pain Medicine, Massachusetts General Hospital, Boston, MA, USA

Harvard Medical School, Boston, MA, USA

Joshua A. Marks, MD, FACS Department of Surgery, Sidney Kimmel Medical College at Thomas Jefferson University Hospitals, Philadelphia, PA, USA

Matthew D. McEvoy, MD Division of Multispecialty Anesthesia, Department of Anesthesiology, CIPHER (Center for Innovation in Perioperative Health, Education, and Research), Vanderbilt University School of Medicine, Vanderbilt University Medical Center, Nashville, TN, USA

Carlene McLaughlin, CRNA, MSN, PhD Department of Anesthesiology and Critical Care, University of Pennsylvania Health System, Philadelphia, PA, USA

Lori Meyers, MD Department of Anesthesiology, The Ohio State University Wexner Medical Center, Columbus, OH, USA

Rebecca D. Minehart, MD, MSHPEd Department of Anesthesia, Critical Care, and Pain Medicine, Massachusetts General Hospital, Boston, MA, USA

Harvard Medical School, Boston, MA, USA

Kenneth R. Moran, MD Department of Anesthesiology, The Ohio State University Wexner Medical Center, Columbus, OH, USA

Andrés T. Navedo, MD, MS-HPEd Department of Anesthesiology, Critical Care and Pain Medicine, Boston Children's Hospital, Boston, MA, USA

Harvard Medical School, Boston, MA, USA

Deborah D. Navedo, PhD, MSN STRATUS Center for Medical Simulation, Brigham and Women's Hospital, Boston, MA, USA

Jordan L. Newmark, MD Department of Anesthesiology, Division of Pain Medicine, Alameda Health System, Oakland, CA, USA

Department of Anesthesiology, Perioperative & Pain Medicine, Stanford University School of Medicine, Palo Alto, CA, USA

Mark W. Newton, MD Department of Anesthesiology and Pediatrics, Vanderbilt University Medical Center, Nashville, TN, USA

Cesar Padilla, MD Anesthesiology and Pain Management, Cleveland Clinic, Pepper Pike, OH, USA

Christine S. Park, MD Graham Clinical Performance Center, University of Illinois College of Medicine, University of Illinois at Chicago, Anesthesiology and Medical Education, Chicago, IL, USA

Shivani Patel, MBBS Department of Pediatric Anesthesiology and Critical Care Medicine, Johns Hopkins University, Baltimore, MD, USA

Jeremy T. Rainey, DO Center for Critical Care Medicine, Anesthesiology Institute, Cleveland Clinic, Cleveland, OH, USA

Cortessa Russell, MD Department of Anesthesiology, New York Presbyterian – Columbia University Medical Center, New York, NY, USA

Daniel Saddawi-Konefka, MD, MBA Harvard Medical School, Boston, MA, USA

Department of Anesthesia, Critical Care and Pain Medicine, Massachusetts General Hospital, Boston, MA, USA

Migdalia H. Saloum, MD Department of Anesthesiology, Perioperative and Pain Medicine, Mount Sinai St. Luke's and West Hospitals, Mount Sinai St. Luke's & Roosevelt Hospital, Icahn School of Medicine at Mount Sinai, New York, NY, USA

Jacob Schaff, MD Department of Anesthesiology, New York Presbyterian – Columbia University Medical Center, New York, NY, USA

Maricela Schnur, MD, MBA Interventional Pain Management, St. Luke's, Duluth, MN, USA

Department of Anesthesiology, Perioperative and Pain Medicine, Department of Otolaryngology, and Pharmacological Sciences, Icahn School of Medicine at Mount Sinai, New York City, NY, USA

David L. Schreibman, MD Department of Anesthesiology, University of Maryland School of Medicine, University of Maryland Medical Center, Baltimore, MD, USA

Michael Seropian, MD, FRCPC, FSSH Department of Anesthesiology and Perioperative Medicine, Oregon Health & Science University, Portland, OR, USA

Anjan Shah, MD Department of Anesthesiology, Perioperative and Pain Medicine, Icahn School of Medicine at Mount Sinai, New York, NY, USA

Alan Julius Sim, MD Department of Anesthesiology, Perioperative and Pain Medicine, Icahn School of Medicine at Mount Sinai, New York, NY, USA

Devika Singh, MS, MD Department of Anesthesiology and Critical Care, The Children's Hospital of Philadelphia, Philadelphia, PA, USA

Elizabeth Sinz, MD, MEd Department of Anesthesiology and Perioperative Medicine, Penn State Health Hershey Medical Center, Hershey, PA, USA

Agathe Streiff, MD Department of Anesthesiology, Montefiore Medical Center, Bronx, NY, USA

Rachel E. Sweeney, BA Department of Anesthesiology and Critical Care, University of Pennsylvania Health System, Philadelphia, PA, USA

Perelman School of Medicine, University of Pennsylvania, Philadelphia, PA, USA

Ankeet D. Udani, MD, MS.Ed Department of Anesthesiology, Duke University Medical Center, Durham, NC, USA

Rashmi Vandse, MD Department of Anesthesiology, Loma Linda University Medical Center, Loma Linda, CA, USA

Scott C. Watkins, MD Department of Anesthesiology and Critical Care Medicine, Johns Hopkins University School of Medicine, Johns Hopkins All Children's Hospital, Saint Petersburg, FL, USA

Chelsea Willie, MD Department of Anesthesiology, Medical College of Wisconsin/Children's Hospital of Wisconsin, Milwaukee, WI, USA

Miguel A. Yaport, MD Department of Anesthesiology and Critical Care, University of Pennsylvania Health System, Philadelphia, PA, USA

Jeron Zerillo, MD Department of Anesthesiology, Perioperative and Pain Medicine, Icahn School of Medicine at Mount Sinai, New York, NY, USA

目录

第五部分　结语

第一部分
麻醉学模拟介绍

1 麻醉与模拟的历史渊源

Daniel Saddawi-Konefka and Jeffrey B. Cooper

引言

尽管在医学领域中的模拟似乎最近才兴起,但是各种形式的模拟实际上已经被使用了一千多年。Owen 在其《模拟医学教育简史》(*Simulation in Healthcare Education:an Extensive History*)一书中写道:首次记录模拟在医学教育中的应用可以追溯到公元 500 年[1]。这在 *Sushruta Samhita* 一书中有所描述:要求学生们先在类似人体部位的物品(如葫芦、充满液体的皮袋或动物尸体)上练习切开,鼓励学生们练习"以便他们能够快速地进行操作,这在没有麻醉的情况下对患者进行手术很重要"[1]。至此,在其悠久的历史中,模拟扩展到许多地域及其他学科领域,包括外科学、妇产科学、眼科学、泌尿外科学、牙科学、创伤和护理学。值得注意的是,在 Owen 这本 400 多页的历史书中,截至时间是 1950 年左右!所有的现代模拟工作者们都以为他们开创了一个新领域,事实上,他们有很多东西仍需向前人学习。

现在,模拟在麻醉学领域中广泛被应用,麻醉医师被认为是现代模拟的先驱。然而,有趣的是,在 Owen 的书中,"麻醉"一词仅被提及了几次,甚至只有当它与气管插管操作有关时才被提及(并不涉及麻醉医师)。这可能并不令人惊讶,因为麻醉学作为一个独立的领域是在 20 世纪初。直到 20 世纪 60 年代,模拟才首次引入麻醉学,并且耗时 20 多年才在一些国家中引起重视。只有在讲述模拟在麻醉学中广泛应用的故事时,我们才深刻了解到为什么模拟作为现在显而易见的患者安全和教育工具,竟然花了这么长的时间才在麻醉学和其他医疗领域占有一席之地。要传播一个理念究竟需要些什么?这是一些鼓舞人心的故事,且随时发生,并不断涌现。有先驱也有创新技术。我们都可以从先驱者的发现和创新技术中吸取教训,以应对患者安全的挑战。这是一个未完成的故事,必定会继续下去。

在这一章中,将回顾 20 世纪 60 年代 Owen 离开后不久的故事,重点讲述麻醉学中的模拟。由于麻醉学在现代模拟发展中的核心地位,在《模拟医学》的其他系列著作中也讲述了这段历史。本章将详细地引用其中的两篇主要参考文献,并推荐给感兴趣的读者[2-3]。由于患者安全在麻醉学模拟推广中的基础地位,将首先阐述麻醉学、模拟和患者安全三者之间的关系。

本章目的

读者将了解到麻醉学领域中最早的"现代"模拟学家,以及这些先驱们在试图确立模拟在麻醉学教育中的作用时所面临的挑战。同时,也将了解到模拟在麻醉学领域成功传播的关键驱动因素,尤其是患者安全对于建立成功的模拟价值定位的重要作用。最后,将了解到将模拟推至麻醉学舞台中央的学者们。

麻醉学、模拟和患者安全

麻醉学的根基是患者安全。因为麻醉本身并不是一般意义上的治疗,所以它的目的不仅仅是不造成伤害,或用麻醉患者安全基金会(Anesthesia Patient Safety Foundation,APSF)最初的使命和现在的话来说是"确保麻醉不会对患者造成伤害"[4]。本章将追溯麻醉学在模拟医学中的发展和传播,以及它是如何占据引领地位的。

正如我们所知,麻醉模拟是从医学教育和患者安全的不同个体利益出发,既独立又趋同发展。20 世纪 60 年代,教育家 Stephen Abrahamson 率先在麻醉学领域引入了相对现代的全方位模拟[5]。他在和一位麻醉医师合作模拟项目时,偶然发现使用早期的计算机可提升教学体验,他对此很感兴趣,于是开始涉足医学教育。他们的重点是教育,而不是患者的安全,因此,他们不得不努力为自己的工作"寻找市场",却没有认识到未被满足的需求。

直到第二次现代模拟浪潮(始于20世纪80年代中期)模拟医学才开始流行起来。推动这股浪潮不仅仅是为了开发可以改善教学的麻醉学生理模型,还为了创建解决患者安全问题的全方位的模拟环境。5位麻醉领域的模拟先驱分别是 James Philip、Howard Schwid、David Gaba、J. S. Gravenstein 团队和 Michael Good,他们中的每一位都因为不同原因,对模拟的不同方面作出了贡献[6-10]。

在这两次浪潮之间,Jeffrey Cooper 和 Ellison Pierce 倡导将更多的注意力放在患者安全上[11-13],从而为模拟的发展提供了肥沃的土壤。关注患者安全成为模拟能够成功的关键,模拟已成为解决备受关注问题的强大工具。图1.1展现了一些特定的标志性事件是与对麻醉学兴趣的增长保持一致的(根据同行评审的麻醉学领域模拟相关的出版物数量来衡量)。最明显的变化发生在20世纪80年代,在很大程度上是由于 APSF 及其他活动促进了模拟的传播。

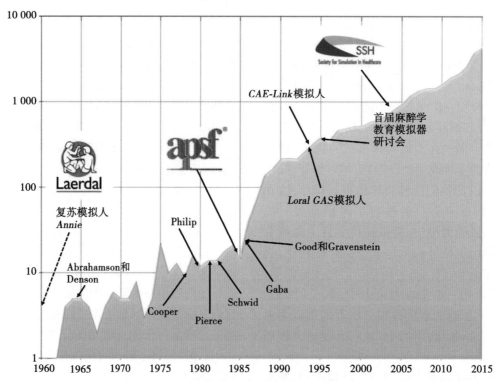

图1.1 本图是一个半对数图,显示了1965—2015年 PubMed 上"麻醉和模拟"或"麻醉学和模拟"被引用的次数,图的下方是该领域的每一位先驱首次公开他们成果的大概年份,其中发布的主要商业化模拟人以斜体显示。apsf:麻醉患者安全基金会;SSH:模拟医学学会

Stephen Abrahamson 和 Judson Denson:Sim One 模拟人尝试建立新的教育模式[14]

"Sim One"是第一个由计算机控制的模拟人,它是一个功能非常强大的设备,拥有超过当今技术的一些功能。它是由 Stephen J. Abrahamson 和南加州大学的 Judson S. Denson 开发出来的,并于1967年公开问世,距离第一台计算机(ENIAC)诞生仅20年。这一瞩目的技术突破为当时的教学模式带来了翻天覆地的变化,但由于价格昂贵,限制了其在院校医学教育中的使用。

Abrahamson 于1951年在纽约大学获得了教育学博士学位,博士后期间主要致力于教育评价。1952年,他在 Buffalo 大学任教,不久后成为教育研究中心的主任。1963年,他被南加州大学聘为医学教育系主任。他早期的任务之一是与工程师 Tullio Ronzoni 合作,探索计算机在医学教育中的应用。当时计算机在医学上的主要用途是数据存储、检索和一些分析。使用计算机进行模拟或交互场景并不常见,但这正是他们的出发点。更具体地说,他们的想法是通过计算机向麻醉学员展示模拟数据,反映在典型的麻醉过程中可能看到的数据

（如脉搏、呼吸频率），并让学员对这些数据作出反应。模拟人的操作者可以实时调节参数，然后学员决定采取什么行动来作出回应。

Abrahamson 基本上没有麻醉相关知识背景，所以他找到了 Los Angeles County 医院的麻醉科主任 Judson "Sam" Denson 进行合作。随着时间推移，有一个想法逐渐形成，他们决定模拟一个完整的人体，"像真人一样，和真人一样大小"，包括可以发绀的塑料皮肤、随呼吸而运动的胸壁和膈肌、心音、可扪及的脉搏（颞动脉和桡动脉处）、喉镜操作下可能损坏的牙齿、可用外力使其闭上的眼睛、可缩小的瞳孔等。使用带有流量传感器的可变磁化针头来识别注射到模拟器中的"药物"和剂量。他们多次都未能从国立卫生研究院（NIH）申请到资助，Abrahamson 最终从美国教育部的合作研究项目（US office of education's cooperative research project）中获得 27.2 万美元的资助，用以支持这项为期 2 年的可行性研究。Abrahamson 也开发了行为测量和评价工具，并最终将使用模拟人的学员与未使用模拟人的学员进行了对比[5,15]。

尽管一些非专业出版物报道了 Sim One 模拟人[16]，但医学界强烈反对将其应用于培训。这可能是考虑到成本和早期计算机技术使用的局限性，其可复制性在当时是不切实际的；也可能是这项技术的出现让被广泛接受和使用的传统教育方法受到了威胁。一些非正式报道证实了这一点，即人们对 Sim One 模拟人的反应有时是源于内心的不安。例如，当需要将 Sim One 模拟人在不同地点间转移时，为了让其通过出口，有人故意卸掉其一只手臂，并且这只手臂里有很多电子仪器，而这种方法不是必要的。也有人认为，Sim One 模拟人是一种远远领先于时代的颠覆性技术[3]。

Ellison "Jeep" Pierce 和 Jeffrey Cooper：唤起麻醉学对患者安全的关注

1999 年，美国医学研究所（Institute of Medicine）发表了一篇被广为引用、颇具影响力的文章，题为《人非圣贤，孰能无过》（"To Err is Human"），该报道推动了美国和世界各地广泛的患者安全运动（patient safety movement）。而医疗卫生领域的患者安全运动始于该报道发表之前的数年。麻醉学的早期工作开始于 1978 年，Jeffrey Cooper 等发表了一篇文章，指出应重视人为错误在可预防性不良结果中的作用[11]。1984 年，他发表的文章又对此进行了延伸[17]。

Jeffrey Cooper 取得了 Drexel 大学的化学工程学士学位和生物医学工程硕士学位，以及密苏里大学化学工程博士学位。1972 年，他加入麻省总医院（Massachusetts General Hospital）麻醉科的麻醉生物工程组。1974 年，他带领一个跨学科团队，开始学习麻醉设备使用错误是如何导致不良后果的。在此过程中，他的团队偶然发现了"危机事件"这项技术，并利用它来学习麻醉中的失误这一话题，尤其关注人为因素导致的错误[11,17-18]。

麻省总医院团队将工作重点转移到人为错误上，再加上相对较高的医疗事故保险费和一些媒体对麻醉相关死亡的关注，为这项工作的改革和创新创造了沃土。但是，这仍然需要一个有影响力的临床领导者来让它变得清晰易懂。Ellison C. Pierce，Jr. 就成了这个领导者。当时，他是 Deaconess 医院的麻醉科主任，被同事亲切地称呼为 Jeep。Pierce 是在参与科室危机事件研究时遇到 Cooper 的。Pierce 和 Cooper 在预防麻醉相关意外死亡和严重伤害方面达成了共识。1983 年，作为美国麻醉医师协会（American Society of Anesthesiologists，ASA）的主席，Pierce 谈到预防伤害的重要性，并认为它是解决医疗事故危机的最佳方法。

1984 年，Pierce、Cooper 和麻省总医院麻醉科主任 Richard J. Kitz 组织了关于可预防的麻醉死亡率和发病率的国际研讨会[18]。会议期间，Pierce 提出了设立一个致力于预防不良后果基金会的想法。在 1986 年，他和几个同事建立了 APSF[12,19]。Cooper 发现需要资金来支持患者安全研究，故而发起创建 APSF 的研究项目。1987—1989 年，APSF 为接下来要重点介绍的 3 位先驱者的模拟工作提供了 4 项资助。随后，APSF 发起了很多会议，探讨和支持模拟在麻醉中的应用。

James Philip：数字药代动力学模拟器的开发[20-21]

James "Jim" Philip 在 Syracuse 的纽约州立大学学习医学之前，从 Cornell 大学获得了电气工程学士学位和硕士学位。1978 年，他完成了麻醉住院医师培训，并在 Peter Bent Brigham 医院（现为 Brigham and Women's Hospital，简称 BWH）任职。他对模拟的贡献仅限于麻醉学（更具体地说是挥发性麻醉药药代动力学的数字模拟），因此在一般模拟历史的记载中并不经常提及。本书主要是阐述有关麻醉学模拟的历史,因此与 Jim Philip 的贡献息息相关。1978 年,他第一次任教时,科主任 Leroy D. Vandam 博士强烈建议他成为吸入麻醉药药代动力学的专家,并向住院医师传授这方面知识。Philip 接受了这一挑战(图 1.2)。

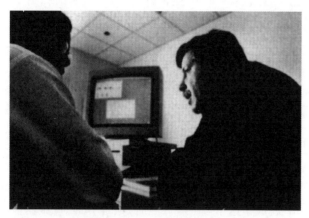

图 1.2　James Philip(右)、Roger Russell 和早期版本的 Gas-Man 吸入麻醉模拟软件,1991 年

为此,他组装了一个由管路和容器组成的装置,来模拟肺、心排血量、组织等。通过调整旋塞阀和滚轮夹,可以动态改变每个变量(例如,将其中一个滚轮夹部分关闭来减少静脉回流),并向装置中注入有色液体来达到效果。他创造了一个动态、真实地模拟吸入麻醉药药代动力学的模型。该模型得到了教职员工和住院医师的好评。因为一次意外,将大量的蓝色染液撒在衬衫上之后,他意识到需要一个更方便且经久耐用的模型。

Philip 想利用计算机来找到解决方案。1980 年 8 月,他成功申请了 Apple 教育基金会(Apple Educational Foundation)的资助,利用 Apple Ⅱ 计算机以图形的方式显示吸入麻醉药药代动力学的房室模型。经过不懈努力,他终于能够设计、编码和测试这个被称为"Gas Man™"的程序。Gas-Man 吸入麻醉模拟软件在 1982 年 ASA 年会上广受好评,并在纽约州麻醉医师学会研究生大会上获得了创新专项奖。

在接下来的几年里,Philip 成功地获得了 Gas-Man 吸入麻醉模拟软件的所有权,并与 Addison-Wesley 一起发布了他的产品。尽管在商业上已经相当成功,但 Addison-Wesley 在 1986 年放弃了所有医学出版物版权,包括 Gas-Man 吸入麻醉模拟软件。1991 年,Philip 和 H. M. Franklin Associates(HMFA)签约合作,对 Gas-Man 吸入麻醉模拟软件进行进一步设计和升级,并持续至今。目前,

这种形式的模拟教育正在 100 多家机构中使用,包括麻醉学住院医师培训、医学院、制造商和兽医学院。Philip 是麻醉技术学会(Society for Technology in Anesthesia, STA)的创始成员之一,并于 1999—2000 年担任会长。

Howard Schwid:将生理学模拟转移到个人计算机

20 世纪 70 年代,N. Ty Smith 和 Yasuhiro Fukui 开发了计算机模型,来模拟生理及对药物产生的反应[22]。这项工作是 Howard A. Schwid 对模拟作出贡献的基础[3]。对计算机编程和人工智能产生初步兴趣后,Schwid 在 Wisconsin-Madison 大学学习生物医学工程。他把大部分的选修课时间都用在计算机和电子工程上,尤其对生理过程的数学建模特别感兴趣,包括 Fukui 早期开发的数学模型。在华盛顿大学医学院期间,他发现生理学课程(包括讲座和把狗作为对象的动物实验室)远不如他在生物医学工程学习期间可以无缝操作完整数学模型时那样令人感到满意。尽管临床经历告诉他"医师并不能检测一切"[3],但他依然热衷于用计算机模拟生理过程(图 1.3)。

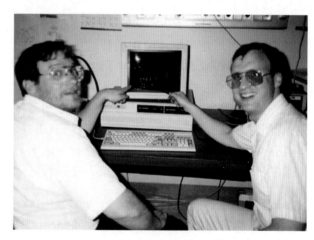

图 1.3　Howard Schwid、Dan O' Donnell 和 Anesoft 麻醉模拟器,1989 年

Schwid 对麻醉学感兴趣是因为它重点关注监护仪器数据、生理学和药理学。1982 年,Schwid 在医学院的最后一年,开始使用计算机编程语言 Fortran 开发吸入麻醉药吸收和分布的计算机模型。他在做麻醉住院医师期间继续该项工作,模型增加了心血管系统和模拟静脉药物的药代动力学和动态反应的能力。这个强大的系统可以在多种病理生理条件下合理地预测机体对多种麻醉药的反应。

在完成计算机建模系统后,Schwid 将注意力转向开发一项作为补充的实体产品,使模拟看起来更加真实。他作为研究员加入了 California San Diego 大学的 N. Ty Smith 博士团队,并与飞行模拟器公司(Rediffusion Simulation Incorporated)合作在 Sun 工作站上开发模拟器。尽管这个模拟器引起了一些关注(它赢得了 1985 年纽约州麻醉医师学会研究生大会的"最佳教学展览奖"),但它并没有在商业上取得成功。部分原因可能是它需要一个昂贵的工作站。与 Sim One 模拟人一样,相较于传统的培训模式而言,该领域还没有准备好接受计算机培训。事实上,Schwid 评论说,当他申请全职以便开展进一步工作时,"大多数人认为医学模拟没有前途,有些人甚至建议我在职业生涯中做些别的事情"。

华盛顿大学的 Tom Hornbein 给了 Schwid 追求这一热情的机会,他在 1986 年加入华盛顿大学。他推进了模拟器的计算机建模,并发表了许多关于模拟器各个方面的文章[9-10,23-27]。由于 Schwid 无法获得足够的资金来进一步推进他的模拟想法,所以成立了自己的公司,旨在传播他的培训理念。Schwid 认识到,要使该产品对临床医师具有实用性,必须可以在个人计算机上运行。因此,他开发了一个在 DOS 机器上运行的程序。进一步的研发(包括评分和复盘工具)是利用公司的收益和 APSF 的资助来实现的。该产品最终通过他于 1987 年创立的 Anesoft 公司,以"麻醉模拟器"之名出售。有趣的是,尽管 Schwid 认为该项目的销售将受到教育需求的推动,但住院医师项目和医学院是购买者中最小的群体,而私人执业团体占有最大的购买量。它最终被融合到 CAE-Link 模拟人中(下文中"自1990 年以来的传播"将对此进行讨论)。

David Gaba:危机资源管理模拟与人为表现的研究

David Gaba 对模拟的兴趣源于对患者安全的追求[3]。Gaba 的本科专业是生物医学工程。他对所谓的"智能反应系统"有着浓厚的兴趣。由于被生物医学工程的临床方面吸引,他投身医学,并为他对麻醉学的热爱找到了一个很好的机会,最终在斯坦福大学(Stanford University)担任了教员(图 1.4)。

Gaba 在回忆录中写道,Charles Perrow 的《常见的意外:与高风险技术共存》(*Normal Accidents：Liv-*

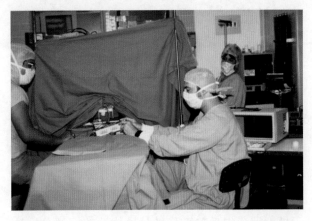

图 1.4 David Gaba、Abe DeAnda、Mary Maxwell 和模拟器原型(CASE 0.5),1986 年

ing with High-Risk Technologies)一书改变了他对麻醉中患者安全的看法[28]。这本书详细描述了三哩岛核电站事故(以及其他著名事故),并指出由于复杂系统中的"紧耦合",一些事故是不可避免的。1987 年,Gaba 在一篇里程碑式的文章《打破麻醉中事故演变的链条》中将 Perrow 原理应用于麻醉学[29]。Gaba 着手建立一个实验室,并将麻醉医师置于危急情境下来研究他们的反应。他认为,模拟危机事件同样也可以帮助培训临床医师,改进他们的决策,并避免一些错误。

由于当时没有商用模拟器,Gaba 和他的团队只能开发自己的技术。最初,他们通过将一根气管导管(作为模拟气管的延伸)与储液袋(模拟肺)连接起来的气管插管训练器来实现这一目的。他们使用虚拟设备产生脉搏氧饱和度、心电图和血压数据。最后,他们开发了一个气胸的情境案例,通过改变生命体征显示和夹持部分模拟气管并增加气道压力来模拟气胸。为了测试这个情境案例,一名不知道脚本的麻醉医师参与了实验,事件展开时她把内心的判断和想法都大声地说出来,Gaba 对她说出的内容进行了记录并加以分析。

Gaba 利用这一初期工作成功地向 APSF 申请了一笔 35 000 美元的拨款,用于开发一个更复杂的模型。Gaba 称这个更复杂的模型为综合麻醉模拟环境系统(comprehensive anesthesia simulation environment,CASE),并于 1988 年第一次公布[7]。他和团队在接下来的几年里进行的研究取得了一些有趣的、有时意想不到的结果。例如,他发现经验本身并不是避免事故的可靠预测因素[30]。

或许 Gaba 对麻醉学模拟的最大贡献是发展了麻醉危机资源管理(anesthesia crisis resource management,ACRM)[31-32]。Gaba 了解到航空业使用驾驶舱资源管理[cockpit resource management,后来称为机组资源管理(crew resource management,CRM)]专注于培养飞行员的决策能力和团队合作能力,而不仅仅是"操纵杆和方向盘"技能[3]。他很有远见地将这种做法引入麻醉学领域。通过 APSF 的第二笔拨款,Gaba 开发了一个课程、教学大纲和四个情境模拟案例,这些情境案例后来演变成了现在广泛教授的 ACRM 模型。目前 ACRM 的关键是在每个情境模拟之后进行复盘。复盘通常被认为是基于模拟训练中最关键和最具挑战性的一部分。这一概念现已被广泛接纳,成为世界各地实施模拟的标准。第一个 ACRM 课程是 1990 年在十几位麻醉住院医师中实施的。《麻醉危机资源管理》(Crisis Management in Anesthesiology)一书包含了 80 种基于麻醉学的危机事件情境案例的描述和管理流程,它是另一个里程碑,于 1994 年出版 2015 年更新[33-34]。

Michael Good 和 J. S. Gravenstein:为了避免错误而模拟

作为一名麻醉住院医师,Michael Good 对自己每天只管理两三个患者感到沮丧。他觉得自己接触到的危机事件和锻炼必备技能的机会太少,并且每一个病例中"手术"的部分并不利于更有效地掌握和学习。在回忆录中他写道,让他进入模拟领域的"顿悟"时刻出现在 1985 年[3]。

Good 毕业于密歇根大学,获得计算机和通信科学学士学位,并在那里完成医学院学习。在 Gainesville 的佛罗里达大学完成了麻醉学住院医师和专科医师培训后,他开始与一位医疗技术专家和患者安全的领导者 Joachim S. "Nik" Gravenstein 博士合作,联合开发了患者模拟器。两人开始定期会面,并在个人计算机上编写心血管系统数字模拟的原始代码。Gravenstein 与荷兰 Eindhoven 理工大学有联系,这是一个致力于"班氏呼吸环路(Bain breathing circuit)"的计算机建模团队(被称为"Bain 团队")。1987 年,Good 和 Gravenstein 招募了 Samsun "Sem" Lampotang,他曾是 Bain 团队的一员,后来担任佛罗里达大学麻醉学系的研究助理(图 1.5)。

Lampotang 在之前工作的基础上进行了扩展,开发出了一种机械肺,它可以与实际的呼吸机和呼吸回路以一种真实的方式相互作用。基于这一进

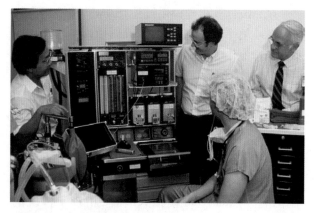

图 1.5   从左至右依次是 Samsun Lampotang、Gordon Gibby、Michael Good(坐)、J. S. Gravenstein 与 GAS 模拟人,1987 年

展,该团队联系到了当时美国两大麻醉机制造商之一的 Ohmeda,以获得资金来开发一种直接与呼吸机交互的麻醉模拟人。Ohmeda 同意了,1987 年 Lampotang 在 Ohmeda 的暑期实习期间开始研发 Gainesville 麻醉模拟人(GAS Ⅰ)。随后的设计改进包括计算机控制的生命体征显示及物理损耗和排出麻醉气体的能力。

在麻醉患者安全基金会(APSF)的资助下,Good 团队能够在模拟人[现在称为"高仿真生理驱动模拟人(human patient simulator,HPS)"]中增加大量的内容。这个模拟人具有可触及的脉搏,对肌松监测仪有反应,能检测注入药物的容量,气道阻力可变等。Good 团队还聘请了 Ron Caravano 作为该团队的商务管理者。Caravano 的商业专长为 HPS 市场的成功作出了重要贡献,并为进一步开发(例如,肺能够自动调节呼吸频率来维持特定的二氧化碳水平)获得了资金。该团队的第一批采购订单来自 1993 年西奈山的 Icahn 医学院麻醉科,Richard Kayne(当时的住院医师项目主管)和 Adam I. Levine 在那里安装了第一台 HPS。

自 1990 年以来的传播:麻醉模拟是如何推广的?

自 1990 年以来,推动模拟传播的关键因素是什么?显然,技术的进步(有更便宜、更易获得的计算机)至关重要。正如我们所指出的,患者安全似乎是传播的主要驱动力。早期的模拟人(在 Sim One 模拟人之后)解决了患者的安全问题(例如,如何发现麻醉机故障,如何让临床医师做好处理危机事件的准备)。但即使在麻醉学中,由于需要提供

更系统、更可控的学习过程,模拟也比单纯的学徒式训练形式更有优势。下面将描述继 Schwid、Gaba、Good 和 Gravenstein 最初的努力之后,模拟在麻醉学领域发展缓慢的一些重要过程。

1991 年,APSF 执行委员会(Executive Committee)实地考察了斯坦福大学和位于 Gainesville 的佛罗里达大学的模拟项目,了解各自取得的进展。从这些考察中,APSF 领导层得出结论,模拟对于患者安全是一个潜在的强有力的工具。为了帮助推广和传播,APSF 提议让三位模拟奖获得者合作建立一个商业化的模拟人。这个合作因为太难而最终未能实现,因此早期传播形成了两条路线。

加拿大一家从事飞行模拟的大型公司 CAE-Link 与 Gaba 和 Schwid 合作开发了 CAE-Link 模拟人。他们高度依赖 Gaba 研发的 CASE 模拟人和 Schwid 建立的部分肺力学数学模型。模拟人主要针对危机事件的管理,遵循 Gaba 从航空业中借鉴的 CRM 理念。CAE-Link 将它卖给了 Eagle 公司,后者随后又卖给 MedSim 公司。尽管它在基于模拟人进行模拟的早期得到了广泛的应用,但最终这项技术并没有在市场竞争中幸存下来。

Gainesville 项目与美国国防承包商 Loral 公司合作,商业开发高仿真生理驱动模拟人(HPS)。1996 年成立了 Medical Education Technologies Inc.(METI 公司),HPS 成为 METI 旗下的产品,之后(即 2011 年)METI 被 CAE Healthcare 收购。这个模拟人至今仍在广泛使用。

传播的另一个方面是源于模拟器的应用形式和早期一位应用者对它们有目的的应用。Jeff Cooper 是 APSF 执行委员会成员之一,曾访问过两个模拟人奖获得者。Gaba 的 ACRM 项目给他留下了特别深刻的印象,他兴奋地回到波士顿,并决定推出一款类似的产品[18]。Cooper 在哈佛医学院附属的 5 家大型教学医院的麻醉科中,组织并派遣了一支由 11 名麻醉医师组成的队伍前往斯坦福参加 Gaba 的 ACRM 培训课程。科室为他们提供了旅费和学费,该课程都对学员们留下了深刻的印象。

碰巧 Gaba 准备休假,Cooper 便邀请他将模拟人带到波士顿使用 3 个月,让更多的麻醉医师体验 ACRM 课程。72 名麻醉医师、住院医师和注册麻醉护士(certified registered nurse anesthetists, CRNAs)于 1992 年秋季参加了这项活动,反馈几乎都是积极的。这使得 5 家医院合作在波士顿市中心建立了波士顿麻醉模拟中心(Boston Anesthesia Simulation Center, BASC)。它配备了第一个 CAE-Link 模拟人。BASC 于 1996 年更名为模拟医学中心(Center for Medical Simulation, CMS)。这是继研发第一个模拟人中心之外的首个教育项目,可能进一步证实了模拟的价值。

哈佛医学院附属医院的模拟项目建立后不久,纽约西奈山医院的麻醉科也开始使用模拟。从 Richard Kayne 听说了 HPS 并参观了位于 Gainesville 的佛罗里达大学,见到了 GAS 模拟人,科主任 Joel Kaplan 很快对使用模拟产生了兴趣[3]。西奈山医院是 METI HPS 的第一个 beta 测试点。1994 年,在 Adam I. Levine 的领导下,他们成立了第一个模拟中心。在 2002 年,这一举措演变并扩展为人体模拟、教育、评估实验室(human emulation, education, and evaluation lab for patient safety, HELPS)中心项目,在那里他们目前执行教育模拟、麻醉医师执业资格认证维持(Maintenance of Certification in Anesthesiology, MOCA)模拟和在长时间离开临床工作后重返麻醉实践的模拟[35]。

模拟在麻醉实践中的许多其他应用也得到了发展,如表 1.1 所述。

20 世纪 80 年代末,模拟技术被首次引入后,作为大多数技术创新的典型,麻醉学中的模拟技术在整个 20 世纪 90 年代发展缓慢。在这里总结了许多模拟的新应用,要么首次出现在麻醉学,要么是从其他邻域引入麻醉学。本书的其他章节对这些主题进行了更深入的讨论。

模拟医学学会

模拟医学学会(Society for Simulation in Healthcare, SSH)的建立是麻醉学及后来所有医学领域模拟发展的里程碑[36]。这个组织历时数年从麻醉学领域发展而来。它始于 1995 年纽约 Rochester 大学举行的第一届麻醉学教育模拟器大会(the first conference on simulators in anesthesiology education),当时参会人员不到 100 人。Daniel Raemer 出席了第二次会议。他是一名生物医学工程师,在 BWH 麻醉科工作期间开创了各种临床技术,并由 Jeff Cooper 介绍进入模拟领域,他于 1995 年加入 BASC 团队。Raemer 作为麻醉技术学会(Society for Technology in Anesthesia, STA)的主席,将 1998 年年会的主题定为"麻醉学的模拟"。这次会议吸引了大批参会者。2000 年,STA 领导层在 Scottsdale

表 1.1 模拟在麻醉学中的多种用途及最初被引入的时间

事件	描述
住院医师危机管理培训	基于麻醉危机资源管理的原则,模拟最早是用于住院医师管理危机事件的[33]。现在几乎所有的麻醉学课程都有不同类型的该课程
学员操作培训	部分任务训练(如气管插管模拟人)早于基于模拟人进行模拟的时期。最近,区域麻醉和中心静脉置管(有或没有超声引导)的任务训练器开始流行起来[38-39]
模拟在麻醉护士培训中的应用	在模拟人商业化后不久,麻醉护理教学就采用了操作培训和危机事件管理。匹兹堡大学(University of Pittsburgh)的注册麻醉护师 Joanne Fletcher 和 John O'Donnell,以及乔治亚医学院(Medical College of Georgia)的 Alfred Lupien 都是早期的先驱[40]
人的行为研究	基于模拟人的模拟最早用途之一是研究麻醉管理中人的行为表现,以更好地预防触发事件和改进对事件的反应[41-43]。这个小组的工作多年来一直是将模拟应用于人的行为、团队合作、教育方法等许多不同的方面
引进新的临床技术	1998 年,Murray 等演示了如何将模拟应用于一种新药物或新技术的使用培训,以瑞芬太尼为例[44]
住院医师表现的评价	Devitt 等和 Gaba 等都在 1998 年报告了模拟在表现评价中的应用[45-47]。后来,麻醉医师 David Murray 和他的心理测量学同事 John Boulet 报告了在开发技术性技能评价过程和评价等级方面的更深入的工作[48-49]。他们证明,通过仔细开发评分工具和进行有效的评分员培训,可以得到可信的评分。最近,Blum 等证明了可以建立可靠的评分工具来识别住院医师早期的行为表现弱点[50]。从 2017 年开始,美国麻醉医师执业资格认证委员会(ABA)在执业考试中使用了低仿真的客观结构化临床考试(OSCE),证明通过模拟进行的评价已经成熟[51]
围手术期团队合作(TOMS)	几乎所有早期在麻醉学中使用的模拟都只涉及麻醉医师或麻醉执业护士。一个例外是 1995 年由 Hans Schaefer、Robert Helmreich 和 Daniel Scheidegger 在瑞士启动的面向团队的医学模拟(team-oriented medical simulation,TOMS)项目。他们使用基于猪肝的模拟场景,训练外科医师、麻醉医师和护士的团队合作能力[52]
培训执业麻醉医师	现代麻醉学模拟的第一个十年主要集中在学员教育上。2001 年,哈佛医学院附属医院在风险控制保险公司(CRICO)的激励下,设立了一个麻醉主治医师项目[53-54]。对于每 3 年至少参加一次这种培训的人,CRICO 从每年大约 10 000 美元的保费中提供了 500 美元的折扣。2001—2003 年,几乎所有的麻醉主治医师都这样做了,这个项目从此永久建立。几年后,这种培训成为医院认证的必备条件
麻醉医师执业资格认证维持(MOCA)	2008 年,ABA 提出了一项要求,即从当年开始,每 10 年进行一次为期 1 天的 CRM 计划,以维持麻醉医师执业资格的认证[55]。创建了一个流程,来支持麻醉模拟项目开展课程。美国麻醉医师协会的模拟教育网络目前包括 49 个中心。然而,由于有麻醉医师反对这一要求,从 2015 年开始,这一要求成了可选
重返临床实践	模拟已经被用来评估临床技能有问题或长时间中断后重返临床的医护人员。2002 年左右,西奈山医院制定了这一计划[56-57]

召开了第一届国际医学模拟大会(International Meeting on Medical Simulation,IMMS)。随着参会者的逐渐增多,2003 年成立了一个独立的学会,即医学模拟学会(Society for Medical Simulation,SMS)。2004 年 1 月在新墨西哥州 Albuquerque 举行的第一次会议上,Raemer 当选为 Board of Overseers 的第一任主席。2005 年,Beverlee Anderson 女士(被广泛认为对协会的成功至关重要)被聘为第一任执行董事。

SSH 已成为一个普适的、跨专业的学会,这也证明了麻醉学作为一个领域及其模拟领导者的智慧。这是很不寻常的,因为很多的医学专业传统上倾向于独立。该学会的组织文件要求所有医护人员都可成为董事会的一员。但是,直到 2006 年,SMS 才改名为模拟医学学会(SSH)[36]。因为认识到真正的跨专业精神和合作对患者管理效率和患者安全至关重要,SSH 又将其年会更名为模拟医学国际大会(International Meeting for Simulation in Healthcare,IMSH)。该学会的成员目前包括医师、护士、辅助卫生专业人员、教育工作者和科学家。

Dan Raemer 创办了自己的杂志来支持 SSH。因此,模拟在国际上的另一个里程碑是 SSH 在 2005 年创办的第一本杂志"*Simulation in Health-care*"。它的第一任主编就是麻醉医师和模拟医学的先驱 David Gaba。Gaba 于 2016 年退休。他的领导能力使模拟医学的研究和实践得以发展,并因此而广受赞誉[37]。

分析与结语

麻醉学的创新应用促进了现代模拟技术和教学框架的发展。然而,这个故事的核心并不是关于技术,而是关于先驱者们、他们的热情,以及在一种新想法能够解决未被满足的需求时怎样去传播这种新想法。这些故事的一个共同主题是所有的先驱者都接受过工程学或计算机科学方面的教育。而且,在大多数故事中,都有包括工程师在内的跨专业团队的密切合作。这体现了工程学对很多医学进步的重要贡献和跨专业团队的力量。

同样有趣的是,据我们所知,那些同时开发模拟应用程序的先驱们是独立完成各自的模拟应用程序的。我们可能以为 Abrahamson 和 Denson 在开展早期工作之前,会被告知 Philip、Schwid、Gaba、Good 和 Gravenstein 的想法,但事实上却不是。相反,每个模拟实例都来自不同的驱动目标,并且对 Sim One 模拟人并不了解——这是一种"趋同进化"的形式。Philip 对一个课题的教育有着浓厚的兴趣,这个课题在没有数学模拟的情况下教授起来特别具有挑战性。Schwid 对与生理学、药理学和复苏有关的教育同样充满兴趣;Gaba 在管理危机事件的一般行为和改善行为方面感兴趣;Good 和 Gravenstein 的目标是提高和掌握某项能力。这些不同的驱动因素推动了模拟的成功实施,并通过不同的方式共同传播了这项技术。

几家公司之间的竞争和市场压力也帮助了模拟技术的传播。我们讨论了两家专门针对麻醉学相关需求而成立的公司。一家成功了,而另一家失败了(这些故事并没有被很好地记录,让大家不得而知)。当前市场的另一位领导者 Laerdal 的成立

和发展则有不同的原因(即复苏)。虽然这与麻醉学有一些关系,但麻醉学并不是该公司进入市场的主要原因。

每一项理念从传播到成为主流都有不同的故事[58]。对模拟来说,这里有几个驱动因素,包括促进技术的发展、未被满足的教育需求,以及我们认为促进模拟爆炸式增长的因素——对患者安全的日益关注。在许多(但不是所有)情况下,资金支持让传播成为可能。

模拟的传播轨迹模式并不罕见。任何一种创新都会有一些早期倡导者愿意去冒险尝试一些新的东西,之后传播的速度也会有所不同。充满热情的先驱者使用这些技术来解决他们认定的需求,他们很可能会加速传播。模拟就是这样的一个例子。这要归功于在麻醉学领域开发了许多开创性的模拟应用,并为其在全世界医学领域推广作出贡献的人。从模拟中获益的人,尤其是患者,应该感谢那些勇于接受挑战和风险,并且有激情和毅力看到自己想法成功的人。

（翻译　蒋小娟,审校　曹亚　张莉莉　李崎）

参考文献

1. Owen H. Simulation in healthcare education: an extensive history: Springer, Switzerland. 2016. p. 16.
2. Cooper JB, Taqueti VR. A brief history of the development of man-nequin simulators for clinical education and training. Qual Saf Health Care. 2004;13(Suppl 1):i11–8.
3. Rosen K. The history of simulation. In: Levine AI, Jr. DeMaria S, Schwartz AD, Sim AJ, editors. The comprehensive textbook of healthcare simulation. New York: Springer Science+Business Media; 2013. p. 5–48.
4. Stoelting RK. About APSF: Foundation History. Available from: http://apsf.org/about_history.php.
5. Abrahamson S, Denson J, Wolf R. A computer-based patient simulator for training anesthesiologists. Educational Technol. 1969;9(10).
6. Gaba D. Anesthesia simulations in an actual operating room envi-ronment. Anesthesiology. 1987;67(3A):A467.
7. Gaba DM, DeAnda A. A comprehensive anesthesia simulation environment: re-creating the operating room for research and train-ing. Anesthesiology. 1988;69(3):387–94.
8. Good M, Lampotang S, Gibby G, Gravenstein J. Critical events simulation for training in anesthesiology. J Clin Monit Computing. 1988;4:140.
9. Schwid HA. A flight simulator for general anesthesia training. Comput Biomed Res. 1987;20(1):64–75.
10. Schwid HA, O'Donnell D. The anesthesia simulator-recorder: a device to train and evaluate anesthesiologists' responses to critical incidents. Anesthesiology. 1990;72(1):191–7.
11. Cooper JB, Newbower RS, Long CD, McPeek B. Preventable anesthesia mishaps: a study of human factors. Anesthesiology. 1978;49(6):399–406.
12. Pierce EC Jr. The 34th Rovenstine Lecture. 40 years behind the mask: safety revisited. Anesthesiology. 1996;84(4):965–75.
13. Pierce EC Jr, Cooper JB. Analysis of anesthesia mishaps. Int Anesthesiol Clin. Boston: Little Brown; 1984.

14. Gaba DM, Abrahamson SJ. Dr. Stephen Abrahamson – Profile of a Pioneer Youtube https://www.youtube.com/watch?v=grz1cI7QN2s2014.

15. Abrahamson S. Human simulation for training in anesthesiology. In: Glasser, editor. Medical physics; 1970.

16. Anonymous. Deathproof patient for student doctors. Life. 1967;1967:87–9.

17. Cooper JB, Newbower RS, Kitz RJ. An analysis of major errors and equipment failures in anesthesia management: considerations for prevention and detection. Anesthesiology. 1984;60(1):34–42.

18. Cooper JB. Patient safety and biomedical engineering. In: Kitz RJ, editor. This is no humbug: reminiscences of the Department of Anesthesia at the Massachusetts General Hospital. Boston: Department of Anesthesia and Critical Care, Massachusetts General Hospital; 2002. p. 377–420.

19. Cooper JB, Pierce EC Jr. The anesthesia patient safety foundation (editorial). APSF Newsletter. 1986;1(1):1.

20. Gas Man. Available from: http://www.gasmanweb.com/.

21. Philip JH. Personal communication with J Philip. November 2016.

22. Fukui Y, Smith NT. Interactions among ventilation, the circulation, and the uptake and distribution of halothane--use of a hybrid computer multiple model: II. Spontaneous vs. controlled ventilation, and the effects of CO2. Anesthesiology. 1981;54(2):119–24.

23. Schwid HA. Electrocardiogram simulation using a personal computer. Comput Biomed Res. 1988;21(6):562–9.

24. Schwid HA. Frequency response evaluation of radial artery catheter-manometer systems: sinusoidal frequency analysis versus flush method. J Clin Monit. 1988;4(3):181–5.

25. Schwid HA. Semiautomatic algorithm to remove resonance artifacts from the direct radial artery pressure. Biomed Instrum Technol. 1989;23(1):40–3.

26. Schwid HA, Buffington CW, Strum DP. Computer simulation of the hemodynamic determinants of myocardial oxygen supply and demand. J Cardiothorac Anesth. 1990;4(1):5–18.

27. Schwid HA, Taylor LA, Smith NT. Computer model analysis of the radial artery pressure waveform. J Clin Monit. 1987;3(4):220–8.

28. Perrow C. Normal accidents- living with high-risk technologies. New York: Basic Books, Inc; 1984.

29. Gaba DM, Maxwell M, DeAnda A. Anesthetic mishaps: breaking the chain of accident evolution. Anesthesiology. 1987;66(5):670–6.

30. DeAnda A, Gaba DM. Role of experience in the response to simulated critical incidents. Anesth Analg. 1991;72(3):308–15.

31. Gaba D, Howard S, Fish K, Smith B, Sowb Y. Simulation-based training in anesthesia crisis resource management (ACRM): a decade of experience. Simul Gaming. 2001;32:175–93.

32. Howard SK, Gaba DM, Fish KJ, Yang G, Sarnquist FH. Anesthesia crisis resource management training: teaching anesthesiologists to handle critical incidents. Aviat Space Environ Med. 1992;63(9):763–70.

33. Gaba D, Fish K, Howard S. Crisis management in anesthesiology. Philadelphia: Churchill Livingstone; 1994. 294 p.

34. Gaba D, Fish K, Howard S, Burden A. Crisis management in anesthesiology. 2nd ed. Philadelphia: Saunders; 2015.

35. Mount Sinai Simulation HELPS Center [November 27, 2016]. Available from: http://msmc.affinitymembers.net/simulator/main.html.

36. Raemer D. Society for simulation in healthcare. In: Riley R, editor. Manual of simulation in healthcare. New York: Oxford University Press, Inc.; 2006. p. 529–32.

37. Cooper JB, Issenberg BS, DeVita MA, Glavin R. Tribute to David Gaba on the occasion of his retiring as editor-in-chief of simulation in healthcare. Simul Healthc. 2016;11(5):301–3.

38. Ma IW, Brindle ME, Ronksley PE, Lorenzetti DL, Sauve RS, Ghali WA. Use of simulation-based education to improve outcomes of central venous catheterization: a systematic review and meta-analysis. Acad Med. 2011;86(9):1137–47.

39. Niazi AU, Haldipur N, Prasad AG, Chan VW. Ultrasound-guided regional anesthesia performance in the early learning period: effect of simulation training. Reg Anesth Pain Med. 2012;37(1):51–4.

40. O'Donnell JM, Phrampus PE. Simulation in nurse anesthesia education and practice. In: Henrichs B, Thompson J, editors. A resource for nurse anesthesia educators. 2nd ed: Elsevier; 2017. (in press).

41. Gaba DM, DeAnda A. The response of anesthesia trainees to simulated critical incidents. Anesth Analg. 1989;68(4):444–51.

42. Gaba D, editor. Dynamic decision-making in anesthesiology: use of realistic simulation for training. Nato Advanced Research Workshop: advanced models for cognition for medical training and practice; 1991.

43. Gaba D. Human work environment and simulators. In: Miller R, editor. Anesthesia. New York: Churchill-Livingstone; 1994. p. 2635–79.

44. Murray W, Good M, Gravenstein J, Brasfield W. Novel application of a full human simulator: training with remifentanil prior to human use. Anesthesiology. 1998;89(3A):A56.

45. Devitt JH, Kurrek M, Cohen M. Can a simulator-based performance be used to assess anesthesiologists? Anesthesiology. 1998;89(3A):A1173.

46. Devitt JH, Kurrek MM, Cohen MM, Fish K, Fish P, Noel AG, et al. Testing internal consistency and construct validity during evaluation of performance in a patient simulator. Anesth Analg. 1998;86(6):1160–4.

47. Gaba DM, Howard SK, Flanagan B, Smith BE, Fish KJ, Botney R. Assessment of clinical performance during simulated crises using both technical and behavioral ratings. Anesthesiology. 1998;89(1):8–18.

48. Murray D, Boulet J, Ziv A, Woodhouse J, Kras J, McAllister J. An acute care skills evaluation for graduating medical students: a pilot study using clinical simulation. Med Educ. 2002;36(9):833–41.

49. Boulet JR, Murray D, Kras J, Woodhouse J, McAllister J, Ziv A. Reliability and validity of a simulation-based acute care skills assessment for medical students and residents. Anesthesiology. 2003;99(6):1270–80.

50. Blum RH, Boulet JR, Cooper JB, Muret-Wagstaff SL. Simulation-based assessment to identify critical gaps in safe anesthesia resident performance. Anesthesiology. 2014;120(1):129–41.

51. Rathmell JP, Lien C, Harman A. Objective structured clinical examination and board certification in anesthesiology. Anesthesiology. 2014;120(1):4–6.

52. Schaefer HG, Helmreich RL, Scheidegger D. TOMS- Team Oriented Medical simulation (safety in the operating theatre- part 1: interpersonal relationships and team performance). Current Anaesth Crit Care. 1995;6:48–53.

53. Blum R, Cooper JB, Feinstein D, Raemer D, Russell R, Sunder N. Sustaining development of crisis resource management training for academic faculty: a new approach to continuing education. Anesth Analg. 2003;97(S2):S10.

54. Hanscom R. Medical simulation from an insurer's perspective. Acad Emerg Med. 2008;15(11):984–7.

55. The American Board of Anesthesiology – MOCA 2.0 Part 4. Available from: http://www.theaba.org/MOCA/MOCA-2-0-Part-4.

56. DeMaria S, Levine AI, Bryson EO. The use of multi-modality simulation in the retraining of the physician for medical licensure. J Clin Anes. 2010;22:294–9.

57. DeMaria S Jr, Samuelson ST, Schwartz AD, Sim AJ, Levine AI. Simulation-based assessment and retraining for the anesthesiologist seeking reentry to clinical practice: a case series. Anesthesiology. 2013;119(1):206–17.

58. C. M. Disruptive innovation: In need of better theory. J Prod Innov Manag. 2005;23:19–25.

2　教育与学习理论

Deborah D. Navedo and Andrés T Navedo

引言

虽然"看一,做一,教一"的医学教育模式已经存在很久,但现在我们处在一个循证医学的时代。同样,对医学教育改革的呼吁也迫使我们进行循证教学。本章将回顾从 Flexner 时代(译者注:美国教育家 Abraham Flexner 在 1910 年发表了一篇报告,对美国与加拿大的医学教育产生了深远的影响)到当前的医学教育理论和最佳实践(表 2.1)。

表 2.1　新时代的教学

项目	Flexner 时代的焦点	21 世纪最佳实践
领域焦点	以教师为中心	以学员为中心
学习模式	传授知识	发现知识
学员参与度	被动(讲座、阅读)	主动(多种模式)
社会因素	孤立的	以团队或小组形式
学习导向	以时间为导向	以胜任力为导向
对认知的看法	认知是客观与理性的	认知是依赖于背景且有边界的
临床决策	所有决定皆有逻辑	可能受制于无意识的偏差
教师角色	传授知识的专家	引导学习的导师

注:更多信息请参阅 Fink(2013)[1]。

教与学观点的演变

在过去的 50 年中,整个卫生专业的教育发生了重大转变,从简单地应用适用于中小学教育的儿童教学和学习原则[儿童教学法(pedagogy)]转变为对成人学习有效的教学和学习原则[成人教学法(andragogy)]。在设计教育体验时,医学卫生专业的学员被视为成人学员,这不仅因为他们的年龄,还因为他们的认知和社会成熟水平。

成人学员能清楚地描述学习需求。Knowles[2]在早期欧洲成人学习模型的基础上,描述了与成人学员动机相关的 6 个主要假设:

1. 需要知道(学习的原因和方法)　成人需要知道他们为什么要学和怎么学。

2. 自我概念　成人重视自主学习的价值。

3. 既往经验　成人更喜欢与可用资源和心理模型相关联的学习。

4. 准备就绪　成人更喜欢与自己的工作或个人生活直接相关的学习。

5. 导向　相较于基于内容的学习,成人学员更易接受基于问题的学习。

6. 动机　成人对内部动机的反应比对外部动机的反应更好。

理解并利用这些激励因素可以帮助教育者设计有效的学习体验。在制定学习主题时,Bloom 的学习分类法[3]包含三个领域:认知(cognitive)、心理运动(psychomotor)和情感(affective)。在卫生专业的教育文献中,这些通常被称为知识(knowledge)、技能(skills)和态度/行为(attitude/behaviour),或"KSA"[4-5]。每个领域里学习的复杂程度都会不断增加(表 2.2)。

表 2.2　Bloom 的分类和能力水平

	认知	心理运动	情感
复杂	创建	自然	价值体系个性化
	评估	流畅	组织形成价值观体系
	分析	精准	形成价值观
	应用	操纵	反应
	理解		
简单	记忆	模仿	接受

注:资料来自 Anderson 和 Krathwohl(2001)[6]。

首先,对知识的认知学习可以采取多种形式。知识通常被定义为内容、信息或方案,并且通常以提供给学员的材料的形式呈现。该领域内的学习示例可能包括记忆解剖学术语和结构、设备的功能和使用,或复苏流程中的一系列标准和决策。Anderson 和 Krathwohl(2001)[6]描述了 Bloom 分类法的更新版本及其在学习中的应用,他们进一步将知识的四个子类别定义为事实、概念、操作和元认知(metacognitive)(译者注:对自己的感知、记忆、思维等认知活动本身的再感知、再记忆、再思维称为元认知)。虽然对这些内容的讨论超出了本章的范围,但这些领域对于定义学习预期成果的级别很有用。

用于确定医学教育中学习发展水平的最常见模型是 Miller 模型(Miller's model)(1990)[7],在该模型中学员循序渐进地获得了独立操作的能力。

1. 知道原理(know) 可以报告定义、识别(解剖)标记或讨论基础理论。

2. 知道怎么做(know how) 可以书面或口头描述操作中的详细步骤。

3. 展示怎么做(show how) 可以根据清单准确地完成该项操作。

4. 实际作为(does) 能在复杂的临床环境中完成该项操作。

Bloom 分类法的认知领域被认为是编写特定学习目标的标准框架。应该注意到,样本目标图表或"动词"通常仅基于认知领域,而忽略了心理运动和情感领域。如果模拟课程的目标包括认知以外领域的学习,那么也应该在这些领域定义适当的目标(参见第 3 章)。

过去,认知学习的评价太过简单化。仅多项选择题和填空题可用于考查学员对定义、识别结构和辨认模式的能力[8]。在临床背景下,还有更多影响决策和元认知的背景因素需要更复杂的评价方法,如案例研究、直接观察或学习记录(portfolio)(译者注:西方教学中一种常见的方法,学生整理在学科学习过程中的所有活动,包括所阅读的书目、完成的课题或课程、参加的与学科相关的所有实习或实践活动等)。

其次,心理运动技能的学习可以形式多样,并以可预期的发展阶段逐渐进步。虽然这不仅限于心理运动学习,Ericsson[9]所描述的刻意练习(deliberate practice)一直是技能学习掌握的标准理论。该理论的基本观点是一个人之所以有专家级的表现主要是训练的结果,而不是天赋或先天的能力,这意味着练习非常重要。

有效刻意练习的四个关键特征是:

1. 动机 学员必须专注于任务并努力改进。

2. 与已知知识的联系 学员必须在已有知识的背景下轻松地理解任务的机制和目的。

3. 即时反馈 学员必须立即得到形成性反馈。

4. 重复 学员必须准确地重复执行相同的任务。

许多模拟中心购入不同的部分任务训练器(partial task trainer)(译者注:即技能训练模型),学员可以在模型上反复且专注地练习操作技能的某些步骤,进行刻意练习。此类设备的例子包括用于静脉注射的手臂、用于中心静脉穿刺置管的躯干模型或用于超声检查的人体模型。在将这些操作整合到情境模拟案例之前,通过在技能操作模型上进行单独的刻意练习,可以最有效地学习和掌握技能。

操作技能的评价通常需要准确地测量变量,例如,反复操作过程中的错误比例或完成操作的时间等[10]。

最后,情感领域的态度、信念和行为的学习往往更为复杂,需要教育者深思熟虑地分阶段进行教学,以及学员付出更多的努力。Krathwohl(1964)[3]描述了学习水平从基础到复杂逐步提高的过程:

1. 接受(receiving) 意识到(并愿意忍受)想法、事物或现象的存在。

2. 反应(responding) 通过采取行动回应这些想法、事物或现象,(以某种方式)对其作出反应。

3. 形成价值观(valuing) 对想法、事物或现象进行评价,形成价值观。

4. 组织形成价值观体系(organization) 将新的价值观与已有的价值观整合,形成个人内在一致的价值体系。

5. 价值体系个性化(characterization) 因内化的价值观从而产生一致的行为。

例如,一个部门决定整合来自提高医疗质量和患者安全的团队策略和工具(TeamSTEPPS)的团队沟通原则,包括两次挑战规则(two challenge rule)[译者注:通常指在团队成员(同一人或不同的两人)发现安全隐患时,通过两次简单、直接但又不失礼貌地表达自己的关切或质疑,引起对方(通常是更权威的人）的注意和回应的沟通技巧］，即在该规则之下，如果团队成员感觉到或已经发现重要的安全隐患，他们有权"暂停工作"。这可能是组织文化的一次艰难变革，尤其是在挑战传统权威可能很不受欢迎的地方。处在"接受"级别的学员会容忍"有权威的人也可以被质疑"这种想法，但自己不想说出来。"反应"级别的学员可能会在模拟过程中说出来。"形成价值观"级别的学员则愿意鼓励其他人在实际临床工作中畅所欲言。处于"组织形成价值观体系"阶段的人员则能适应相互尊重和公开讨论安全问题的不同文化。完成"价值体系个性化"的人员将能够始终如一地坚持该行为，成为他人的表率，这种行为也体现了其专业素养的一部分。

虽然对情感或态度学习的评价经常被完全忽视，但这个领域最近受到了新的关注[11]。可被观察的行为被用作一种代理，来评价不可被观察的价值和意图。这些评价可能仅表明行动处于"反应"水平，而不能评价将新价值观应用到实际临床工作中。在这种情况下，反思记录或同行的真实性（原位）评价（译者注：指实际工作环境中的同行评价）可以提供有用的信息。

以下内容总结了有助于定义个体化学习需求的其他理论。

以学员为中心的方法

了解教学质量最好的方法是对学员进行考核，而不是评价教育者在讲台上的行为、黑板上的板书或屏幕上的幻灯片。这一理念已经改变了卫生领域的教育，从专注于提高教学技能，转变到专注于创造有意义的学习环境和个体学员的行为和学习成果。这种从以教学为中心向以学员为中心的转变是定义当前成人教育最佳实践的基础，具有从高等教育到专业和临床教育的广泛影响[1]。此外，学员具有特定发展阶段相应的特征。

临床环境中的发展模型是很容易观察到的，尤其是在儿科学中。Erik Erikson 的社会心理发展阶段可以指导临床评价和患者管理，而教育的发展模型也可以用于更好地了解学员。从新手到专家模型（Dreyfus 和 Benner）[12-13]描述了专业发展和技能学习掌握的不同阶段。

1. 新手（novice）　严格遵守规则，没有自主判断。

2. 进阶初学者（advanced beginner）　态势感知（situation awareness）（译者注：指对环境要素和事件在时间、空间上的感知，理解事件的意义，以及对其未来状态的预测，是一种基于环境，动态、整体地洞悉安全风险的能力）能力有限，做不到区分轻重缓急。

3. 胜任者（competent）　会慎重地进行规划，对行动及其效果对目标的影响有一定的认识。

4. 精通者（proficient）　具有整体观，能分清轻重缓急，能根据经验进行有效处理。

5. 专家（master）　超越指南，能凭直觉进行全面处置，并且能在需要时进行分析。

了解学员的这些发展阶段，有助于设计有效的以学员为中心的教学。新手做事不会考虑轻重缓急这类复杂的情况，只知道墨守规则。最近发展区（zone of proximal development, ZPD）（Chaiklin, 2003）[14]描述了刚刚超出当前学员能力所及的范围，但在"脚手架（scaffolding）"的帮助和支持下可以达到这些能力增长区域，"脚手架"指能促进学员逐渐独立解决问题的教学方法。例如，新手的最佳学习可能是先开始关注整个情况，并认识到某些整体规则。同样，有胜任力的学员可能仍需关注行为是如何影响患者治疗的总体目标。

类似地，通过了解个体学员的发展阶段，可以为该学员定制合适的学习环境或模拟课程，调整其中的现实环境因素达到刚好合适的程度，避免太多。认知负荷理论（Sweller, 1988[15]）指的是大脑整理和专注于某些刺激的能力，而当受到的刺激过多时会变得不堪重负。认知负荷理论最初是在基于多媒体教学设计的背景下阐述的，认知负荷主要来自整理对成功学习很重要的那部分媒体信息。在教育方面，认知负荷有多种值得考虑的元素，因为它们会影响学员有效学习的能力：

1. 内在认知负荷　主题或任务的固有难度。微积分比简单的加法具有更多的内在认知负荷。

2. 外部认知负荷　这取决于向学员呈现信息的方式，是由教师控制的部分。

3. 相关认知负荷　专注于信息和活动的处理、构建和自动化的认知活动，学习发生于此。

模拟环境可能包含多个干扰学习的外部认知负荷因素，如哭泣的家庭成员。学员在心理上会努力抑制不利于学习的因素，但这个过程可能会对学习结果产生不利影响。对新手和进阶初学者，哭泣的家庭成员可能会产生过高的认知负荷，学员可能无法有效地优先考虑（模拟）患者的需求。

一个好的模拟教学项目将通过这些不同的理论视角考虑学员的学习需求,并且每个课程都将根据学员的培训水平和该课程预期的学习成果设计。

体验式和反思式学习

一旦评估了学员的学习需求,教育理论和最佳实践可以指引我们如何创建有意义的学习环境。

Knowles 提出,成人更喜欢通过解决问题和体验式学习的方式来学习,任何学习都可以通过激发学员的方式进行优化。有很强的证据支持学习中的神经重塑和儿茶酚胺作用可以促进学习(Reinis 和 Goldman,2013[16])。兴奋和受到激发的学员的肾上腺素能和多巴胺能活动有增加,这可能使有效学习的时间延长。Russell 的情绪环状模型(Russell's circumplex model of emotion)是一个描述学员情绪的框架。受到激发的学员位于该模型的右上象限(图 2.1)。

许多传统的、以教授内容为中心的讲座让学生的情绪处于模型的下半象限,导致他们选择通过双倍速度观看视频复习讲座以节省时间,而完全跳过讲座的实质内容。

此外,模拟具有内在的好处,即要求学员从课程开始就参与体验和解决问题。对于受到激发的学员,他的情绪状态可能处于模型的积极或消极方面,教师需要监控学员的情绪,并主动管理学员的体验,以免破坏性的学习环境导致过度消极体验,让学员感到痛苦、厌恶或糟糕,产生不想要的后果[17]。极端情况可能会导致类似于创伤后应激障碍(post-traumatic stress disorder)的症状,即学员将来会拒绝参与模拟学习(请参阅下面关于心理安全的部分,相关内容也在第 4 章中有所涉及)。

虽然可能会有对更愉快的学习体验的偏好,但学员对学习模式的偏好各有不同。例如,一些学员更喜欢在接触设备之前阅读并充分理解所教授的技能,而其他人则更喜欢先操作设备,然后再阅读其功能。David Kolb 的学习风格模型已经应用于卫生行业,有助于理解一些学员可能比其他人更喜欢某些学习活动(Kolb,1984[18])。学习活动的类别包括:

1. 感觉   具体体验。
2. 反思   反思性观察。
3. 思考   抽象概念化。
4. 实践   积极实验。

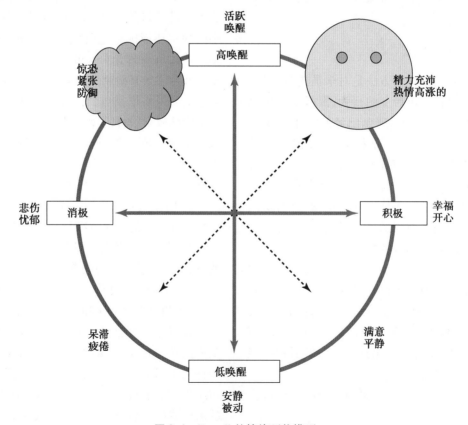

图 2.1   Russell 的情绪环状模型

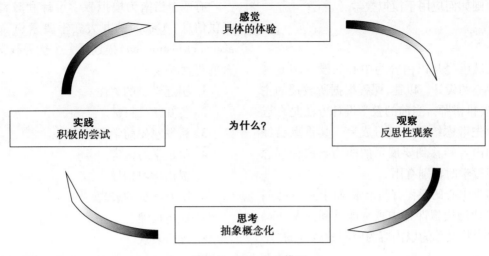

图2.2 Kolb 学习模型

学习风格和偏好取决于学习活动(图2.2),学员类型可分为以下四种:

1. 发散(感觉和观察)型 学员能够很容易地接受不同的观点。他们是创意的产生者和头脑风暴者。

2. 同化(观察和思考)型 学员更喜欢简洁和有逻辑的想法,即使需要广泛的思考,他们也善于看到共同点和总体目标。

3. 聚合(实践和思考)型 学员更喜欢技术任务和理论的实际应用,喜欢尝试新的想法。

4. 适应(实践和感觉)型 学员动手能力强,喜欢直觉胜过逻辑,喜欢依赖他人的分析,并且喜欢团队合作。

这些学习偏好并不是静态的,随着时间的推移,偏好可能会发生一些变化。然而,深入了解学员的偏好将有助于老师更好地吸引具有不同学习偏好的学员。

Kolb 学习环(Kolb's learning cycle)模型是一种综合性和包容性的教学设计方法。学习活动按特定顺序通过四个象限依次呈现,以实现最大的学习效果。实践之后依次是感觉、反思和思考。虽然每个学员都会在某个时候参与他们喜欢的学习活动,但所有学员都可以从参与所有象限的学习中受益,尤其是在卫生行业(Armstrong,2005[19])。

虽然进入学习环的起点可以是灵活的,但成人学员需要知道他们学习的原因,这是共同的起点。有些人更喜欢在进行模拟之前阅读相关内容,倾向于在行动之前对内容有深刻的理解。其他人可能很乐意在没有太多指导的情况下就直接进入模拟,因为他们知道一旦有了经验,阅读这些相关内容就会更有意义。教师应该对特定学习群体中学员的偏好进行认真的考量,以确保所有人都能学有所获。

与体验式学习相结合,反思性学习越来越被认为是有效模拟教学的第二个基本要素。反思性学习的理论基础可以在 Donald Schon 关于"行动中反思(reflection-in-action)"和"行动后反思(reflection-on-action)"的著作中找到。情境模拟结束后,熟练的复盘导师会邀请学员回忆和探究他们在模拟过程中的想法和行动,并让学员阐述当时是如何思考的(行动后反思)。反思和准确地进行自我评价并不像人们想象的靠直觉。过去几十年,在不同的应用背景下自我评价的差异性很大,而人们对这种差异性知之甚少,因此自我评价受到广泛质疑[20]。准确的自我评价越来越多地被描述为一种可以学习和掌握的技能,并且鼓励模拟导师去检验 Schumacher[21]所描述的具有高水平学习能力的学员的特征。

如果没有经过认真地反思与复盘,模拟体验不仅效率低下,而且有时还会有害[22]。心理安全是进行有效复盘的核心要求。心理安全也被描述为情感安全,这是参与模拟演练的学员和导师共同的追求,即重视如下行为,如"寻求反馈、共享信息、寻求帮助、谈论错误及再尝试"[23]。有关创建安全学习环境的其他讨论,请参阅第4章。

模拟作为一种教育方式

模拟是促进体验式和反思式学习及应用正确教育实践理论的理想环境。本节将回顾教学设计和评价的原则如何应用于模拟教学。

模拟教学设计

教育领域已经从以内容为中心的设计转变为以结果为中心的设计。以往,课程根据所教授的主题制定,并安排讲师。当前的教学设计方法是在选择活动之前先考虑结果或学习成果。其重点已经从要教授的内容转移到要展示的能力。这种理念在设计模拟教学时特别有用。

以内容为中心的课程有两个常见问题,这些问题在设计欠佳的模拟课程中也常能见到。Wiggins 和 McTighe[24] 将其称为以内容为中心的教育的"孪生罪"。

- 缺乏思考的动手操作:虽然设计了有趣的活动,但这些活动并不是为了产生新的见解或成果而设计。
- 内容覆盖太广:学生快速地依次浏览课文章节或操作细节,在规定的时间内学习所有材料。例如,一个情境模拟案例中的知识点太多令学员觉得应接不暇,在复盘中学员变成了被动的听众。

在以结果为中心的设计或"逆向设计"中,教学活动的设计考虑到了结果。精心设计的模拟教学或课程将首先定义最终学习目标(Wiggins 和 McTighe,2005[24]):

- 第 1 阶段:确定期望的结果。学员在课程结束时应该知道、理解和能够做什么?哪些既定的标准或课程能指明这些结果?这些结果的优先级和级别(水平程度)对学员来说是否合适?
- 第 2 阶段:确定可接受的证据。如何知道学员已经达到了预期的学习目标?要先规划评价(考核)。
- 第 3 阶段:规划(模拟)教学环节。学员需要提前掌握哪些辅助知识或技能才能有效地参与模拟?哪些临床问题会合情合理地触发所期望的自我评价和行为,体现成功学习的证据?案例中是否有太多不相关的因素会干扰新手的学习?

与这种设计方法相关的是"翻转课堂(flipped classroom)",这种教学方式的特点是大部分学习内容在参加案例讨论或模拟教学之前被推送给学员。这种方法的目标是强调应用和管理,如案例讨论和问题分析,而不是基础知识的复习,以最大限度地提高模拟教学的学习效果。许多模拟中心现在都有在线模块,学员在参加模拟练习之前需要完成这些模块。这些模块可能包括阅读、视频,甚至测验。

有两个指南为模拟教学设计和教育最佳实践提供信息。Gagne 的九大教学要素(Gagne's nine events of instruction)描述了一个优秀教学课程所包含的要素[25]:

1. 引起学员的关注。
2. 告知学员目标。
3. 激发对先前学习的回忆。
4. 呈现学习内容。
5. 提供学习指导。
6. 引发学员的表现。
7. 提供反馈。
8. 评价表现。
9. 加强知识与技能的保留,并将所学转化到工作实践中。

同样,模拟医学复盘评价(debriefing assessment for simulation in healthcare,DASH)工具描述了优秀的模拟和复盘所包含的要素[26]:

1. 营造令人融入的学习环境(事前简介)。
2. 维持令人融入的学习环境。
3. 复盘结构清晰、有序。
4. 激发学员进行深入的讨论。
5. 识别和探究不足的表现。
6. 帮助学员在未来实现或保持良好的表现。

这两者可以结合起来为以教育理论为支撑的模拟教学的设计和实施提供指导,可以推导出模拟教学前熟悉环境与规则、情境模拟案例和复盘的共同特征(表 2.3)。

表 2.3　模拟的教学设计

模拟的组成部分	Gagne 模型	DASH 模型
模拟教学前熟悉环境与规则	1. 引起学员的关注 2. 告知学员目标	1. 营造令人融入的学习环境
情境模拟案例	3. 激发对先前学习的回忆 4. 呈现学习内容 6. 引发学员的表现	2. 维持令人融入的学习环境
复盘	5. 提供学习指导 7. 提供反馈 8. 评价表现 9. 加强知识与技能的保留,并将所学转化到工作实践中	3. 复盘结构清晰、有序 4. 激发学员进行深入的讨论 5. 识别和探究不足的表现 6. 帮助学员在未来实现或保持良好的表现

基于对学习需求的准确理解,对情境模拟案例的仔细设计是模拟教学能否有效的关键,详见第3章相关内容。

学习成果评价

在模拟教学背景下,有三种类型的评价可用于不同的具体情况。所有评价都涉及专家或导师的判断,他们会提供某种形式的反馈或报告,来评估学员的学习成果(Svinicki,2014[27])。

1. 形成性评价(formative assessment)　仅用于学习目的,通常以仅与学员共享的反馈形式出现。评价结果不由导师或部门永久存留,并且不会影响未来关于学员成就、毕业或就业的决定。

2. 终结性评价(summative assessment)　以评价分级为目的。这些评价的结果被记录在案,并成为学员教育或就业记录的一部分。为了让学员更好地继续学习,一些终结性评价结果会与学员分享,这具有一定的形成性的成分,但并非纯粹是形成性的。

3. 重大评价(high-stakes assessment)　直接决定能否升学、毕业或就业。如模拟评价的结果将会影响学校或部门关于学员是否完成培训计划或继续就业的决定,这些都被认为是重大决定,并且可能还有一些其他情况。

明确模拟教学的目的及如何使用其结果是教学规划和实施的关键要素。如果学员认为模拟课程仅用于形成性目的,并且在复盘中非常坦率地进行了自我批评,最终却发现他们在复盘中暴露出知识缺乏或临床能力的不足会影响到他们未来的工作安排或晋升等,那么这种做法可能会破坏有效复盘所需的信任关系。详见第4章相关内容。(译者注:复盘中需要营造一个让学员觉得安全的学习环境,这样学员才敢于开诚布公地讨论自己的不足。但是,如果学员发现暴露了自己的不足导致影响到了自己的前途,那么今后学员或其他人就不敢在复盘中袒露心扉,开诚布公地进行复盘了)

在基于模拟的学习中虽然有很多评价方法,但常见的有以下四种:可能包括多项选择题(multiple choice questions,MCQ)的测验、项目核查表(译者注:checklist 也可译为检核表、项目清单)、行为定位评价量表(behaviorally anchored scales)和综合评价量表(global rating scales)(Scalese 和 Hatala,2013[28])。

首先,使用纸、笔或以电子方式完成多项选择题的传统测试是工业时代评价学习的金标准(Krathwohl,1964[3])。其基本假设是,如果学员能够在纸上记住和应用知识,那么他们至少已准备好开始在临床实践中应用这些知识了。如前所述,这通常只能评价认知领域的学习,而且很有限。编制有效且可靠的选择题需要时间和专业知识,并且还需要创建一些看似合理但又完全错误的干扰选项来配合一个正确的答案,这通常需要特定的培训。如今,MCQ 通常用于检验模拟培训之前学员的知识水平,来确保学员已经为培训练习做好了准备。

其次,项目核查表广泛应用于模拟教学,其目的是对所评价的要素进行标准化。受过培训的考官通过直接观察并配合使用项目核查表,改进了模拟和临床环境中的评估。虽然一些教育工作者可以获得已经建立并且经过充分研究的项目核查表,但其他人可能需要根据自己对实际工作的专业理解来创建自己的核查表[29]。还有人可能会寻找之前曾经被其他教育者或研究者使用过的核查表。对项目核查表的一个普遍批评是它无法区分特定的患者或临床背景和情况下学员的表现,因为基于规章制度的执业涉及范围广,如果遇到复杂案例,除了使用核查表外还需要进行额外的评价。在使用项目核查表之前,尤其是在重大评价中,强烈建议咨询教育专家或研究方法学家。

再次,行为定位评价量表结合了项目核查表与每个发展水平阶段可观察的行为描述。例如,毕业后医学教育认证委员会(Accreditation Council of Graduate Medical Education,ACGME)里程碑计划(ACGME milestones project)对作为医学教育发展水平特征的常见行为进行描述。里程碑(分层递进的目标)被定义为一组连贯的基于胜任力的发展成果(如知识、技能、态度和表现),住院医师/专科医师从开始接受教育到毕业,再到无人监督下进行专业实践的过程中逐步展示这些能力成果。模拟医学复盘评价(DASH)工具是行为定位评价量表的另一个示例,与复盘的质量评价有关(如前所述)。量表使用者可以轻松地使用通用定义,从而提高评估者间的可靠性。许多完善的评估工具采用行为定位评价量表的形式,并且已经在各种环境中应用。这些工具的信度和效度的建立,比项目核查表或开放评分量表更容易一些。

最后,专家综合评价(expert global ratings)通常是开放的,不包括对通过或失败评分点的大量描述。综合评价量表依赖于经验丰富的临床医师和教育工作者的专家意见。将整个学习环节作为一个整体进行观察,专家报告他们对学员表现的看法,通常以数字表示从优到差的表现。这种评价方式的优点是容易实施。通常认为,专家们有很好的洞察力,能区分学员表现是优秀,还是需要额外加强学习。报告可以是通过或失败的形式,也可以是一般的描述,例如,相当于二年级学员常见的水平表现。这种评价方式的缺陷是不同专家的评估意见可能不一致。一些评分者可能会被称为"鸽派(始终以宽容的标准评分)",而另一些人可能会被称为"鹰派(始终以严格的标准评分)"。如果未能及早发现评分者的意见不一致,并对评分者进行培训,评分者间信度的一致性就可能无法控制,因此会对评价的有效性产生影响。

关于使用模拟作为重大学术或就业决策的唯一决定因素的可靠性,卫生专业教育和评价领域存在很大的分歧。护理教育[30-31]和医学文献[32-33]都有重要发现,质疑模拟用于重大目的评价的可靠性。如需进一步阅读,请参阅 Levine 综合教程(2013)[34]中的胜任力评价章节。

在下一节中,将把这些教育理论应用到麻醉学的模拟教学环境中。

从学习理论看麻醉学模拟

正如临床麻醉规范培训能使住院医师成为临床麻醉专家一样,教育科学的规范学习对一个新老师成为一个教学专家同样至关重要。

麻醉学的模拟教学在医学生、毕业后和继续教育阶段呈现出不同的情况,学员们的知识、技能和态度存在差异,其学习需求可能也存在不同。即使是类似的模拟场景,教育者也应根据各种因素为学员定制与之匹配的教育。

大多数加拿大医学院(Brull)[35]要求医学生在本科阶段就学习麻醉学,而在美国(Euliano)[36]或英国皇家麻醉医师学院(Royal College of Anaesthetists)就不对此进行要求。学习理论的应用会受学员生活经历的影响。例如,一名刚进入 6 年制医学专业的高中毕业生,年龄可能为 17 岁或 18 岁,其最近发展区(ZPD)(译者注:刚刚超出学员当前能力所及范围)预计会与已经 20 多岁的住院医师有所不同。

虽然本科医学教育阶段不要求进行麻醉学的模拟教育,但 ACGME 要求住院医师每年至少参加一次模拟临床体验。值得注意的是,麻醉学审查委员会鼓励培训计划将外科医师和护士纳入模拟[常见问题(FAQs)]。这与医学研究所(Institute of Medicine,IOM)和世界卫生组织(WHO)对跨专业教育和实践的重视是一致的。

学习成果和课程目标

学习成果和课程目标因学员的实际工作或培训水平而异。例如,对初级学员,可以开展无其他基础疾病的成人哮喘气道管理的模拟课程;而对更高级别的麻醉医师,可以开展有关连体双胞胎的气道管理的课程学习。

不同临床场景下的临床麻醉工作很复杂,涉及理解或熟悉不同领域的知识、技能和态度/行为。ACGME 有一个明确的胜任力和里程碑路线图,可以提示学习的成果(参见第 14 章)。

当学员处于培训初期时,麻醉学的技能培训可能会比较普遍。例如,静脉导管置入、气管插管和区域阻滞等技能。

随着从以时间为导向的教育,逐渐转向推广、认证及维持基于胜任力的教学标准,教育系统应该更多地去适应学员个人的需求和优势。一个由临床技术进步引出的例子是经验丰富的医务人员希望将超声添加到他们的执业范围中。同样,从业者/受训者可以在长时间脱离临床后返回临床工作/培训。熟悉教育理论和模式的教育工作者更适合确定适于此类学员的学习成果,并对其进行指导。

案例分析

以下一个情境模拟案例范例,有助于了解学习理论和概念如何为实施第二年麻醉住院医师情境模拟教学提供信息。其临床背景是为患者术前常规预防性使用抗生素后,发生过敏反应。

这种情境案例可能呈现出多种学习结果。一些目标是在知识领域(肾上腺素的恰当剂量、类胰蛋白酶水平的重要性),一些在技能领域(设置输液泵、插管术),还有一些在态度领域(处置措施的优先顺序,与团队成员沟通以明确每个成员的角色和任务)。

Miller 的临床胜任力模型将指导我们评估学员的认知(知道剂量)和行为[当被要求时或在没有提示的情况下,实施高质量心肺复苏(cardiopulmonary resuscitation, CPR)]。

增加情境案例的复杂性(如合并症、紧急情况或电力故障)会增加认知负荷,让模拟为高阶学员增加挑战性(参见 Dreyfus 发展模型),并在最近发展区(ZPD)的范围内给予学员适当的难度,具体取决于学习目标。然而,初学者可能会被不断增加的复杂性和认知负荷压得喘不过气来,即该情境案例远远超出了该学员的 ZPD。

在模拟练习之前呈现的内容可以遵循翻转课堂技术的原则,呈现的内容或活动需要聚焦在学员的既定学习目标上。

尽管模拟后复盘是行动后反思(reflection-on-action)的常规做法,但在某些模拟案例运行期间暂停模拟并进行讨论,可以增加学员从行动中反思(reflection-in-action)的获益。

结语

总之,随着对人类思维复杂性更好的了解,以及临床医师如何思考和制定决策从而影响患者管理的质量和安全,麻醉模拟教学领域变得越来越复杂。鼓励所有模拟教育者咨询教育专家,并在教育领域进一步寻求专业持续发展的机会。

(翻译 林轶群,审校 方利群 张莉莉 李崎)

参考文献

1. Fink LD. Creating significant learning experiences: an integrated approach to designing college courses, revised and updated, p. 13. Second.; 2013.
2. Knowles MS, Holton EFIII, Swanson RA. The adult learner. 7th ed. New York: Routledge; 2012.
3. Krathwohl DR, Bloom BS, Masia MD. Taxonomy of educational objectives: book 2 – affective domain. New York/London: Longman; 1964.
4. Quinones MA, Ehrenstein A, editors. Training for a rapidly changing workplace: applications of psychological research. 1st ed. Washington, DC: Amer Psychological Assn; 1996.
5. Institute of Medicine (US) Committee on the Health Professions Education Summit. Health professions education: a bridge to quality. (Greiner AC, Knebel E, eds.). Washington (DC): National Academies Press (US); 2003. http://www.ncbi.nlm.nih.gov/books/NBK221528/. Accessed 21 May 2018.
6. Anderson LW, Krathwohl DR, et al., editors. A taxonomy for learning, teaching, and assessing: a revision of Bloom's taxonomy of educational objectives. Boston: Allyn & Bacon/Pearson Education Group; 2001.
7. Miller GE. The assessment of clinical skills/competence/performance. Acad Med. 1990;65(9 Suppl):S63–7.
8. Norcini JJ. Setting standards on educational tests. Med Educ. 2003;37(5):464–9.
9. Ericsson KA. Deliberate practice and acquisition of expert performance: a general overview. Acad Emerg Med Off J Soc Acad Emerg Med. 2008;15(11):988–94. https://doi.org/10.1111/j.1553-2712.2008.00227.x.
10. Norcini J, Burch V. Workplace-based assessment as an educational tool: AMEE Guide No. 31. Med Teach. 2007;29(9):855–71. https://doi.org/10.1080/01421590701775453.
11. Norcini JJ, Blank LL, Duffy FD, Fortna GS. The mini-CEX: a method for assessing clinical skills. Ann Intern Med. 2003;138(6):476–81.
12. Dreyfus HL, Dreyfus SE. Mind over machine. New York: The Free Press; 1986. p. 16–51.
13. Benner P. From novice to expert. Upper Saddle River: Prentice Hall; 2001.
14. Chaiklin S. The zone of proximal development in Vygotsky's analysis of learning and instruction; 2003. doi:https://doi.org/10.1017/CBO9780511840975.004.
15. Sweller J. Cognitive load during problem solving: effects on learning. Cogn Sci. 1988;12(2):257–85. https://doi.org/10.1207/s15516709cog1202_4.
16. Reinis and Goldman. The chemistry of behavior: a molecular approach to neuroplasticity. London: Plenuem Press; 2013. p. 336.
17. Rudolph JW, Foldy EG, Robinson T, Kendall S, Taylor SS, Simon R. Helping without harming: the instructor's feedback dilemma in debriefing – a case study. Simul Healthc J Soc Simul Healthc. 2013;8(5):304–16. https://doi.org/10.1097/SIH.0b013e318294854e.
18. Kolb DA. Experiential learning: experience as the source of learning and development. Englewood Cliffs: Prentice Hall; 1984.
19. Armstrong E, Parsa-Parsi R. How can physicians' learning styles drive educational planning? Acad Med. 2005;80(7):680–4.
20. Davis DA, Mazmanian PE, Fordis M, Van Harrison R, Thorpe KE, Perrier L. Accuracy of physician self-assessment compared with observed measures of competence: a systematic review. JAMA. 2006;296(9):1094–102. https://doi.org/10.1001/jama.296.9.1094.
21. Schumacher DJ, Englander R, Carracio C. Developing the master learner: applying learning theory to the learner, the teacher, and the learning environment. Acad Med. 2013;88(11):1635–45.
22. Rudolph JW, Simon R, Rivard P, Dufresne RL, Raemer DB. Debriefing with good judgment: combining rigorous feedback with genuine inquiry. Anesthesiol Clin. 2007;25(2):361–76.
23. Edmondson A. Psychological safety and learning behavior in work teams. Adm Sci Q. 1999;44(2):350–83. https://doi.org/10.2307/2666999.
24. Wiggins G, McTighe J. Understanding by design. Alexandria: ASCD; 2005.
25. Gagné RM, Briggs LJ, Wager WW. Principles of instructional design. Fort Worth: Harcourt Brace Jovanovich College Publishers; 1992. http://catalog.hathitrust.org/api/volumes/oclc/24219317.html. Accessed 21 May 2018.
26. DASH_handbook_2010_Rev2.pdf. https://harvardmedsim.org/wp-content/uploads/2016/10/DASH_handbook_2010_Rev2.pdf. Accessed 21 May 2018.
27. Svnicki M, McKeachie WJ, editors. Teaching tips: strategies, research, and theory for college and university teachers. 14th ed. Belmont: Wadsworth Cengage Learning; 2014.
28. Scalese and Hatala. Levine et al, comprehensive textbook on simulation in healthcare. Ch 11 competency assessment. New York: Springer; 2013.
29. Gawande AA. The checklist manifesto: how to get things right. New York: Metropolitan Books; 2010.
30. McWilliam PL, Botwinski CA. Identifying strengths and weaknesses in the utilization of Objective Structured Clinical Examination (OSCE) in a nursing program. 2012;33(1):35–9.
31. Rutherford-Hemming T, Kardong-Edgren S, Gore T, Ravert P, Rizzolo MA. High-stakes evaluation: five years later. Clin Simul Nurs. 2014;10(12):605–10. https://doi.org/10.1016/j.ecns.2014.09.009.
32. Boulet JR, Murray DJ. Simulation-based assessment in anesthesiology: requirements for practical implementation.

Anesthesiology. 2010;112(4):1041–52. https://doi.org/10.1097/ALN.0b013e3181cea265.

33. Schott M, Kedia R, Promes SB, et al. Direct observation assessment of milestones: problems with reliability. West J Emerg Med. 2015;16(6):871–6. https://doi.org/10.5811/westjem.2015.9.27270.

34. Scalese RJ, Hatala R. Competency assessment. In: Levine AI, Jr SD, Schwartz AD, Sim AJ, editors. The comprehensive textbook of healthcare simulation. New York: Springer; 2013.

35. Brull R, Bradley JW. The role of anesthesiologists in Canadian undergraduate medical education. Can J Anaesth J Can Anesth. 2001;48(2):147–52. https://doi.org/10.1007/BF03019727.

36. Euliano TY, Robicsek SA, Banner MJ. The value of anesthesiology in undergraduate medical education as assessed by medical school faculty. J Educ Perioper Med JEPM. 2010;12(2). http://www.ncbi.nlm.nih.gov/pmc/articles/PMC4719531/. Accessed 8 Jan 2017.

3 情境案例的构建要素

Y. Melissa Chan, Jeremy T. Rainey, and Christine S. Park

引言

韦氏词典把情境案例(scenario)这个词定义为"一连串的事件,尤指是想象出来的"[1]。但是,在模拟医学中,情境案例(scenario)不仅仅是"大纲或概要"[1],更是一份详尽的文件。根据模拟医学词典的定义,情境案例描述了"目标、目的、复盘要点、临床模拟的叙事性描述、工作人员的要求、模拟环境的设置、模拟器、道具、模拟器的操作说明及给标准化病人的指示"[2]。概括地说,情境案例类似于电影剧本,两者都可对故事的描述及对演员和工作人员的演出进行指导。沉浸式模拟体验也被称为"严肃游戏"。既然游戏的本质是参与性,那么情境案例一定不只是电影剧本,因为情境案例必须对体验的内在差异和动态变化进行预测和计划。理想情况下,沉浸式情境模拟案例的设计需要进行反复尝试并完善,这个过程需要认真地考量以遵从成人教育理论和模拟研究的原则及最佳证据。坚持循证教学设计特点,确保学习者获得最有效的教育体验[3-4]。Issenberg 等的综述表明,将模拟作为一种教育干预时,实现有效学习的高仿真模拟具有10 个特征:反馈、重复练习、课程整合、不同的难度、多种学习策略、呈现临床的不同情况、可控的环境、个性化学习、明确的结局或规范,以及模拟器有效性[5]。开发一项有效的模拟教育体验活动往往是一项复杂的任务,因为可供教学设计者选择的选项太多。起初,结合高仿真模拟特征,模拟医学词典"情境案例"的定义包括了10 个元素。在医疗领域,Rall 等用12 个维度描述了模拟活动的应用[6]。其中一些维度含有不同类别,而其他的则是以程度区分,因此,当前和未来应用的模拟组合可能在数百万量级。

编写一个优秀的情境案例是创造有效体验和反思性实践的核心,可以实现知识和技能的转移,以及培训后态度和价值观的改变。模拟体验"本身"并不会自动实现学习,即使参与者很喜欢这种体验或感觉自己好像实现了目标。大家公认的是,模拟体验只是复盘的借口[5,7]。然而,如果一个结构杂乱无章、质量低劣的情境模拟案例是新学员第一次接触的临床问题,那么这次模拟不仅会破坏学习,还会向其灌输错误的"框架"(或观点,这可能会影响后续判断),从而产生 Dieckmann 等提出的"负面学习"[8]。

规划

目的和目标

"形式服从功能"是经常被引用的现代主义设计原则,来源于 Louis Sullivan,他认为建筑或物体的风格应该反映其预期的目的。这句话适用于许多设计项目,包括情境案例。情境案例的编写应该有一个明确的目的,这就是要对这种体验进行规划的原因[9-10]。这一宽泛的目的反过来又影响着学习目标的选择。学习目标是学员在学习结束时应获得的知识、技能/行为、态度/价值观,并应与学习的目的和目标保持一致[11]。与其他任何教学工具一样,无论使用哪种确切的设计技术或框架,为了使模拟体验有效,写出具体的、现实可行的学习目标是基础。学习目的和目标应该进行调整,以确保其清晰和可实现。Bloom 分类法(Bloom's taxonomy)是医学教育中常用的一种被广泛接受的学习目标分类框架[12]。在现有的关于情境模拟案例设计的文献中,"教育原理"[13]"目标""结局"[14]"目的""大体的目标"或"胜任力"这些词汇经常互换使用[15]。尽管术语缺乏一致性,但学者们普遍同意采用分层的方法,即从更高层次或更广层次(例如,目的/目标/需求评估)中挑选具体的学习目标。

当有多个目的和目标时,目标必须进行优选。正如本章后续将要讨论的,如果没有确定目的和目标的优先顺序,某些剧本选择可能会破坏情境目标,给学员带来困惑。择优并选择目标最终推动了学习目标、剧本(脚本)编写和运行管理背后的决策。

好的初始问题包括创建这个情境案例的目的是教学、培训还是研究[9];学员或机构的需求是什么;这个情境案例是为开始麻醉学职业生涯的初学者、高级学员设计的,还是为维持认证而设计的。沉浸式情境案例通常包括临床能力和非技术性能力两个部分。一般来说,将情境案例的目标分为两类(临床问题或管理问题)是有用的。临床问题主要集中在医学知识和技能的认知上(如中心静脉置管、周围神经阻滞),而管理问题往往聚焦于非技术性问题,如人际交往技能、人为因素和工效学、决策制定和态势感知。例如,得出正确的诊断通常是临床问题情境案例的关键;然而在一个管理问题情境案例中,诊断可能显而易见,但"人的问题"更为突出。"恶性高热情境案例"的目标可以是学习治疗方案,也可以是有效的团队危机管理,或同时兼顾两者。尽管在考虑教学目标时倾向于将其分为两类,但无论如何,情境案例中都不应该只有一类目标而没有另一类目标,一些模拟教育者故意设计了一些情境案例包含了这两类目标。对于某些特定教学目标,沉浸式模拟可能不是最合适的工具,如培训初次接触新流程或设备的人员。如果目标只是教授一点医学知识(如丹曲林的初始剂量)或单独训练一种操作技能(如用超声探头进行颈部扫查时的手法),采用其他教学方式可能会同样有效而且成本更低。

不论是对学员进行终结性评价,还是形成性评价,也许情境案例的目的就是为了找出差距(详见本章后文和第6章)。为研究或评价目的而编写的沉浸式情境案例必须更严格地进行规划和实施,尽可能地降低灵活性、可变性,以保证有效性和可靠性。为进行终结性评价而设计的情境模拟案例可能需要模板、简介、复盘和模拟演练的标准化,就像加拿大皇家内外科医师协会(Royal College of Surgeons and Physicians in Canada)创建的模拟课程一样,这些课程是麻醉学向基于胜任力的教育转变的一部分[16]。总的来说,应谨慎对待使用沉浸式情境模拟对麻醉学员进行终结性评价[17]。

目标还可以是通过以过程为导向的模拟来监控组织机构的问题,在模拟中可以评估工作流程和效率,以及发现患者安全问题,如系统的潜在威胁[18]。也许情境模拟的目标是让临床医师和其他工作人员面对涉及整个系统危机的复杂问题[19]。优化团队表现是医疗机构实现高可靠性的关键[20]。模拟提供了一个在可控的实践环境中对不常见,但影响较大的事件进行研究或教学的机会(如胎儿脐带脱垂后的紧急剖宫产术,或体外膜肺氧合意外事件)[21-22]。也许情境模拟的目标是培养一支新组建的团队,或是训练一支成员固定的团队;也可以是在一次出其不意的现场演练中观察某个特别小组;还可以是"引发对患者安全的反思,对团队成员之间通常的互动方式的反思,或对他们个人和集体领导的反思"[23]。组织机构模拟的目标可以由内部驱动,包括发现差距或分析前哨事件(如根本原因分析),或由外部驱动[如美国毕业后医学教育认证委员会(ACGME)的要求]。情境模拟案例也可以被设计成某个部门的项目,如降低医疗事故保险费[24]。

学员

成人教育学的核心理念是教学体验应以学员为中心。为了让模拟体验的获益最大化,模拟导师应考虑每个学员的特点及团队的变化。情境案例的目标应切合实际并具有适当的挑战性;低估或高估学员已有的知识和能力都会阻碍学习。这需要对学员的能力有一些基本的了解,并了解每个学员的日常职责。一些旨在减少初学者认知负荷的教学设计策略可能对专家无效,甚至适得其反[25]。如果学员认为情境案例过于简单,他们可能会感到无聊。如果情境案例太难,学员可能会感到茫然或难以理解,并认为这种体验不切实际。值得注意的是,随着学员专业水平的提高,情境案例及其相关的复盘往往侧重于同一案例的不同方面。初学者往往更关注医疗管理,而不是非技术性技能或系统的问题[7]。

对于任何特定的小组,学员在一个领域或多个领域内的专业知识可能相对一致或差别极大(如麻醉实习医师团队和跨专业或跨学科团队)。情境案例的难度应调整为适合初学者(如模拟心搏骤停的抢救演练)或适合高水平的学员(如需要全面整合多个领域的知识/技能/态度的复杂案例)。有时候,医学生或住院医师,甚至培训后有不同经验的临床医师都在同一个情境案例中。该团队的成员可能之前就彼此非常熟悉(如同一批麻醉住院医师),或他们可能认识或完全陌生。学员中有人可能从来没有接触过沉浸式模拟,而其他人可能是已有认证资质的模拟导师。不同学员的热情也可能不同,有些人是自愿花时间学习新知识或提升技能,而另一些人只是被迫参加。

临床工作中,麻醉医师很少孤立于其他专业或学科独自工作。如果模拟的目标与当前学员的组合方式不匹配,则目标或团队组合都应该修正。例如,如果目标是评估和培训围产期剖宫产术的过程,并且模拟被安排在临床现场进行,那么最好组织一个能够对事件作出真实反应的团队。与跨专业或跨学科团队的合作开辟了一个全新的设计考虑领域。需要考虑的问题包括是否应该邀请同事参加,是以演员的身份,还是以学员的身份(如"联合团队训练"),还是作为工作人员参加;他们应该作为顾问还是复盘导师。如果学员被安排在情境模拟中作为助演(embedded actors,EA)提供帮助,除非他们自愿并且事先被告知,否则要求他们犯明显的错误是不明智的,"给受邀加入的学员制造了一个不讨好的局面……言行受到限制,被当作道具来使用"[26](译者注:此处解释助演这个角色的工作职责,助演是被安排在情境案例中配合情境顺利推进的特定角色)。如果可能,建议使用标准化病人来扮演关键角色。

总的来说,如果团队组成复杂不均一(专业不同、水平不同),可以考虑以一个管理问题作为学习目标来创建情境案例。专注于管理问题的学习目标往往广泛适用于不同的群体。为了增强模拟体验的可信度,建议加入一名学员认可的主题内容方面的专家作为复盘导师,特别是某些小众话题,例如,一个单心室的患儿生理上快速失代偿的医疗管理。有时需要邀请多位导师,以便每个学科或专业都有专业代表,尤其是当学员对必须参加模拟培训持怀疑态度或有抵触情绪时,或他们对在同事面前直接汇报有顾虑或感到尴尬时,最好有一位经验丰富的资深导师在场,他将负责构建一个"安全的学习环境"(参见第4章)。

学习目标

每个情境模拟案例都应该围绕学习目标来构建,因为它们是优秀的教学设计中不可或缺的环节[11,27-28]。通过对课程和总体目标的仔细考虑,从需求分析中得出的、根据学员特点制定的学习目标是最适宜的[29]。每个目标还可以有几个次要学习目标[30]。根据运行情境案例所需的时间,学习目标的总数可能会有所不同。需要记住的是,复盘环节的时间通常是情境案例运行时间的2倍,所以学习目标太多反而适得其反。总体上讲,学习目标的设定准确地表明了在活动结束时期望学员能学到的知识、技能和态度(knowledge,skills and attitudes,KSA)[31-33]。

好的学习目标是以学员为中心,可以用行为动词来描述具体的认知过程,而这些认知过程可以分解为可衡量的任务[11]。然而,Fanning和Gaba认为学习目标"可以在模拟中出现和发展"[7]。在案例运行跑偏时,学习目标起到重新指引方向和救场的作用(如学员的即兴表演、设备故障)[34]。就学习目标而言,当学习目标不止一个时,这些目标也应该进行优先顺序分级。剧本创作和情境演练中的一些设计选择应使学习目标显而易见,特别是以医学知识或以技术性技能为导向的学习目标。教学目的和学习目标决定了情境案例在何处发生,是否推进故事,以及确定情境案例何时开始和结束[28]。例如,如果新学员要学习在全身麻醉苏醒期间喉痉挛患儿的处理,则该情境案例应该被安排在常规和预期的环境中,如手术室。相反,如果教学目的是挑战高年资学员在资源有限的情况下工作,那么对于同一个患者,也许情境案例应该被安排在内镜检查间或其他手术室之外的场所。如果创建情境案例的目的是评估或解决现有工作流程的问题或开发新的系统流程,在工作现场实施以过程为导向的模拟可能会很有价值[2]。

学习目标应该有适当的理论基础作为支撑。Issenberg等的综述提出,明确的教学结果有助于提高学员学会技能的可能性[5]。基于明确目标的具体可行的反馈有助于识别和改进不足[35]。当模拟的目标很宽泛时,如与非技术性技能(如人际沟通)相关的目标,基于理论或概念框架的具体学习目标可以通过提供应用背景,来帮助学员形成相关概念。如果该情境案例(的学习目标)不能很好地体现课程的整体(学习目标),会导致课程的学习目标抽象或脱节,导致最终学习效果不佳。以改进团队合作的目标为例,团队合作的理论框架可以从社会心理学、社会技术学、生态学、人力资源、技术、生命周期、功能/任务导向或整合等多个方面获得[36]。希望通过单个情境案例或1天的沉浸式模拟就能从整体上解决这些概念是极不可能的,更不可能永久地改变复杂的行为。如果没有将这些相互关联的概念组织起来并联系到一些具体的事件上,再将这些事件放到具体的场景中,学习目标就会让人感觉抽象或脱节(进而对学习效果产生负面影响)。

进行沉浸式模拟之前

模拟前准备

在每一次沉浸式情境模拟之前,将模拟前的过程(也称简介期)标准化是很好的做法。通常,这个过程包括为学员和导师的态度和行为设定预期,让学员熟悉进行情境模拟的环境和将使用到的设备。向学员介绍模拟人,并说明其局限性。不熟悉模拟人的功能可能会阻碍学员获取经验,而恰当的介绍可以最大限度地减少这种可能性。为了避免意外损坏贵重设备,许多模拟中心还会向学员介绍某个特定的模拟人能做什么、不能做什么(如环甲膜切开术),以及进行操作(如有)的确切部位(如模拟人上胸腔引流管的插入位置)。

案例构建

介绍

前文所述背景准备部分对于聚焦情境模拟案例的目的和目标至关重要,到了案例构建阶段,教学设计者必须编写一个故事,并为学习目标创建一个合理可信的故事背景。如果设计得当,该情境案例能为学员提供一个展示和练习目标知识、技能和态度的机会。使用真实和熟悉的设备使模拟的环境、人员的反应和互动更加可信,才能让学员觉得情境模拟有意义[31]。

考虑到情境模拟和参与式戏剧表演的相似性,借用后者的一些术语来阐述。故事都有一个主题,而情节是具有因果关系的故事。出于教学的需要,剧本的标题不应泄露故事或情节。情境模拟就像戏剧,应该包括故事、情节、人物,以及演员和剧组的舞台指导,需要确定布景设计、道具和模具。模拟人的各项参数必须能够满足脚本的要求,或应计划一个替代解决方案。随着时间的推进,情境案例如何展开、触发事件的选择及情境案例的结局也是关键的设计要素。在案例编写的过程中,可以在文献或在线资源中获取各种脚本的模板或计划工作表[13,37-38]。这些模板最初可能是为其他学科或专

业设计的,其长度和深度各不相同。Benishek 等对 5 个易于获取的医学模拟模板的特点进行了比较[39]。一些模拟导师像写剧本一样写出整个场景。但是不论哪种情况,常见的要素包括以下几点:①患者的基本信息,如年龄、性别、体重、身高等(还包括与学员分享的病历资料,如病史和体格检查、知情同意书、实验室检查和影像学报告等);②预计分配给情境演练和复盘的时间;③目标学员的教育背景描述;④教学目的和学习目标;⑤与生命体征趋势相关的事件列表。通常建议的复盘时间是实际情境模拟运行时间的 2~3 倍。对目标学员的描述可以只是受训的年级[如住院医师一年级(postgraduate year 1, PGY1)],也可以具体到学员必须具备的知识、认知和操作技能。脚本的其他部分将在本章后续进行讨论。一些模板会列出"复盘要点"[38]或"教学要点"和"教师备注"[40]。

完整的剧本只会给到除学员以外的助演、工作人员和导师。学员接收到的信息仅够让他们为该情境案例做好准备。通常包括案例主干[13],也称为案例简介或病史概况。这类似于戏剧的"说明"部分,其中包含观众理解故事所需的背景信息,包括对人物和背景的介绍。在复盘前对学员隐藏特定的学习目标是合理的,如果公开会让学员失去意外之感,特别是当情境案例的教学目的是训练诊断难题时[28]。

选择故事和情节

对于任何给定的目的和目标,适合的故事和情节通常不止一个。相对于目的和目标的直截了当,限制故事和情节可能性的只是想象力。因此,指出案例构建过程中易犯的错误很有用,关于这方面的评述将贯穿本节。

情节说明故事的因果关系,也就是说,情节清楚地说明了什么是因,什么是果。如果故事是关于局部麻醉药全身毒性反应(local anesthetic systemic toxicity, LAST),那么情节可以是在行腋路臂丛神经阻滞时发生意外,静脉注射了局部麻醉药。所谓关键事件是指为了创造学习环境而必须出现的一个情节点。触发条件是指将情境故事推向关键事件的要素,可以是时间、药物、学员做或未做某些事导致模拟人生理状态改变[13](图 3.1)。在一个以医学处理为主的局部麻醉药中毒情境案例中,关键事件是患者生理失代偿,而触发点则是静脉注射局部麻醉药。在设计之初,首先选择关键事件非常有

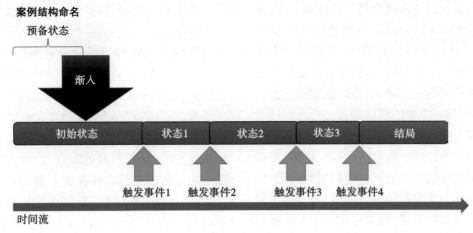

图 3.1 案例结构命名

用,因为这可能与学习目标直接相关。

尽管存在争议,但仍有一些模拟专家们认为不需要每一个情境案例都有"答案"。例如,如果该情境案例的教学目标只是培训初级住院医师在麻醉复苏室(post-anesthesia care unit, PACU)对低氧患者的初步处理措施,那就没有必要一定给出患者低氧血症的原因(而且可能会分散学员的注意力)。此外,模拟导师可以不指明原因,是因为在现实案例中低氧血症的主要原因可能也不清楚。但是,必须考虑一些貌似合理的初始事件(如缺氧的原因),这对情境案例的可信度极为重要。

一些危机情境是有"答案"或诊断的,因为"答案"和诊断本身就是案例的结局(如 LAST 或恶性高热),而其他危机情境可能是围绕症状而设计的(如低血压、心动过缓)。尽管许多情节线对于体现教学目的与学习目标都可能合情合理,但是最好的情境应该是学员能与情境互动,从而自然而然地引出学习目标。例如,为高年级麻醉住院医师构建了一个情境案例,目的是让他们为在医疗团队模式下的独立工作做好准备。该案例的教学目标是制定一个在手术室发生危机事件时收集信息的策略。在这种情况下,可以是任何一种普通的"危机",但最好是一个关于某种症状的故事,如低氧血症,而不是一些特定的事件,如恶性高热。低氧血症的鉴别诊断用时较长,因此学员更有可能独立思考,制定一个从助演(EA)或其他学员获取一些不是显而易见的信息的计划。此外,如果学习目标是诊断"恶性高热"这种过于明显的事件,学员都不需要从团队获取太多信息,这样可能无法达到让住院医师做好准备,并与他们的团队成员一起诊断和治疗病情恶化的患者这个更大的目标。

有时候模拟导师要从头开始构建情节,有时候他们的灵感来自一例值得注意的不良事件。只要情节可以创造出一个从逻辑上允许演示学习目标的情境,这两种方法都是可以的。基于真实事件的情境,尤其是医学专家认为非常难忘的情境,可能会因为过于复杂而难以演绎或过于离奇而令人难以置信,尤其对初学者而言。谨慎地编辑和挑选剧本才能与学习目标匹配。策略包括调整目标的数量,增加或减少干扰,提供或隐藏背景,突出或隐藏线索。例如,可以期望一个高年资医师在维持患者血流动力学稳定的同时安全地处理困难气道,但一个新手则不太可能会有很好的表现,因为这需要一系列的综合技能。首先确定情境案例的基本元素可能会对情境构建有所帮助,先勾画出基本的情节,然后再增加或降低情境案例的复杂性[14]。总之,脚本中任何有意还是无意地增加认知负荷的元素都会增加复杂性,可能会让案例太难而不利于学习[41]。Fraser 等详细讨论了模拟教育中认知负荷原则和教学设计之间的相互作用[42],特别是情境案例编写的回顾和修正阶段,此观点值得考虑。例如,有人建议情境案例中需要计算药物剂量的所有成年患者体重都应为 70kg,以便可以使用标准药物剂量,除非情境案例的目的是增加计算的复杂性[43]。

表 3.1 列出了调整情境案例难度的策略。一种方法是修改提供给学员的信息的数量、类型和有效性,以起到分散注意力、迷惑或暗示诊断结果的作用[44]。除了巧妙地进行误导外,另一种方法是以可信的方式调整能用得上的人力和设备等资源。例如,如果学员要求找一名心脏病专家来手术室会诊,这位心脏病专家可能在其他地方工作,或在路上,不确定他在哪里(反正来不了)。通过增加患

者的合并症使其更快地出现生理失代偿的状况,增加时间的紧迫感,可以迫使学员更快地作出决策(例如,一个困难气道情境案例中,可以是一个年轻、健康、肺功能储备良好的对象,也可以是肺移植名单上的肺囊性纤维化患者)。在以医学问题为主的情境案例中,另一个增加难度的方法是在不同的生理条件下提出相同的诊断。例如,如果情境案例是为初学者编写的,一个鞍型肺动脉(主干)栓塞患者生命体征的变化趋势应符合教科书的描述;但如果情境案例是为更有经验的学员编写的,同样的诊断可以有不典型的表现,如发生在一个未诊断的卵圆孔未闭患者。第一个为"初级学员"编写的情境案例的学习目标可能是要求学员回忆事件本身,而后一个情境案例需要进一步思考,至少需要将医学知识应用到新的情况。

表 3.1　调整情境案例复杂性的策略

Ⅰ.能用得上的额外人员或设备

  (a) 场景可能设置在一个偏远和不熟悉的地方(增加难度),反之亦然(降低难度)

  (b) 有或无额外的帮手

  (c) 助演提供"帮助"的数量和质量

  (d) 去掉显而易见的解决方案(例如,可视喉镜不可用)

Ⅱ.时间

  (a) 更改事件进展的速度

  (b) 考虑在情境演练中暂停一下,让学员进行讨论或练习

Ⅲ.信息

  (a) 模拟前准备过程中披露的信息量

  (b) 情境案例中事先就设置好的故意误导

  (c) 是学员目击事件的演进过程,还是触发事件已经发生之后才进入情境

Ⅳ.将医学技能与非技术性挑战结合起来

  (a) 伦理难题

  (b) 团队协作

  (c) 沟通交流

  (d) 决策制定

Ⅴ.出现更复杂的生理状态

  (a) 增加合并症数量和/或严重程度

  (b) 存在卵圆孔未闭

  (c) 新生儿/儿科的情境案例

为了实现学习目标,最好能抵住诱惑,不要增加太多不必要的复杂性[14,45]。表 3.2 列出了一些有问题的剧本设计。设计方案可归入以下四类:"太多""太快""寻找细节"和"华而不实"[37]。"太多"类的情境案例因设计了太多的重大事件、次要情节或情节交织而变得复杂。如果在一个案例中,模拟人先是大出血,然后又发生过敏反应和肺栓塞,这种模拟不太可能有效,因为以上三种状况中的任何一种都需要花费大量的精力来管理和处置。"太快"类的情境案例中生理变化太快让人觉得不真实,还会让学员觉得无力干预而感到挫败。"寻找细节"类的情境案例对学员隐藏了关键的道具或信息,分散了学员注意力,让其感觉在案例中被欺骗了。"华而不实"类的情境案例中充斥着各种把戏和噱头,破坏了模拟演练与教学目标的相关性。

表 3.2　沉浸式模拟中情境案例设计中的问题

1. "触发"事件在设计上难以被观察到,或不能被导师看到或听到

2. "触发"事件取决于学员做或不做某事

3. 情境案例高度依赖于设备

4. 情境案例很大程度上依赖于鉴别细微的体征

5. 情境案例很大程度上依赖于外部资源或人员

6. 情境案例迫使学员承担不熟悉的角色或任务

7. "触发"事件依赖于学员触碰了他们的道德底线

8. 在规定的时间内完成太多的学习目标

儿科麻醉学会研讨会的工作人员制定了另一个问题脚本分类系统[46]:①情境案例"高度依赖于设备,或模拟人无法确实呈现出的模糊体征"(如必须区分啰音和喘息);②情境案例"高度依赖外部资源和人员";③情境案例"迫使学员们扮演不熟悉的角色或执行不熟悉的任务"(如让一年级的医学生扮演一名器械技师);④情境事件"继发于环境/模拟人故障"。这些都应该尽可能避免。

模拟人技术经历了多个发展周期,但是仍然存在局限性。严重依赖于人的面部表情、骨骼肌和神经系统检查的剧本可能需要提前规划好变通方案。创新性地使用道具或助演台词可以克服某些局限。临床上的照片或视频可能会更好地展示某些体征,如花斑样的皮肤和反常呼吸,以及用于区分皮疹的细微差别。有疑问时,可以咨询模拟人的操作专家。

开始脚本编写过程

实际上,通常从编写概述开始脚本编写,概述为情境模拟的开发团队创建一个可以共享的思考模式。在情境案例模板中,这个部分可能被命名为"理想的情境案例流程"[47]"叙述性描述""简要总结""状况"或"背景故事"[7]。需要给出一个故事背景,不仅要提供情节梗概、背景和事件,还需要提供"主角(hotseat)"(译者注:指被主要挑战的那位学员)进入场景前的初步情况或解释正在发生的事件,以及随着情境的开始将要发生的事。有的模板要求以叙述格式描述[47]"预期的学员出现的管理错误",这可能有助于开发团队将注意力集中在故事情节中最可能的分支上。

接下来,确定剧情中必须发生的关键事件。在局部麻醉药中毒的情境案例中,关键事件是模拟人失代偿,它由一种可能引发全身毒性的给药方式所触发。这一情境要经过精心设计,触发事件和关键事件才确定会发生。通常情况下,这意味着要以不受学员控制的方式编写。要去除任何因学员行动或不行动而导致剧情停止的可能。如果学习目标是对"高位脊髓麻醉"患者的医疗处置,则不要给学员拒绝进行脊髓麻醉的机会。一种解决方案是学员在场的情况下由助演实施脊髓麻醉;另一种解决方案是在触发事件已经发生之后再展开剧情(或"渐入"),然后"主角"学员进入情境与助演进行交接班;或在模拟人失代偿后,学员被叫来帮忙。另外,回到教学目标上来,如果情境案例的教学目标是首次确认患者对青霉素过敏(译者注:通常美国在青霉素注射前不做皮试),并且是在没有任何人(包括患者本人)意识到这种可能性的情况下,剧本可能会让学员注射青霉素。

另一个需要避开的陷阱是在情节中无意插入的"地雷",它分散了学员对既定目标的注意力。通常,这是一种意外地构建在以医学管理为主要目标的情境案例中导致进退两难的困境。除非学习目标是解决临床问题和进退两难的困境,否则在案例设计时最好减少需要在复盘中解决的意外讨论点,以免增加案例的复杂性。例如,情境案例的目标是教授过敏反应的医疗处置,使用青霉素是计划好的触发事件。如果案例概述清楚地表明患者对青霉素过敏,而学员也知道这一点,那么学员预计将不会给患者使用青霉素。由于学员拒绝使用青霉素,整个情境就运行不下去了。此时,剧情运行

负责人(也称为剧本导演)可能有三种反应,但无论是哪种都不理想。选项一:中止案例,情境案例结束。选项二:助演尝试去使用或已经使用了青霉素,这是由于剧情需要助演故意犯错。选项三:助演强迫学员给予青霉素。这种有瑕疵的情节可能会给学员传递错误的线索,从而让学员对情境案例的学习目标产生困惑。在选项二和选项三中,无意间出现了非技术性的学习目标。如果学习目标纯粹是医学问题,剧本这样设计更好:学员进入手术室时,静脉输液架上挂着半袋青霉素,用输液通路与模拟人相连。

构建故事流程

每个情境故事都有一个开始和一个结尾,这些开始和结尾是由一连串时间连续的事件连接在一起的。最简单的形式就是事件按时间顺序以连续和真实的速度推进情节发展。在情境模拟中,可以选择让时间加速(如实验室检查结果立即返回),或让时间慢下来(如一件设备永远"在路上")。但需要注意的是,在上面的例子中"实验室检查结果"和"设备"的时间流独立于情境故事本身的时间流。根据时间主线中设计的"跳跃"或"分支"的数量,故事流程图的绘制可能复杂而费力,特别是在情境故事的最后,这些分支可能会变得非常复杂。

"主事件列表(master event list,MEL)"是剧本的一部分,用于解释和预测学员可能作出的决策[48]。理想情况下,绘制出来的情境进程不仅包括学员表现完美时会发生的所有事件(或"状态"),还应列出学员可能出现错误的清单,这些错误会触发主线情节"跳跃"或"分支"。Dubrowski等在文献中描述了一种采用场景框架、表格和"如果-那么"的策略来呈现场景演进[49]。例如,"如果-那么"的陈述可能是如果胸部按压不充分,那么模拟人将不会对注射的肾上腺素产生反应,并将保持其当前的生理状态。

另一种常见的策略是将情境的时间流看作由不同触发事件连接的单个"状态"。就像一系列因果关系一样,在场景中发生的事件会根据触发点的性质,由一种状态转变成另一种状态。脚本可以列出常见的触发事件及其结果状态的目录。在杜克大学的案例模板中,给出了五个状态的范例:初始、轻度、中度、重度和解决[13]。对于一个急性创伤大失血的案例,这五种状态可以对应正常的生理基线

和四种失血性休克级别。对每个状态的描述至少需要包括生命体征和体格检查结果（如心、肺、肠鸣音、睁眼、瞳孔），以及伴随着触发事件发展，需要操作者将模拟人切换进入下一个状态的指令。也可以准备一个关于学员预期行为和预期错误的列表，以及如何应对这些问题的提示。通常，剧本还会有一些关于当前主题的参考文献和基本背景信息，以尽量减少案例内容有关的专业知识差异。剧本还包括幕后工作人员播放模拟人声音的指令，如模拟人进行对话或发声。在剧本中，所有触发事件都应该是具体的和可观察的。在模拟前的简介期，要求住院医师要用语言表达他们想做的事情，这样就不会产生混淆或误解（如"我在听诊肺部，右侧没有呼吸音"）。（译者注：也就是要求学员要边做边解释自己在做什么，为什么这样做，即"think aloud"）

脚本中的分支点太多可能会分散对既定/优先目标的注意力。在编写这些分支点时，最好不要创建"移动目标"或"惩罚"情境。"移动目标"情境是指每次学员"做对了"，诊断就会改变，故事就会沿着不同的方向发展。"惩罚"情境是指每当学员"犯错"，模拟人就会出现心室颤动。这两种类型的剧本都不太可能实现既定的学习目标。

与人相关的注意事项

剧组指的是幕后工作人员，如操作模拟人的工作人员，他们在模拟演练过程中必不可少。人物是指由演员或模拟人在情境中扮演的角色。演员名单是指情境案例中扮演角色的人员的名单，包括学员和助演。

在模拟教育中，并不是所有的学习都需要直接参与[50]。对于任何给定的情境案例，学员可以积极地参与角色扮演，也可以是观摩者。当观摩者在观察过程中被赋予任务时，间接学习（vicarious learning）的效果最好，例如，留意生命体征的变化，或记录学员和助演之间的交流等[51]。参与角色扮演的学员可能是故事开场时便在情境中的"主角"，也可能是独处一室对正在展开的事件一无所知的学员。例如，当剧情中需要帮助时，独处一室的学员可以进入故事。对于仅仅是观摩的学员，一些模拟中心设有相邻的观摩室，在那里他们可以观摩情境案例的现场直播。通常，所有学员都将参加复盘，是因为观摩者提供的不同观点往往能为讨论提供新的见解。对于上述人员的安排应在演练规划阶段的早期就讨论决定，它通常取决于模拟演练的具体规划（如多少场演练、可用的时间、情境案例的个数、学员的构成）。

在模拟相关的文献中，植入式演员又被称为演员、助演、嵌入式参与者、角色扮演者、模拟人员或标准化病人。要规避一些场景中的挑战，不只是通过富有想象力的脚本编写来实现，还可以通过训练有素的演员来实现。本章将他们称为助演（EA）。EA可以由任何人担任，可以是标准化病人、临床医师、模拟中心工作人员和专业演员。EA可以确认关键的体征，提供额外的信息或澄清病史。在学员完成肺部听诊后，EA可以拿起听诊器进行听诊，并口头证实这是啰音，而不是喘鸣音。EA可以通过公布体征/环境方面的线索来推动某个剧情的展开（如"那是皮疹吗？""那是在冒烟吗？"）。

在编写情境剧本时，列出工作人员的需求是很有帮助的，如是否有特定的需求。关键事件有时取决于一些巧妙、能触动学员的表演（如"告知坏消息"的情境案例）。医学专家可能会不太擅长表演，对完美地完成诸如"搞砸"某个特定任务或令人信服地假装管理不好某项任务有困难。尽管会增加额外成本，一些模拟中心还是会聘请专业演员来扮演一些令人尴尬的角色（如某位笨拙、不合格的临床医师）或行为刻板的角色（如药物成瘾的麻醉医师）。此外，对于故事情节线不固定的情境案例，考虑到可能会有意外的学习目标和复杂的即兴表演，让医务人员来承担EA的优势在于他们的反应可能更真实和贴切。对于有争议的情境案例、可能引起强烈的情感反应（如使用欺骗性方法）或可能威胁到学员心理安全（如尽管采取了最佳的复苏措施，模拟人最终仍未复苏成功）的情境案例，明智的做法是安排一位资深的导师去应对。

一些模拟学家建议，剧本应该包含一个专门的部分，用以详细地列出每个角色在重要的剧情走向中的作用[52]。如果某个角色负责触发某个事件，应该在剧本中明确标注出来。根据EA对特定角色的熟悉程度，会给出一些线索防止EA即兴发挥，因为这种即兴表演可能会让学员感到困惑，并偏离学习目标。在有些模拟中心，控制室可以通过双向对讲机和耳机与EA进行实时沟通，来解决学员的即兴发挥或剧情出现卡顿的问题。

包括模拟人在内的每个角色都应该有适合目标深度的背景故事。例如，在一个关注临床问题的情境案例中，患者角色应该有完整的病史，包括既往史、现病史、家族史、社会关系及体格检查结果。除了最初应提供相关实验室检查和其他检查的结果外，还应随着剧情的展开提供所需要的资料。此外，在一个关注管理问题的情境案例中，医师的个性和动机比病史的细节更重要。在此类情境案例中，人物个性的特征是关键。在训练行事果断的技巧时，与难相处的人打交道的策略取决于性格类型。更有用的是描述具体的行为、影响或行事风格，而不是简单地贴上某个标签。一个"破坏性医师"可以表现为公然挑衅，也可以是暗怀敌意。这个角色是倾向于言语上的爆发、身体上的威胁，还是嘲笑、居高临下地评论？这个角色是姿势粗鲁，还是大声喊叫和翻白眼？

学员和演员们可能会被要求扮演他们在现实生活中的角色，或被要求扮演其他不同专业、不同职业甚至不同年资的角色（如住院医师被要求扮演一个在新的私人诊所工作第一天的角色）。这种安排可能会存在问题，因为对这个角色不熟悉就会显得不真实。

与环境相关的注意事项

为情境或布景设计而创造的环境条件，与道具和印模一样，都会影响学员的学习。布景设计、道具和印模帮助学员将情境事件置于正确的心理预期中。情境案例故事发生的背景场所就像"舞台上的死亡"通常都是虚构的[6]，这句格言同样适用于沉浸式情境模拟。麻醉医师的业务范围遍及全院，因此应考虑所有可能的场所，心搏骤停可以发生在手术室、重症监护病房（intensive care unit, ICU）、产房、麻醉复苏室或咖啡厅。至少就场所的布景设计要达到高仿真度而言，可能很容易将原位模拟（in situ simulation）视为应该追求的沉浸式模拟的缩影。一般来说，尽管原位模拟有一定的价值，但是正如 Patterson 等所述，原位模拟自身也有一系列演练上的挑战，亦如 Bajaj 等所描述的当原位模拟不合适时需要考虑"暂停或取消"[18,53]。

为了帮助工作人员设置背景场所，脚本应该使用具体和精确的语言详细描述模拟场景的布置，包括地点、时刻、角色出现或剧情开始。Dieckmann 等在有关社会实践情境理论框架的文章中，讨论了初学者和有经验的学员在思维模式上的差异。在特定领域有更多经验的人都会有详细的思维模式来指导决策，因此需要更多细节。例如，当情境案例发生在周一上午 9 点一个拥有 750 张床位的大

学医院，和发生在元旦一个资源稀缺的郊区小型门诊手术中心，对于处置一位失代偿的血管性水肿患者，学员在确保气道安全时的决策过程可能是不同的。实际上，针对专家型的学员，情境案例在剧本的编写和演练过程中都需要更多地关注结构细节。麻醉车上空注射器等道具也隐含着特殊的意义。一次无意的口误，如将 30ml 注射器说成 3ml 注射器，可能会使局部麻醉药全身毒性反应的模拟失败，这是因为给出的错误线索会让学员很困惑，使学员不再坚持自己的疑虑。在这种情况下，详细的设备清单可能会有所帮助。

对于仿真度，无论剧情多么引人入胜，技术多么尖端，或模型多么逼真，都不可能在舞台上还原真实的事件。仿真度应被视为一种阈值现象，仿真度只需要达到某种程度的真实，能够吸引学员并让他们能接受场景中的某些虚构事物即可[44]。正如 Beaubien 和 Baker[54] 所指出的："对于设计良好的团队训练课程，高仿真的模拟可以增加学员体验的真实感，但却无法弥补拙劣课程的缺陷"。仿真度越高并不意味着教学效果就越好[8]。相反，有证据表明，在理论原则的支持下可以将一系列不同的仿真度纳入"渐进式培训方案"[55]。

基于社会实践的理论基础，Dieckmann 等提出了一些性价比高的保持情境案例整体仿真度的策略[8]。他们建议，不要一味地追求物理仿真度的最大化，可以结合一些"仪式"，如换一身衣服或穿过一道门，来实现空间和时间的过渡，并以此作为某一个剧情的开始和结束的标志[8]。在脚本中尽可能多地注明细节十分重要，特别是针对会导致学员产生怀疑的要素，这些细节的缺少会加深学员的怀疑。此外，太过逼真可能会影响情境案例的运行效率。例如，为满足学员的要求行新的胸部 X 线检查，在这种情况下，按现实情况表现时间的流逝确实不切实际。至少，这种情况不应违背简介期申明的原则。情境案例中的环境、设备、人员的反应和互动不必完全复制现实生活，但还是应该合乎情理[31]。

脚本还应该包含一份道具清单。任何关键元素都应该加粗强调，并加以特殊说明，例如，听诊器应放在学员所站位置能明显看到的地方。应包括场景所需的道具（如静脉输液杆），情境中会使用的道具（如喉镜），以及学员可能要求的道具（如胸片、心电图）。如前所述，列出场景中的角色，并说明他们可以做的事和原因，以适应情境模拟的目的

（如巡回护士只在学员要求帮助时给予适度的帮助，但不能提供主动帮助；麻醉住院医师只能很好地遵照具体的指令工作，但在危急情况下不能主动救急）。

结语

情境案例设计是一个反复打磨的过程，需要有目的地进行决策，认真地回顾和反复地修改。文献中提供的情境案例模板有助于指导设计过程。针对情境案例构建的基本要素（目的和目标，确认学员的个性特征，以及案例构建）所做的策略选择将决定教学效果和情境模拟案例的价值。考虑到沉浸式情境模拟的费用，模拟专家有责任考虑是否使用成本更低的工具来实现相同的目的和目标。为了最大限度地提高效率，模拟教育者应清楚地确定一个特定的优先教学目标，在设计过程中教学目标的制定陷入困境并变得复杂时，应与优先考虑的教学目标保持一致。

（翻译　方利群，审校　李崎　张莉莉）

参考文献

1. Scenario: Merriam-Webster Incorporated; [cited 2016 September 7]. Online Dictionary]. Available from: http://www.merriam-webster.com/dictionary/scenario.
2. Lopreiato JO, Downing D, Gammon W, Lioce L, Sittner B, Slot V, et al. Healthcare Simulation Dictionary 2016 January 3, 2017. Available from: http://www.ssih.org/dictionary.
3. Cook DA, Hamstra SJ, Brydges R, Zendejas B, Szostek JH, Wang AT, et al. Comparative effectiveness of instructional design features in simulation-based education: systematic review and meta-analysis. Med Teach. 2013;35(1):e867–98.
4. Hamstra SJ, Brydges R, Hatala R, Zendejas B, Cook DA. Reconsidering fidelity in simulation-based training. Acad Med. 2014;89(3):387–92.
5. Issenberg SB, McGaghie WC, Petrusa ER, Lee Gordon D, Scalese RJ. Features and uses of high-fidelity medical simulations that lead to effective learning: a BEME systematic review. Med Teach. 2005;27(1):10–28.
6. Rall M, Gaba D, Dieckmann P, Eich C. Patient Simulation. In: Miller RD, Ericcson LI, Fleisher LA, Wiener-Kronish JP, Young WL, editors. Miller's anesthesia. 7th ed. Philadelphia: Churchill Livingstone/Elsevier; 2010.
7. Fanning RM, Gaba DM. Debriefing. In: Gaba DM, Fish KJ, Howard SK, Burden AR, editors. Crisis management in anesthesiology. Philadelphia: Elsevier Saunders; 2015. p. 65–78.
8. Dieckmann P, Gaba D, Rall M. Deepening the theoretical foundations of patient simulation as social practice. Simul Healthc. 2007;2(3):183–93.
9. Benson DK, McMahon C, Sinnreich RH. Art of scenario design. Simul Games. 1972;3(4):439–63.
10. Stillsmoking KL. Simulation scenario building. In: Kyle R, Murray WB, editors. Clinical simulation: operations, engineering, and management. 1st ed. Burlington: Academic Press; 2007.
11. Ambrose SA, Bridges MW, DiPietro M, Lovett MC, Norma MK. How learning works: seven research-based principles for smart teaching. San Francisco: Jossey-Bass; 2010.
12. Armstrong P. Bloom's taxonomy [Internet]. Vanderbilt University; [cited 2017 May 20]. Available from: https://cft.vanderbilt.edu/guides-sub-pages/blooms-taxonomy/ - why.
13. Taekman JM. Template for simulation patient design: Duke University; 2003.
14. Bambini D. Writing a simulation scenario: a step-by-step guide. AACN Adv Crit Care. 2016;27(1):62–70.
15. McKimm J, Swanwick T. Setting learning objectives. Br J Hosp Med. 2009;70(7):406–9.
16. Chiu M, Tarshis J, Antoniou A, Bosma TL, Burjorjee JE, Cowie N, et al. Simulation-based assessment of anesthesiology residents' competence: development and implementation of the Canadian National Anesthesiology Simulation Curriculum (CanNASC). Can J Anaesth. 2016;63(12):1357–63.
17. Wen LY, Gaba DM, Udani AD. Summative assessments using Simulation requires safeguards. Anesth Analg. 2017;124(1):369.
18. Patterson MD, Blike GT, Nadkarini VM. In Situ simulation: challenges and results. In: Henriksen K, Battles JB, Keyes MA, editors. Advances in patient safety: new directions and alternative approaches. Agency for Healthcare Research and Quality (US): Rockville, MD; 2008. p. 3.
19. Kyle RR, Via DK, Lowy RJ, Madsen JM, Marty AM, Mongan PD. A multidisciplinary approach to teach responses to weapons of mass destruction and terrorism using combined simulation modalities. J Educ Perioper Med. 2004;6(1):E029.
20. Baker DP, Day R, Salas E. Teamwork as an essential component of high-reliability organizations. Health Serv Res. 2006;41(4 Pt 2):1576–98.
21. Anderson JM, Murphy AA, Boyle KB, Yaeger KA, Halamek LP. Simulating extracorporeal membrane oxygenation emergencies to improve human performance. Part II: assessment of technical and behavioral skills. Simul Healthc. 2006;1(4):228–32.
22. Sorensen JL, van der Vleuten C, Rosthoj S, Ostergaard D, LeBlanc V, Johansen M, et al. Simulation-based multiprofessional obstetric anaesthesia training conducted in situ versus off-site leads to similar individual and team outcomes: a randomised educational trial. BMJ Open. 2015;5(10):e008344.
23. Cooper JB, Singer SJ, Hayes J, Sales M, Vogt JW, Raemer D, et al. Design and evaluation of simulation scenarios for a program introducing patient safety, teamwork, safety leadership, and simulation to healthcare leaders and managers. Simul Healthc. 2011;6(4):231–8.
24. Blum RH, Raemer DB, Carroll JS, Sunder N, Felstein DM, Cooper JB. Crisis resource management training for an anaesthesia faculty: a new approach to continuing education. Med Educ. 2004;38(1):45–55.
25. van Merrienboer JJ, Sweller J. Cognitive load theory in health professional education: design principles and strategies. Med Educ. 2010;44(1):85–93.
26. Navedo DD, Reidy PA. Continuum of care. In: Palaganas J, Maxworthy J, Epps C, Mancini M, editors. Defining excellence in simulation programs. 1st ed: Wolters-Kluwer; 2015.
27. Sawyer T, Eppich W, Brett-Fleegler M, Grant V, Cheng A. More than one way to debrief: a critical review of healthcare simulation debriefing methods. Simul Healthc. 2016;11(3):209–17.
28. Alinier G. Developing high-Fidelity health care simulation scenarios: a guide for educators and professional. Simul Gaming. 2010;42(1):9–26.
29. Weaver SJ, Salas E, Lyons R, Lazzara EH, Rosen MA, Diazgranados D, et al. Simulation-based team training at the sharp end: a qualitative study of simulation-based team training design, implementation, and evaluation in healthcare. J Emerg Trauma Shock. 2010;3(4):369–77.
30. Arreola RA. Writing learning objectives 1998 [cited 2016 September 17]. Available from: https://www.uwo.ca/tsc/graduate_student_programs/pdf/LearningObjectivesArreola.pdf.
31. Seropian MA. General concepts in full scale simulation: getting started. Anesth Analg. 2003;97(6):1695–705.
32. Salas E, Cannon-Bowers JA. The science of training: a decade of progress. Annu Rev Psychol. 2001;52:471–99.
33. Nguyen N, Watson WD, Dominguez E. An event-based approach to design a teamwork training scenario and assessment tool in surgery. J Surg Educ. 2016;73(2):197–207.
34. Dieckmann P, Lippert A, Glavin R, Rall M. When things do not

go as expected: scenario life savers. Simul Healthc. 2010;5(4): 219–25.

35. Rudolph JW, Simon R, Raemer DB, Eppich WJ. Debriefing as formative assessment: closing performance gaps in medical education. Acad Emerg Med. 2008;15(11):1010–6.

36. Paris CR, Salas E, Cannon-Bowers JA. Teamwork in multi-person systems: a review and analysis. Ergonomics. 2000;43(8): 1052–75.

37. Dieckmann P, Rall M. Designing a scenario as a clinical experience: the TuPASS scenario script. In: Kyle R, Murray WB, editors. Clinical simulation: operations, engineering, and management. 1st ed. Burlington: Academic Press; 2007.

38. Simulation Scenario Development Template [Internet]. University of Washington Center for Health Sciences Interprofessional Education, Research and Practice; [updated February 23, 2017; cited 2017 May 11]. Available from: https://depts.washington.edu/chsierp/wordpress/wp-content/uploads/2017/02/MedSurg_Ortho_Uro_2017_02_23_LB.pdf.

39. Benishek LE, Lazzara EH, Gaught WL, Arcaro LL, Okuda Y, Salas E. The template of events for applied and critical healthcare simulation (TEACH Sim): a tool for systematic simulation scenario design. Simul Healthc. 2015;10(1):21–30.

40. Scenario Template [Internet]. University of California Irvine: UC Irvine Medical Education Simulation Center, UC Regents; 2014 [cited 2017 May 11]. Available from: http://sites.uci.edu/medsim/files/2015/03/UCI-Scenario-template.docx.

41. Haji FA, Cheung JJ, Woods N, Regehr G, de Ribaupierre S, Dubrowski A. Thrive or overload? The effect of task complexity on novices' simulation-based learning. Med Educ. 2016;50(9): 955–68.

42. Fraser KL, Ayres P, Sweller J. Cognitive load theory for the design of medical simulations. Simul Healthc. 2015;10(5):295–307.

43. Kyle R, Murray WB. Simulation scenario: telling the story – discussing the story. In: Kyle R, Murray WB, editors. Clinical simulation: operations, engineering, and management. 1st ed. Burlington: Academic Press; 2007.

44. Gaba DM, Fish KJ, Howard SK, Burden AR. Teaching anesthesia crisis resource management. In: Gaba DM, Fish KJ, Howard SK, Burden AR, editors. Crisis management in anesthesiology. Philadelphia: Elsevier Saunders; 2015. p. 54–64.

45. Torsher L, Craigo P. Simulation in anesthesiology. In: Levine A, Samuel DJ, Schwartz AD, Sim AJ, editors. The comprehensive textbook of healthcare simulation. New York: Springer; 2014. p. 257–87.

46. Hokanen A. SPA simulation workshop: designing your own scenario. Society for Pediatric Anesthesia 2012 Winter.

47. Educational Summary Report Template: Simulated cases. MedEdPORTAL Publications. 2016.

48. Focus on: Making crisis simulations matter [Internet]. 2015 [cited 2017 May 11]. Available from: https://www2.deloitte.com/content/dam/Deloitte/us/Documents/risk/us-risk-focus-making-crisis-simulations-matter-031615.PDF.

49. Dubrowski A, Alani S, Bankovic T, Crowe A, Pollard M. Writing technical reports for simulation in education for health professionals: suggested guidelines. Cureus. 2015;7(11):e371.

50. Gaba DM. The future vision of simulation in health care. Quality Safety Health Care. 2004;13(suppl_1):i2–i10.

51. Stegmann K, Pilz F, Siebeck M, Fischer F. Vicarious learning during simulations: is it more effective than hands-on training? Med Educ. 2012;46(10):1001–8.

52. Martin T, McIntosh CA. Preeclampsia in the delivery suite: a simulation scenario. Simul Healthc. 2013;8(3):183–90.

53. Bajaj K, Minors A, Walker K, Meguerdichian M, Patterson M. Simul Healthc. 2018; https://doi.org/10.1097/SIH.0000000000000301. [Epub ahead of print].

54. Beaubien JM, Baker DP. The use of simulation for training teamwork skills in health care: how low can you go? Qual Saf Health Care. 2004;13(Suppl 1):i51–6.

55. Brydges R, Carnahan H, Rose D, Rose L, Dubrowski A. Coordinating progressive levels of simulation fidelity to maximize educational benefit. Acad Med. 2010;85(5):806–12.

4 模拟教学中的复盘要点

Jeanette R. Bauchat and Michael Seropian

引言

在医学领域,复盘是一个比较新颖的概念,但在其他领域,复盘已经得到了很好的应用。复盘应被看作是一个增进学习和理解所有学员的过程,这个过程中会采用各种已经确立的教育工具和策略,复盘可以用在模拟或真实事件中。本章将聚焦于复盘在模拟教学中的应用,但其中很多原则也同样适用于临床真实事件。从理论上讲,通过采用本章所涉及的原则,某些类型的复盘可以适用于多种类型的模拟教学场景,从使用演练来训练流程中的重要步骤,到操作技能培训,再到沉浸式的临床事件高仿真模拟。

复盘的结构和技术有不同的流派,其实这也是某一领域尚处于发展初期的一种特征。本章并不是提供某种"正确的"的复盘方法,而是提供多种可用于各种教学活动的客观工具。值得注意的是,没有某一种复盘结构被证明优于其他结构。技术的选择要与教学活动本身、学习目标、学员的特点及老师的喜好相匹配。一堂课中采用多种复盘结构的情况也不少见。富有经验的复盘导师会精妙无痕地驾驭这些结构。

正如在第2章所述,体验式学习理论(experiential learning theory,ELT)将学习定义为"通过经验转化创生知识的过程。获取经验结合经验转化产生了知识"[1]。体验式学习理论描绘了两种经验学习模型:一种是通过具体体验(concrete experience,CE)和抽象概念化(abstract conceptualization,AC)来获取经验,另一种是通过反思性观察(reflective observation,RO)和主动实践(active experimentation,AE)的经验转化来获得经验[2]。David Kolb的体验式学习理论总的来说是指学习是人与环境互动,处理这些互动,创生知识,然后运用知识和适应环境的过程[1](图4.1)[2]。Malcolm Knowles 详细地阐明了成人学习理论,成人学员在有内在动力时学习效率最高,这通常发生在新的学习体验是以解决问题为主,并与学员先前及今后的经验相关的时候[3]。从本质上讲,成人在有关联的体验式学习中学习得最有效,并运用这些经验进行观察,不仅对具体的事件进行反思,还会对这些概念(知识、经验)进行抽象概括,并将其应用于今后的实践中[1]。复盘仅仅是构建和影响这些概念,以此为学员提供学习成果和效率最大化的机会。学员的参与、理解、分析和实践同样也促进了知识的保留。

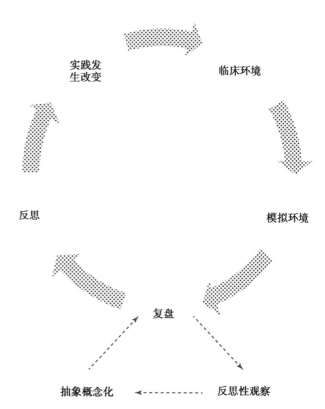

图 4.1 临床学习环与 Kolb 的体验式学习理论框架(资料来源:Stocker 等[2])

反馈、引导、目标与复盘

引导(facilitation)与复盘(debriefing)并不是同义词。不管用不用引导工具,有效的复盘首先是要有一位老师在场。引导或使用指导性的提问帮助学员发现和检查他们自己的知识、态度、信念和判断,并不是复盘导师(debriefer)唯一可以采用的方法。一位复盘导师与引导员的不同之处在于前者是该项学习主题方面的专家,并且能够判断何时和怎样才能实现高质量学习。复盘导师将专业知识与引导方法相结合才是模拟教学的最佳方案,这样才能达到更好的学习效果。

尽管沉浸式模拟可以营造一种具体体验与主动实践的环境,但复盘才是促进 Kolb 学习环中反思性观察和抽象概念化的环节[2]。复盘被定义为"体验式学习环中在引导或指导下的反思"[4],常被错误地单纯等同于情境模拟中在老师的指导下,通过观看和解释事件、行为、想法及学员的感受进行的反思性观察和抽象概念化过程[5]。反思性观察是指针对模拟中发生的事件和问题,从学员角度对模拟事件进行的观察和分析。抽象概念化是指从模拟事件中学到的教训,这些教训可以运用到临床工作中的类似或不同事件[1-2,6-8]。Gaba、Raemer 和 Zigmont 曾对复盘作出了一个解释。在教育、评价和培训背景下进行的复盘更多只是使用多种策略来回顾性地分析、理解事件和经历,而这些经验可以前瞻性地运用在今后的事件中。复盘是一种有效的学习策略,它可以增进学员对技术性技能、认知和行为技能的理解、表现和保留。

不管是对模拟还是真实环境中的学习,复盘都非常有效。一篇对 30 项医学、航空、军事领域的随机对照试验的荟萃分析表明,与没有进行复盘相比,复盘可以让学员的表现提高 25%。个人与团队的表现也有类似结果。大多数研究都有导师引导复盘,但令人吃惊的是,有导师引导的复盘的有效性是没有导师引导的复盘的 3 倍[9-10]。因此,模拟医学教育的最佳实践应包含复盘,以实现学习效果最大化[11]。

复盘与反馈

复盘是一种主动自学形式,在这个过程中学员通过对自己的表现进行反思,并对新学到的理念进行实践,利用自我探索的方式改进今后的表现[1,12-13]。在复盘中,通过好奇心和探究来激发学员反思和自我发现,并与其他学员进行讨论,以此促进主动学习。

复盘通常是指学员与导师之间的对话,这个过程中反馈(feedback)常是复盘对话的一个部分,最好是将客观观察到学员的表现与理想标准进行对比[14-15],但并非总能如此。复盘可以改进学员表现[9-11],刻意练习可以提升学员的专业水平[16],反馈在复盘和刻意练习中都是重要的组成部分。反馈常被当作是一种"形成性评价"(对学员有益,不同于终结性评价是为了评价学员的胜任力或技能掌握情况),这样学员可以进行改进。要使反馈有效,并产生行为、认知及技术性技能的改变,反馈必须具备几方面要点[15,17]。(知识框 4.1)有效的复盘可以探究学员行为和行动背后的意图及思维逻辑,这些行为和行动是可以推导得出的,或源自学员的思维框架[18-19]。Schön 对 Kolb 的体验式学习理论进行了扩充,他认为必须探究学员的思维框架[20]。对于错误甚至正确的行为或行动,应探明学员的思维过程,因为错误的思维框架会在今后的临床实践中导致错误的行为[18]。有效的反馈很重要,但它并不是复盘的唯一策略。反馈为纠正行为和行动提供了机会。尽管一位复盘导师应该熟知如何有效地给予反馈,但有效的复盘(而非反馈)会推导出思维框架,这才是学习过程中的关键部分。

知识框 4.1　医学环境下建设性反馈的要点
- 导师与学员是同盟,为了共同的目标一起努力
- 适时的,学员预期的(译者注:一方面指反馈的内容是学员期望的,而非老师强加的;另一方面指学员事先清楚地知道给予反馈的流程、规则)
- 第一手的数据资料(译者注:亲自观察到的学员表现,而非从别处得到的关于学员的信息)
- 数量适宜,并针对可以改进的行为
- 陈述性的语言(译者注:客观、中性的陈述,非评判式的)
- 具体的(译者注:针对具体的事件或行为,而非泛泛之谈)
- 不评判学员的性格
- 基于行为和决策本身(译者注:不针对作出行为或决策的人,对事不对人)
- 基于标准/基准(译者注:来对比学员的实际行为)

有效的复盘可以让学员实现自我发现和自我反思,也可以让导师和其他学员对模拟中的行为和

表现加深理解[21]。一篇关于自我决定理论(self-determination theory)的荟萃分析发现,学校的课程营造了一种"自主支持学习氛围",可以鼓励学员自发学习,增强学员的意志,为此类课程提供理论依据,并应用建设性反馈以增强学员的自我激励[22-23]。Tennanbaum指出了复盘的关键要素,包括主动自学,以发展(改进提高)为目的,明确的学习目标,以及多维视角(multiple perspectives)[10,21]。实际上,有效复盘环节与"自我决定理论"所主张的"自主支持学习氛围"是一致的,后者是可以正面影响学员内在学习动力的可变因素之一[22](表4.1)。

表4.1　自我决定理论与复盘的要点对比

自我决定理论	复盘的要点
自发的(自我驱动)	主动自学
学员展现出自己的意志	以发展为目的
(开设)课程的理由(意义、价值)	明确的学习目标
建设性反馈	多维视角

以发展为目的

不论何种教育活动,预先考虑发展的目标是至关重要的。复盘通常是促进学习和发展的有效方式,而不是为了评估和判断,这是因为对表现进行评价将会影响学员对该反馈的准确性和可接受性的看法[24-25]。当学员意识到复盘的目的是助益其进步并改进他们的临床实践(形成性的),复盘就更容易被接受,学员也会更积极和坦诚地面对其所犯的错误[10]。模拟环节正在进行标准化,并且越来越多地被用作评估(终结性的),这种情况下,必须意识到评估者和学员的行为都会发生改变,复盘也会发生相应变化。值得特别注意的是,哪怕是终结性评价也应该尊重学员,保持好奇心并给予学员支持,以促进学员不断进步。

明确的学习目标

复盘能够并且应该具备一定的灵活性以满足学员主导的学习目标,这些具体目标会影响学员学习动力的方向、强度和持久性[26-27]。这些学习目标为学员自愿接纳(buy-in)这些课程提供了必要的理由[22]。另外,明确的教学目标还有助于保持复盘自身结构清晰,这样使复盘更有效、聚焦,进而改进学员的表现[28]。

多维视角

一次学习经历中有多位学员,这样就会有更多关于学员表现的信息和观点,从而让反馈更可信,让学员的自我反思更准确,进而使学员以后的学习目标更明确[22,26,29-31]。众所周知,学员的自我评价并不准确,一次学习经历中有多种观点可能是跨专业团队培训能够高效地激励团队和个人学习的原因之一[32-34]。优秀的团队表现需要对团队协作进行定期反思;进行反思的团队表现优于不进行反思的团队[34]。因此,包含多维视角的复盘对学习特别有价值。强化对学员观点的收集,在这个过程中要明白学员不止有一种观点,这是极为重要的一步,因为这样还能培养复盘导师的好奇心和创造性[35]。

优化有效学习的心理环境

复盘环节中促进学习的优先步骤之一是优化学习的心理环境以促进学员融入。学员在模拟中的"表现"有"犯错"的可能,接下来会经历需要坦诚的自我反思,接受导师与其他学员给予的反馈,这些过程会让学员产生心理上的不适。如何让学员依然能够投入,这是复盘导师面临的挑战。

学员在参与模拟时往往带着特定的心理倾向,这将会影响学员的所学和学习的有效性,这是一个基本概念。有多种策略可以让学员们的心理状态与模拟活动契合得更好(表4.2)。"模拟前简介"是常用于实现这种契合的工具之一。它不仅对学员有帮助,而且有助于导师和其他人员对学员的倾向和知识框架有深刻的认识。"模拟前简介"通过以下内容为模拟课程设定规则,包括进行工作人员和学员的介绍,"破冰"环节,介绍模拟教学场地情况(如卫生间的位置)及模拟环境情况,这些都有助于增进学员的舒适感。教学场所的介绍应包括卫生间的位置、休息区、茶点饮料的供应情况及其他的设施,这样学员会觉得他们的个人需求被重视。在熟悉模拟环境时,如果学员十分熟悉模拟人的特点(如呼吸音、脉搏的检查部位)及有哪些设备和药物(如抢救车、麻醉车),可以增进学员的舒适感并能更好地融入模拟教学中。尊重成人学员学习以外的任务也是非常重要的(译者注:他们可能在参与模拟时还承担着临床值班的任务),但同时也应要求学员们尊重自己和其他学员的学习环境,如手机静音,以及强调只有在紧急情况下才能在上课时回电话和处理其他干扰事项等。特别是在考试或评价环节,上述要求会因教学活动内容的不同而改变。

表 4.2 优化学习的心理环境

基本介绍	介绍相关人员和学员 熟悉场所 熟悉模拟环境 将要使用的技术
设定对课程的预期	教学内容 以促进发展为目的,还是以评价为目的 挑战性的情境设计
设定学员的预期	虚拟/学习协议(fiction/learning contract) (译者注:需要学员克服并接纳模拟中一些不太真实的情况,融入模拟场景中,关注学习过程和内容,才可能改进学习) 尊重其他学员 对学员的表现和讨论的内容保密
经验丰富的导师	将(模拟中学员的)不足之处作为学习机会 精通反馈/复盘的方法

对复盘设定明确的期望和目标,有助于学员理解复盘过程和课程,并有更强的控制感,使其可能会更加投入[26-27,36]。针对课程设定预期、明确的目标及教学活动的目的,这些都极为重要。模拟案例和复盘是用作形成性评价还是终结性评价应公开透明[10,37]。尽管针对某人在模拟中的表现进行评价永远不会令人"感觉舒服",但也必须优化复盘的环境,使学员愿意冒险并感到足够舒适来反思和探究他们的表现,以及在有导师和可能还有其他学员的情况下接受建设性反馈[38]。通常情况下,学员们能够并且愿意接纳这种心理上的"不适",特别是当所学的是他们知识面"边缘"的内容,并有助于提升到更高的水平时,只要他们觉得学有所获,便会得失相抵[39-41]。明确指出模拟体验的设计目的是挑战学员,鼓励他们在舒适水平的边缘工作,有助于为复盘奠定基础。术语"心理安全"常被用来描述这种"平衡",但这个词会产生误导;期望所有学员在模拟学习环境中都感觉到"安全"是不现实的。应认识到,复盘导师对于确保优化学习环境以减轻学员的"不适"并促进学习至关重要,这才是"心理安全"的概念。

在模拟环境中预先设定学习期望和目的,有助于提高学员的参与度。设定明确的期望,其中一部分包括设定对学员行为的期望(要求),如保密原则,尊重其他学员及在模拟情境中尽可能地做到最好。假定该课程是以形成性评价为目的,优化学习环境应该包括保证对学员表现保密,并要求所有学员遵守这个规则。通过明确的语言和书面保证可以实现保密。另外,应该要求所有的学员尊重他人反思的内容、观点,同时在陈述自己所观察的内容和对别人进行反馈时必须以尊重为基本要求,因为给予反馈时不尊重他人会引起不快的情绪[29,42]。尽管模拟环境有其局限性,承认模拟情境不是"真实的",学员可能并不像平时在临床环境中那样行事,这些都有助于调整和影响学员的参与意愿[38,43]。很多复盘导师采用"虚拟协议(fiction contract)"或"学习协议(learning contract)"的方法,即承认模拟并不"真实",但是导师已经竭尽所能让学习体验有价值;以此作为交换,即使学员认为在真实性上模拟与现实还存在差距,也请学员能像在临床环境中那样竭尽所能地处置模拟患者[38,43]。

复盘导师的技巧和心态可以让学员的学习环境更加舒适、学习效果更好,但对此不要夸大。在传统教学中,错误会被老师忽略或纠正,而学员害怕"犯错",认为"犯错"不是好事且想回避,因为"犯错"会让人质疑他们的能力并伤害他们的自尊。临床医师认为在临床工作中避免犯错很重要,但避免犯错的原则不应该延伸到学习环境中。他们认为允许学员犯错或练习不正确的行为会通过强化这些不正确的行为导致进一步错误,这种观念不应该成为指导原则[44]。与避免犯错理论不同,探索学习的策略,如模拟和复盘,是十分有益的学习方法,通过利用和鼓励犯错来促进纠正性的反思和反馈[44-47]。实际上,学员高度自信时所犯错误比不自信时所犯错误更容易被纠正[44]。因此,复盘导师可以明确地说明模拟环境是一个可以从错误中学习的地方,无论是否呈现最佳表现,对学习和成长来讲都是宝贵的经历。

Miettinen 的理论认为反思性的思想和行为是由不足的感觉和"正常"之外的经验驱动的,只有当人们认为自己的表现有缺陷时,他们才会有内在的动机去学习[2,48]。当学员的学习动力是基于自己觉得有不足时,老师要十分谨慎,不要误解为通过批评让学员对自己有负面观点进而可以激发学员学习的动力,因为可能会导致学员与导师产生愤怒与冲突,有悖于学员与导师的初衷,即改进提高以实现共同的学习目标[29,49-50]。复盘需要一位娴熟的导师来发现学员表现中的"不足",让学员知道犯错很正常(但并不是宽恕错误),而不归咎于个人的问题,把不足表现用作促进整个团队反思和学习的机会[18,42,45,51]。当导师运用有效的复盘结构和方法(包括有效的反馈技术)时,有助于把错误与犯错的学员分离,减轻在探究情境案例中发现不足时所带来的负面心理作用,使学习效果最大化。

有效复盘的结构

复盘的结构和方法并没有统一的标准,各个机构、学科和课程中都有所不同[9,11,28,52]。如前所述,沉浸式的教学活动需要包括一个模拟前简介来设定安全的学习环境帮助学员融入,这里所讨论的复盘结构就在这个阶段或在实际的结构化的模拟环节前进行介绍。有很多种标准化的复盘结构有助于组织和实现事后复盘的必要步骤和结构(表4.3)。这些标准化的复盘结构包含初始反应、事件描述、对事件的分析与理解、基于标准规范导师或学员进行反馈,然后总结学习目标和/或从分析中得到教训[7,19,45,53-57]。

很多复盘结构包含初始反应或描述期。这一阶段主要是让学员宣泄在情境案例中产生的情绪和压力[19,58]。有人认为并不需要宣泄情绪,这可能取决于文化背景,以及临床医师们对压力状态的适应情况[53]。反应/描述期可以让学员发泄潜在的情绪并描述事件进展的经过,这样导师和学员们都能够理解为什么会有这些情绪,以及情境案例中发生了什么。这使得导师和学员能基于对事件的一致认识和理解进行复盘[19,21,53-55]。这个初始阶段也可以明确学习目标或教学活动的目的[52]。

可以说,复盘导师最具挑战的阶段包括分析、检验、发现和/或理解等。复盘期间,复盘导师必须围绕教学活动的重要内容,善用各种技巧来促进学员融入和学习。这些技巧包括自我评价,导师引导下对重要事件深入反思和理解,在可能的情况下导师和其他学员对模拟中的表现进行反馈[10,21]。引导这些讨论的特殊技巧将在本章的"促进讨论与学习的复盘技巧"进行详细解释。

最后,复盘结构中的总结部分最好是围绕教学活动的学习目标,但是强调额外的相关经验教训也一样重要。总结期也应包含向学员预告日后的学

表4.3　推荐的事后复盘结构

名称	结构组成
EXPRESS[55]	介绍 反应期 理解期 总结
PEARLS[56]	反应 描述 分析 总结
The Diamond[52]	描述 分析 应用
TeamGAINS[44]	反应 复盘 从模拟到现实的转换 规范标准 总结 临床技能实践(可选择)
GAS[53]	收集 分析 总结
Debriefing with Good Judgement[7]	反应 分析 总结
AAR[55]	定义规则 解释学习目标 规范操作 回顾本应该发生的情况 明确实际发生的情况 检查原因 总结
3D Model of Debriefing[6]	发散 发现 深入

习目标或临床实践的目标。应该鼓励学员描述他们如何将所学知识应用到今后的临床实践中。最后这一点是连接教学活动与临床实践的重要桥梁。

促进讨论与学习的复盘技巧

复盘的核心是导师必须能够促使学员进行认真的反思和分析。模拟前简介优化了学习环境之后,导师可以使用的几项技巧(表4.4),这些技巧可以应用在困难对话的时候。

表 4.4　复盘技巧

复盘技巧	要点	
开放式提问	开放式提问的开头： 　怎么（How） 　什么（What） 　为什么 　请描述…… 　请跟我分享…… 　请帮助我理解…… 　告诉我，关于……	封闭式提问的开头： 　是（Are/was） 　做了/没做（Did/didn't） 　将要/没有（Will/won't） 　不是（Aren't） 　应该（Would） 　如果
积极倾听	集中注意力	安静 全神贯注/避免干扰 注意讲话者的非语言交流
	表明你在倾听	安静 承认（如嗯，点头） 开放的姿势
	言语确认	澄清 总结
	延迟评判	不要打断 听完后回应
	回应	尊重 真诚
主张-探询	客观观察 主观评判 开放式提问	如："我注意到你没有给患者加大氧流量……我担心这位患者需要增加氧气供给以维持氧饱和度在 90% 水平……在那一刻，我想知道你为什么作出那样的决策……"
优点/不足	优点	哪些做得好？
	不足	你会有哪些不一样的做法？
在指导下团队自我纠正	给出规范、标准 让团队把自己行为与标准进行对比 让团队自我纠正 导师分享观察到的内容/学习目标	
迂回提问	把问题交给观察模拟中互动双方的第三方	如：某某（X），你对 Y 和 Z 之间的互动怎么看？
角色扮演	两人或多人扮演角色进行情境模拟或对话，目的是让知识点或问题更清晰	如："我们讨论了有效沟通，现在我们进行角色扮演来看看这是怎么回事。这是在案例中所说的，我们尽量让它更具体、清晰和准确"
指令式	导师解决某个具体问题几乎不进行特别解释。可以指导一名或多名学员，基本没有误解的可能	如："患者发生心室颤动后实施心肺复苏。Michael 你应该根据流程完成哪些步骤？你需要哪些基本的组员？"

　　开放式提问（open-ended question）有助于讨论。它通常不是为了引出特定的事实或让某人给出正确答案。在好奇和接纳的背景下，这种方式往往被认为具有较小的威胁性，因此经常用于澄清或理解某人的观点，以及展开对话。开放式或封闭式提问（closed question）常以特定语句作为开头，见表 4.4。当被有效应用时，开放式提问是最可取的。但这样的提问也会导致"猜猜我怎么想"的状

况,让人想起在临床查房时颇有攻击性的"盘问"形式(译者注:教学查房时老师不停地向学生提问)。开放式提问必须与学员相关才能引起回应。很多理论家们低估了封闭式提问的价值,可能是因为他们在教育活动中过度滥用了这样的提问。封闭式提问在复盘中有实际的价值,但当这样的提问被滥用或被用来测试学员时,就会让对话变得令人沮丧,防碍学员的自由思维和表达。

大部分复盘导师都认同积极倾听的技巧对于导师-学员关系十分重要。为了听而听与为了说而听,有着重要的概念差别。积极倾听的一个重要部分就是利用缄默来鼓励学员发言,另外也有助于导师倾听。但是积极倾听不只是缄默,还需要表4.4中的其他几项技巧[59-60]。积极倾听常是在医患关系的背景下讨论的[61-62]。医患关系中积极倾听的重要性也可以扩展到导师-学员关系中。积极倾听向讲话者传递了这样的信息,即倾听的人很重视并想理解讲话者说的内容。导师要注意语言的交流,也要注意非语言的交流,并表现出愿意理解讲话者谈及的问题、需求及讲话者通过肢体语言和话语表达的观点[61-65]。积极倾听可以培养和促进导师-学员之间的合作、信任关系。

积极倾听和使用开放式提问有助于导师通过了解学员在情境案例中的行为、动作所参考的思维逻辑来理解学员的需求。主张-探询(也称确认/探询)的提问方式需要导师通过真诚、好奇地询问学员客观行为背后的心理逻辑,来明确学员行为和动作的目的。主张-探询可以包含针对学员的表现给出坦诚的评判[7]。这一点也常令导师感到困惑。导师如何能在评判时做到非主观评判呢?经验丰富的导师是可以驾驭这种自相矛盾的状况的。例如,下面这样的评判:"我听到好几个人谈及没有进行闭环交流。我很关注这件事,因为刚才谈到的某些事对患者的诊治真的很重要,如去推抢救车,但我不能确认每个人都听到了刚才陈述的内容。那个时候你在想什么?"这个提问的第一部分包括从导师的角度进行客观(希望如此)的观察和诚实的判断,然后紧接着对学员的逻辑框架进行探索。这项技巧试图通过客观的观察、坦诚的评判及随后的开放式提问明确学员的逻辑框架来维持导师-学员的关系[7]。客观的观察和坦诚的评判应用了本章前述的建设性反馈原则。

优点/不足复盘技巧是将自我评价和客观鉴别评价作为模拟讨论的一种模式[21,55]。这种复盘方法要求学员列举一系列与模拟活动相关的动作、行为或概念。然后把这个"标准"列表与实际发生或最初所理解的并列。"不足"源自"所做的"与"应该做的"之间的差异。这项技巧仅有限地应用于以下情况:"哪些做得好,哪些可以改进"。导师可以有效地引导学员明白和意识到理想状态或正确的做法。学员被提示要恰当地让他们的行为、观点与特定的理想状态或标准一致。然后,学员意识到实际所做的与理想之间的差异,并制定可以带来更有效的表现或理解的备选方案。尽管单纯的自我评价已被证明不准确,但这种方法对于加深对观念和行动的具体理解很有用。在有限的时间内,该技巧对于训练多名学员检查团队的"实际所作"非常有效[22,26,29-31]。

在指导下进行的团队自我纠正(guided team self-correction)是一种优点/不足的复盘形式,它将预先指定的团队行为模板作为标准,然后要求团队把自己的行为与标准进行对比[55,66]。这种技巧类似于军方使用的事后回顾(after action review,AAR),它有指定的目标,并要求团队将自己的行为与标准进行对比[55]。

迂回提问(circular questioning)是心理学中使用的一种技巧,它要求第三方对其他人之间的状况提出观点[67]。这种技巧利用了复盘中的多维视角,如"学员 X,你见证了学员 Y 和 Z 之间的互动,你对学员 Y 对学员 Z 在互动中所陈述的内容有何看法?"这种技巧有时可以用在学员之间存在冲突时。大家认为一个可以客观地观察的"中立者"(第三方)可能有助于解决冲突。这使得导师可以退到第三方的后面,不夹在两个学员的冲突中进行评判或充当裁判。

角色扮演是导师在双方或多方之间用来强调和练习规范的行为或行动的另一项技巧。这是在复盘环节中的一种迷你模拟,可以实现 Kolb 学习环中的"主动实践"部分。这项技巧也有助于加深学员之间的了解,提高沟通能力[68]。进行规范演示的不管是学员还是导师,角色扮演都是非常有帮助的。

指令式复盘是指令式的,这种技巧围绕行动和概念进行特定的讨论。这项技巧倾向于采用封闭式提问或精准的问询,不允许自由思考。这可能适用于缺乏基础知识和临床背景的初学者,他们可以在这个过程中获取经验。如同其他技巧,这项技巧也是复盘中一种有效的方法,特别是当其他方法未取得进展或成功的情况下。但当被过度使用或滥用时,就会演变为更多以导师为中心的传统教学策略。

复盘中的其他技巧和工具

导师在复盘时通常还采用其他的一些工具和技巧,包括复述、角色扮演、反思笔记、项目核查表(清单)及书面提示。视觉[视频、书写介质(白板、笔记)]和声音的混合技术常有助于实现促进理解和进步的共同目标。使用视频展示和回放来演示特定的互动、顺序、事件或活动是普遍采用的方法。尽管研究表明,与单纯导师引导的复盘相比,导师引导和视频展示的复盘并不能改进学员的表现,但视频依旧是复盘和特定情况下进行事后分析的重要部分[69-72]。视频辅助的复盘在特定的情况下特别有用,例如,学员忘记了某事,否认或记不清在模拟中发生了什么。与所有工具一样,只有导师认为该工具能够促进学习时才应该采用。

协同复盘是指在复盘环节有多名导师共同参与,虽然在医学领域文献中还没有进行广泛探讨,但是它的优点和应用可以从其他领域中得出。潜在的优点包括提供多位导师的视角、不同领域的专家意见、互补的复盘风格,能够更好地管理学员的期望,展示有效的团队协作,以及在面对有挑战的情况时相互协助[60]。协同导师也可以通过针对他们复盘风格的反馈进行帮助。协同复盘也存在一些缺点:导师间相互竞争的学习目标,不能很好地发挥个人的专业优势,一位导师主导复盘或偏离其他协同导师的方向,或导师间出现公开分歧[60]。每一次模拟活动中对谁主导复盘、谁进行补充提出明确的期望,都应提前做好规划,在被邀请时进行补充或在获得许可的情况下再发言,都有助于避免这些问题。规划复盘环节的目标及谁负责哪一个学习目标都有助于成功地进行协同复盘。

评价复盘有效性的工具

由于复盘环节中环境、学习目标和学员的高度变异性,没有相同的两次复盘。在手术室[73]、护理工作[74]、外科环境[75]进行的复盘都有经过特别验证过的评价工具。DASH 工具可以广泛地应用在医疗背景下的任何复盘[76]。DASH 工具包含以下要素:①营造令人融入的学习环境;②维持令人融入的学习环境;③复盘结构清晰、有序;④激发学员进行深入讨论;⑤识别和探究不足的表现;⑥帮助学员在未来实现或保持良好的表现[76]。DASH 是一种普适性的复盘评价工具,但是它缺乏本章中所涉及的一些特定的复盘要素。这需要一位训练有素、技术娴熟、知识渊博、熟悉模拟的复盘督导使用这些工具来评价导师的复盘并给予反馈。需要进行持续的研究和工作来寻找易于使用的工具,甚至可能要以学员为中心,来评估复盘环节的有效性。

结语

复盘是一种十分重要的教育策略,需要拥有技巧和经验才能有效实施。在医疗卫生教育中,复盘被不断地应用在各种不同的环境,包括普通的护理会议的会后总结。对许多学员来说要求已经发生了改变,他们不仅要能分享自己的经验,还需要让学员们实时或事后认真地相互评价。复盘环节的目的是促进反思和主动学习,以实现学员的成长和进步。最终,这是为了改进患者的诊疗、健康和整个医疗系统的结果。总之,复盘环节有一个大致相同的框架,经验丰富的导师按照框架流程,运用各种不同的技巧来实施复盘。尽管复盘最终建立在营造和维持一个安全的学习环境,专注于该环节的学习目标的基础之上,但随着复盘的展开及在促进以学员为中心的学习目标时,导师可以将重要内容扩展讨论,甚至可以超出特定学习目标的范围。复盘需要原则性和灵活性,这看似自相矛盾,但实际上不是。原则性是指需要知道推进的方向、要实现的目标和解决的问题,以及时间范围,这是成功复盘的必要条件。灵活性则表现在导师能够巧妙地运用不同策略和技巧实现模拟教学效果最大化。

（翻译 李崎,审校 陈怡绮　张莉莉　方利群）

参考文献

1. Kolb DA. Experiential learning: experience as the source of learning and development. Englewood Cliffs: Prentice Hall; 1984.
2. Stocker M, Burmester M, Allen M. Optimisation of simulated team training through the application of learning theories: a debate for a conceptual framework. BMC Med Educ. 2014;14:69.
3. Knowles MS. Application in continuing education for the health professions: chapter five of "andragogy in action". Mobius. 1985;5(2):80–100.
4. Fanning RM, Gaba DM. The role of debriefing in simulation-based learning. Simul Healthc. 2007;2(2):115–25.
5. Raemer D, et al. Research regarding debriefing as part of the learn-

ing process. Simul Healthc. 2011;6 Suppl:S52–7.

6. Zigmont JJ, Kappus LJ, Sudikoff SN. Theoretical foundations of learning through simulation. Semin Perinatol. 2011;35(2):47–51.

7. Rudolph JW, et al. There's no such thing as "nonjudgmental" debriefing: a theory and method for debriefing with good judgment. Simul Healthc. 2006;1(1):49–55.

8. Rudolph JW, et al. Debriefing as formative assessment: closing performance gaps in medical education. Acad Emerg Med. 2008;15(11):1010–6.

9. Issenberg SB, et al. Features and uses of high-fidelity medical simulations that lead to effective learning: a BEME systematic review. Med Teach. 2005;27(1):10–28.

10. Tannenbaum SI, Cerasoli CP. Do team and individual debriefs enhance performance? A meta-analysis. Hum Factors. 2013;55(1):231–45.

11. McGaghie WC, et al. A critical review of simulation-based medical education research: 2003–2009. Med Educ. 2010;44(1):50–63.

12. Darling MJ, Parry CS. From post-mortem to living practice: an in-depth study of the evolution of the after-action review. Boston: Signet Consulting Group; 2001.

13. Ellis S, Davidi I. After-event reviews: drawing lessons from successful and failed experience. J Appl Psychol. 2005;90(5):857–71.

14. van de Ridder JM, et al. What is feedback in clinical education? Med Educ. 2008;42(2):189–97.

15. Ende J. Feedback in clinical medical education. JAMA. 1983;250(6):777–81.

16. Ericsson KA. Deliberate practice and acquisition of expert performance: a general overview. Acad Emerg Med. 2008;15(11):988–94.

17. Johnson CE, et al. Identifying educator behaviours for high quality verbal feedback in health professions education: literature review and expert refinement. BMC Med Educ. 2016;16:96.

18. Rudolph JW, et al. Debriefing with good judgment: combining rigorous feedback with genuine inquiry. Anesthesiol Clin. 2007;25(2):361–76.

19. Zigmont JJ, Kappus LJ, Sudikoff SN. The 3D model of debriefing: defusing, discovering, and deepening. Semin Perinatol. 2011;35(2):52–8.

20. Schön DA. Toward a new design for teaching and learning in the professions. In: Educating the reflective practitioner. San Francisco: Jossey-Bass; 1987.

21. Eppich W, Cheng A. Promoting Excellence And Reflective Learning in Simulation (PEARLS): development and rationale for a blended approach to healthcare simulation debriefing. Simul Healthc. 2015;10(2):106Y115.

22. Orsini C, Evans P, Jerez O. How to encourage intrinsic motivation in the clinical teaching environment?: a systematic review from the self-determination theory. J Educ Eval Health Prof. 2015;12:8.

23. Kusurkar RA, Croiset G, Ten Cate TJ. Twelve tips to stimulate intrinsic motivation in students through autonomy-supportive classroom teaching derived from self-determination theory. Med Teach. 2011;33(12):978–82.

24. Jawahar IM, Williams CR. Where all the children are above average: the performance appraisal purpose effect. Pers Psychol. 1997;50:905–25.

25. Murphy KR, Cleveland JN. Understanding performance appraisal: social, organizational, and goal-based perspectives. Thousand Oaks: Sage; 1995.

26. Locke EA, Latham GP. A theory of goal setting and task performance. Englewood Cliffs: Prentice Hall; 1990.

27. Locke EA, Latham GP. Building a practically useful theory of goal setting and task motivation. A 35-year odyssey. Am Psychol. 2002;57(9):705–17.

28. Edelson DP, Lafond CM. Deconstructing debriefing for simulation-based education. JAMA Pediatr. 2013;167(6):586–7.

29. Kluger A, Denisi A. The effects of feedback interventions on performance: a historical review, a meta-analysis, and a preliminary feedback intervention theory. Psychol Bull. 1996;119:254.

30. Nicol DJ, MacFarlane-Dick D. Formative assessment and self regulated learning: a model and seven principles of good feedback practice. Stud High Educ. 2006;31:199–218.

31. Barrett A, et al. A BEME (Best Evidence in Medical Education) review of the use of workplace-based assessment in identifying and remediating underperformance among postgraduate medical train-

ees: BEME Guide No. 43. Med Teach. 2016;38(12):1188–98.

32. Davis DA, et al. Accuracy of physician self-assessment compared with observed measures of competence: a systematic review. JAMA. 2006;296(9):1094–102.

33. Schneider JR, et al. Patient assessment and management examination: lack of correlation between faculty assessment and resident self-assessment. Am J Surg. 2008;195(1):16–9.

34. Salas E, Rosen MA. Building high reliability teams: progress and some reflections on teamwork training. BMJ Qual Saf. 2013;22(5):369–73.

35. Parker SK, Axtell C. Seeing another viewpoint: antecedents and outcomes of employee perspective taking. Acad Manage J. 2001;44(6):1085–100.

36. Dismukes RK, McDonnell L, Jobe KK. Facilitating LOFT debriefings: instructor techniques and crew participation. Int J Aviat Psychol. 2000;10:35Y57.

37. Haefner J. National Institute for Learning Outcomes Assessment. The Transparency Framework 2012 December 10, 2012. Available from: http://www.learningoutcomeassessment.org/TransparencyFramework.htm.

38. Rudolph JW, Raemer DB, Simon R. Establishing a safe container for learning in simulation: the role of the presimulation briefing. Simul Healthc. 2014;9(6):339–49.

39. March JG. Exploration and exploitation in organizational learning. Org Sci. 1991;2(1):71Y87.

40. Elliot AJ, Dweck C. Handbook of competence and motivation. New York: Guilford; 2005.

41. Skinner EA, Belmont M. Motivation in the classroom: reciprocal effects of teacher behavior and student engagement across the school year. J Educ Psychol. 1993;85(4):572.

42. Lefroy J, et al. Guidelines: the do's, don'ts and don't knows of feedback for clinical education. Perspect Med Educ. 2015;4(6):284–99.

43. Dieckmann P, Gaba D, Rall M. Deepening the theoretical foundations of patient simulation as social practice. Simul Healthc. 2007;2(3):183–93.

44. Metcalfe J. Learning from errors. Annu Rev Psychol. 2017;68:6.1–6.25.

45. Kolbe M, et al. TeamGAINS: a tool for structured debriefings for simulation-based team trainings. BMJ Qual Saf. 2013;22(7):541–53.

46. Stevenson H, Stigler J. The learning gap: why our schools are failing and what we can learn from Japanese and Chinese education. New York: Simon and Schuster; 1994.

47. Keith N, Frese M. Effectiveness of error management training: a meta-analysis. J Appl Psychol. 2008;93(1):59–69.

48. Miettinen R. The concept of experiential learning and John Dewey's theory of reflective thought and action. Int J Lifelong Educ. 2000;19(1):54–72.

49. Baron RA. Negative effects of destructive criticism: impact on conflict, self-efficacy, and task performance. J Appl Psychol. 1988;73(2):199–207.

50. Sargeant J, et al. Understanding the influence of emotions and reflection upon multi-source feedback acceptance and use. Adv Health Sci Educ Theory Pract. 2008;13(3):275–88.

51. Loh V, et al. The moderating effect of individual differences in error-management training: who learns from mistakes? Hum Factors. 2013;55(2):435–48.

52. Sawyer T, et al. More than one way to debrief: a critical review of healthcare simulation debriefing methods. Simul Healthc. 2016;11(3):209–17.

53. Jaye P, Thomas L, Reedy G. 'The Diamond': a structure for simulation debrief. Clin Teach. 2015;12(3):171–5.

54. Phrampus P, O'Donnell J, Levine A, DeMaria S, Schwartz A, Sim A. Debriefing using a structured and supported approach. In: The comprehensive textbook of healthcare simulation. 1st ed. New York: Springer; 2013.

55. Sawyer T, Deering S. Adaptation of the U.S. Army's after-action review (AAR) to simulation debriefing in healthcare. Simul Healthc. 2013;8(6):388Y397.

56. Cheng A, et al. Examining pediatric resuscitation education using simulation and scripted debriefing: a multicenter randomized trial. JAMA Pediatr. 2013;167(6):528–36.

57. Eppich W, Cheng A. Promoting Excellence and Reflective Learning in Simulation (PEARLS): development and rationale for a blended

approach to health care simulation debriefing. Simul Healthc. 2015;10(2):106–15.

58. Mitchell JT. When disaster strikes...the critical incident stress debriefing process. JEMS. 1983;8(1):36–9.

59. Boudreau JD, Cassell E, Fuks A. Preparing medical students to become attentive listeners. Med Teach. 2009;31(1):22–9.

60. Cheng A, et al. Co-debriefing for simulation-based education: a primer for facilitators. Simul Healthc. 2015;10(2):69–75.

61. Dean M, Street RL Jr. A 3-stage model of patient-centered communication for addressing cancer patients' emotional distress. Patient Educ Couns. 2014;94(2):143–8.

62. Ranjan P, Kumari A, Chakrawarty A. How can doctors improve their communication skills? J Clin Diagn Res. 2015;9(3):JE01–4.

63. Gerard E. The skilled helper: a problem-management approach to helping. 5th ed. Pacific Grove, California: Brooks/Cole; 1994.

64. Razavi D, Delvaux N. Communication skills and psychological training in oncology. Eur J Cancer. 1997;33(Suppl 6):S15–21.

65. Robbins JM, et al. Physician characteristics and the recognition of depression and anxiety in primary care. Med Care. 1994;32(8):795–812.

66. Smith-Jentsch KA, Cannon-Bowers J, Tannenbaum SI, Salas E. Guided team self-correction: impacts on team mental models, processes, and effectiveness. Small Group Resol. 2008;39(3):303Y327.

67. Kriz WC. A systematic-constructivist approach to the facilitation and debriefing of simulations and games. Simul Gaming. 2010;41:663Y680.

68. Jackson VA, Back AL. Teaching communication skills using role-play: an experience-based guide for educators. J Palliat Med. 2011;14(6):775–80.

69. Savoldelli GL, et al. Value of debriefing during simulated crisis management: oral versus video-assisted oral feedback. Anesthesiology. 2006;105(2):279–85.

70. Byrne AJ, et al. Effect of videotape feedback on anaesthetists' performance while managing simulated anaesthetic crises: a multicentre study. Anaesthesia. 2002;57(2):176–9.

71. Chronister C, Brown D. Comparison of simulation debriefing methods. Clin Simul Nurs. 2010;8(7):e281–8.

72. Sawyer T, et al. The effectiveness of video-assisted debriefing versus oral debriefing alone at improving neonatal resuscitation performance: a randomized trial. Simul Healthc. 2012;7(4):213–21.

73. Gururaja RP, et al. Examining the effectiveness of debriefing at the point of care in simulation-based operating room team training. In: Henriksen K, et al., editors. Advances in patient safety: new directions and alternative approaches, Performance and tools, vol. 3. Rockville: Agency for Healthcare Research and Quality (US); 2008.

74. Reed SJ. Debriefing experience scale: development of a tool to evaluate the student learning experience in debriefing. Clin Simul Nurs. 2012;8(6):211Y217.

75. Arora S, et al. Objective structured assessment of debriefing: bringing science to the art of debriefing in surgery. Ann Surg. 2012;256(6):982–8.

76. Brett-Fleegler M, et al. Debriefing assessment for simulation in healthcare: development and psychometric properties. Simul Healthc. 2012;7(5):288–94.

5 危机资源管理和跨学科团队培训

Idalid Franco，Rachel E. Sweeney，Joshua A. Marks，Carlene McLaughlin，
Maryann Henry，Miguel A. Yaport，and Alexander F. Arriaga

引言

在过去的几十年间，机组/危机资源管理（crew/crisis resource management，CRM）、跨专业培训与医学之间的关系已经得到了广泛的阐述及研究[1-6]。这证明了人们对该主题的兴趣，以及该主题与医疗卫生实践的密切关系。本章的目标是对 CRM 和跨专业团队培训领域内的关键主题进行简要总结，然后提出在模拟环境中教授这些主题的实用方法。希望利用本章内容，并结合本书中其他章节的内容，可以开发并实施一项全面的模拟教学项目。

本章目标

本章分为两个部分进行阐述。第一部分涵盖 CRM 中的关键领域，包括一些说明性研究、表格及图片，模拟导师可以参考这些内容来开展情境模拟、复盘，或作为引导讨论的工具。第二部分重点介绍跨专业团队培训在模拟医学培训中的要点，指导读者完成具体的课程设计、实施和评价。

CRM 和跨专业团队培训的主题很庞大，需要我们投入整个职业生涯去研究。本书分别对这些主题进行阐述[1-2,7-8]。本章旨在强调这些领域的重点，同时由于时间和空间的限制，一些领域和研究未能涵盖。本章应作为入门内容，让读者对这些主题产生兴趣，并将它们整合到模拟教学中，来改进医疗卫生工作。一旦存在这种兴趣，就更容易进一步探索，并且可能会开展自己的研究，对这些主题进行拓展。

为了设置一个稳定的参考点，本章的应用背景将设定为术中麻醉。虽然如此，这里描述的许多课程及原则也适用于重症医学、产科麻醉、门诊手术、手术室外麻醉，以及麻醉医师在职业生涯中可能会涉及的其他场景。麻醉医师应该引以为荣的是，很多将人为因素、CRM 及团队培训的相关原则引入医学的初始研究都来自麻醉医师及手术室环境[9-12]。希望这一传统能在下一代麻醉医师中继续发扬光大。

危机资源管理

在开始讨论之前，使用 David Gaba 博士的话来定义 CRM，他是该领域一位受人尊敬的麻醉学家，也是《麻醉危机管理》（*Crisis Management in Anesthesiology*）一书的主要作者。他和同事们将危机资源管理描述为一种能力，即"指挥和控制手中的所有资源，以便按计划执行（管理），并对出现的问题作出反应"[2]。需要注意的是，这个术语与"机组资源管理（crew resource management）"[以前称为"驾驶舱资源管理（cockpit resource management）"]关系密切，"机组资源管理"的概念被许多行业所接受，并因其在航空业的大量使用而得到广泛应用[1]。许多核心原则是相同或相似的，我们的目的是利用机组/危机资源管理的优势，而不是将时间花费在细微的差异上。因此，就本章的目的而言，将"CRM"作为机组/危机资源管理的缩写。考虑到航空业在 CRM 发展过程中所起到的重要作用，将为初学者简单介绍一下在航空业中 CRM 的起源。对于进阶读者，将通过一个关键航空事故报告来阐述其与麻醉医师的关系。这些报告可以用来与模拟中发生的事件进行比较，或用来作为讨论 CRM 原则的开始。本章的其余部分将着重阐述 CRM 的具体原则，讲述这些原则并将其整合到模拟培训和课程中。

机组资源管理的起源与关键事件的选择

几十年前,航空业中有越来越多的观点认为是人为失误导致了严重的飞机事故。在 20 世纪 70 年代末期,两起特殊的事故引起了人们对这个话题的广泛关注。1977 年,两架波音 747 飞机在西班牙 Tenerife 岛的跑道上相撞(导致 583 人死亡),其中一架飞机在没有得到空中交通管制许可的情况下起飞[13-14]。1978 年,美国联合航空公司的航班(UA173)在俄勒冈州的波特兰坠毁,原因是可预见的燃料耗竭,美国国家运输安全委员会(National Transportation Safety Board,NTSB)认为:"……事故的可能原因是机长未能正确监测飞机的燃料状况,以及……另外两名机组人员可能没有完全理解燃料状况的严重性,或没有将他们的担忧有效地告知机长"。在 UA173 的事故报告中,NTSB 正式向联邦航空管理局(Federal Aviation Administration,FAA)发出紧急呼吁,以确保"机组人员接受驾驶舱资源管理相关的特殊培训"[15]。

1979 年,美国国家航空航天局(National Aeronautics and Space Administration,NASA)和航空工业界举办了一个名为"驾驶舱资源管理"的联合工作坊。工作坊包括介绍一项对飞行员进行的访谈研究。这项研究发现,一般来说,已经完成训练并接受访谈的飞行员对飞行技术方面和飞行技能都很满意。但如何成为一个更有效率的领导者,以及如何实现更有效的团队合作和沟通是最大的困难[16]。Robert Helmreich 教授是一位心理学家,也是该工作坊的组织者之一。他在文章中指出:"驾驶舱资源管理"在这次会议上被用作一个标签,来表示"培训机组成员更好地利用机舱内的人力资源,以减少'飞行员错误'的过程"[17]。此后不久,"驾驶舱"这个词就演变成了"机组"[1]。

虽然 CRM 与航空业的关系似乎是直观的,但最初并没有被普遍接受。当时,尝试去推广 CRM 的努力有时会被认为是"礼仪学校、心理呓语及试图进行洗脑"。对 CRM 的接受是一个循序渐进的过程,包括 CRM 课程的教授及 FAA 开始制定的相关指南[17-18]。

在这个历史背景下,用表格列出了一段时间以来所发生的包含 CRM 元素的关键航空事件,并列出了医学领域中类似主题研究的相关文献(表 5.1)。NTSB(如上所述)是一家美国联邦机构,由国会负责调查美国的每一起民用航空事故和其他运输方式的重大事故[32]。NTSB 撰写了这些调查报告,对事故的可能原因进行评论,并给出安全建议。在这些报告中,不难发现 CRM 原则与医疗领域的受众产生了很好的共鸣。值得注意的是,对开发 CRM 原则教学模块感兴趣的读者来说,这些报告中的许多内容都可以很容易地通过 NTSB 网站免费获取。此外,这些事故中的大部分都受到了媒体关注,因此有相关的纪录片、新闻报道,以及其他类型的资料,这些都适合用在模拟医学课程和复盘中。由于已有几十年的相关报告,这张表格并不全面,也不是最终的内容。此外,把这些事故作为一个引子,用来吸引读者探究航空业与麻醉学之间的联系,也让读者有机会考虑对更多的航空事故进行自我回顾分析,这些也是与读者的学习目标最为密切相关的经验教训。我们提供了一张额外的表格(表 5.2),总结了一起航空事故中所包含的 CRM 原则。对于进阶读者,可以考虑探索航空业以外的事故(如 2015 年美国铁路公司在费城附近发生的列车脱轨事故[34])或 NTSB 职权范围之外的国际事件。而且,最近一篇医学综述讨论了 CRM 在航空业及麻醉学平行发展的相关问题[35]。在开始讨论 CRM 主要应用的关键领域及其与麻醉学/模拟之间的关系之前,请读者前后比对这些混合了航空/医疗事故信息的表格,并考虑这些真实事件是否可以用来改进麻醉模拟项目,并最终改善患者的诊疗。

CRM 中常用的关键领域及其与麻醉学/模拟的关系

尽管在下方表格中列出了 CRM 中常用的关键领域,但需要注意的是表格中并不是 CRM 中使用和研究的全部,而是理解一些核心原则的基础。

沟通

沟通被定义为信息在发送者和接受者之间的转移(图 5.1)[36]。

尽管根据定义,沟通似乎看起来很简单,但这一原则的实践和现实应用,甚至回忆个人的经历,都可以证实存在沟通出错的多种情况。Arriaga 等指出"美国麻醉医师协会(ASA)和美国外科医师协会(ACS)的研究结果表明,手术室内外的沟通不良是引起可预防不良事件的重要原因"[5]。Lorelei Lingard 的研究利用观察分类来描述手术室中反复出现的"沟通失败"类型及其结果[3]。文章讨论了 4 种类型的沟通失败,并认为这可能会影响患者的安全。这些类型包括:①场景失败(occasion failure);②内容失败(content failure);③听众失败(audience failure);④目的失败(purpose failure)(表 5.3)。

表 5.1　阐述航空和医学领域重要 CRM 原则的相关航空事故

航班号	事故概要	事故原因	CRM 原则	相关领域的模拟医学研究
1972:EAtern Air Lines 401[19]	飞机坠毁在佛罗里达州的沼泽地	飞行员失误,飞机在可控状态下坠落	缺乏态势感知	Situational awareness:Graafland et al. (2014). Training situational awareness to reduce surgical errors in the operating room[20]
1977: KLM Flight 4805/Pan Am Flight 1736[21-22]	两架波音 747 在 Tenerife 岛 Losrodeos 机场跑道发生致命的相撞事故	飞行员失误,误入其他跑道,大雾,沟通受限和失败	沟通失败,缺乏态势感知	Communication:Minehart et al. (2012). Speaking across the drapes[23]
1978: United Airlines Flight 173[24]	在从科罗拉多州丹佛飞往俄勒冈州波特兰的途中,飞机燃油耗尽,坠毁在郊外的一个社区	飞行员失误导致燃油耗尽(缺乏态势感知和起落架管理失误)	坦诚表达的问题(机组成员未能向机长说出疑虑),缺乏态势感知	Assertiveness, speaking-up behavior:Raemer et al. (2016). Improving anesthesiologists' ability to speak up in the operating room[25]
1997: Korean Air Flight 801[26]	飞机在接近美国关岛的 Antonio B. won pat 国际机场时坠毁	飞行员训练不足,飞机在可控状态下坠落,飞行员失误,机长疲劳,在关岛关闭了最低安全高度警报(相关部门系统管理失误)	沟通失败,坦诚表达的问题,没有使用核查表	Checklists and preparation:Just et al. (2015). The effectiveness of an intensive care quick reference checklist manual—a randomized simulation-based trial[27]
2009: US Airways Flight 1549[28]	一架从纽约 LaGuardia 机场起飞的飞机在起飞后不久出现引擎故障,降落在哈德逊河上	起飞后不久,多次飞鸟撞击导致引擎失去动力,迅速降低高度,由机长控制最终成功迫降	领导能力强,使用参考手册和核查表,作出明智的决定,表现出开放的沟通文化	Leadership:Fernandez Castelao et al. (2015). Effect of CRM team leader training on team performance and leadership behavior in simulated cardiac arrest scenarios: a prospective, randomized, controlled study[29]
2009: Air France Flight 447[30]	一架从巴西里约热内卢飞往法国巴黎的航班坠入大西洋,机上人员全部遇难	飞机高空失速并迅速下降直到坠入大海,机组人员对空气动力失速作出错误反应,导致坠机	沟通失败,缺乏态势感知,坦诚表达,不明确的领导者,糟糕的决策,失败的团队合作	Decision making:Andrew et al. (2012). Development and evaluation of a decision-based simulation for assessment of team skills[31]

表 5.2 Air France Flight 447-CRM 原则的应用[33]

CRM 原则	447 航班中的重大失误	相关对话记录
决策制定	机长作为最有经验的飞行员,在天气开始恶化时休息,并把飞机交给经验最少的驾驶员(副驾驶#1)。他没有对呼叫作出反应,进一步失去了从空气动力学失速中恢复的可能性	2:02,机长打算离开去打个盹 副驾驶#1 对副驾驶#2 说:"你刚才睡着了吗?" 副驾驶#2:"差不多吧。" 机长:"好吧,那我走了。" 2:10,副驾驶#2 想找机长 副驾驶#2:"他在哪儿?" 副驾驶#2(1 分钟后):"他来不来?"
态势感知	两名副驾驶都忽视了"失速"声音警报,这一警报已经响了大约 72 次 他们很可能被热带辐合带(intertropical convergence zone)的奇怪电活动分散了注意力,干扰了他们的视觉和嗅觉系统	2:08,副驾驶#1 发现了其他的天气异常情况 副驾驶#1:"啊……你动了空调?" 副驾驶#2:"我没碰它。" 副驾驶#1:"这是什么味道?" 副驾驶#2:"这是臭氧。"
领导力	机长、副驾驶#2 和副驾驶#1 的经验水平从高到低各不相同。最不熟练的飞行员副驾驶#1 独自在暴风雨中飞行 当灾难来临时,没有人作为领导者,没有人发出明确的指令	2:11,机长小睡后回到驾驶舱 机长:"你到底在干什么?" 副驾驶#1:"飞机失去控制了!" 副驾驶#2:"我们已经完全失去了对飞机的控制。我们完全不明白……我们都试过了,你觉得是怎么回事?我们该怎么办?" 机长:"唉,我也不知道!"
沟通	在 Air France Flight 447 上,沟通不畅是普遍现象。两名副驾驶没有进行闭环沟通,因此同时都在操纵飞机,副驾驶#1 向上拉飞机的机头,而副驾驶#2 向下拉	副驾驶#1 和副驾驶#2 没有就谁控制飞机进行有效沟通,也没有发出适当的指令。在 2:13,他们意识到自己的错误 副驾驶#1:"但是我一直都在向后拉操纵杆!" 副驾驶#2:"不,不,不…不要爬升……不,不。" 副驾驶#1:"下降……让我控制……让我来控制!"

注:机长和两名副驾驶的名字被指定为"机长""副驾驶#1"和"副驾驶#2"。这个表是按照文字记录的大致时间顺序列出的,强调这些原则的失败并不一定以特定的顺序发生,而是相互关联的(每行可能包含多个领域)。

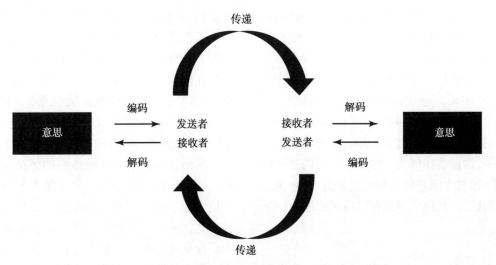

图 5.1 双向沟通的简化模型(资料来源:Flin 等,图 4.2[36])

表 5.3　沟通失败类型的定义和举例

失败类型	定义	说明性示例和分析说明（楷体）
场景	沟通事件的情况和背景中的问题	外科医师询问麻醉医师是否已使用抗生素。而此次询问的时间点是在手术已经超过 1 小时后 *因为抗生素的最佳给药时间应该在手术切皮前 30 分钟内[35]，此次询问的时机无论是作为提示，还是安全核查均不及时*
内容	信息传递不够充分或准确	还是上述案例，麻醉住院医师询问外科医师是否为患者预约了重症监护病房（ICU）床位。外科医师回答："患者可能不需要去 ICU，而且床位也不好预约，我们继续手术吧。" *相关信息缺失，而且问题仍然未得到解决：是否已经申请 ICU 床位？如果患者病情确实需要转入 ICU，但没有 ICU 床位时该怎么办？（注意：此示例可归类为内容和目的的沟通失败）*
听众	需要参与沟通的人员不在场	护士和麻醉医师在外科医师不在场的情况下讨论患者的手术体位 *外科医师有特殊的患者体位要求，因此他们需要参与到此讨论中。在他们缺席的情况下作出的决定可能会导致需要重新进行讨论，或在他们到达后重新摆放患者体位*
目的	沟通事件目标不明确，无法实现或不适当	在活体供肝手术切肝期，护士讨论在准备盛放肝脏的盆里是否需要冰。两个人都不知道，且没有进行下一步讨论 *此次讨论的目的为是否需要冰，且并未得出结论。对如何实现这一目标并没有明确的计划*

注：资料来源于 Lingard 等[37] 表 2。

　　Charles Vincent 在 *Patient Safety* 一书中将沟通错误描述为"信息没有得到沟通；沟通错误信息及沟通信息不完整"[38]。这两种模型都强调了沟通过程中的复杂和相互关联的网络，以及沟通是如何被中断的，并最终影响到了患者安全。将这一原则转化为改善患者管理的要点是，一旦了解了这些导致沟通失败的原因，团队就可以将这个框架作为工具，来评价手术室内团队沟通的整体质量。Bowers 等在分析航空团队的沟通时提出了一个重要的警告，他们指出，除了强调内容外，有效的信息交换模式对于成功的团队沟通也至关重要[39]。其中，观察到的一种特别有效的模式是接收者重复信息和问题，以便向发送者提供原始信息已被接收和理解的相应反馈，这种模式在具有良好沟通的团队中更常见。这种"闭环沟通"的培训和实践可以帮助团队成员改进和构建更有效的沟通策略，从而减少错误的发生。随着读者对阅读的深入，本章将展示在其他领域中，沟通是如何发生错误的。目的是让读者看到各个领域之间是如何相互关联的，在解决一个领域的问题时，其他领域也可以得到改进。

坦诚表达

　　坦诚表达（assertiveness）的定义是一种介于"太顺从"和"太固执"之间的一种行为处事态度[36]。顺从和固执之间可以被看作是一个连续体，"太顺从"是指未能坚持自己，或以一种很容易被忽视的方式坚持自己，"太固执"是指为坚持自己而忽视别人的意见。

　　这一原则在麻醉学领域内已经用多种方式进行了研究。首先要考虑在等级制度下（hierarchical）工作的固有困难[38]。Pian-Smith 等指出，质疑诊断及治疗的思维过程，或对可能危及患者安全的管理或计划表达不同意见是非常困难的，因为这些行为挑战了上级权威[40]。为了设计和评价一个干预措施，该研究的作者引用了之前航空业的例子，这个干预措施旨在为了得到安全的结局，所有团队成员有责任在发现行为不正确的时候直言不讳。他们在模拟手术室中评估这个干预措施，在模拟中，麻醉学员有机会挑战团队中的多个成员。源于美国陆军航空兵的"两次挑战规则"，将组织行为学中的"主张-探询"方法应用到了临床。鼓励学员们分享信息和让别人知道他们的想法来表明他们的立场（主张），然后问一个开放式的问题来邀请其他人分享他们的想法和观点（探询），这样做的目的是让所有人都能一起参与到富有成效的对话中。这个过程在学员要求进行强化之前要进行两次。作者的结论是，这种干预措施可以提高学员对上级医师"直言不讳"的能力，因此可以用来强化坦诚表达,解决等级制度下医疗体系中的固有困难。应用一个沟通框架可以为"直言不讳"提供结构化的途径,这样有助于让"直言不讳"成为常规并鼓励这种行为,从而改善沟通,强化坦诚表达,增强团队的互动,这些都可以改进患者安全。

Raemer 等在基于模拟的随机对照试验中,把阻碍和促进(直言不讳)的因素作为干预措施,研究干预措施能否提高麻醉医师在手术室里"直言不讳"的能力[41]。尽管"直言不讳"的能力在干预组和对照组没有差异,但是他们发现常见的阻碍和促进因素可以影响个人在手术室里"直言不讳"的能力。有趣的是"与负责人的熟悉程度"既是"直言不讳"的阻碍因素也是促进因素。其他的阻碍因素还包括对情况不确定、对团队其他成员的刻板印象、对负责人经验的尊重及害怕(直言不讳后)他人的反应。此外,知道问题所在,(针对"直言不讳")有相应的规则,明确知道(直言不讳的)后果,以及通过另一个人的意见或他人的帮助而获得某种形式的强化,都被认为是促进因素。

将这些知识与从航空业中学到的联系起来,Sexton 等调查了手术室和重症监护病房的工作人员对错误、压力和团队合作的态度,并将结果与航空公司驾驶舱工作人员的态度进行了比较[42]。这些调查在美国、以色列、德国、瑞士和意大利,以及世界各地的主要航空公司进行开展。不出所料,作者们发现外科医师更有可能否认疲劳对工作表现的影响,并接受级别森严的等级制度,在这种制度下,团队中高级成员不愿意接受初级成员的意见,外科医师自认为的团队合作度也高于其他团队成员所认为的程度。医疗组长也更有可能觉得讨论错误很困难,不承认错误,感觉错误在他们的医院未能得到妥善处理。有趣的是,飞行员不太否认疲劳对工作的影响,并且他们更愿意拒绝不合理的等级制度。作者指出,航空业与医学领域相似,都被期望能够无差错地运行,因为两者都担负着生命的责任。然而,航空和医疗卫生行业中对人为因素的接受程度存在文化差异,可能导致人们对错误的反应有所不同。作者的结论是,将 CRM 的课程应用到医疗安全中,通过培训让个人认识到压力、疲劳和等级制度在导致错误中的作用,可以获得更多益处。

已被证明能够改善医疗团队沟通和坦诚表达的一种有效沟通工具是使用"C. U. S.〔关心(concerned)、不舒服(uncomfortable)、安全(safety)〕"关键词。在美国卫生和公众服务部的网站上,提供 TeamSTEPPS® 课程体系(提高医疗质量和患者安全的团队策略和工具)的相关培训,指导学员们通过使用这些关键词来表达关注的程度和解决关键问题所需的行动步骤[43]。当一个令人担忧的事件发生后,鼓励团队成员使用"我对……表示担忧"。在这些情况下,"担忧"这个词就像一个提示,提示要关注团队成员和当前的情况。这句话可以被提升到更高级别,使用"我不舒服,因为……"可再次引起人们对这种情况的注意,"不舒服"这个词提高了紧迫性的级别。最后,如果声明需要一个更高级别的感知和行动,可以说"这是一个安全问题",利用"安全"这个词来确保其他成员停止当前的活动,评估目前的情况,并在回到之前的任务前解决所担忧的问题。当将这些关键词应用到医学场景时,可以创建一个沟通用语的常用框架和词汇表,简化团队成员之间的沟通,并强调必须采取的行为的重要性,在必要时清晰有效地采取合适的行动。模拟培训在培养和提高医务人员的坦诚表达方面起到了至关重要的作用,并且可以促进形成一个沟通用语的常用框架,该框架可用于建立一种安全文化,让团队作为一个整体来承担预防错误的责任,并且把错误作为学习的基础,从而接纳改良策略来进行患者管理。最重要的是,沟通技巧的教授必须强调对话的重要性,并且要从"谁对"转变为"什么对"。

态势感知

态势感知是 CRM 的关键要素,其定义为"对环境要素的感知,对其意义的理解及对其将来状况的规划"[3]。这个领域重视感知和预见性的认知技能,对患者安全至关重要;此外,这个领域还强调重要事件容易在无意间被忽略,甚至导致有害的后果。

到目前为止,选择性注意力测试已被大多数人所熟知,测试时会播放分别穿着白色 T 恤和黑色 T 恤的两组人传递篮球的视频。要求观看者计数黑色 T 恤组传球的次数。当视频结束时,要求参与者大声喊出传球的次数。而当被问及是否在房间里看到了猩猩时,大多数参与者均保持沉默。再次观看视频时,观察者可以清楚地发现一只大猩猩来到房间中央,拍打自己的胸口然后离开了。这就是选择性注意力的例子,也是心理学领域所指的"无意视盲(inattentional blindness)"。这是 Simons 和

Chabris 在 1999 年进行的实验,衍生于 1979 年 Neisser 等观察女人撑伞的实验[44]。可以看到在高风险、高压力的环境中(如手术室)遗漏重大事件或事实会增加发生严重错误和造成患者伤害的机会。无意视盲的研究通常会让从未经历过相关测试的观察者进行一项不熟悉的任务,所以受试者会质疑如果专家置身于类似情境中是否会有同样的结果:这些专家对知识内容的了解能否让他们避免陷入与大多数新手相同的陷阱中。

观察图 5.2,可以发现什么?

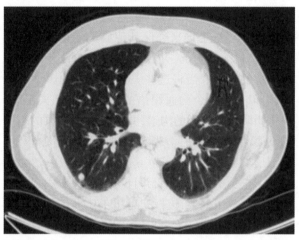

图 5.2　胸部 CT 里的大猩猩
隐形大猩猩证实无意视盲在专家观察者中同样存在。(资料来源:Drew T,Võ ML,Wolfe JM. The invisible gorilla strikes again sustained inattentional blindness in expert observers. Psychological science. 2013 Sep 1;24(9):1848-53[45])

哈佛医学院视觉关注实验室 Drew 等的一项研究发现,当 24 个放射学专家被要求进行熟悉的 CT 肺结节检查任务时(类似于图 5.2),83% 的受试者并未发现图像中的大猩猩[45]。再次观察时就能发现右上角有一只大猩猩,其大小为普通肺结节的 48 倍。眼球追踪显示大多数未注意大猩猩的人其实是直接看着这个位置的。该研究结果表明,即便是该专业领域的专家也容易受到无意视盲的影响。同样,手术室内繁重的任务可能让身处其中的工作人员对身边发生的情况视而不见,从而对其高效工作所需的态势感知产生负面影响。

正如 Rhona Flin 和 Lucy Mitchell 在 *Safer Surgery* 一书中所描述的,提高态势感知的方法之一是在手术室内找寻各种线索,以便可以让人更好地预测困境。书中提供的环境因素线索包括:①倾听团队其他成员间的对话;②关注和理解患者状态的变化;③观察团队其他成员的语音语调、肢体语言或行为举止的变化;④观察整体环境的变化[3]。态势感知能力的提高需要经验和实践。在上述提到的隐形大猩猩的研究中,专家比初次进行实验的观察者表现更好;在篮球实验中也有同样的结果。究其原因,可能是随着经验的累积,专家对主要任务关注的需求减少,从而提高了对周围事件的感知。作者指出,某项任务的专业知识并不能使人免受"人类注意力和感知的固有局限"的影响。这也再次突出了模拟培训在培养学员预测和应对意外事件中发挥的关键作用,模拟培训让他们在与真实患者接触前获得更多的经验和感知能力。另一个例子是关于"变化盲",可以在网上通过搜索"变色纸牌游戏(wiseman colour changing card trick)"找到。在视频中,心理学家兼魔术师 Richard Wiseman 展示了一种变色纸牌的游戏[46]。文献中列举了许多关于态势感知对任务表现的影响的例子,我们也鼓励读者除采用上面所列出的例子外,寻找更多与此主题相关的研究并应用到模拟培训中。

领导力

手术室环境中的领导力与读者所熟悉的其他领导力的概念略有不同。在这种情况下,领导力的定义是"在团队中为各成员提供方向、信心和支持"[47-48],更多基于领导者在手术团队中所能发挥的有效作用,而领导风格和团队互动起着关键作用。

Hu 等通过观看视频对 5 位实施复杂手术的外科医师进行评分,研究手术室领导风格对团队行为的影响。将多因素领导力问卷与外科领导力问卷相结合,用以评价领导行为,发现以团队为导向(变革型)与以任务为中心(事务型)的领导风格都与改善团队行为有关[49]。文章指出,变革型领导能力得分最高的外科医师在手术开始及整个过程中都能让团队中的所有成员参与到共同任务中,表现出与变革型领导力一致的特征。文章还指出,改善患者预后的关键领导力特征包括进行"旨在改善情况的建设性、以变革为导向的沟通",合作和信息共享,这些都更常发生在得分较高的变革型领导中。仔细观察这些特征可以发现它们是 CRM 的主要基本原则。这些原则将沟通与坦诚表达、团队合作,以及信息共享联系起来,与变革型领导力相结合,最终形成最佳的决策制定策略。

在执行最佳的领导策略时,考虑团队成员对领导风格的偏好也很重要。Kissane-Lee 等比较了手术室低年资住院医师对外科医师领导风格的体验和偏好，发现住院医师们更喜欢解释型和咨询型领导风格，与上述列出的信息共享和合作类似，而非他们在手术室中体验到的权威风格[50]。偏好与现实的不一致可能会导致团队内关系紧张和内耗，同时也强调意识到这种不一致可能对将来的领导力培训产生重要影响。

有效领导力可以被视为整合 CRM 原则的关键组成部分。正如本章引言所述，CRM 的原则以这样的方式相互关联，即当某方面得到解决和改进时，其他方面也会有所加强。重视并改进领导技能，可以增强团队凝聚力和效能，从而提高患者安全性，减少并发症。

决策制定

决策制定是 CRM 文献中较为常见的术语，但依然难以定义，意见不统一[17,51-52]。此外，医疗卫生领域中所谓的"非技术性"决策（如领导决策、团队决策）和"技术性"决策（如复杂患者出现紧急医疗事件时优先进行何种实验室检测，是否在发现意外解剖结构时进行复杂外科手术）之间存在相互影响。行为技能是否应该被贴上"非技术性"的标签尚存在争议。然而，执着于这些细微差别和/或脱离实际来看待这些相互关联的部分都可能忽略掉某些部分。Phitayakorn 等在一项研究中试图确定在模拟环境中，手术室团队合作、沟通与遵从诊疗指南之间的关系。该研究得出结论："在进行手术室团队合作培训时，将非技术性技能和技术性技能人为地分开教授，可能会带来不利结果，因为这种方法可能培养出具有优秀沟通技巧的团队，但他们却不能成功地管理患者"[53]。出于这个原因，我们对 Flin 等对决策制定的定义进行了修正，将其广义地定义为"涉及多种相关步骤的认知技能"。其中的步骤包括以下内容：①认识到可以在不同的行为方案之间作出选择；②对不同行为方案进行体察；③根据潜在的风险和利益对每项行为方案进行评估；④实际选择；⑤监测与所作决定有关的患者进展情况（在适当的情况下回顾和更改计划）。

手术室危机核查表和急救手册是将此决策概念引用到麻醉学和 CRM 背景中的例子。作为认知辅助工具，它们可以提高救治过程的遵从性及团队的整体表现。这些工具的背景故事很丰富，建议读者可以参考最近一篇关于该主题的综述来了解它

们的历史[35]。还有一本由 CRM 和麻醉领域的领军人物撰写的专著，目前在 CRM 中引用的各种定义也参考了这本书[2]。一项涉及教学医院和社区医院的多中心随机对照试验显示，在模拟手术室内发生紧急情况时，如果有可以遵照的危机核查表，手术团队出现未遵从医疗关键流程（如心搏骤停、大出血等）的可能性降低 75%（校正相对危险度 0.28，95% 置信区间 0.18~0.42，$P<0.001$）。危机核查表使每个团队在模拟培训中表现得更加出色，97% 的参与者表示如果他们是一个正在接受手术的患者，并且在术中发生了模拟培训中的紧急情况，他们希望医师使用危机核查表进行处理[54]。至少有两个已发表的个案研究报道了在真实手术室内使用这种认知辅助工具挽救了患者生命[55-56]，而且有越来越多的尝试来探索用哪种方式应用认知辅助工具才能最佳地改善其在临床的应用[57]。术中紧急情况下所使用的认知辅助工具（包括可免费下载/定制的）可以在相关网站中找到。这些网站也提供了如何有效使用核查表的资料，这些都已经被证实是通过使用核查表改进临床结局的重要组成部分[58]。

本着"预防为主，治疗为辅"的精神，同时也注意到世界卫生组织（World Health Organization，WHO）手术安全核查表作为一种术中工具，应用了许多上述讨论的 CRM 原则（如团队合作与沟通），在日常工作中改善患者预后。手术安全核查表已被证明可以降低全球人群的发病率和死亡率[59]，同时也改善了患者结局[60-61]。一项值得注意的研究对手术安全核查表的有效性提出了质疑[62]，但对这篇文章的回复[63-65]及文章本身社论[66]指出，在所研究的地点实际使用核查表时，可能未执行和/或执行不力。

虽然本章主要关注术中情况，但有一项在 ICU 使用核查表，涉及应用 CRM 原则来减少导管相关血流感染的研究也需在此处提及[67]。有趣的是，这项研究的主导研究者是一位麻醉医师，读者可能会对此产生兴趣，特别是关于麻醉医师在 ICU 所起到的作用。手术安全核查表作为一项非常有价值的工具在强化决策制定中起到了重要的作用，WHO 手术安全核查表的链接参见相关网站。

团队合作

对团队合作的定义是基于一位组织心理学家的理论，同时也是模拟教学及团队合作培训的国际

专家 Eduardo Salas 博士对"团队"的定义。团队合作是指"由可区分的两名及以上的人组成的群体,动态地、相互依赖地、适应性地朝着一个共同的、有价值的目的/目标/使命的互动行为"[68-70]。Salas指出,团队中的成员都应被分配执行特定的角色和职责。在医学文献中团队合作的定义得到补充了,是指鼓励"协作、坦诚沟通和共同制定决策,让患者、机构及其员工获益"的一个过程[71]。在医疗卫生机构中更有效地发挥团队功能或进行团队合作是医学院强调的五项原则之一[72]。

2009 年,Mazzoco 等在研究手术团队行为和患者结局的关系时发现,当某些行为的发生频率减少时,患者发生严重并发症或死亡的风险更高。根据文献所述[5],这项试验只是许多研究团队合作和/或沟通障碍与不良事件关系中的一项,涉及的不良事件包括手术延迟[37]、可预防事故[9,73]、技术性错误[74]、临床医师测试和压力[75]、总体临床表现更差[76-77],以及患者发病率和死亡率[78]。团队合作极为重要,它与患者预后紧密相关,而且团队合作在CRM 领域发挥着关键作用。跨专业团队培训及如何将上述原则成功整合到不同医疗团队的模拟培训中将在后续的章节进行讨论。

复盘和反馈

这部分内容已在第 4 章中详述。本章涉及此内容是为了强调在回顾 CRM 原则时,复盘/反馈非常重要,不容忽视。复盘/反馈是较常出现在主流医学期刊中的主题[5,79],读者可阅读复盘/反馈的相关内容,积累关于在手术室内外的模拟课程和项目中应用复盘/反馈的技巧和实施策略。

模拟医学中跨专业团队培训的要点

基于上述原则,可以将模拟医学作为医务人员多学科甚至跨专业团队培训的工具(如外科医师、护士、麻醉医师,以及其他手术室工作人员进行术中模拟)。手术团队的跨专业培训的普及,可以促进不同学科参与者之间的相互交流、学习和了解。此外,相关研究也提供了此类培训的可行性和降低手术死亡率的证据[5,60]。虽然上述 CRM 原则可用于推广 CRM 课程内容,但跨专业团队的培训有四个基本要素需要考虑,这些要素源自一项采用了终结性课程设计、针对手术室团队的多中心模拟项目(表 5.4),四个基本要素包括:①教育目标;

②参与团队;③情境案例、课程形式/时长;④科学检验。

表 5.4   课程设计

目标
为外科、麻醉和护理的同事做好练习和使用手术安全核查表的准备,包括 WHO 手术安全核查表
在日常和紧急情况下,始终如一地坚持闭环沟通重要信息
不迟疑、有效地说出信息及顾虑
参与团队
手术室工作人员的每个团队至少包含 1 名外科主治医师、1 名麻醉主治医师及 1 名手术室护士
情境案例
尚未控制的大出血
手术室外,外科患者心搏骤停
根据机构/专业的需求,定制的额外病例(如手术室火灾、空气栓塞等)
课程形式和时长
该课程必须是以体验式为主,并且具有足够的现实意义,让整个手术室团队参与到学习目标中
课程需要包括实践练习和复盘,以及最短的讲授时间(不超过总时长的 20%)
必须向所有中心的所有参与者分发统一的课后评估
课程时长 4~6 小时

注:资料来源于 Arriaga 等[5]。

教育目标

设计多学科培训项目的重要一步是设立清晰且可达成的目标。本章提供了多个可参考的 CRM原则。要确保所设立的目标能满足不同学科甚至可能参加的不同机构的需求。在权衡决策时,应纳入尽可能多的相关学科专业人员。手术室团队培训和/或此类课程的评价工具在开发的前期工作中纳入了很多专业人员,包括外科医师、麻醉医师、护士、手术室负责人、生物医学工程师、医院管理人员、风险管理人员、模拟教学专家、患者安全专家、教育学专家及认知心理学专家[5,80]。表 5.4 中,特定课程的开发者选择关注三项 CRM 目标(手术安全核查表,闭环沟通与坦诚表达)。重要的是,课程开发者要确定核心目标需要改进的领域,同时也要理解很多原则是相互关联的(如不善沟通的人很难具有领导力),在真实课程的实施和管理中也要允许呈现其他 CRM 原则。

参与团队

关于参与团队,需要强调表 5.4 所依据的文章中提到的一个观点:把为某一临床领域设计的一个项目简单改编后用于整个手术室团队,或设计一个没有适当的机制来解决手术时间浪费问题的项目,这样的设计都会阻碍项目的实施,让培训没有意义[5]。同样,创建课程目标时需要将前面提及的多学科团队作为一个整体考虑。多学科专家小组更能了解相关各方的需求,同时就如何激发不同学科利用现有资源参与培训项目提出建议。高仿真模拟中心需要有自己的模拟教学专家、多学科团队专家库,以及高科技设备,这样才可能对某些学员产生吸引力。原位模拟同样具有一定的优势,特别是当模拟中心距离主要的临床中心较远和/或某个或多个学科使用模拟中心相对困难时。组织多学科团队进行模拟时,纳入在现实生活中一起工作的人会更有价值,但往往不易实现。需要承认的是,在许多实际手术室中,经常会出现不常在一起工作的人员聚集在一起的情况。

情境案例、课程形式/时长

与上述复盘部分相似,本部分的内容多数在第3章、第10章、第11章和第12章模拟方式的其他选择(如标准化病人、模拟人、虚拟仿真等)中详述。然而,关于多学科团队,需要指出的是不同受众可能对不同模拟方式产生反应,从而提升真实性和参与度。不同方式的结合可用于多学科学员的培训。如文献所述,可以考虑使用经过验证的手术道具和模型[81-83],模拟培训课程已经成功地用于麻醉医师[12]、护士和其他手术室人员的实际任务[5]。需再次指出将复盘融入课程的重要性,这样可以提高教育价值同时改善患者的诊疗效果[84-88]。著名模拟医学教育专家 Jeffrey Cooper 提出:"人们常说(部分是开玩笑)模拟是复盘的借口[89]"。由于跨专业团队培训课程内容广、要求高,有一些机构,如哈佛大学的模拟医学研究所[90]可以为感兴趣的团队提供模拟导师的"师资培训"课程。

科学检验

可以考虑将研究整合到模拟培训计划中。由于多学科团队培训需要耗费大量精力,因此很有可能新发现一些普适性知识。可选择的研究范围包括以拓宽应用为目的的调查[5],以及探索医疗团队培训与患者结局的关系[60]。通过观察模拟和/或真实术中环境(目前越来越多的研究通过观看视频评估手术室环境[91-94])的事件来进行研究,已经验证

了很多 CRM 原则的观察工具是有效的[3]。例如,手术室团队合作观察评价工具(observational teamwork assessment for surgery,OTAS)主要针对领导力、沟通及团队合作等领域进行评级[95-97]。还有一些评价复盘质量的工具[98]。此外,针对危机设计的认知辅助工具与危机管理中的表现之间的关系也进行了研究[54]。如果决定在团队培训工作中加入研究内容,需要在早期注意将一些重要的步骤作为研究设计的一部分,包括获取由机构审查委员会出具的批准/豁免文件,解决流行病学及生物统计学的相关问题等。

结语

本章的目的是介绍在模拟医学课程中应用的 CRM 原则和跨学科团队培训的基本要素。通过对 CRM 原则及其既往与当前应用的理解,读者能够整合 CRM 原则来解决患者安全并改善团队合作中的问题。创建情境模拟案例可以训练临床医师规避可能导致人为错误及患者不良结局的陷阱。最后,也鼓励读者将本章所学内容及全书其他章的学习目标整合起来,开发与自身团队的需求紧密结合的模拟课程体系。麻醉学领域有应用 CRM 原则并将其整合进入医疗卫生领域的悠久历史。坚持不懈地增进知识并改进对患者的管理是麻醉学科的优良传统,希望从业者能持之以恒地发扬这一传统,永葆激情。

(翻译 何裔 张雅捷,审校 陈品堂 张莉莉 李崎)

参考文献

1. Kanki B, Helmreich R, Anca J. Crew resource management. 2nd ed. Amsterdam: Academic Press/Elsevier; 2010.
2. Gaba DM, Fish KJ, Howard SK, Burden A. Crisis management in anesthesiology. Philadelphia: Elsevier Health Sciences; 2014.
3. Mitchell ML, Flin R, editors. Safer surgery: analysing behaviour in the operating theatre. Farnham: Ashgate Publishing, Ltd.; 2012.
4. Salas E, Cannon-Bowers JA. Methods, tools, and strategies for team training. Washington D.C.: American Psychological Association; 1997.
5. Arriaga AF, Gawande AA, Raemer DB, Jones DB, Smink DS, Weinstock P, et al. Pilot testing of a model for insurer-driven, large-scale multicenter simulation training for operating room teams. Ann Surg. 2014;259(3):403–10.
6. Kapur N, Parand A, Soukup T, Reader T, Sevdalis N. Aviation and healthcare: a comparative review with implications for patient safety. JRSM Open. 2016;7(1):2054270415616548.
7. Heinemann GD, Zeiss AM, editors. Team performance in health care: assessment and development. New York: Springer Science & Business Media; 2002.
8. Salas E, Bowers CA, Edens E, editors. Improving teamwork in

organizations: applications of resource management training. Boca Raton: CRC Press; 2001.

9. Cooper JB, Newbower RS, Long CD, McPeek B. Preventable anesthesia mishaps: a study of human factors. Anesthesiology. 1978;49:399–406.

10. Gaba DM, Maxwell MS, DeAnda A. Anesthetic mishaps: breaking the chain of accident evolution. Anesthesiology. 1987;66:670–6.

11. Howard SK, Gaba DM, Fish KJ, Yang G, Sarnquist FH. Anesthesia crisis resource management training: teaching anesthesiologists to handle critical incidents. Aviat Space Environ Med. 1992;63:763–70.

12. Holzman RS, Cooper JB, Gaba DM, Philip JH, Small SD, Feinstein D. Anesthesia crisis resource management: real-life simulation training in operating room crises. J Clin Anesth. 1995;7(8):675–87.

13. National Transportation Safety Board (NTSB). Pan American World Airways Flight 736, NTSB number DCA77RA014. 1977. Retrieved 28 Sept 2016, from: http://www.ntsb.gov/_layouts/ntsb.aviation/brief.aspx?ev_id=55835&key=0&queryId=a39.

14. National Transportation Safety Board (NTSB). Special Investigation Report. Runway Incursions At Controlled Airports In The United States, NTSB number SIR-86/01. 1986. Retrieved 28 Sept 2016, from: http://www.ntsb.gov/safety/safety-studies/Documents/SIR8601.pdf.

15. National Transportation Safety Board (NTSB). United Airlines flight 173 accident report, NTSB number AAR-79-07. 1978. Retrieved 28 Sept 2016, from: http://www.ntsb.gov/investigations/AccidentReports/Reports/AAR7907.pdf.

16. Cooper GE, editor. Resource management on the flight deck. National Aeronautics and Space Administration. Moffett Field: Ames Research Center; 1980.

17. Helmreich RL, Merritt AC, Wilhelm JA. The evolution of crew resource management training in commercial aviation. Int J Aviat Psychol. 1999;9(1):19–32.

18. Federal Aviation Administration. Crew resource management training. (Advisory circular no. 120-51E). Washington, D.C.: Author; 2004.

19. National Transportation Safety Board. Aircraft Accident Report: Eastern Air Lines, Inc.; L-1011, N310EA; Miami, Florida; December 29, 1972. Washington, D.C.: National Transportation Safety Board; 1973.

20. Graafland M, Schraagen J, Boermeester M, Bemelman W, Schijven M. Training situational awareness to reduce surgical errors in the operating room. Br J Surg. 2014;102(1):16–23.

21. Ministerio de Transportes Y Comunicaciones. Colision Aeronaves Boeing 747 PH-BUF de K.L.M Y Boeing 747 N 736 PA de Panam en Los Rodeos (Tenerife) el 27 de Marzo de 1.977. Madrid; 1978.

22. Air Line Pilots Association. Human Factors Report on the Tenerife Accident [Internet]. Washington, D.C.; 1979. Available from: http://www.project-tenerife.com/engels/PDF/alpa.pdf.

23. Minehart R, Pian-Smith M, Walzer T, Gardner R, Rudolph J, Simon R, et al. Speaking across the drapes. Simul Healthc. 2012;7(3):166–70.

24. National Transportation Safety Board. Aircraft Accident Report – United Airlines, Inc., McDonnell-Douglas DC-8-61, N8082 U, Portland, Oregon, December 28, 1978. Washington, D.C.: National Transportation Safety Board; 1978.

25. Raemer D, Kolbe M, Minehart R, Rudolph J, Pian-Smith M. Improving anesthesiologists' ability to speak up in the operating room. Acad Med. 2016;91(4):530–9.

26. National Transportation Safety Board. Aircraft Accident Report: Controlled Flight Into Terrain; Korean Air Flight 801; Boeing 747–300, HL7468; Nimitz Hill, Guam; August 6, 1997. Washington, D.C.: National Transportation Safety Board; 2000.

27. Just K, Hubrich S, Schmidtke D, Scheifes A, Gerbershagen M, Wappler F, et al. The effectiveness of an intensive care quick reference checklist manual—a randomized simulation-based trial. J Crit Care. 2015;30(2):255–60.

28. National Transportation Safety Board. Aircraft Accident Report: Loss of Thrust in Both Engines After Encountering a Flock of Birds and Subsequent Ditching on the Hudson River; US Airways Flight 1549; Airbus A320–214, N106US; Weehawken, New Jersey; January 15, 2009. Washington, D.C.: National Transportation Safety Board; 2010.

29. Fernandez Castelao E, Boos M, Ringer C, Eich C, Russo S. Effect of CRM team leader training on team performance and leadership behavior in simulated cardiac arrest scenarios: a prospective, randomized, controlled study. BMC Med Educ. 2015;15:116.

30. Bureau d'Enquêtes et d'Analyses pour la Sécurité de l'Aviation Civile. Final report on the accident on first June 2009 to the Airbus A330–203 registered F-GZCP operated by Air France, flight AF 447 Rio de Janerio–Paris. https://www.bea.aero/docspa/2009/f-cp090601.en/pdf/f-cp090601.en.pdf. Accessed 20 Sept 2016.

31. Andrew B, Plachta S, Salud L, Pugh C. Development and evaluation of a decision-based simulation for assessment of team skills. Surgery. 2012;152(2):152–7.

32. About the National Transportation Safety Board. Available at: http://www.ntsb.gov/about/. Accessed 28 Sept 2016.

33. Bureau d'Enquêtes et d'Analyses pour la Sécurité de l'Aviation Civile. Final report on the accident on June 1, 2009, to the Airbus A330–203 registered F-GZCP operated by Air France, Flight AF 447 Rio de Janerio–Paris; Appendix 1. https://www.bea.aero/docspa/2009/f-cp090601.en/pdf/f-cp090601.en.pdf. Accessed 20 Sept 2016.

34. National Transportation Safety Board (NTSB). Amtrak NTSB preliminary report: railroad DCA15MR010. Retrieved 28 Sept 2016, from: http://www.ntsb.gov/investigations/AccidentReports/Reports/DCA15MR010_preliminary.pdf.

35. Hepner DL, Arriaga AF, Cooper JB, Goldhaber-Fiebert SN, Gaba DM, Berry WR, et al. Clinical concepts and commentary: operating room crisis checklists and emergency manuals. Anesthesiology. 2017;127:384–92.

36. Flin RH, O'Connor P, Crichton M. Safety at the sharp end: a guide to non-technical skills. Aldershot: Ashgate Publishing, Ltd.; 2008.

37. Lingard L, Espin S, Whyte S, Regehr G, Baker GR, Reznick R, et al. Communication failures in the operating room: an observational classification of recurrent types and effects. Qual Saf Health Care. 2004;13(5):330–4.

38. Vincent C. Patient safety. 2nd ed: Wiley-Blackwell; 2010.

39. Bowers CA, Jentsch F, Salas E, Braun CC. Analyzing communication sequences for team training needs assessment. Hum Factors. 1998;40(4):672–9.

40. Pian-Smith MC, Simon R, Minehart RD, Podraza M, Rudolph J, Walzer T, et al. Teaching residents the two-challenge rule: a simulation-based approach to improve education and patient safety. Simul Healthc. 2008;4(2):84–91.

41. Raemer DB, Kolbe M, Minehart RD, Rudolph JW, Pian-Smith MC. Improving anesthesiologists' ability to speak up in the operating room: a randomized controlled experiment of a simulation-based intervention and a qualitative analysis of hurdles and enablers. Acad Med. 2016;91(4):530–9.

42. Sexton JB, Thomas EJ, Helmreich RL. Error, stress, and teamwork in medicine and aviation: cross sectional surveys. BMJ. 2000;320(7237):745–9.

43. Labor and Delivery: CUS. TeamSTEPPS training video. Available at: http://www.ahrq.gov/teamstepps. Accessed 28 Sept 2016.

44. Simons DJ, Chabris CF. Gorillas in our midst: sustained inattentional blindness for dynamic events. Perception. 1999;28(9):1059–74.

45. Drew T, Võ ML, Wolfe JM. The invisible gorilla strikes again sustained inattentional blindness in expert observers. Psychol Sci. 2013;24(9):1848–53.

46. Martinez-Conde S, Macknik SL. Magic and the brain. Sci Am. 2008;299(6):72–9.

47. OTAS User Training Manual. Available at: https://www.imperial.ac.uk/medicine/. Accessed 28 Sept 2016.

48. Healey AN, Undre S, Vincent CA. Developing observational measures of performance in surgical teams. Qual Saf Health Care. 2004;13(Suppl 1):i33–40.

49. Hu YY, Parker SH, Lipsitz SR, Arriaga AF, Peyre SE, Corso KA, et al. Surgeons' leadership styles and team behavior in the operating room. J Am Coll Surg. 2016;222(1):41–51.

50. Kissane-Lee NA, Yule S, Pozner CN, Smink DS. Attending surgeons' leadership style in the operating room: comparing junior residents' experiences and preferences. J Surg Educ. 2016;73(1):40–4.

51. Pizzi L, Goldfarb NI, Nash DB. Crew resource management and its applications in medicine. In: Making health care safer: a critical analysis of patient safety practices, vol. 44. Rockville: The Agency; 2001. p. 511–9.

52. Zsambok CE. Naturalistic decision making research and improving team decision making. In: Naturalistic decision making. New York: Routledge; 1997. p. 111–20.

53. Phitayakorn R, Minehart RD, Hemingway MW, Pian-Smith MC, Petrusa E. The relationship between intraoperative teamwork and management skills in patient care. Surgery. 2015;158(5):1434–40.

54. Arriaga AF, Bader AM, Wong JM, Lipsitz SR, Berry WR, Ziewacz JE, et al. Simulation-based trial of surgical-crisis checklists. N Engl J Med. 2013;368(3):246–53.

55. Ramirez M, Grantham C. Crisis checklists for the operating room, not with a simulator. J Am Coll Surg. 2012;215(2):302–3.

56. Ranganathan P, Phillips JH, Attaallah AF, Vallejo MC. The use of cognitive aid checklist leading to successful treatment of malignant hyperthermia in an infant undergoing cranioplasty. Anesth Analg. 2014;118(6):1387.

57. Goldhaber-Fiebert SN, Howard SK. Implementing emergency manuals: can cognitive aids help translate best practices for patient care during acute events? Anesth Analg. 2013;117(5):1149–61.

58. Van Klei WA, Hoff RG, Van Aarnhem EE, Simmermacher RK, Regli LP, Kappen TH, et al. Effects of the introduction of the WHO "surgical safety checklist" on in-hospital mortality: a cohort study. Ann Surg. 2012;255(1):44–9.

59. Haynes AB, Weiser TG, Berry WR, Lipsitz SR, Breizat AH, Dellinger EP, et al. A surgical safety checklist to reduce morbidity and mortality in a global population. N Engl J Med. 2009;360(5):491–9.

60. Neily J, Mills PD, Young-Xu Y, Carney BT, West P, Berger DH, et al. Association between implementation of a medical team training program and surgical mortality. JAMA. 2010;304(15):1693–700.

61. de Vries EN, Prins HA, Crolla RM, den Outer AJ, van Andel G, van Helden SH, et al. Effect of a comprehensive surgical safety system on patient outcomes. N Engl J Med. 2010;363(20):1928–37.

62. Urbach DR, Govindarajan A, Saskin R, Wilton AS, Baxter NN. Introduction of surgical safety checklists in Ontario, Canada. N Engl J Med. 2014;370(11):1029–38.

63. Robblee JA. Surgical safety checklists in Ontario, Canada. N Engl J Med. 2014;370(24):2349.

64. Weiser TG, Krummel TM. Surgical safety checklists in Ontario, Canada. N Engl J Med. 2014;370(24):2349.

65. Haynes AB, Berry WR, Gawande AA. Surgical safety checklists in Ontario, Canada. N Engl J Med. 2014;370(24):2350.

66. Leape LL. The checklist conundrum. N Engl J Med. 2014;370(11):1063–4.

67. Pronovost P, Needham D, Berenholtz S, Sinopoli D, Chu H, Cosgrove S, et al. An intervention to decrease catheter-related bloodstream infections in the ICU. N Engl J Med. 2006;355(26):2725–32.

68. Salas E, Dickinson TL, Converse SA, Tannenbaum SI. Toward an understanding of team performance and training. Norwood: Ablex Publishing; 1992.

69. Swezey RW, Salas EE. Teams: their training and performance. Norwood: Ablex Publishing; 1992.

70. Stout RJ, Salas E, Fowlkes JE. Enhancing teamwork in complex environments through team training. Group Dyn Theory Res Pract. 1997;1(2):169.

71. Xyrichis A, Ream E. Teamwork: a concept analysis. J Adv Nurs. 2008;61(2):232–41.

72. Kohn LT, Corrigan JM, Donaldson MS, editors. To err is human: building a safer health system. Washington, D.C.: National Academies Press; 2000.

73. Webb RK, Currie M, Morgan CA, Williamson JA, Mackay P, Russell WJ, et al. The Australian Incident Monitoring Study: an analysis of 2000 incident reports. Anaesth Intensive Care. 1993;21:520–8.

74. Wiegmann DA, ElBardissi AW, Dearani JA, Daly RC, Sundt TM. Disruptions in surgical flow and their relationship to surgical errors: an exploratory investigation. Surgery. 2007;142(5):658–65.

75. Arora S, Hull L, Sevdalis N, Tierney T, Nestel D, Woloshynowych M, et al. Factors compromising safety in surgery: stressful events in the operating room. Am J Surg. 2010;199(1):60–5.

76. Manser T, Harrison TK, Gaba DM, Howard SK. Coordination patterns related to high clinical performance in a simulated anesthetic crisis. Anesth Analg. 2009;108(5):1606–15.

77. Carthey J, de Leval MR, Wright DJ, Farewell VT, Reason JT. Behavioural markers of surgical excellence. Saf Sci. 2003;41(5):409–25.

78. Mazzocco K, Petitti DB, Fong KT, Bonacum D, Brookey J, Graham S, et al. Surgical team behaviors and patient outcomes. Am J Surg. 2009;197(5):678–85.

79. Minehart RD, Rudolph J, Pian-Smith MC, Raemer DB. Improving faculty feedback to resident trainees during a simulated case: a randomized, controlled trial of an educational intervention. Anesthesiology. 2014;120(1):160–71.

80. Ziewacz JE, Arriaga AF, Bader AM, Berry WR, Edmondson L, Wong JM, et al. Crisis checklists for the operating room: development and pilot testing. J Am Coll Surg. 2011;213(2):212–7.

81. Powers KA, Rehrig ST, Irias N, Albano HA, Malinow A, Jones SB, et al. Simulated laparoscopic operating room crisis: an approach to enhance the surgical team performance. Surg Endosc. 2008;22(4):885–900.

82. Berry W, Raemer D. The tumor: a simulator for open surgery. Simul Healthc. 2006;1(2):115.

83. Rehrig ST, Powers K, Jones DB. Integrating simulation in surgery as a teaching tool and credentialing standard. J Gastrointest Surg. 2008;12(2):222–33.

84. Rudolph JW, Simon R, Raemer DB, Eppich WJ. Debriefing as formative assessment: closing performance gaps in medical education. Acad Emerg Med. 2008;15(11):1010–6.

85. Rudolph JW, Simon R, Dufresne RL, Raemer DB. There's no such thing as "nonjudgmental" debriefing: a theory and method for debriefing with good judgment. Simul Healthc. 2006;1(1):49–55.

86. Dismukes RK, Gaba DM, Howard SK. So many roads: facilitated debriefing in healthcare. Simul Healthc. 2006;1(1):23–5.

87. Raemer D, Anderson M, Cheng A, Fanning R, Nadkarni V, Savoldelli G. Research regarding debriefing as part of the learning process. Simul Healthc. 2011;6(7):S52–7.

88. Rudolph JW, Simon R, Rivard P, Dufresne RL, Raemer DB. Debriefing with good judgment: combining rigorous feedback with genuine inquiry. Anesthesiol Clin. 2007;25(2):361–76.

89. JB Cooper. Josiah Macy Jr. website: http://macyfoundation.org/news/entry/simulation-is-for-faculty-development-experience-from-the-center-for-medica. Accessed 28 Sept 16.

90. Center of Medical Simulation. Comprehensive instructor workshop in medical simulation. http://www.harvardmedsim.org/center-for-medical-simulation-ims.php. Accessed 28 Sept 16.

91. Hu YY, Arriaga AF, Roth EM, Peyre SE, Corso KA, Swanson RS, et al. Protecting patients from an unsafe system: the Etiology & Recovery of intra-operative deviations in care. Ann Surg. 2012;256(2):203.

92. Hu YY, Peyre SE, Arriaga AF, Osteen RT, Corso KA, Weiser TG, et al. Postgame analysis: using video-based coaching for continuous professional development. J Am Coll Surg. 2012;214(1):115–24.

93. Hu YY, Peyre SE, Arriaga AF, Roth EM, Corso KA, Greenberg CC. War stories: a qualitative analysis of narrative teaching strategies in the operating room. Am J Surg. 2012;203(1):63–8.

94. Hu YY, Arriaga AF, Peyre SE, Corso KA, Roth EM, Greenberg CC. Deconstructing intraoperative communication failures. J Surg Res. 2012;177(1):37–42.

95. Sevdalis N, Lyons M, Healey AN, Undre S, Darzi A, Vincent CA. Observational teamwork assessment for surgery: construct validation with expert versus novice raters. Ann Surg. 2009;249(6):1047–51.

96. Russ S, Hull L, Rout S, Vincent C, Darzi A, Sevdalis N. Observational teamwork assessment for surgery: feasibility of clinical and nonclinical assessor calibration with short-term training. Ann Surg. 2012;255(4):804–9.

97. Hull L, Arora S, Kassab E, Kneebone R, Sevdalis N. Observational teamwork assessment for surgery: content validation and tool refinement. J Am Coll Surg. 2011;212(2):234–43.

98. Brett-Fleegler M, Rudolph J, Eppich W, Monuteaux M, Fleegler E, Cheng A, et al. Debriefing assessment for simulation in healthcare: development and psychometric properties. Simul Healthc. 2012;7(5):288–94.

6 胜任力评价

Anjan Shah,Samuel DeMaria,and Andrew Goldberg

引言

胜任力评价的内容很全面,但也常常是一个充满争议的话题,这是因为对从业者的知识、技能和特点进行公平评价本身就是一个挑战。目前,模拟已经成为一种重要的教育工具,越来越多地被用于重大胜任力评价(high-stake competency assessments)。无论是住院医师培训(或麻醉助理或麻醉护士培训)、麻醉医师执业资格认证维持(MOCA),还是对准备重回临床医师(或经过认证的注册麻醉护士)的再培训,高仿真模拟具有灵活、真实、能确保患者安全的特点,是评价本科生、研究生和毕业后麻醉从业者的理想方法[1]。多年来,对于评价的总体流程及模拟评价的具体细节已经开展了大量的研究并积累了很多经验[2-4]。本章的目的不仅是阐述在麻醉学领域进行胜任力评价的重要性及如何搭建模拟评价框架,还需要理解对相关从业者进行胜任力评价时必须克服的复杂性。

胜任力评价

对任何从业者的胜任力评价都是多因素的综合评价,并且控制不同个体之间的评价偏倚是一项巨大的挑战。由于可用于评价的工具种类繁多(每种工具都有其不同的优缺点),可复制性就成为了关注的焦点。因此,在尝试使用评价工具时必须考虑两个至关重要的概念,即信度和效度。

信度

一般而言,信度(reliability)是指在相似的条件下实施评价时测量结果的一致性。重测信度是指某一个评分者在相同的测试条件下使用相同方法

和设备在不同时点下测试结果的一致程度。教育考试领域内的信度指的是在可比较的条件下进行多次评价,一种评价方法可以得出一致分数的能力。衡量一个评价工具能否被普遍使用,这是一个关键点。

假设 A 和 B 两个人投掷飞镖,飞镖靶盘上不同的区域代表不同的分值。A 总是击中靶心,而 B 总是击中靶盘的右下角。经过两次单独评价,这两个人都应被归类为"可信"。如果这个测试具有良好的重测信度,那么当同样的受试者在不同时间点多次接受相同的评价时,他们每个人都会得到与之前评价相同的分数(图 6.1)。

效度

效度(validity)是指所评价内容的准确程度。验证的目的是收集证据,以评估决策是否有用。打一个比方,效度论证就好比调查人员勘查犯罪现场,调查人员正在寻找可能将被告与犯罪联系起来的各种证据,如头发或血液中的 DNA、所用武器上的指纹、附近摄像头的影像记录、目击者访谈、对已知熟人的走访等。然后检察官必须整理收集到的所有证据,向陪审团提供所有证据并对其进行阐释,证明被告人犯有上述罪行,以期陪审团作出通缉的决定[5-6]。与信度不同,效度不是从评价中收集数据的特征,而是对收集的数据进行解释……尽管创建一个成功的评价工具的过程非常严格,并且涉及的不仅仅是优化和控制信度和效度,但这两个领域的弱点还是会对评价结果产生负面影响。在医学教育中,将模拟方法(包括模拟人、虚拟现实设备、部分任务训练器和标准化病人)作为评价工具有很高的信度,其特点是身体参数调控简单和提供信息的一致性,同时在效度论证中通过对弱推论参数的控制还能提供强有力的效度证据(将在下文详述)。

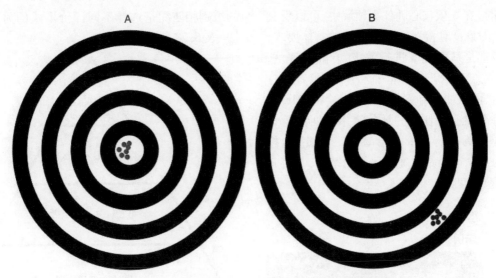

图6.1　A和B两个人朝着不同的目标投掷飞镖

因为七次投掷结果是一致的,两人均被视为高信度。准确度取决所测量的具体内容,如果目标是靶心,则A比B更准确。

Kane效度框架

Kane认为,在创建评价工具时,验证过程必须在明确了评价目的和分值的使用规则之后才能开始。在明确阐述评价目的后,Kane制定了两步法来构建效度论证,即在解释/使用论证模式(interpretation/use argument,IUA)中陈述观点[7],然后通过四个推断包括评分、概括、外推、含义(译者注:即后面的决定推断),对每一个主张进行评估。

1. 评分推断　与对表现的观察有关,即收集与此推断相关的证据,评估是否使用了标准化方案来确定所观察的表现的分数。这包含一套需要正确使用的评分标准,以及在适当和特定条件下进行的考试。

2. 概括推断　在评价实践中,可以观察的问题或考站的数量是有限的,但在理论上讲,这个数量可以是无限的。概括推断依赖于从评价项目的抽样中获取分数,并将它们应用到评价领域的各种场景。对于定性评价,则包括从单一的定性数据中形成准确的描述。但正如Cook等所提到的,定性评价中评价者之间存在差异,这种差异可能只是对受试者的表现有不同看法和其他见解,而不像定量评价中评分数值之间的差异意味着有错误[6,8-9]。根据这一推断所收集的证据突显了评价的实际意义,并假设验证了内部一致性的信度。

3. 外推推断　胜任力评价的真正目的是能够预测在真实临床环境中的表现。这里的证据被用于确认或驳斥评价分值与利益相关者感兴趣的结果之间的关系。(译者注:利益相关者包括考生、考官、教师、机构,甚至患者等,也就是考试的结果可能会影响到其利益)

4. 决定推断　此处收集的证据将对评价目的作出最终决定。这个决定取决于参与其中的利益相关者,以及上述决定可能的影响(包括预期的和非预期的)。

评价框架：评价的结果和级别、发展阶段和应用背景

在考虑上述所有推断之后,下一步需要确立评价的管理框架,这样才能创建一个成功的评价体系。现有的多种评价工具被分为了几大类(表6.1)。在选择合适的评价方式之前,考虑评价的各个方面是非常重要的。首先,应该明确地阐述评价的总体目的,以说明评价的背景及利害关系。然后,还需要考虑评价的具体结果、适当的评价级别及被评价者所处的发展阶段。

评价的结果

在美国,毕业后医学教育认证委员会(ACGME)列出了普通医师在医学教育结束时必须具备的6项核心胜任力,包括患者照护和操作技能、医学知识、基于实践的学习和改进、人际关系和沟通技巧、职业素养、基于系统的实践[10]。每项胜任力范围内的特定技能可以根据各个专业的特殊需求和挑战来定制。例如,参考麻醉学里程碑计划(即分层

递进的目标),在 6 项核心胜任力领域中,可以看到每一领域中对麻醉住院医师预期结果的具体要求,且每一领域都是从 1 到 5 进行评级:麻醉前评估、危机管理、危急重症患者的非手术管理、患者医疗的协调能力、团队协作和领导力等[11]。ACGME 还创建了与每个核心胜任力的评价结果相匹配的评价方法清单作为执行评价的指南[12]。因此,选择评价方法的一个途径是明确要评价的结果,并将其与合适的模型相匹配。

表 6.1　评价方法分类和示例

评价方法	示例
基于表现	模拟评价
	客观结构化临床考试(OSCE)
	长/短病案分析
笔试和口试	多选题
	口试
	对错题
	配对题
	长、短文论述题
临床观察	360°评估/反馈
	操作技能直接观察评估(direct observation of procedural skills,DOPS)
	迷你临床演练评估(mini-clinical evaluation exercise,mini-CEX)
其他	自我评价
	同行评价
	临床日志
	患者调研

注:本文的重点内容用绿色表示。

评价的级别

George Miller 首先提出了评价四级模型:第一级为知道原理(know),代表基于医学事实和生理学的知识;第二级为知道怎么做(know how),即应用知识,作出有关管理计划的决策;第三级为展示怎么做(show how),尝试观察学生在面对患者时如何正确地解决问题;第四级为实际作为(does),在真实临床实践中评估学员[13]。这个四级评价模型通常被称为"Miller 金字塔"(图 6.2)。同样,特定的评价方法在对不同级别的能力进行评估时效率也不同。因此,将评价方法与"Miller 金字塔"对应

的级别相匹配是选择不同评价模式的另外一种方法(表 6.2)。

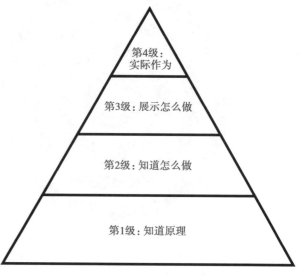

图 6.2　基于"Miller 金字塔"的评价级别[13]

表 6.2　评价级别与相匹配的评价方法

评价级别	评价方法	示例
1. 知道原理	笔试和口试	多选题
		口试
		对错题
		配对题
	基于表现	模拟评价
2. 知道怎么做	笔试和口试	口试
		问答题
	基于表现	模拟评价
3. 展示怎么做	基于表现	模拟评价
		客观结构化临床考试(OSCE)
4. 实际作为	临床观察	操作技能直接观察评估(DOPS)
		360°评估/反馈
		迷你临床演练评估(mini-CEX)
	其他	病历审查
		同行评价
		自我评价
		临床日志

注:绿色标示区域表示"基于表现"一栏中模拟评价主要用于评估 Miller 金字塔的第 3 级"展示怎么做";黄色标示区域表示使用模拟方法来评价第 1 级("知道原理")和第 2 级("知道怎么做")也是很有价值的。

发展阶段

　　一般来说,学习和教育是一个循序渐进的过程,表现为不同能力的提升。就像医师(医学生、实习生、住院医师、专科医师、主治医师)、麻醉助理(麻醉助理学员、注册麻醉助理)和注册麻醉护师(注册麻醉护师学员、注册麻醉护师)一样,在不同发展阶段的学习者学习方式都不一样。有多种方式可以描述学习者所处的不同发展阶段,而全球不同组织都有其特有的模型,例如,起源于美国的内科住院医师的 RIME 方案[汇报者(reporter)、解读者(interpreter)、管理者(manager)、教育者(educator)]。后来 Dreyfus 兄弟创建了另一个普适的反映学习者技能学习程度的初始模型(新手、胜任、精通、专家、大师),之后被 Michael Eraut 总结成被更为广泛接受的分级模型:新手(novice)、进阶初学者(advanced beginner)、胜任者(competent)、精通者(proficient)、专家(master)(图6.3),即 Dreyfus 模型[14-16]。

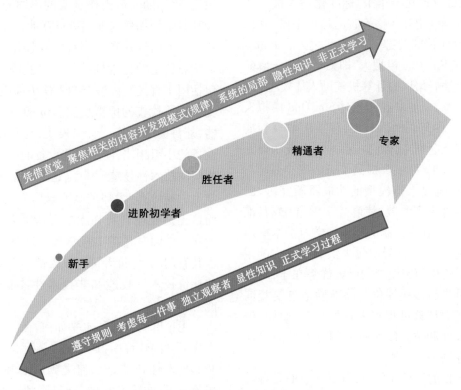

图6.3　技能学习程度模型(行为学习者的基础)
最初由 Dreyfus 兄弟创建,后期由 Michael Eraut 总结[15-16]。

应用背景

　　如前所述,评价的目的至关重要。在基于结果的教育模式中,形成性反馈(或"为了学习而评价")与传统的终结性反馈(或"对学习成果进行评价")一样重要。此外,George Miller 表示"理论考试的确重要,但如果坚信医学实践比理论更重要,那么在医学教育评价体系中只有理论考试是远远不够的"[13]。另外,即便是使用相同的评分量表得出相同的分数,不同的利益相关者也可能得出不同的结论。因此,要避免为了评价而评价,提前对评价进行论证十分重要,因为它可以指导评价过程并为评价本身提供更多信息。

评价工具和得分

　　许多已经验证过可供使用的评价量表和项目核查表[即核查清单(checklist)]通常可以与大多数评价方法互换使用。这些评价工具包括麻醉医师非技术性技能(anesthetists' non-technical skills, ANTS)评分表、外科医师非技术性技能量表(non-technical skills for surgeons, NOTSS)和 RIME 方案等。评价工具的研发过程要遵循非常严格的程序,这一过程被称为"验证"。但是需要注意的是,评价的背景在验证过程中非常重要。在不同条件下使用先前研发的评价工具时,必须根据实际情况进行调整(即使被衡量能力的结果是相似的)。

使用模拟技术对从业人员进行胜任力评价

在临床环境中进行胜任力评价时,信度的差异常常不受控制,很大程度上会受相关患者(特定疾病所导致的特殊生理变化)或当前临床任务的影响。Abrahamson 和 Barrows 很有远见地认识到这些问题,率先开创了标准化病人(standardized patient,SP)模式,这是最早用于评价的模拟模式之一(详见第 10 章)。近几十年来,标准化病人被一致认为是一种询问病史和体格检查的培训手段,并已被证实是模拟评价的关键[17]。除此之外,Abrahamson 还发明了 Sim One 模拟人,即第一个用于麻醉住院医师气管插管培训的计算机辅助人体模型(详见第 1、11、12 章)。他发现,(经过 Sim One 模拟人培训后)即使总的培训时间较短,住院医师气管插管的熟练程度也会更高,他们在手术室内成功插管需要尝试的次数更少,显著提高了患者安全性[18]。多年来,计算机辅助人体模型的功能不断完善,已经可以操控多种生理参数,使麻醉学学员(或其他专业的人员)可以在受控的环境中学习手术室内最常见的案例,以及可能导致重大疾病和死亡的罕见案例。在评价中使用模拟的巨大优势在于,对不同受试组学员进行多次评价都能准确地重复相同的参数。胜任力评价过程本来就很复杂,然而,模拟环境的有效性和仿真度所带来的额外挑战又使评价的复杂性进一步增加。

针对特定目的进行评价时,需要注意的是各种评价方法的个体特性将在某种程度上决定效度论证中最弱的部分。正如 Kane 所说,"在解决了解释性论证中最薄弱的环节后,效度证据才是最有效的……越有问题的假设越需要关注"[19]。对实施评价的观察性方法而言(包括使用模拟环境),当大家认为测试时的单一事件并不能推广到真实世界时,效度论证的概括部分常被质疑,因为它的代表性不足[20]。但这种缺陷可以通过在同一次评价中增加观察数量来解决。例如,增加受试者参与和被评价的案例数量,可以在测试环境和现实世界中针对各种临床案例中的行为和表现作出更好的预测[20]。

与使用笔试作为评价方式不同,模拟通过情境的真实性来增强其效度论证力度,以解决外推效度论证的不足。模拟环境是试图还原受试者在临床实践中可能遇到的真实临床环境,尤其是麻醉住院医师和高年资住院医师在围手术期患者管理中所经历的情况。仿真度是模拟环境和真实环境相对应的精确程度。有利于增加或保持模拟仿真度的方法有:①为特定情境量身定制的具有特殊外观的人体模型;②额外辅助人员来扮演手术室内、外模拟环境中的外科医师、护士、技师角色;③为模拟手术室提供适当的设备,如麻醉机、手术台、外科设备、恰当的手术铺巾、静脉输液架等。在模拟场景中,受试者需要把计算机辅助人体模型当作真正的患者,将辅助人员当作真实的不同专业的同事,并像平时工作那样与他们进行互动。

当前已经开发了多种模拟器用于帮助麻醉学员学习特定的技术性技能。这些部分任务训练器包括用于直接喉镜检查的人体头部模型、用于纤维支气管镜检查的虚拟现实(virtual reality,VR)模拟器、外科训练器等。研究表明,与不使用这些模拟设备的小组相比,使用这些设备的小组更容易掌握相应的技术性技能[18,21]。这些设备虽然具有工程学上的高仿真度,却欠缺心理学互动方面的仿真,而这正是处理真实临床情况所需要的[22]。因此,创建一个同时具备工程学和心理学仿真的环境是极其有用的,评价者可以在繁忙多变的环境中观察并评价技术性技能和非技术性技能,如沟通交流能力。

无论麻醉学员的水平如何,在一个充满了各种干扰因素的环境中,重要的是要评价学员的技术性和非技术性技能是如何受到影响和发生变化的。想象一下,在手术室中,外科医师正在不断地催促手术开始,而麻醉诱导后患者的血氧饱和度却在迅速下降,所有人的目光都集中在麻醉医师,他正在努力确保气道安全,而我们可以在模拟手术室模拟上述情境,甚至更加复杂的案例。已有研究表明,在模拟环境中触发学员的极端情绪反应,有利于改进将来在临床实践中的表现[23]。

通常假设模拟越接近真实环境,在预测临床行为方面对表现的评价就越好。然而,对于塑料人体模型,即使是最先进的模型也一定存在局限性。另外,模拟环境的其他方面会干扰受试者的注意力,产生"模拟伪像"从而影响评价结果。情境案例过于僵化并不一定是最好的,应根据学员在模拟环境中的反应适当地进行调整,"严格按照剧本演练"可能对于模拟情境推广到真实临床实践中的有效性起负面作用(详见第 3 章)。

模拟在胜任力评价中的作用

使用上述评价框架,将重点关注特定的模拟(包括标准化病人、计算机辅助人体模型、虚拟现实模拟器)和它们在当前及未来医学教育评价中的作用,尤其是与麻醉学专业相关的模拟。可以肯定的是,不同培训阶段的个体和学员的学习方式是不同的,每个阶段都需要不同的评价计划,包括本科医学教育、麻醉住院医师培训、麻醉主治医师认证或继续教育、麻醉主治医师再入职。此外,还有类似的项目针对麻醉助理、注册麻醉护士学员、注册麻醉护士和再入职的注册麻醉护士。

学习麻醉学的本科生

随着美国执业医师资格考试(United States medical licensing examination, USMLE)第 2 阶段临床技能(clinical skills, CS)考试的实施,我们目睹了模拟对医学教育的全国性影响。这种模拟考试属于终结性评价,分为多个考站,评价学生对标准化病人进行病史询问和体格检查的能力,标准化病人可以为特定的疾病过程提供高度可靠和准确的病史及客观的体格检查结果[24]。标准化病人采用标准化项目核查表为每一位考生打分,这些分数将决定医学生能否通过考试,以及是否能够进入下一阶段的住院医师培训。从 USMLE 宣布临床技能考试要求以来,美国的医学院校就针对该考试启动标准化病人培训项目,以促进临床技能的教学和考评,包括病史采集、体格检查和鉴别诊断。

如前所述,几乎所有的医学院校都在开展标准化病人培训计划,以帮助医学生更好地准备各个专业的临床实习和第二阶段临床技能考试。这些相同的标准化病人可以用来培训术前问诊和体格检查,帮助学生为麻醉科实习做好准备。对拥有人体头部模型和部分任务训练器的中心来说,组织一些基础但重要的技术性技能工作坊,如面罩通气和静脉穿刺置管培训,将帮助医学生更好地完成各专业的实习和住院医师培训。更高级的工作坊则需要使用更复杂的模拟器来进行气管插管、高级生命支持(ACLS)、中心静脉穿刺置管、椎管内阻滞/周围神经阻滞等培训,这将极大地提升医学生对麻醉学的兴趣。其中一个项目为三年级医学生提供为期 6 周的实习机会,包括理论学习、操作、模拟教学三个部分,在项目完成后,麻醉学领域的申请人员明显增加[25]。在麻醉实习期间,定期使用高仿真情境模拟案例,有助于评价医学生的兴趣和对书本知识的遵从性,以确定他们是否达到了既定的实习目标。此外,在通过了麻醉实习并有意申请麻醉住院医师培训的医学生中,必然有不同比例的学员要与培训机构的麻醉科主管面谈。结合来自各种终结性和形成性模拟评价的数据,再加上美国执业医师资格考试第 1 阶段和第 2 阶段的基础医学和全科考试的成绩,可以帮助项目主管更好地指导申请者。

医学院校越来越多地使用模拟教学,尤其是在麻醉实习期间,进行模拟教学的潜在优势不断显现,培训注册麻醉护士(student registered nurse anesthetists, SRNA)的学员也发现了将模拟纳入培训课程的价值。非技术性技能对麻醉医师的重要性,以及在患者照护和安全方面的优越性已经得到回顾和证实[26-27]。在模拟中使用前述的 ANTS 评分表可以评价新学员和麻醉执业医师的非技术性技能。然而,在美国,将模拟纳入 SRNA 培训课程的极少。但很多国际机构最近已经开始将模拟纳入 SRNA 培训课程,并创建和验证了相应的改良评分工具(NANTS-no 和 N-ANTS)[28-29]。在美国,一项 SRNA 计划正在推进,该计划纳入了客观结构化临床考试,即通过模拟对一年级 SRNA 进行终结性评价以确保其在进入临床前能具备胜任力[30]。Wunder 开展了一项队列研究,用来了解对第一年的 SRNA 进行 3 小时干预对其非技术性技能的影响。结果显示,通过 6 个高仿真情境模拟危机案例测试,受试者培训后测试的分数显著提高[31]。

麻醉住院医师

对于培训结果和 ACGME 工具箱,专家们将模拟视为评估临床技能、知识和态度的首选或"最理想"的方法,这些领域涉及患者照护、操作熟练程度、人际关系和沟通技能等。相似的是,在 Miller 金字塔中,模拟往往强调"展示如何做",即麻醉医师可以在模拟训练中展示其技术性或非技术性技能。

对麻醉住院医师开展模拟评价的关键是可以结合不同强度的工作量、时间压力和非技术性挑战来模拟逼真的复杂环境。最重要的是,新进入培训的麻醉住院医师可以在可控的、高仿真的模拟环境中学习并定期接受评价,从而提高患者安全性。

麻醉学作为一门专业,除了需要广泛的人体生理学和药理学基础知识外,还需要熟练掌握很多技术性和非技术性技能,包括气道管理(基础的面罩通气或直接喉镜检查和纤维支气管镜引导气管插管)、高级生命支持、中心静脉穿刺置管、椎管内阻滞和周围神经阻滞、团队领导能力、人际关系和沟通技巧,以及全面的危机资源管理技能等。对这些技能的评价非常重要,因为临床上常需要使用这些技能准确及时地处理紧急情况,否则可能导致患者死亡。目前,ACGME 对麻醉住院医师现行工作时长作出了限定,规定轮班间隙至少应连续休息 8 小时[32],手术室内可以练习技术性和非技术性技能的病例也有限,因此学习和实践上述技能的机会也有限。在此,建议使用模拟来培训和评价麻醉从业者,以提高他们的工作效率和熟练程度,最终提高患者安全性。

一些研究采用基于模拟的方法对麻醉住院医师进行评价,采用工具来评价某些操作性技能及沟通和协作能力,但大多数模拟研究缺乏证据支持表现指标的有效性[33-39]。一项研究创建了行为定位评价量表(behaviorally anchored scales)用于模拟评价,帮助识别在麻醉工作表现中的关键不足之处,继而提高患者安全性[40]。两名经过培训但处于盲态的教师(就学员参与的麻醉培训项目和培训水平设盲)在多个情境模拟案例中使用行为定位评价量表,并通过住院医师、专科医师、教辅人员和考官完成的调查问卷获取对整个评价体系的反馈。研究结果所获取的证据支持评价分值的信度和效度,且具有高度的普适性,调查问卷的反馈也表明基于多个情境模拟案例的评价体系是"有效的、切实的,并且代表了临床安全所必需的重要技能"[40]。

许多有模拟中心的麻醉住院医师培训项目正在将模拟纳入标准化培训课程中。特别重要的是,临床麻醉培训一年级(Clinical Anesthesia Level 1,CA-1)住院医师在培训期间应尽早进行模拟培训,并通过形成性评价发现其知识和技能的不足,并根据这些不足调整培训计划和激励住院医师成长。一些批评人士指出,情境模拟案例的结果可能影响评分和效度,因为一些学员可能会因为负面结果而变得情绪化,当未来出现类似情况时(无论是在模拟环境中还是实际临床实践中),他们可能会采取回避行为。然而,Goldberg 等模拟了一个术中氧气供应管道被污染的情境案例,这是一种罕见但又非常严重的情况,其结果表明,相较于模拟中在监督下处理危机的学员(主治医师介入并"拯救"患者),模拟中独立处理危机的学员(导师不干预,仅在一旁推动和观察情境案例的进展)在 6 个月后再次测试时能更好地保留临床技能[41],即便在前一次模拟时患者出现了不良结局。此外,对麻醉学专业更特定、更高级的领域进行模拟评价,可以促进麻醉住院医师在特定轮转期间的持续发展。

无论学员处于哪个发展阶段,都可以定制一个模拟环境来评价其胜任力,并为形成性评价获得建设性数据。例如,为了评估麻醉科新手住院医师的某些特殊技能,可以将其分为麻醉前评估、气管插管、术中血流动力学管理等独立单元进行考核。高年资或具有专长的住院医师则需要在更复杂的环境中完成上述相同内容的考核,如需要应对多重任务来处理一位快速失代偿的患者。

麻醉执业医师

正在进行的评价无论是否为重大评价,无论是终结性评价(对学习成果进行评价)还是形成性评价(为了学习而评价),单凭一种模式的结果永远无法定论。值得注意的是,George Miller 提到:"……没有一种单一的评价方法能够提供判断一件复杂事情的好坏所需要的所有数据,如评价一位成功医师的专业医疗服务质量"[13]。相反,我们强烈建议使用模拟作为另外一种评价方式,即一种可以帮助收集证据以作出适当决定的额外工具。

在医院工作的学员或员工,尤其是麻醉科的工作人员,都必须持有效的基本生命支持和高级生命支持认证。目前美国心脏协会(American Heart Association,AHA)中所有的基本生命支持和高级生命支持认证课程都涉及模拟的使用,包括使用人体模型来评估胸外心脏按压和气道管理技能的部分任务培训,以及高级生命支持的高仿真情境模拟案例。事实上,一些研究表明,与过去的标准化部分任务人体模型相比,应用全尺寸模拟人、高仿真模拟环境可以提高学员对高级生命支持的理论和技能的保留[42-45]。

在重大考试中应用模拟的另外一个典型例子就是完成住院医师培训后成为麻醉专科医师的认证考核。传统的考试包括 2 个部分:进阶式笔试和口试。现在,医师必须接受 3 种不同形式的评价:笔试、传统的口试和客观结构化临床考试(objective structured clinical examination,OSCE),后两者统称为"应用"考试。OSCE 开始于 2018 年 3 月,其目的在于"评价在笔试和口试中难以评估的两个部分,即与患者照护相关的沟通与职业素养及技术性技能"[46]。关于沟通与职业素养的非技术性技能包括知情同意、讨论多种治疗方案、处理围手术期并发症、解决伦理问题、与其他专业人员沟通、基于实践的学习和改进;而需要评价的技术性技能包括模拟监护仪参数的解读、心脏超声图像的解读和超声检查的应用[47]。目前,这种重大的终结性考核包含通过模拟器和标准化病人进行的大部分模拟,最好由大量定期开展涵盖上述考试的个别模拟培训机构来完成。

认证维持

当前,在通过了重大考试并成为一名新任麻醉科主治医师后,初次认证是有时间限制的,这意味着麻醉从业者必须定期参加评估,以证明该领域内的专业知识在持续更新,从而获得重新认证。这个重新认证过程被称为麻醉医师执业资格认证维持(MOCA)。这个重新认证过程目前由多个部分组成,传统上 MOCA 的第 4 部分由美国麻醉医师协会(ASA)认可的模拟中心的模拟课程组成。但随着时代的发展,最后一部分现在还包括各种各样的活动,如成为机构/部门质量改进项目的负责人、临床路径开发者,或自我引导的病案讨论/疑难死亡病例讨论等[48]。但是,对于寻求重新认证的人来说,模拟课程仍然很受欢迎,因为"模拟体验可以刺激主动学习,有利于个人和团队协作的改进"[48]。此外,模拟课程的性价比很高,每小时获得的积分最高。一项研究显示,在麻醉医师参加 MOCA 第 4 部分模拟课程后的 3 年,94% 的学习者在临床实践中成功实现了部分或全部改进计划[49]。

MOCA 课程有一些最低要求是由 ASA 规定的,如课程时长、内容、教师和学员的比例等,但 MOCA 课程的具体内容和组织架构由经认可的模拟中心自行决定。美国西奈山医院的患者安全与职业研究中心(Human Emulation, Education and Evaluation for Patient Safety and Professional Study, HELPS)开发了一套采用多种教学模式的课程,包括关于气道管理等主题的传统讲座、在部分任务人体模型和虚拟现实模拟器上进行的小组教学以帮助学员之间"破冰"、团队协作练习、大型高仿真情境模拟及复盘[50]。

医师重新入职

模拟除了被纳入麻醉住院医师培训课程,还被用于培训长期离开临床后再返回临床工作岗位的麻醉从业者。再入职与现代医疗存在的供需不平衡所致的医师相对短缺有关,也与个人和经济等诸多因素有关[51-52]。虽然再入职项目没有标准化课程,允许根据具体情况灵活安排,很多项目会提供见习机会,但见习可能只能评价"知道原理"和"知道怎么做"这个级别。研究证实,在许多专业领域内,运用模拟对再入职医师进行评价是有效的[53-56]。使用高仿真和重大模拟评价来评价个别从业者的不足,并提供一个定制的教育计划以弥补其知识和技能的不足,这样不会对患者造成伤害。该评价方案包括两个部分:①为期两天的评价,包括两项标准化笔试(麻醉学理论考试和 AHA 的 ACLS 内容)和几个涵盖不同复杂程度、不同内容的反复情境模拟(常见和罕见但重要的情境案例),使用 5 分制李科特量表(Likert scale)进行整体评分;②再培训阶段,涵盖不同学习目标的每日模拟,持续 1~6 周,时间灵活可变,由一名模拟导师在手术室内观摩[1,57]。DeMaria 等发表的一系列案例证明该项目非常成功,73% 的参与者成功返回临床实践至少 1 年[57]。

基于模拟评价的评分工具

上文已经讨论了良好评价方案的总体规则,简要介绍了不同类型的评价方法,并结合麻醉专业的具体例子,重点介绍了模拟在胜任力评价中的应用。如果不能对学员进行综合评分,并以此作出决定,这样的评价方案是不完整的。如前所述,本章没有一一罗列分析已有的综合评价量表(global-rating scale, GRS)和项目核查表,只进行了简单比较。一项对基于模拟的系统评价回顾分析了所使用的项目核查表和综合评价量表的相关证据。结果表明,综合评价量表与项目核查表的相关系数为 0.76,两者的评分者间信度相似;而综合评价量表比项目核查表具有更高的项目间和考站间信度[58]。因此,项目核查表是综合评价量表的一种很好的替代方案,但如果一个情境案例中有多个任务需要被评价,则每个任务都需要开发一个单独的项目核查表,而综合评价量表可用来评价多个任务的整体表现。

结语

模拟作为一种教育方式在医学领域得到越来

越多的应用,在胜任力评价方面的运用也越来越广泛。构建模拟评价框架时,必须明确阐述评价的目的。关于待评估内容的具体结果和评价级别,在临床技能、人际关系和沟通技巧方面,模拟是公认的最强有力的评价工具,可以达到"展示怎么做"级别;但是,情境模拟案例的不同复杂程度、情境中或复盘时的提问又可以解释或评价其他方面和达到其他评价级别。在麻醉专业,相关从业者每天都要对患者进行有创操作和治疗,对常见或少见但致命的情况保持高度警惕,需要掌握高级生命支持的理论和操作,因此模拟评价(从标准化病人到计算机辅助人体模型)极具价值。这种麻醉住院医师胜任力的评价方法既有很高的信度,也能确保对患者几乎没有伤害,还能通过选择合适的仿真度来组织和实施评价,并且可以控制变量,以加强效度论证中的薄弱环节(概括和外推推断)。鼓励各个教学机构的麻醉学科在整个培训阶段将模拟作为一种教授和评价麻醉从业者技术性和非技术性技能的方法,同时也作为新手进入临床和医师再入职的评价方法,其形成性反馈对评价者和被评价者来说都非常有价值。尤其是现在,基于美国麻醉医师执业资格认证委员会(American Board of Anesthesiology,ABA)在重大初始认证过程中纳入了模拟以进行终结性评价,以及现行的 MOCA 要求,麻醉相关从业者应该熟悉这些考试中各个环节所涉及的模拟环境。

(翻译 吴朝萌 董越,审校 方利群 李崎)

参考文献

1. Goldberg A, et al. High-stakes simulation-based assessment for retraining and returning physicians to practice. Int Anesthesiol Clin. 2015;53(4):70–80.
2. McGaghie WC, et al. A critical review of simulation-based medical education research: 2003–2009. Med Educ. 2010;44(1):50–63.
3. Issenberg SB, et al. Features and uses of high-fidelity medical simulations that lead to effective learning: a BEME systematic review. Med Teach. 2005;27(1):10–28.
4. Weller JM, et al. Psychometric characteristics of simulation-based assessment in anaesthesia and accuracy of self-assessed scores. Anaesthesia. 2005;60(3):245–50.
5. Cook DA. When I say... validity. Med Educ. 2014;48(10):948–9.
6. Cook DA, et al. A contemporary approach to validity arguments: a practical guide to Kane's framework. Med Educ. 2015;49(6):560–75.
7. Kane MT. Validating the interpretations and uses of test scores. J Educ Meas. 2013;50(1):1–73.
8. Gingerich A, Regehr G, Eva KW. Rater-based assessments as social judgments: rethinking the etiology of rater errors. Acad Med. 2011;86(10 Suppl):S1–7.
9. Yeates P, et al. Seeing the same thing differently: mechanisms that contribute to assessor differences in directly-observed performance assessments. Adv Health Sci Educ Theory Pract. 2013;18(3):325–41.
10. Accreditation Council for Graduate Medical Education. Next Accreditation System (NAS) and Milestones – a resident perspective. 2014 [cited 2016 09/25]. Available from: http://www.acgme.org/portals/0/pdfs/resident-services/9nasresidentsmay2014.pdf.
11. The Accreditation Council for Graduate Medical Education and The American Board of Anesthesiology. The Anesthesiology Milestone Project. 2015 [cited 2016 09/20]. Available from: https://www.acgme.org/Portals/0/PDFs/Milestones/AnesthesiologyMilestones.pdf.
12. Accreditation Council for Graduate Medical Education and The American Board of Medical Specialties. ACGME competencies: suggested best methods for evaluation (Toolbox of assessment methods). 2000 [cited 2016 09/26]. Available from: https://www.partners.org/Assets/Documents/Graduate-Medical-Education/ToolTable.pdf.
13. Miller GE. The assessment of clinical skills/competence/performance. Acad Med. 1990;65(9 Suppl):S63–7.
14. Pangaro L. A new vocabulary and other innovations for improving descriptive in-training evaluations. Acad Med. 1999;74(11):1203–7.
15. Dreyfus, S.E. A five-stage model of the mental activities involved in directed skill acquisition. 1980 [cited 2016 09/28]. Monograph available online. Available from: http://www.dtic.mil/cgi-bin/GetTRDoc?AD=ADA084551&Location=U2&doc=GetTRDoc.pdf.
16. Eraut M. Developing professional knowledge and competence. London: RoutledgeFalmer; 1994. p. 124.
17. Barrows HS, Abrahamson S. The programmed patient: a technique for appraising student performance in clinical neurology. J Med Educ. 1964;39:802–5.
18. Abrahamson S, Denson JS, Wolf RM. Effectiveness of a simulator in training anesthesiology residents. J Med Educ. 1969;44(6):515–9.
19. Kane MT. An argument-based approach to validity. Psychol Bull. 1992;112(3):527–35.
20. Downing SM, Haladyna TM. Validity and its threats. In: Downing SM, Yudkowsky R, editors. Assessment in health professions education. New York: Routledge; 2009. p. 21–56.
21. Goldmann K, Steinfeldt T. Acquisition of basic fiberoptic intubation skills with a virtual reality airway simulator. J Clin Anesth. 2006;18(3):173–8.
22. Maran NJ, Glavin RJ. Low- to high-fidelity simulation – a continuum of medical education? Med Educ. 2003;37(Suppl 1):22–8.
23. Demaria S Jr, et al. Adding emotional stressors to training in simulated cardiopulmonary arrest enhances participant performance. Med Educ. 2010;44(10):1006–15.
24. USMLE. Bulletin of Information. 2016 [cited 2016 09/30]. Available from: http://www.usmle.org/pdfs/bulletin/2016bulletin.pdf.
25. Baker KS, Cormican D, Seidman PA. Summer anesthesiology externship: demonstrating the ability of early clinical involvement to educate and increase specialty interest. J Educ Perioper Med. 2012;14(4):E063.
26. Fletcher GC, et al. The role of non-technical skills in anaesthesia: a review of current literature. Br J Anaesth. 2002;88(3):418–29.
27. Glavin RJ. Excellence in anesthesiology: the role of nontechnical skills. Anesthesiology. 2009;110(2):201–3.
28. Flynn FM, Sandaker K, Ballangrud R. Aiming for excellence – a simulation-based study on adapting and testing an instrument for developing non-technical skills in Norwegian student nurse anaesthetists. Nurse Educ Pract. 2016;22:37–46.
29. Lyk-Jensen HT, et al. Assessing nurse anaesthetists' non-technical skills in the operating room. Acta Anaesthesiol Scand. 2014;58(7):794–801.
30. Wunder LL, et al. Objective structured clinical examination as an educational initiative for summative simulation competency evaluation of first-year student registered nurse anesthetists' clinical skills. AANA J. 2014;82(6):419–25.
31. Wunder LL. Effect of a nontechnical skills intervention on first-year student registered nurse anesthetists' skills during crisis simulation. AANA J. 2016;84(1):46–51.
32. Accreditation Council for Graduate Medical Education. Specialty-specific Duty Hour Definitions. 2012 [cited 2016 09/29]. Available from: http://www.acgme.org/Portals/0/PDFs/DH_Definitions.pdf.
33. Mudumbai SC, et al. External validation of simulation-based assessments with other performance measures of third-year anes-

thesiology residents. Simul Healthc. 2012;7(2):73–80.

34. Berkenstadt H, et al. Deficits in the provision of cardiopulmonary resuscitation during simulated obstetric crises: results from the Israeli Board of Anesthesiologists. Anesth Analg. 2012;115(5):1122–6.

35. Ben-Menachem E, et al. Objective structured clinical examination-based assessment of regional anesthesia skills: the Israeli National Board Examination in anesthesiology experience. Anesth Analg. 2011;112(1):242–5.

36. Flin R, et al. Anaesthetists' non-technical skills. Br J Anaesth. 2010;105(1):38–44.

37. Fehr JJ, et al. Simulation-based assessment of pediatric anesthesia skills. Anesthesiology. 2011;115(6):1308–15.

38. Blum RH, et al. A method for measuring the effectiveness of simulation-based team training for improving communication skills. Anesth Analg. 2005;100(5):1375–80, table of contents.

39. Malec JF, et al. The mayo high performance teamwork scale: reliability and validity for evaluating key crew resource management skills. Simul Healthc. 2007;2(1):4–10.

40. Blum RH, et al. Simulation-based assessment to identify critical gaps in safe anesthesia resident performance. Anesthesiology. 2014;120(1):129–41.

41. Goldberg A, et al. Learning through simulated independent practice leads to better future performance in a simulated crisis than learning through simulated supervised practice. Br J Anaesth. 2015;114(5):794–800.

42. Wayne DB, et al. A longitudinal study of internal medicine residents' retention of advanced cardiac life support skills. Acad Med. 2006;81(10 Suppl):S9–S12.

43. Wayne DB, et al. Mastery learning of advanced cardiac life support skills by internal medicine residents using simulation technology and deliberate practice. J Gen Intern Med. 2006;21(3):251–6.

44. Wayne DB, et al. Simulation-based education improves quality of care during cardiac arrest team responses at an academic teaching hospital: a case-control study. Chest. 2008;133(1):56–61.

45. Rodgers DL, Securro S Jr, Pauley RD. The effect of high-fidelity simulation on educational outcomes in an advanced cardiovascular life support course. Simul Healthc. 2009;4(4):200–6.

46. The American Board of Anesthesiology. The American Board of Anesthesiology: APPLIED (Staged Exams). 2016 [cited 2016 09/30]. Available from: http://www.theaba.org/Exams/APPLIED-(Staged-Exam)/About-APPLIED-(Staged-Exam).

47. The American Board of Anesthesiology. Applied Examination. [cited 2016 12/13/2016]. Available from: http://www.theaba.org/PDFs/APPLIED-Exam/APPLIED-OSCE-ContentOutline.

48. The American Board of Anesthesiology. MOCA Part 4 Requirements. [cited 2016]. Available from: http://www.theaba.org/PDFs/MOCA/MOCA-2-0-Part-4-Requirements.

49. Steadman RH, et al. Practice improvements based on participation in simulation for the maintenance of certification in anesthesiology program. Anesthesiology. 2015;122(5):1154–69.

50. Levine AI, et al. Simulation-based Maintenance of Certification in Anesthesiology (MOCA) course optimization: use of multi-modality educational activities. J Clin Anesth. 2012;24(1):68–74.

51. Grace ES, et al. Physicians reentering clinical practice: characteristics and clinical abilities. J Contin Educ Heal Prof. 2011;31(1):49–55.

52. Jewett EA, Brotherton SE, Ruch-Ross H. A national survey of 'inactive' physicians in the United States of America: enticements to reentry. Hum Resour Health. 2011;9:7.

53. Gallagher CJ, Tan JM. The current status of simulation in the maintenance of certification in anesthesia. Int Anesthesiol Clin. 2010;48(3):83–99.

54. DeMaria S Jr, Levine AI, Bryson EO. The use of multi-modality simulation in the retraining of the physician for medical licensure. J Clin Anesth. 2010;22(4):294–9.

55. Levine AI, et al. Role of simulation in U.S. physician licensure and certification. Mt Sinai J Med. 2012;79(1):140–53.

56. Steadman RH, Huang YM. Simulation for quality assurance in training, credentialing and maintenance of certification. Best Pract Res Clin Anaesthesiol. 2012;26(1):3–15.

57. DeMaria S Jr, et al. Simulation-based assessment and retraining for the anesthesiologist seeking reentry to clinical practice: a case series. Anesthesiology. 2013;119(1):206–17.

58. Ilgen JS, et al. A systematic review of validity evidence for checklists versus global rating scales in simulation-based assessment. Med Educ. 2015;49(2):161–73.

7 模拟在医疗质量保证中的作用

Oren T. Guttman,Kristina L. Goff,and Scott C. Watkins

引言

什么是质量?

> 每个系统都是为得到它所期望的结果而精心设计的[1]。
>
> ——Dr. Paul Batalden

医疗系统非常复杂。它的影响因素包括多系统团队的整合、日新月异的技术及为应对不断增加的工作量压力亟需迅速掌握大量的、令人眼花缭乱的医学新知识。监管与成本控制进一步增加了医疗系统的复杂性,并可能对其服务的患者造成伤害。

据2015年的数据估计,美国每年约有250 000人因院内医疗受到伤害和/或死亡,而可预防的伤害性事件可能更多[2]。这意味着在美国医疗差错已成为仅次于心脏疾病(第一位)和肿瘤(第二位)的第三大死亡原因[3]。为了改善这种局面,2000年美国医学研究院(Institute of Medicine,IOM)开启了一项全国性运动。在其发表的具有里程碑意义的文章《人非圣贤,孰能无过》("To Err is Human")中,IOM将医疗领域内的"质量"定义为针对个人及人群的医疗卫生服务能提高所期望健康结局的可能性,以及其与现有专业知识相一致的程度[4]。

此后,来自制造业、航空业及其他高可靠性行业的众多经验被引入医疗行业以改善"质量"[5]。通常将"质量"分为两个可辨识的应用部分,即质量保证(quality assurance,QA)和质量改进(quality improvement,QI)(过程改进),各自的定义如下所示[6]。

- 质量保证是指为了使组织能够"控制"其能力以满足当前要求(法规、标准等)而实施的一切政策、流程、程序或实践。

- 质量改进又称过程改进,是指通过渐进和持续的方式改进过程,使其始终满足所期望标准的所有措施。

上述定义虽然尚未达成共识,但它们使我们能够聚焦和研究如何对当前状态付诸努力,并将这些努力与旨在将医疗系统带到未来状态的努力区分开来。

模拟与医疗质量

模拟是一种运用引导式体验替代或放大真实体验的教育技术,其通过创建情境或环境使人们经历真实事件中的代表性场景,以此来进行实践、学习、评估、测试或了解系统及参与者的运作或活动情况[7]。这种沉浸式学习策略在高风险行业中尤其适用。当前,医疗安全所面临的威胁包括不断涌入的学员、员工的高离职率及需要进行继续医学教育(continuing medical education,CME)来维持专业技能[8]。模拟为医疗系统提供了一个多维工具,其目的在于提高对患者照护的质量与安全。

本章将聚焦运用模拟来提升医疗质量的具体案例,这些创新方案可归为质量保证和质量改进两大类。

屏幕模拟

医学屏幕模拟(screen-based simulation,SBS)是一种基于计算机或其他设备屏幕的数字技术,是使用虚拟患者或虚拟现实替代真实患者、人群或其他医疗场景[9],以此来帮助学习者获取知识、应用知识(意义建构)并解决问题(批判性思维)。经证明,SBS不仅是一种有效的复苏指南教学方法[10],而且对于各种操作知识的教学也优于传统的课堂教学[11]。在指导医护人员如何处置紧急事件方面,SBS被认为优于传统的教学方法(讲座、讲义)[12]，而且与其他标准的知识获取方法(如简单地阅读文本)相比，SBS 还能加深医护人员对医疗指南的记忆[13]。

虚拟现实模拟器是 SBS 的一种形式，学员们通过佩戴头戴式显示器(head-mounted display，HMD)或观看大尺寸屏幕，沉浸在虚拟三维世界中执行模拟任务。该模式在操作性技能的学习[14-15]、验证[16]及区分新手和专家时[17]发挥了积极作用。在内镜领域，这种学习模式已被认为是确保质量的一种有效方法[18-19]。

作为质量保证的一种工具，SBS 可以通过对围手术期医护人员进行外科用电安全原则(fundamentals of electrosurgical safety，FUSE)[20]教育来提高手术患者的安全性，使外科医师知道分散注意力会对其认知负荷、元认知及手术操作造成影响[21]。

SBS 可能有助于改善门诊患者的体验与安全。例如，SBS 模块可用于评价临床医师是否存在影响其诊断水平的潜在认知偏倚，并进行反馈。利用该模块，护理人员可以关注在互联网诊疗平台上正确应用授权医嘱的能力，通过这些平台，患者能够在线询问医疗问题并寻求医疗咨询。医疗助理和非临床工作人员可通过参与模拟患者电话咨询及前台投诉的模块来展现其在人际关系、解决冲突及应对工作量压力挑战方面的能力。

入职培训、患者体验与模拟

构建住院医师的胜任力

医疗行业工作人员的高离职率(约 19%[22])对安全诊疗的可靠供给构成了威胁。医疗机构亟需一种能力来有效和高效地引导员工接受新的流程、政策和程序，并能发现与纠正新员工知识方面的不足。模拟作为一种工具已经在这方面得到有效应用，它能够减少医疗行业内新员工培训所需的时间与花费[23]。

与传统的非模拟培训相比，使用标准化病人对新护士进行基于模拟的岗前培训已被证明能显著提高知识获取能力、对自己技能的自信及减轻工作中的焦虑[24]。在为期一天的混合式新手训练营中，耳鼻咽喉科住院医师使用中/高仿真模拟人来练习技术性技能(面罩通气、气管插管、软性喉镜、显微喉镜/支气管镜、鼻出血处理及环甲膜切开术)与适应性技能(分诊与团队领导)，随后在长达 6 个月中这些住院医师的自信心都有提升。显著的自信心提升表现在所有技能方面，大多数参与者认为模拟培训有助于拓展他们的知识、技术性技能和自信心，并且可以提高他们对临床工作表现的自我评价[25]。

医务人员的团队协作能力对有效的患者照护至关重要。信任是有效的团队协作基础，而团队内部的信任可以通过开展与强化跨专业的培训和适应性训练来建立。跨专业的适应性训练聚焦临床医师在管理患者期间所暴露出的共性问题，帮助医务人员打破沟通障碍，并从一开始就建立团队协作。梅奥诊所的临床医师接受的模拟培训课程主要聚焦沟通、协作及医疗行业的角色与职责，然后通过积极的员工反馈促进反思[26]。具体来说，参与过梅奥培训的医护人员称："他们与其他医疗科室的沟通得到了改善"及"当患者需要最佳照护时，他们很可能会寻求其他专业医疗人员的帮助"，这两种行为对于患者照护而言无疑十分重要。有证据表明，基于模拟的入职培训在员工留任中发挥着重要作用。在一项涉及新毕业护士的研究中，一项为期 12 周、侧重于临床核心胜任力的模拟入职培训项目使第一批新毕业护士的留职率达到了近 90%，也增进了组织的凝聚力[27]。

患者安全关键语

当某人对患者安全感到担忧时，能够大胆地说出来是避免患者伤害的关键所在。但令人遗憾的是，一项研究表明尽管感觉到了有些事情似乎不太对劲，仍有 53% 的医务人员(n：192,462)不敢"直言不讳"[28]。对于模拟能否影响临床医师"直言不讳"的能力，文献的观点不太一致：一些文献认为，模拟可以对住院医师产生积极作用[29]，但另一些文献显示，其对非学员员工的行为改变没有影响[30]。患者安全关键语的另一作用是化解冲突。医务人员之间的冲突应对不力是导致患者预后不良的危险因素。冲突管理不当不仅会导致职业倦怠与员工士气低落，还会对患者安全产生负面影响。为了使学生能对同事之间的冲突做好准备，一个研究小组将标准化病人用于冲突管理培训并获得成功。他们发现，对于技能训练，学员自我报告的满意度很高。然而，随着时间的推移，该项目的价值和适用性似乎受到了制约[31]。

对医务人员而言，向患者告知坏消息一直都是一项艰巨的任务和挑战[32]。一种方法是利用标准化病人组织为期 4 天的工作坊,该方法成功地提高了肿瘤科高年资住院医师向患者告知新诊断坏消息的能力[33]。另一种方法是采用标准化病人模拟培训结合反思练习(复盘),这对于培养产科住院医师向患者告知坏消息方面优于讲座[34]。通过基于标准化病人的情境模拟,聚焦向患者告知坏消息,如披露医疗差错、获得知情同意或讨论意外事件等,外科住院医师同样也能从这样的模拟培训中获益[35]。

原位模拟、团队协作及复苏

原位模拟(in situ simulation, ISS)已被证明能够改进患者照护团队的团队协作[36-37]。在一项大型、长期、多中心的围产期管理研究中,作者分析了 7 年内遍布全美的 14 家医院的 342 754 例出生事件,所涉及的对象包括聘用制医师和私立医院的医护人员。该研究发现只有 ISS 与团队教学培训(包括反馈)可以独立发挥具有统计学意义的效果,围产期不良结局指数可以下降 14%[38]。在一项为期两年的心搏骤停方面的研究中,ISS 使护理人员寻求帮助的响应时间缩短了 12%,并将胸外心脏按压与除颤的启动时间分别缩短了 52% 和 37%[39]。ISS 改进了多学科创伤团队的协作能力与临床工作表现,近乎完美地完成任务的频次提升至 76%,急诊室的总复苏时间缩短了 16%[40]。在服务于两家相邻医院的儿科复苏急救团队中(译者注:一家医院是儿童专科医院,另一家是儿童综合医院。专科医院中儿童心搏骤停的病例少,一线人员只会基本急救。如果专科医院发生儿童心搏骤停,专科医院的人员先行基本救治,同时需要联系综合医院的儿科复苏团队前往专科医院施救),ISS 缩短了救援响应时间,来自综合医院的儿科复苏团队的响应时间从 29 分钟缩短至 7 分钟,心肺复苏的启动时间从 90 秒缩短至 15 秒,开放血管通路的时间从 15 分钟缩短至 3 分钟[41]。

原位模拟与高风险、偶发事件

医疗系统致力于培养员工妥善处置高风险、偶发事件的能力。高风险、偶发事件通常涉及多个医疗领域、多层面的医疗技术及临床上各种挑战性的诊断与治疗难题。例如,当医护人员被指派去管理一名携带罕见和高风险病原体(如埃博拉病毒)的患者时,这些医护人员必须设法完成一系列复杂的任务,包括遏制病原体的院内传播,避免职业伤害

及平息媒体/公众的过度骚动。为了做好应对这些情况的准备,ISS 被运用于该领域并取得了一定成效:一个研究小组利用投射虚拟现实环境的混合模拟开展了埃博拉病毒的防治培训,通过该培训,医护人员能够练习多种为应对埃博拉病毒而准备的训练任务[个人防护装备(PPE)的使用、开放静脉通路、采血及其他患者管理任务][42]。

原位模拟与潜在安全隐患

在以高风险、偶发事件为背景的高压力环境下,ISS 是暴露系统错误、应对处置不当及人为医疗差错的有用工具[43]。此外,通过暴露医疗服务体系中潜在的安全隐患,ISS 还能用于预防患者伤害的发生[44]。在一项为期 12 个月的研究中,90 余次未经预告的 ISS 总共暴露出 73 个潜在安全隐患(latent safety threats, LST),相当于每进行 1.2 次 ISS 便会发现 1 个 LST[45]。在另一项为期 21 个月的研究中,研究团队按计划进行了 64 次 ISS,共发现了 134 个潜在安全隐患,通过消除这些隐患,避免了可能出现的患者伤害[46]。在发现 LST 方面,ISS 优于在模拟中心进行的模拟演练[47]。

原位模拟与指南依从性

在管理心搏骤停[48]或脓毒症[49]等危重患者时,遵循最佳实践指南已被证明能改善预后。尽管医护人员在复苏技能的认证上花费了大量的金钱和时间,但在初次学习后,他们对于这些指南的应用便会迅速衰退[50]。文献表明,不论是内科患者还是外科患者,复苏时通常都未得到高质量的救治,因此必须继续维持该技能的训练[51]。最后,ISS 在评价临床救治一线人员的指南依从性方面具有特殊作用。一项在急诊科进行的 ISS 研究表明,医务人员对于脓毒症指南的依从性存在显著差异,还有可改善的空间[52]。

原位模拟与运营准备

经证明,ISS 有助于检测医院中新诊疗区域是否做好了运营准备。在一项研究中,为了评价一个全新的独立急诊室的关键服务能力,研究团队共进行了 4 轮 ISS。模拟的重点包括患者流量,走廊、分诊区、出入口的结构设计与布局等。此外,该 ISS 还评价了医护人员的技能,如告知患者坏消息及提升救治级别等[53]。

基于 FMECA 与潜在安全隐患的原位模拟

在 ISS 之后进行故障模式影响及危害性分析（failure modes effects criticality analysis，FMECA）是暴露系统中潜在安全隐患的有效方法。在该方法中，分析人员从模拟、复盘及视频分析中收集所暴露出的各种故障模式，并针对每个故障模式提出一系列问题。通过这些问题，分析人员可以识别出每种故障模式的多个原因，然后采用风险优先等级（risk priority number，RPN）进行排序。将下列三项相乘可获得每个故障原因的 RPN：故障中特定原因的发生频率（发生频度评分）、该原因对患者健康产生的影响（严重程度评分）及系统当前（而非将来）在故障发生时检测特定原因的能力（检测度评分）。RPN 分级可使行动计划更为高效，分析人员将稀缺资源优先用于解决最紧迫的问题，进而提高了系统安全性[54]。在一项研究中，作者在产房内进行了 10 次 ISS，共发现了 10 个故障原因，RPN 得分从 40 分至 720 分，进而实施了快速的周期性质量改进，包括政策改革、流程优化及员工教育等[55]。

模拟与资质认证

资质认证是指由外部机构（如联合委员会）开展的、用于确定医疗机构是否符合质量管理预期标准的正式程序[56]。与侧重组织或个人胜任力水平的资格认证不同，资质认证仅关注医疗机构内系统与微系统层面的质量等级[57]。虽然资质认证经常被临床医师低估，但许多研究已经证明，与未经认证的系统相比，经过认证的医疗系统可使临床结局得到改善，特别是在管理急性心肌梗死、创伤及门诊手术时[58]。资质认证机构通常要求医疗系统和微系统能够证明其对于处置罕见或非常规事件具备合格的管理流程。一个能有效处置"最坏场景"的系统自然被认为具备处置日常事件所需的结构与流程。美国门诊手术机构认证协会规定，经认证的机构场所必须具备多种应急预案，包括应对突发安全事件[如火灾和消防演习、恶性高热（malignant hyperthermia，MH）及心肺复苏（cardiopulmonary resuscitation，CPR）]、临床医师不能胜任、停电和紧急疏散（如自然灾害）的预案[59]。资质认证机构要求这些预案应以书面形式保存，医护人员应能掌握预案中的工作知识，以及如果在认证机构检查期间被问及时，医护人员能够贯彻执行这些预案。为了满足上述要求，许多医疗机构借助模拟来维持和向认证机构证明其员工的胜任力。ISS 是确保系统已经做好应对特定情况（如心肺复苏）准备及发现系统流程缺陷（如医护人员无法使用或找到抢救车）的好方法。包括作者单位在内的许多医疗机构定期运用 ISS 来培训和测试其医疗系统对火灾、恶性高热及自然灾害疏散的应对能力。其中一位作者所在的机构已经将 ISS 用于准备和维持其作为儿科一级创伤中心和儿童肝移植项目的认证。在这两个案例中，多学科和跨学科模拟在建立核心流程与组织架构及前瞻性的识别系统或微系统的缺陷方面具有重要价值。医疗系统的质量越来越多地由外部指标来决定，这些指标致力于减少差异并能展示可靠性与韧性。模拟非常适合帮助医疗系统提升质量、可靠性及韧性。

利用模拟技术评价胜任力

过去的 20 年间，随着医学教育的发展，我们越来越注重基于结果的教育。2012 年，美国毕业后医学教育认证委员会（ACGME）开发了一种评价工具——里程碑（milestones，即分层递进的目标），它可以确保我们在 6 个核心领域内对住院医师进行综合评价[60]。里程碑不仅在住院医师的个人评价方面发挥作用，而且其有效的实施过程目前也成了项目资质认证中的关键组成部分。

随着医学实践变得越来越复杂，评价胜任力也越来越具有挑战性。用于精准诊断与治疗的新方法与新技术往往需要更为复杂的技能组合。同时，工作时长的限制缩减了住院医师可用于练习和展示能力的时间。从新手到专家的转变需要知识与技能的不断积累，这在 Miller 金字塔中被描述为一个从知道原理到知道怎么做，再到展示怎么做，直至最后能独立进行实际工作的连续过程[61]。正如前文所述，在过去的 20 年中，美国医学研究院与其他专业协会已开始加强对医疗差错及患者安全的关注，摒弃了"看一、做一、教一"的传统模式，而更加关注学员们能够胜任的能力。虽然这样做是很有必要的，但这种模式的转变会导致住院医师临床技能的实践机会减少，使医学教育过程变得更复杂。

如前所述，模拟可为传统教学方法提供一种绝佳的替代方案。除此之外，模拟技术还能为各种技能与情境下的胜任力评价提供一个新平台，相较于"真实工作"中的操作性技能评价，模拟评价具有更多优势。模拟评价让考试变得更加可靠和具有可重复性;通过营造无风险的环境,模拟规避了患者意外伤害的可能性[62]。ACGME 特别推荐在患者管理、医学知识及人际沟通等胜任力评价中使用基于模拟的评价[63]。这一建议也得到了美国胸科协会技能工作小组的响应,该工作组倡导在教学与操作性技能评价中采用模拟技术,包括床旁超声(尤其是超声心动图、胸腔穿刺和建立血管通路)、气道管理及支气管镜检查[64]。在过去的 10 年中,数项研究已对基于模拟的胜任力评价在医疗领域中的合理性进行了验证[65-67]。

现有研究已充分证明,在模拟条件下对学员表现的评价能可靠地区分不同经验水平的人员[65,68]。此外,一些经过验证的工具已被开发用于指导评价过程。其中有许多正在被纳入基于模拟的护理教育、本科课程及研究生医学培训[69]。这些工具侧重通过客观(如任务执行时间、技术错误率)与主观(如导师作出的终结性评价)标准来构建胜任力。

多种模拟形式可被用于胜任力评价。最基本的是部分任务训练器。它是身体局部区域的仿真模型,是被动模拟的基本形式之一。部分任务训练器特别适用于评价学员执行常规操作的能力。例如,部分任务训练器可以让学员展示在气管插管、中心静脉置管、腹腔镜检查及腰椎穿刺等方面的能力。这种评价方式有助于减少操作并发症,尤其对于并发症发病率较高的操作,并允许学员在不会对真实患者造成伤害的可控环境下接受技能评价。例如,许多研究已评估了模拟在教授和评价中心静脉置管时的作用。回顾这些研究发现,运用模拟技术学习的学员,学习效果显著提升,不仅在模拟器上表现得更为出色,而且自信心也更强。另外,模拟的教学成果也转化为患者更好的临床结局,接受过模拟训练的学员在进行临床操作时穿刺次数更少,气胸的发病率更低[70]。部分任务训练器还有助于演示和评价难度较高的技能组合及不常用的操作,但在这些情况下,更高阶的模拟形式可能更为适合。

模拟与资格认证

由于在构建胜任力方面卓有成效,模拟评价已被广泛用于医务人员所需的各类资格认证。模拟的可靠性与可重复性使之成为重大资格考试的理想形式,并且多年来一直是众多标准化胜任力评价

中的关键组成部分。例如,在由美国心脏协会开发的基本生命支持(BLS)与高级生命支持(ACLS)认证培训中,通过一系列基于计算机模拟的在线课程对 BLS/ACLS 内容进行教授与测试。除标准笔试外,测试还包括利用部分任务训练器或计算机增强人体模型的实践技能评价[71]。随着医学领域变得愈加复杂及亚专科化的发展,模拟技术在医务人员资格认证中的应用亦在不断扩大。

外科专业拥有许多基于模拟的资格认证项目。腹腔镜手术基础(fundamentals of laparoscopic surgery,FLS)培训项目最初由美国胃肠与内镜外科医师学会(Society of American Gastrointestinal and Endoscopic Surgeons,SAGES)设计开发,旨在培训与评价腹腔镜手术的基本知识和操作技能。许多针对该项目的研究表明,学员在 FLS 模拟课程中的表现与在手术室中的真实表现之间具有很强的相关性。目前,该项目已成为普外科培训重要的组成部分[72]。内镜手术基础(fundaments of endoscopic surgery,FES)是 SAGES 开发的另一个同类型课程,可为内镜专科医师提供资格认证[73]。在新兴的机器人手术领域,模拟同样发挥着重要的作用。当前,机器人手术正广泛应用于多个外科亚专业,在住院医师培训期间,每个医师接触机器人手术的机会存在差异,因此如何确保操作者的胜任力面临两难处境。虽然目前并不需要通过正式的资格认证来获得机器人手术的操作资质,但是参加机器人手术基础(fundamentals of robotic surgery,FRS)培训项目并获得资格认证正成为有志于从事该领域的外科医师的标准。FRS 项目由 14 个外科亚专业协会历经多次共识性会议而开发完成,是首个以机器人手术为培训目标的标准化课程[74]。该课程将教学与虚拟现实模拟相结合,以此来提升技术的熟练程度并掌握必要的团队协作技能。

众多的医学亚专科协会已经强制规定,受训医师在单独执业前必须完成若干基于模拟的或其他形式的资格认证课程。例如,美国外科医师委员会在 2009 年宣布,所有毕业的外科住院医师必须先完成 FLS 认证才有资格参加由其委员会举办的资格认证考试[65]。客观结构化临床考试(OSCE)是一种交互式的考核方法,其通过运用模拟器或标准化病人来测试各种临床场景下医务人员的诊断与操作技能、沟通能力及职业素养。自 20 世纪 70 年代以来,OSCE 在医学本科教育中发挥了重要作用。与标准的床旁技能考查相比,OSCE 在评价胜任力

方面具有更高的信度与效度。十多年来,美国的医学生在毕业前必须通过基于 OSCE 的美国执业医师资格考试第 2 阶段临床技能考试。而如今,OSCE 也正越来越多地被用于各医学亚专科的资格认证过程。加拿大皇家内科和外科医师学会将心肺与心脏视听模拟器列为 OSCE 的一部分,用于内科学专业的资格认证[75]。2018 年,美国麻醉医师执业资格认证委员会(ABA)在传统口试之外,首次将 OSCE 引入该机构的资格认证考试。在该考试中,由于考生需要完成多项技能测试(如展示超声的使用和区域麻醉技术、解读各种模拟监护数据及分析超声心动图),因此模拟技术发挥了特别重要的作用[76]。

在一些亚专科学会,如美国内科学委员会(American Board of Internal Medicine,ABIM)和 ABA 提供的执业资格认证维持(Maintenance of Certification,MOC)项目中,模拟的地位也在不断提高。ABIM 将高仿真模拟用于心脏介入医师的 MOC 计划,使其能对专业知识进行自我评价。而一些其他内科亚专业也正在考虑增加类似的认证手段。ABA 是第一个将沉浸式模拟课程纳入 MOC 系列课程的专科委员会[77]。虽然该课程并不属于 MOC 项目的强制要求,但是在美国,越来越多的模拟中心正在不断开设与之类似的课程。这些课程往往包含高仿真的计算机增强人体模型及虚拟现实模拟器,以达到强化技术性技能和团队培训的目的,此外,这些课程通常还强调危机资源管理练习。

结语

以模拟的方式来构建胜任力或进行资格认证考试是一个极具发展潜力的领域。在过去 10 年中,模拟在这些方面的应用有了长足进步,但远未成为主流。随着模拟技术变得愈加复杂及医疗系统对患者安全与质量保证的强烈关注,模拟评价很可能成为评估学员或专家以确保他们能安全、合理地进行医疗实践的最为广泛的手段。

(翻译 范羽,审校 何裔 方利群 李崎)

参考文献

1. Said by Paul Batalden,quoted in article by Kimberly Mitchell,Like Magic?(Every system is perfectly designed…"),Friday August 21,2015. www. Ihi. org.
2. James JT. A new,evidence-based estimate of patient harms associated with hospital care. J Patient Saf. 2013;9(3):122-8.
3. Makary MA, Daniel M. Medical error-the third leading cause of death in the US.BMJ. 2016;353:i2139.
4. Institute of Medicine(IOM). In:Kohn LT, Corrigan JM, Donaldson MS,editors. To Err is Human:building a safer health system. Washington,D. C:National Academy Press;2000.
5. Crosby PB. Quality is free. New York:McGraw-Hill;1979.
6. Duffy GL. The ASQ quality improvement pocket guide:basic history,concepts, tools, and relationships. Milwaukee, Wisconsin:ASQ Quality Press;2013. p. 62-5.
7. Healthcare Simulation Dictionary. 1st ed. 2016. p. 33. www. ssih. org/dictionary.
8. IOM. Redesigning continuing education in the health professions. Washington,D. C. :The National Academies Press;2010.
9. Chang TP,Gerard J,Pusic MV. Screen-based simulation, virtual reality, and haptic simulators. In:Comprehensive healthcare simulation:pediatrics. Cham:Springer;2016. p. 105-114.
10. Schwid H,Rooke G, Alec MD, et al. Use of a computerized advanced cardiac life support simulator improves retention of advanced cardiac life support guidelines better than a textbook review. Crit Care Med. 1999;27(4):821-4.
11. Tan GM,Ti LK, Tan K, Lee T. A comparison of screen-based simulation and conventional lectures for undergraduate teaching of crisis management. Anaesth Intensive Care. 2008;36(4):565-9.
12. Schwid HA,Rooke GA, Michalowski P, et al. Screen-based anesthesia simulation with debriefing improves performance in a mannequin-based anesthesia simulator. J Teach Learn Med. 2001;13(2):92-6.
13. Schwid HA,Rooke GA,Ross BK, Sivarajan M. Use of computerized advanced cardiac life support simulator improves retention of advanced cardiac life support guidelines better than a textbook review. Crit Care Med 1999;27:821-824.
14. McClusky DA,Gallagher AG,Ritter EM, et al. Virtual reality training improves junior residents' operating room performance:results of a prospective,randomized,double-blinded study of the complete laparoscopic cholecystectomy. J Am Coll Surg. 2004;199:73-8.
15. Aggarwal R,Grantcharov T,Moorthy K,et al. A competency-based virtual reality training curriculum for the acquisition of laparoscopic psychomotor skill. Am J Surg. 2006;191(1):128-33.
16. Neis F,Brucker S,Henes M, et al. Evaluation of the HystSim™-virtual reality trainer:an essential additional tool to train hysteroscopic skills outside the operation theater. Surg Endosc. 2016;30(11):4954-61. Epub 2016 Mar 9.
17. Mohtashami F,Dadelszen P,Allaire C,et al. A surgical virtual reality simulator distinguishes between expert gynecologic laparoscopic surgeons and perinatologists. JSLS. 2011;15(3):365-72.
18. Cohen AR,Lohani S,Manjila S,Natsupakpong S,et al. Virtual reality simulation:basic concepts and use in endoscopic neurosurgery training. Childs Nerv Syst. 2013;29(8):1235-44.
19. Haycock A, Koch A, Familiari P, et al. Training and transfer of colonoscopy skills:a multinational,randomized,blinded,controlled trial of simulator versus bedside training. Gastrointest Endosc. 2010;71(2):298-307.
20. Olasky J,Sankaranarayanan G, Seymour N, et al. Identifying opportunities for virtual reality simulation in surgical education:a review of the proceedings from the Innovation,Design,and Emerging Alliances in Surgery(IDEA)conference:VR surgery. Surg Innov. 2015;22(5):514-21.
21. Weigl M,Stefan P,Abhari K. Intra-operative disruptions,surgeon's mental workload,and technical performance in a full-scale simulated procedure. Surg Endosc. 2016;30(2):559-66.
22. http://www. compdatasurveys. com/2015/09/17/rising-turnover-rates-in-healthcare-and-how-employers-are-recruiting-to-fill-openings-2/.
23. Zigmont JJ,Wade A, Edwards T,Hayes K,Mitchell J,Oocumma N. Utilization of experiential learning,the learning outcomes model reduces RN orientation time by more than 35%. Clin Simul Nurs. 2015;11:79-94.
24. Dearmon V,Graves RJ,Hayden S,et al. Effectiveness of simulation based orientation of baccalaureate nursing students preparing for their first clinical experience. J Nurs Educ. 2013;52(1):29-38.
25. Malekzadeh S,Malloy KM, Chu EE, et al. ORL emergencies boot camp:using simulation to onboard residents. Laryngoscope. 2011;121(10):2114-21.
26. Will KK,Stepanek J,Brewer KK,et al. Interprofessional orientation for health professionals utilizing simulated learning:findings from a

pilot study. J Interprof Care. 2016;30(2):254-6.

27. Fey MK, Miltner RS. A competency-based orientation program for new graduate nurses. J Nurs Adm. 2000;30(3):126-32.

28. John Ovretveit. Achieving "value improvements" changes which improve quality and save money. The International Society for Quality in Health Care (ISQua). http://www. isqua. org/docs/geneva2012-docs/john-ovretveit. pdf? sfvrsn=0.

29. Pian-Smith MC, Simon R, Minehart RD, et al. Teaching residents the two-challenge rule: a simulation-based approach to improve education and patient safety. Simul Healthc. 2009;4(2):84-91.

30. Raemer DB, Kolbe M, Minehart RD, Rudolph JW, Pian-Smith MC. Improving anesthesiologists' ability to speak up in the operating room: a randomized controlled experiment of a simulation based intervention and a qualitative analysis of hurdles and enablers. Acad Med. 2016;91(4):530-9.

31. Beattie BE, Kinney J, Fitzgerald M, et al. Dental and dental hygiene students' perceptions of a standardized patient instructor conflict resolution program. J Dent Educ. 2014;78(10):1397-404.

32. Foley KM, Gelband H. Improving palliative care for cancer: summary and recommendations. Washington, D. C. : Institute of Medicine and National Academy Press; 2001.

33. Back A, Arnold R, Baile W, et al. Efficacy of communication skills training for giving bad news and discussing transitions to palliative care. Arch Intern Med. 2007;167:453-60.

34. Karkowsky CE, Landsberger EJ, Bernstein PS, et al. Breaking bad news in obstetrics: a randomized trial of simulation followed by debriefing or lecture. J Matern Fetal Neonatal Med. 2016;29(22):3717-23.

35. Lamba S, Tyrie LS, Bryczkowski S, Nagurka R. Teaching surgery residents the skills to communicate difficult news to patient and family members: a literature review. J Palliat Med. 2016;19(1):101-7.

36. Jewll K, McGiffert L. "To err is human—to delay is deadly" consumers union. 2009. Available at: http://www. safepatientproject. org/pdf/safepatientproject. org-to_delay_is_deadly-2009_05. pdf.

37. Weaver SJ, Salas E, Lyons R, et al. Simulation-based team training at the sharp end: a qualitative study of simulation-based team training design, implementation, and evaluation in healthcare. J Emerg Trauma Shock. 2010;3:369-77.

38. Riley W, Begun JW, Meredith L, et al. Integrated approach to reduce perinatal adverse events: standardized processes, interdisciplinary teamwork training, and performance feedback. Health Serv Res. 2016;51:2431.

39. Herbers MD, HEAer JA. Implementing an in situ mock code quality improvement program. Am J Crit Care. 2016;25(5):393-9.

40. Steinemann S, Berg B, Skinner A, et al. In situ, multidisciplinary, simulation-based teamwork training improves early trauma care. J Surg Educ. 2011;68(6):472-7.

41. Yager P, Collins C, Blais C, et al. Quality improvement utilizing in-situ simulation for a dual-hospital pediatric code response team. Int J Pediatr Otorhinolaryngol. 2016;88:42-6. Epub 2016 Jun 7.

42. Ragazzoni L, Ingrassia PL, Echeverri L, et al. Virtual reality simulation training for Ebola deployment. Disaster Med Public Health Prep. 2015;9(5):543Y6.

43. Rosen MA, Hunt EA, Pronovost PJ, et al. In situ simulation in continuing education for the health care professions: a systematic review. J Contin Educ Health Prof. 2012;32:243-54.

44. Deutsch ES, et al. Leveraging health care simulation technology for human factors research: closing the gap between lab and bedside. Hum Factors. 2016;58(7):1082-95.

45. Patterson MD, Geis GL, Falcone RA, LeMaster T. In situ simulation: detection of safety threats and teamwork training in a high risk 7 Role of Simulation in Healthcare Quality Assurance 80 emergency department. BMJ Qual Saf. 2013;22(6):468-77. https://doi. org/10. 1136/bmjqs-2012-000942.

46. Wheeler DS, Geis G, Mack EH, LeMaster T, Patterson MD. High reliability emergency response teams in the hospital: improving quality and safety using in situ simulation training. BMJ Qual Saf. 2013;22(6):507-14. https://doi. org/10. 1136/bmjqs-2012-000931. Epub 2013 Mar 1.

47. Wetzel EA, Lang TR, Pendergrass TL, Taylor RG, Geis GL. Identification of latent safety threats using high-fidelity simulation-based training with multidisciplinary neonatology teams. Jt Comm J Qual Patient Saf. 2013;39(6):268-73.

48. McEvoy MD, Field LC, Moore HE, et al. The effect of adherence to ACLS protocols on survival of event in the setting of in-hospital cardiac arrest. Resuscitation. 2014;85(1):82-7.

49. Paul R, Neuman MI, Monteaux MC, Melendez E. Adherence to PALS sepsis guidelines and hospital length of stay. Pediatrics. 2012;130:e273-80.

50. Smith KK, GilcrEAt D, Pierce K. Evaluation of staff's retention of ACLS and BLS skills. Resuscitation. 2008; 78 (1): 59-65. [PubMed: 18406037].

51. Chan PS, Nichol G, Krumholz HM, Spertus JA, Nallamothu BK. American Heart Association National Registry of cardiopulmonary resuscitation I. hospital variation in time to defibrillation after in-hospital cardiac arrest. Arch Intern Med. 2009;169(14):1265-73. [PubMed: 19636027].

52. Kessler DO, Walsh B, Whitfill T, et al. Disparities in adherence to pediatric sepsis guidelines across a spectrum of emergency departments: a multicenter, cross-sectional observational in situ simulation study. Emerg Med. 2016;50(3):403-15. e1-3.

53. Kerner RL Jr, Gallo K, Cassara M, et al. Simulation for operational readiness in a new freestanding emergency department: strategy and tactics. Simul Healthc. 2016;11(5):345-56.

54. DeRosier J, Stalhandske E, Bagian JP, et al. Using health care failure mode and effect analysis: the VA national center for patient safety's prospective risk analysis system. Jt Comm J Qual Improv. 2002;28:248-67.

55. Davis S, Riley W, Gurses AP, Miller K, Hansen H. Failure modes and effects analysis based on in situ simulations: a methodology to improve understanding of risks and failures. In: Henriksen K, Battles JB, Keyes MA, Grady ML, editors. Source advances in patient safety: new directions and alternative approaches, Performance and tools, vol. 3. Rockville: Agency for Healthcare Research and Quality; 2008.

56. Viswanathan HN, Salmon JW. Accrediting organizations and quality improvement. Am J Manag Care. 2000;6(10):1117-30.

57. Makary MA, et al. Medical error—the third leading cause of death in the US. BMJ. 2016;353:i2139.

58. Alkhenizan A, Shaw C. Impact of accreditation on the quality of healthcare services: a systematic review of the literature. Ann Saudi Med. 2011;31(4):407-16.

59. Regular standards and checklist for accreditation of ambulatory surgery facilities. In: American Association for Accreditation of ambulatory surgery facilities I, ed. Version 144, Gurnee; 2016.

60. www. acgme. org/what-we-do/accreditation/milestones/overview.

61. Miller GE. The assessment of clinical skills/competence/performance. Acad Med. 1990;65(Suppl):S63-7.

62. Scalese RJ, Obeso VT, Barry Issenberg S. Simulation technology for skills training and competency assessment in medical education. J Gen Intern Med. 2008; 23 (Suppl 1): 46-9. PMC. Web. 11 Nov. 2016.

63. https://www. acgme. org/Portals/0/MilestonesGuidebook. pdf? ver=2016-05-31-113245-103.

64. McSparron JI, et al. Simulation for skills-based education in pulmonary and critical care medicine. Ann Am Thorac Soc. 2015;12(4):579-86.

65. Devitt JH, et al. The validity of performance assessments using simulation. Anesthesiology. 2001;95(1):36-42.

66. Sidi A, et al. Simulation-based assessment to evaluate cognitive performance in an anesthesiology residency program. J Grad Med Educ. 2014;6(1):85-92.

67. Michelson J, et al. Competency assessment in simulation-based procedural education. Am J Surg. 2008;196(4):609-15.

68. Adrales GL, et al. A valid method of laparoscopic simulation training and competence assessment. J Surg Res. 2003;114(2):156-62.

69. Fried GM. FLS assessment of competency using simulated laparoscopic tasks. J Gastrointest Surg. 2008;12:210-2.

70. Ma IW, et al. Use of simulation-based education to improve outcomes of central venous cathetrization: a systematic review and meta-analysis. Acad Med. 2011;86(9):1137-47.

71. https://www. onlineaha. org/course_format.

72. Hafford ML, Van Sickle KR, Willis RE, et al. Ensuring competency: are fundamentals of laparoscopic surgery training and certification necessary for practicing surgeons and operating room personnel? Surg Endosc. 2013;27:118.

73. http://www. fesprogram. org/.

74. Smith R, et al. Fundamentals of robotic surgery: a course of basic robotic surgery skills based upon a 14-society consensus template of outcome mEAures and curriculum development. Int J Med Robotics Comput Assist Surg. 2014;10:379-284.
75. Royal College of Physicians and Surgeons of Canada Format of the comprehensive objective examination in internal medicine. http://www. royalcollege. ca/cs/groups/public/documents/document/y2vk/mday/~edisp/tztest3rcpsced002085. pdf.
76. American Board of Anesthesiology. Applied examination objective structure clinical examination content outline. http://www. theaba. org/PDFs/APPLIED-Exam/APPLIED-OSCE-ContentOutline.
77. Ross BK, Metzner J. Simulation for maintenance of certification. Surg Clin N Am. 2015;95(4):893-905.

8 执照与认证

Jonathan Lipps

引言

与所有与人类福祉面临危险相关的高风险行业一样，在医疗行业，特别是麻醉学专业，必须确保其从业人员达到并保持工作胜任力。复杂的利益相关者——患者、社会、保险公司、医院和医疗保健系统及专业协会，都需要高质量、高性价比的患者照护。随着模拟作为一种教学模式在医疗卫生领域兴起，它也被当作一种评价工具来应用。由于模拟具有再现真实临床环境、标准化、可重复性、避免患者受到伤害等优势，许多机构把模拟作为有效教学工具的同时，也把它用于执照与证书的认证[1]。尽管基于模拟的学员评价通常是形成性评价，或是为了提供反馈和行为改进而设计的，但是终结性评价、重大胜任力评价也可将其用作执照与证书考试的标准。模拟技术的进步使得临床环境的再现变得越来越真实，执照与认证机构对于将其作为临床熟练度评价工具的实用性和有效性充满信心。Miller 金字塔描述了四个胜任力级别金字塔，其中基础是"知道原理"，而后是"知道怎么做"，然后是"展示怎么做"，最后是"实际作为"，该模型经常被用来支持模拟在医学教育和评价中的优势[2]。与传统的评价方法（笔试和口试）不同，受试者在传统评价时只能展现出"知道怎么做"，但将其置于模拟的临床环境中时，他们可以在直接观察下操作，或按照 Miller 金字塔，可以"展示怎么做"。目前，模拟已被用于各阶段医学教育的胜任力评价。因此，目前接受培训的麻醉医师在其职业生涯的很多阶段都会遇到模拟评价。麻醉医师在使用模拟作为教学工具方面处于引领地位，模拟评价贯穿整个麻醉学专业培训和实践的评价，该领域正处于快速发展时期。本章将回顾目前在麻醉学本科生、研究生和继续教育阶段，模拟教学的使用和作为执照及证书评价工具的证据，将探讨当前实践情况。在结语中，将基于当前的发展趋势，简要介绍模拟认证的未来。

执照

目前，最被大家所公认的基于模拟进行认证的例子是将其作为美国执业医师资格考试（USMLE）的一个组成部分。自 2004 年以来，完成 USMLE 第 2 阶段临床技能考试是获得美国行医资格证的必要条件。这个考试的目的是评估学生在沟通和人际交往技能、英语口语水平及信息收集/阐释方面的能力，而这些能力难以通过笔试评价。第一次迭代是在 1998 年由外国医学毕业生教育委员会（Education Commission for Foreign Medical Graduates）为非美国医师在进入执业前引入的，包括一系列与标准化病人的互动[3]。2004 年，由于医疗事故、医疗差错和患者满意度下降的报告增多，美国国家医学考试委员会（National Board of Medical Examiners，NBME）以第 2 阶段临床技能的形式推出了类似的考核。当前，第 2 阶段临床技能的考核形式包括 12 次时长为 15 分钟的与标准化病人互动，分布在一天 8 小时时长的考试中。大多数互动是与标准化病人面对面地进行沟通，但也有一些是通过电话进行的。除测试非技术性的沟通技能外，还涉及对体格检查技能、病历书写和影像学判读等项目进行评估。考试由三个独立的必须都通过的子部分组成，包括沟通和人际交往技能（CIS）、英语口语能力（SEP）和综合临床应对能力（ICE）[4]。通过分析住院医师项目主任的评分发现，该考试模式与实习生的实际表现显著相关，并且与第 1 阶段和第 2 阶段考试中的多项选择题相比具有更好的预测能力[5]。

与其他基于模拟的强制性考核一样，第 2 阶段临床技能考试并非没有争议[6]。Alvin 指出，在这一项需要大量人力投入管理的考试中，"方便、经济和价值"成为焦点，这导致该考试在全国范围内只有少数的几个地点可以实施。需支付 1 290 美元的考试费用（以 2019 年为例），其中还不包括差旅费用，这对美国医学生来说可能是一个挑战，他们中的许多人已经背负了巨额助学贷款债务，同时还要平衡医学院的要求和住院医师面试。此外，该考试的特点是考试成绩只有通过/不通过，事实上无法向考生提供形成性评价反馈，使得考试的效用或"价值"遭到质疑。许多表现不佳的学生可能会利用详细的成绩报告来集中精力提高临床成绩。此外，数据表明，USMLE 的结果对查询医学生的住院医师培训准备情况相关数据的项目来说，不是特别有用。2012—2013 年，在 20 201 名美国医学生中，98% 的学生在第一次参加第 2 阶段临床技能考试时能"通过"。在之前没有通过考试的学生中，80% 的学生最终也取得了"通过"的成绩。如此大比例的学生在考试中获得相同的成绩，对能力的分层几乎没有作用。另一项研究显示，第 2 阶段临床技能考试的表现与住院医师项目主任根据学生第一年的表现给出的评分之间存在正相关，但相关性不强[7]。虽然有这样的批评，但是第 2 阶段的临床技能考试仍然是所有医学毕业生要完成的要求，并且是医学院校课程开发的依据之一。在美国的医学院中，模拟作为临床课程的一个组成部分几乎无处不在，包括客观结构化临床考试（OSCE），这些考试被设计用来模拟第 2 阶段临床技能考试中出现的标准化病人考核部分[8]。

美国执业医师资格考试的最后阶段，即 USMLE 第 3 阶段，尽管在内容和形式上与 USMLE 第 2 阶段有很大不同，但仍然包含了模拟评价部分。作为参加考试的先决条件，考生必须获得医学学位，因此往往在住院医师培训的早期才能参加考试。连续几天的考试可分为两个部分，包括独立操作基础、多项选择题测评临床基础知识和临床综合处理，以考察医学知识在临床实践工作中的应用。后一部分由多项选择题及 13 个基于计算机的病例模拟（computer-based case simulations，CCS）组成，这些病例模拟采用 Primum® 软件，完全是基于虚拟的屏幕模拟[9]。在每个情境案例中，都会向考生提供一张虚拟患者的照片和一个关于考核目的的附带说明，案例可以发生在住院部或门诊环境中。考生在软件内自由输入文字来开始诊疗行为，如体格检查、诊断检查、操作干预或药物治疗。测试时点击

"启动时钟"推动剧情发展，展现每个行为产生的后果，在达到设定时间或实现教学目标后该案例结束。USMLE 第 3 阶段中呈现的虚拟的屏幕模拟情境案例可以在不受标准化病人所带来的时空限制的前提下，对医疗行为进行评价。例如，可以进行长时间（数周到数月）的随访，也可以在各种环境下（如诊所、急诊室或疗养院）与单个患者进行互动。虽然考试开始时有一个 7 分钟的软件教程，但 USMLE 鼓励考生们提前练习并熟悉 Primum® 软件。与 USMLE 第 2 阶段临床技能的标准化病人考站不同，这种考试形式无法评价人际沟通、职业素养和体格检查技能。通过使用标准化病人和屏幕模拟，USMLE 第 2 阶段临床技能和第 3 阶段病例模拟提供了对受试者的互补评价，并展示了两种截然不同的模拟评价模式的优点和局限性。

专科认证

尽管基于模拟的评价（此后统一简称为模拟评价）在 21 世纪早期已经广泛应用于美国的医师资格考试，但是将它用于专科认证仍是相对新颖的领域。美国家庭医学委员会和美国外科学委员会分别于 2004 年和 2009 年要求将模拟评价纳入初级认证的考核[10]。美国麻醉医师执业资格认证委员会（ABA）以往通过病例分析的口试来评价医学知识的临床应用，2018 年开始将基于模拟的 OSCE 作为应用考试的一部分。在此之前，麻醉学受训学员的唯一强制性模拟培训要求是美国毕业后医学教育认证委员会（ACGME）提出的每年至少有一次模拟体验[11]。尽管将 OSCE 纳入应用考试代表美国麻醉医师认证考核的巨大变化，但其实国际上存在先例，最知名的是在以色列、英国和加拿大，它们的评价机构均将模拟评价纳入初级认证过程。2003 年以色列麻醉学委员会首次引入 OSCE 进行初级认证[12]。考试体系的创立依赖于全国共识，采用改进的 Delphi 法以确保内容和形式的有效性。OSCE 目前的考核形式包括五个考站，涵盖创伤管理、复苏、手术室危机管理、机械通气和区域麻醉等领域（表 8.1）。在每个考站 15 分钟的 OSCE 中，考官使用技术性技能项目核查表和非技术性技能评分表对考生进行评价。技术性技能项目核查表包括标记是否实施了一些关键操作。考试采用多种模拟方式，包括标准化病人、基于模型的模拟和部分任务训练器。以色列 OSCE 在区域麻醉技术的

能力评价方面具有创新性,它要求考生帮助标准化病人摆放体位,确定相关解剖结构和定位标志,摆放阻滞针(不插入),并向考官阐述局部麻醉药的选择、预期作用时间和可能的并发症。通过这种方法将传统口试的要素与模拟评价的部分结合起来[13]。对 OSCE 的效度分析显示出良好的考官间信度,但 OSCE 成绩与传统口试成绩的相关性较差。这样的结果并非完全出乎意料,可能表明 OSCE 在对以前其他方式无法评价的能力方面体现了价值。

表 8.1　以色列客观结构化临床考试(OSCE)内容

模块	内容	模拟方式
创伤管理	高级创伤生命支持(ATLS)原则	高仿真
复苏	高级生命支持(ACLS)原则	高仿真
手术室危机管理	血流动力学变化的管理	高仿真
机械通气	肺顺应性,呼吸机设置,血气结果解读	任务训练器,低仿真
区域麻醉	体表解剖定位,阻滞针定位,并发症	任务训练器,标准化病人

英国皇家麻醉医师学院也实施了一项基于 OSCE 的评价考试以作为初级认证的要求。此通过性考试由 18 个考站组成,这些考站与以色列 OSCE 中的许多主题重叠,此外还有专门用于评价沟通技能、病史采集、解剖关系理解和影像判读的考站。该考试的独特之处在于考生还可能被要求对常用麻醉设备进行安全检查,并评价是否存在故障[14]。由于认识到以色列和英国将模拟评价用于认证考核的实用性,以及对模拟评价的仿真度和有效性的信心不断增强,其他国家也开始采用基于模拟的内容来强化其认证过程。自 2010 年以来,加拿大皇家内科和外科医师协会(RCPSC)虽然没有采用上述 OSCE 的形式,但已将其所称的"增强现实"纳入认证考核的口试部分。这种形式包括向考生提供一个屏幕,用于显示生命体征的变化、实验室检查数据和影像诊断。虽然这种形式确实使考生以视觉的方式参与考试,但仍然没有达到让受试者"展示怎么做"的 Miller 金字塔的标准[15]。这种方法被称为"模拟辅助",因为尽管它利用了模拟活动中常见的多媒体特征,

但是却没有体现基于模拟的学习或评价的动态变化特征。

最近,ABA 试图通过修改分阶段进行的一系列认证考试来改变美国麻醉医师的认证过程,最终形成应用考试。2018 年,在认证过程中引入的最后阶段的考试(包括传统的口试和 OSCE 部分)与以色列和英国的相似,由 7 个考站组成,每站时长为 8 分钟[16]。其中,设立 OSCE 部分的目的是让考生展示在传统的口试和笔试中难以评价的非技术性技能,以便评价 Miller 金字塔的"展示怎么做"和"实际作为"的胜任力水平[17]。

ABA 应用考试的 OSCE 部分将利用标准化病人、模拟麻醉监护仪和模拟超声心动图检查来评价各方面胜任力的熟练程度(表 8.2)[18]。

表 8.2　美国麻醉医师执业资格认证委员会的客观结构化临床考试内容

测试技能	核心胜任力	模拟方式
知情同意	人际关系和沟通技巧,患者照护	标准化病人
治疗选择	人际关系和沟通技巧,患者照护	标准化病人
围操作期并发症	人际关系和沟通技巧,患者照护	标准化病人
伦理问题	人际关系和沟通技巧,职业素养	标准化病人
与其他专业人士沟通	人际关系和沟通技巧	标准化病人
基于实践的学习和改进	基于实践的学习和改进	标准化病人
监护仪的判读	患者照护	计算机虚拟
超声心动图的解读	患者照护	计算机虚拟
超声影像的应用	患者照护	任务训练器

虽然应用考试中的 OSCE 旨在评价一些技术性和非技术性临床技能的熟练程度,但执业麻醉医师必须能够在紧张的、动态变化的手术室环境中有效地发挥作用。目前,在 ABA 认证过程的任何阶段还没有加入高仿真模拟(high-fidelity simulation, HFS)的计划。HFS 可以通过高仿真模拟人再现真实的临床情境。7 个巡回考站中的大多数互动情

境发生在术前或术后的环境。如果情境再现脱离了麻醉医师的临床实际工作环境,那么对许多技术性和非技术性技能来说评价价值就有些局限。在高度紧张、动态变化的手术环境中,麻醉医师在态势感知、有效沟通、资源利用和基于变化信息的及时临床决策等技能方面的熟练程度,对患者来说可能意味着生和死的差别。而传统的 ABA 认证口试虽然可以让考生展示医学知识在临床决策中的应用,但是只是对口头信息作出口头回应。这与正在讨论的临床情境相比,无疑丧失了高度的真实性,如临床上在应用困难气道流程图之前,可能出现提示缺氧的脉搏血氧饱和度报警。这种真实性的丧失造成了一个缺陷,即考生只是展示"知道怎么做",而没有表现出"展示怎么做"的能力,并且在很大程度上影响了考官对考生临床胜任力的评价。一个能够评价 Miller 金字塔更高水平能力的模拟评价工具,一定会提供一个对考生、认证机构甚至整个社会都有价值的工具。

澳大利亚和新西兰麻醉医师学院(Australian and New Zealand College Anesthetists, ANZCA)是首批尝试应用 HFS 的潜力来填补传统认证过程中一些不足的认证机构之一[19]。自 2002 年以来,学院要求学员接受基于模拟的有效麻醉危机管理(EMAC)课程。澳大利亚、新西兰提供的两天半的课程由五个模块组成:人为因素、气道管理、麻醉危机、心血管紧急状态和创伤管理[19-20](表 8.3)。EMAC 课程以 12 名学员为一组的形式授课,并使

表 8.3 有效麻醉危机管理(EMAC)课程内容

模块	内容	模拟方式
人为因素表现	人为因素,患者安全的系统路径	讨论,视频回放,游戏,高仿真模拟
紧急气道	无创气道,外科气道,困难气道的计划	视频回放,任务训练器,高仿真模拟
麻醉危机	与药物或设备相关的紧急情况,诊断和管理策略	高仿真模拟,随后视频辅助下复盘
心血管紧急状态	高级生命支持(ACLS),紧急血管通路建立	病例讨论,高仿真模拟
创伤管理	初次及二次评价,患者转运,颈椎损伤,头部创伤,胸部创伤	复杂多发伤情境案例的高仿真模拟

用高仿真模拟人进行模拟。该课程中教授的许多原则都是基于 Gaba 等在 20 年前首次提出的麻醉危机资源管理[21]。尽管参与课程是强制性要求,但与以色列和英国 OSCE 认证的终结性评价不同,该课程的评价是形成性的,因此 EMAC 并不算重大考试。鉴于 EMAC 的性质,ANZCA 能够为罕见和危机情境案例提供体验和评价机会,是 HFS 的优势。

认证维持

认证机构在认识到有必要为新培训医师制定质量标准的同时,还应努力提供有意义的继续医学教育(CME)课程,以确保执业医师能继续胜任工作。随着各专业领域临床知识的更新和管理经验的积累,要求医师保持终身学习的态度。因此,美国专科医师委员会(American Board of Medical Specialties, ABMS)要求成员委员会制定认证维持(MOC)计划,以便公众对医师能以最高标准致力于患者安全并提供优质诊疗充满信心[22]。2004年,麻醉医师执业资格认证维持(MOCA)启动,并在过去 10 年中发展出目前的四部分内容:第一部分为职业素养和专业形象;第二部分为终身学习和自我评价;第三部分为知识评价、判断;第四部分为技能,以及医疗实践的改进[23]。MOCA 第四部分的要求可以通过参与由美国麻醉医师协会(ASA)认证的模拟中心所提供的模拟培训体验来实现。ABA 是 ABMS 中第一个将基于模拟的内容作为MOC 计划的一部分的协会,并于 2010 年将此作为取得所有执业证书的要求[24]。这一要求随后在最新版本(2015 年的 MOCA 2.0)中被删除,因为引入了满足 MOCA 第四部分要求的其他选项[23]。尽管取消了这项要求,但模拟课程仍然是麻醉医师寻求满足 MOCA 第四部分要求的热门选择。与 ANZCA 的 EMAC 课程非常相似的是,MOCA 模拟课程由ASA 的模拟教育网络(Simulation Education Network, SEN)认可的将近 50 个中心提供,主要由高仿真模拟人课程组成,其强调术中危机管理,并拥有高师生比。与 EMAC 不同的是,MOCA 第四部分模拟课程通过一天内 6~8 小时课程完成。虽然每个 ASA 模拟中心在开发提供的 MOCA 课程时有一些差别,但 ABA 规定了某些要素:积极参与真实的情境模拟,随后进行复盘,强调团队合作和沟通;师生比不低于 1∶5;所有参与者都有机会作为"主角"

麻醉医师。模拟情境主要涉及血流动力学紊乱和低氧血症,尽管在标准化方面作出了一些规定,但不同机构情境案例的内容也可以有所不同[25]。ASA 模拟编辑委员会对各中心的严格认证流程使得每门课程的形式、情境内容和复盘技巧都有相似之处。中心可以不同程度地将理论教学作为情境模拟后复盘的一个组成部分,或使用部分任务训练器作为高仿真情境模拟的补充。课程不采用通过/不通过的形式,不进行正式评估,参与者的表现也不与 ABA 分享。所有反馈和评价都是形成性的,通过情境模拟及随后的复盘实现[26]。视频记录可用于辅助情境模拟后的复盘,但不能对参与者的表现作出终结性报告。

由于 MOCA 第四部分活动旨在对临床实践和实践改进进行反思,每个参与者必须在参加课程后立即向 ABA 提交三份受模拟培训启发的实践改进计划。90 天后,参加者必须提交一份关于执行情况的补充报告,以获得 MOCA 第四部分的全部学分。根据最近的一项分析,在模拟培训后的 3 个月内,超过 90% 的参与者报告至少实施了一项改进计划,其中大部分可归为三大类,包括基于系统的实践、团队合作或 CRM,以及医学知识[27]。

在模拟课程作为 MOCA 第四部分的要求引入后的最初几年,反馈绝大多数是正面的。在一项对最初 583 名接受该课程的专科医师的研究中,99% 的人同意或强烈同意"课程内容与我的实践相关"的说法,94% 的人同意它将"改变我的实践"的说法,所有人都认为这是一次积极的经历[24]。尽管如此,所有 ABA 专科医师是否都需要在每 10 年的再认证过程中参加 MOCA 模拟课程尚存争议。对 MOCA 模拟提出批评的主要理由是时间和金钱成本。设计和主持一个 6~8 小时课程所需的资源并非微不足道,虽然情况因机构而异,但每个学员注册该课程的费用至少需要 1 500 美元。而这些课程只在数量有限的 ASA 认可的中心提供,这可能会给参与者造成大量差旅和住宿花费[28]。2015年,根据成员的反馈,ABA 修订了 MOCA 第四部分要求,使模拟培训成为 MOCA 第四部分众多选择中的一项。尽管有这些变化,模拟培训仍然很受欢迎,部分原因是 ABA 鼓励模拟培训成为每 5 年完成一次 MOCA 第四部分的最高效方法。参与者每出勤 1 小时可获得 3 个学分,相比而言,对于自我报告质量改进计划的记录,其每小时工作量仅获得 1 个学分。

最近,ASA 支持一项倡议,即为 MOCA 第四部分学分引入屏幕模拟。ASA SimSTAT 的模块 1 或基于屏幕的高级培训技术于 2017 年 7 月发布。该项目是与 CAE Healthcare 和几位公认的模拟教育专家的麻醉顾问合作开发的[29]。通过 SimSTAT 软件,用户可以通过个人计算机访问视觉虚拟手术室中包含的模拟案例。作为初级麻醉医师,将通过与其他医护人员沟通、给药及使用标准麻醉相关设备来对某个病例进行管理。监护仪屏幕将根据案例的进展和用户采取的行动,显示患者生命体征的变化。目前,已经制作了五个模块,涉及创伤、阑尾切除术、机器人手术、PACU 和分娩。与 ASA 认可的模拟中心为期一天的 MOCA 课程不同,这种形式方便用户按照自己的速度进行自主学习,还能搭配使用 Larry Chu 博士通过斯坦福医学麻醉信息学和媒体(AIM)实验室制作的课后教育模块。情境案例可以重复进行以探索不同用户的操作对案例结果的影响。尽管许多主题能够通过情境模拟后的小组复盘得到很好的解决,但像 CRM 原则,如有效沟通、领导力和明确职责等,可能无法通过屏幕模拟的方式得到有效加强;而对于其他目标,如医疗决策制定、监护仪数值判读和资源调动,视觉虚拟手术室的方法被证明同样有效。此外,基于软件的按需式程序的便利性,可能使屏幕模拟成为获得 CME 或 MOCA 学分的一个有吸引力的选项。SimSTAT 不太可能取代本人现场参加模拟课程的认证维持需求,但可以为在参加 ASA 认可的模拟课程方面有地域或其他限制的人提供一个替代方案。

结语

由于公众、医疗卫生系统和专业协会对于确保从业人员胜任力的需求,执照和认证机构需要寻求更有效的执照考核、初级认证和认证维持的评价方法。长期以来,模拟技术在医疗保健领域的应用一直以在安全环境中提供可重复、真实体验的优势而受到重视,它提供了多种工具来满足这一需求,目前在本科生、研究生和毕业后教育阶段都有应用。作为一名医学本科生,未来的麻醉规范化培训学员在 USMLE 第 2 阶段临床技能中可以得到模拟评价,该评价利用基于 OSCE 的模拟和标准化病人,同时在 USMLE 第 3 阶段会遇到使用屏幕模拟的临床情境案例。在完成住院医师培训之后,模拟评价再次以 OSCE 的形式出现在 ABA 的应用考试中,该部分将评价受试者在技术性和非技术性技能方面的胜任力。在完成初级认证之后,麻醉学认证维持的新要求包括基于模拟人的高仿真模拟。沉浸式的屏幕模拟也可用于寻求 CME 和 MOCA 学分的人,尽管随着技术的进步,这个软件可能会有很大的变化。在终结性评价中越来越多地使用模拟技术的趋势几乎没有减缓,这也为始终处于模拟教育和评价前沿的行业创造了机会。

（翻译　张鸿,审校　时文珠　方利群　李崎）

参考文献

1. Banerjee AA. Using simulation for primary certification. Int Anesthesiol Clin. 2015;53:42. Lippincott Williams and Wilkins.
2. Miller GEG. The assessment of clinical skills/competence/performance. Acad Med. 1990;65:S63. Hanley Belfus.
3. AIA L. Standardized patients: the "other" simulation. J Crit Care. 2008;23(2):179.
4. Step 2 Clinical Skills (CS) Content Description and General Information. [Internet] National Board of Medical Examiners and Federation of State Medical Boards of the United States, Inc [updated 2017 May; cited 2017 June 1]. Available from: http://www.usmle.org/pdfs/step-2-cs/cs-info-manual.pdf.
5. Taylor MLM. The relationship between the National Board of Medical Examiners' prototype of the Step 2 clinical skills exam and interns' performance in the six core ACGME competencies. Acad Med. 2005;80(5):496.
6. Alvin MDM. The USMLE Step 2 CS: time for a change. Med Teach. 2016;38(8):854.
7. Winward MLM. The relationship between communication scores from the USMLE step 2 clinical skills examination and communication ratings for first-year internal medicine residents. Acad Med. 2013;88(5):693.
8. Medical simulation in medical education: results of a AAMC survey. [Internet] Association of American Medical Colleges. Washington D.C. 2011. [cited Sept 29]. Available from: https://www.aamc.org/download/259760/data.
9. Step 3 Content Description and General Information. [Internet] National Board of Medical Examinders and Federation of State Medical Boards of the United States, Inc [updated 2016 November; Cited 2017 June 1] Available from.: http://www.usmle.org/pdfs/step-3/2015content_Step3.pdf.
10. Levine AI, Schwartz AD, Bryson EO, DeMaria S. Role of simulation in US Physician Licensure and Certification. Mt Sinai J Med. 2012;79:140–53.
11. Steadman RH, Huang YM. Simulation for quality assurance in training, credentialing and maintenance of certification. Best Pract Res Clin Anaesthesiol. 2012;26:3–15.
12. Berkenstadt H, Ziv A, Gafni N, et al. Incorporating simulation-based objective structured clinical examination into the Israeli National Board Examination in anesthesiology. Anesth Analg. 2006;102:853–8.
13. Ben-Menachem EE. Objective structured clinical examination-based assessment of regional anesthesia skills: the Israeli National Board Examination in anesthesiology experience. Anesth Analg. 2011;112:242. Williams & Wilkins.
14. The Royal College of Anaesthetists Examination Overview [Internet]. Accessed June 1. Available from: http://www.rcoa.ac.uk/examinations/primary-frca-osce-soe. http://www.rcoa.ac.uk/node/293.
15. Blew PP. The evolving Royal College examination in anesthesiology. Can J Anesthesia. 2010;57:804. Canadian Anaesthetists' Society.
16. ABA Staged Exam Policy Book [Internet]. American Board of Anesthesiology [updated 2017 February; cited 2017 June 1]. Available from: http://www.theaba.org/PDFs/BOI/StagedExaminations-BOI.
17. Rathmell JPJ. Objective structured clinical examination and board certification in anesthesiology. Anesthesiology (Philadelphia). 2014;120:4. American Society of Anesthesiologists.
18. ABA Applied Examination Objective Structured Clinical Examination Content Outline [Internet] cited June 1 2017. Available from: http://www.theaba.org/PDFs/APPLIED-Exam/APPLIED-OSCE-ContentOutline.
19. Weller J. Effective management of anaesthetic crises: development and evaluation of a college-accredited simulation-based course for anaesthesia education in Australia and New Zealand. Simulation in healthcare: journal of the Society for Medical Simulation. 2006;1:209. Lippincott Williams and Wikins.
20. Effective Management of Anaesthetic Crises Course Handbook. [Internet]. Austarian and New Zealand College of Anaesthetists [updated 2017 February; cited 2017 June 1]. Available from: http://www.anzca.edu.au/documents/eu-emac-course-handbook-20170216-v1-0.pdf.
21. Gaba D, Fish K, Howard S. Crisis management in anesthesiology. 1st ed. London: Churchill Livingston; 1994. p. 290.
22. Miller SHS. American Board of Medical Specialties and repositioning for excellence in lifelong learning: maintenance of certification. J Contin Educ Health Prof. 2005;25:15. John Wiley & Sons Inc.
23. About MOCA 2.0 [Internet]. The American Board of Anesthesiology [cited 2017 June 1]. Available from: http://www.theaba.org/MOCA/About-MOCA-2-0.
24. McIvor WW. Simulation for maintenance of certification in anesthesiology: the first two years. J Contin Educ Health Prof. 2012;32:236. John Wiley & Sons Inc.
25. McIvor WR. A taxonomy of delivery and documentation deviations during delivery of high-fidelity simulations. Simul Healthc. 2017;12(1):1. (1559–2332).
26. Weinger MBM. Misconceptions surrounding the maintenance of certification in anesthesiology simulation course. Anesthesiology (Philadelphia). 2014;121:655. American Society of Anesthesiologists.
27. Steadman RHR. Practice improvements based on participation in simulation for the maintenance of certification in anesthesiology program. Anesthesiology (Philadelphia). 2015;122:1154. American Society of Anesthesiologists.
28. Endorsed Simulation Centers [Internet]. American Society of Anesthesiologists [cited 2017 June 1]. Available from: https://education.asahq.org/totara/asa/core/drupal.php?name=sim-endorsed.
29. Anesthesia SimSTAT [internet]. American Society of Anesthesiologists [cited 2017 June 1]. Available from: https://www.asahq.org/education/simulation-education/anesthesia-simstat.

9 引领地位与业界的认可

Amanda Burden

引言

引领模拟教学领域：麻醉学科处于前沿地位

早在 20 世纪 20 年代,麻醉医师就致力于开创和拓展基于模拟的医学教育(表 9.1),旨在改进患者安全。在过去 10 年中,医学教育家对这种教学方法的兴趣激增,越来越多的医学院校开始开发模拟课程,认证机构也逐渐要求在教育和认证过程中增加模拟课程。麻醉医师在模拟教育的引领地位仍然不容忽视。

表 9.1 麻醉模拟教学先驱

时间	作者	贡献
20 世纪 20 年代	Lundy	创建实验室环境:训练医师的局部麻醉技术、训练手术室环境下的危机管理
20 世纪 60 年代	Safar,Lund	开创了心肺复苏(CPR)和机械通气流程;CPR 人体模型
20 世纪 60 年代	Denson	发明 Sim One 模拟人:第一个生理仿真的人体模型
20 世纪 70 年代	Cooper	认识到麻醉意外中人为因素(差错)的作用;推动成立了麻醉患者安全基金会(APSF)
20 世纪 80 年代	Gaba	创建麻醉危机资源管理;发明模拟器并模拟现实场景
20 世纪 80 年代	Good,Gravenstein	发明计算机模拟器:Gainesville 麻醉模拟人

注:此表重点介绍麻醉学科对改进患者安全的贡献,从而推动了模拟的使用和发展[1-4]。

麻醉医师是开发模拟技术并将其引入医学教育的先驱。最早使用模拟技术培训医师的记录可以追溯到 20 世纪 20 年代由梅奥诊所(Mayo Clinic)麻醉科主任 John Lundy 博士创建的"解剖实验室"。为了提高外科专科医师的局部麻醉技术,同时激发他们和其他内科医师对新兴的麻醉学科的兴趣,Lundy 博士首次开发了一个解剖学教学项目,创建了尸体解剖实验室,住院医师可以在实验室进行外科操作技能训练。这个实验室最初主要是外科住院医师使用,后来逐渐发展成为多学科共用的实验室[1-2]。

解剖实验室发展迅速。Lundy 博士发现,在解剖实验室学习过的外科专科医师在手术室对患者进行实际操作时,能更好地掌握患者的解剖结构和局部麻醉技术[2-3]。Lundy 博士还开发了一个可以再现手术室环境的模拟课程,住院医师可以在类似手术室的环境中练习操作技术,掌握解剖学,并获得反馈,而这些在手术室是无法实现的[3]。

引领患者安全

在 20 世纪 80 年代,两个人体模拟人被开发出来。这两个项目是各自独立进行的,灵感源自 Jeffrey Cooper 博士等对医疗差错与人为因素的研究。麻醉患者安全基金会(APSF)是模拟研究的早期资助者,Cooper 博士的研究是推动 APSF 成立的因素之一[4-6]。在 APSF 的资助下,斯坦福大学的 David Gaba 博士等和美国退伍军人事务部 Palo Alto 医疗保健机构开发了一个模拟人。该模拟人能够显示生命体征,通过调控这些生命体征参数来模拟危机事件。它被放置在一个真实的手术室,周围摆放着真实的医疗设备,这样就营造出了一个高度仿真的模拟环境,用来研究学员在麻醉管理中的表现[7-9]。通过模拟体外循环的动物实验,Gaba 博士研究了学员们在患者紧急情况下的决策能力[7-8]。他将

"机组资源管理"(一种用于航空领域的团队训练方法)应用于麻醉场景,并称为麻醉危机资源管理(ACRM)[7-8]。该课程主要关注危机管理的基本原则,包括领导力、团队合作、任务分配、沟通、信息和资源的充分利用及不断再次评估临床状况等,详见第五章相关内容。Gaba 博士的团队通过模拟教学向麻醉医师展示和教授 ACRM,并探索临床医师在动态环境中的行为和决策能力[7-8]。

与此同时,佛罗里达大学的一个多学科团队也在 APSF 的资助下开发了一个模拟项目,旨在提高麻醉住院医师的临床技能。在麻醉医师 Michael Good 博士和 J. S. Gravenstein 博士的带领下,该项目开发了 Gainesville 麻醉模拟人(GAS)[10](在第一章中已对模拟的历史进行了详细阐述)。

美国麻醉医师协会

2004 年,美国麻醉医师协会(ASA)成立了模拟教育工作组,致力于呼吁其成员为麻醉主治医师们提供继续医学教育(CME)。该工作组的目标是组建全国性的模拟项目协作组织。2006 年,该工作组起草了一份名为"ASA 批准的麻醉学模拟项目"的白皮书。与此同时,工作组对 1350 名 ASA 成员进行了一项调查,结果显示,大多数成员(81%)表示对基于模拟的 CME 感兴趣,77% 的成员表示他们认为基于模拟的 CME 优于传统以讲座为基础的 CME。ASA 成员们认为逼真的模拟人(77%)、高师生比(76%),以及逼真的模拟环境(69%)等特点是基于模拟的培训的显著优势,而操作录像(51%)和多学科训练(50%)的重要性略低一些。此外,71% 的成员希望对他们的表现进行评价[11]。同年,ASA 模拟教育委员会成立,旨在促进 ASA 成员获得高质量的模拟教育。该委员会制定了模拟教育项目的认可准则,创建了模拟教育网络(Simulation Education Network,SEN),还制定了课程指南。2010 年,模拟获批成为麻醉医师执业资格认证维持(Maintenance of Certification in Anesthesiology,MOCA®)要求中的第四部分[11]。

模拟教育网络(SEN)成员的项目要求

ASA 模拟教育委员会最终成为 ASA 模拟培训编辑委员会(SEB),确立了模拟项目的必备要素,并创建了申请流程。每个模拟项目的基本要素包括:①项目主任;②模拟导师;③教学内容专家;④课程;⑤课程主任。项目由他们提供的课程来定义;每个项目必须有一位权威的项目主任,凭借他对于模拟教学的专业知识领导该模拟教育项目,以及一名同样熟练掌握模拟教学的模拟导师来指导该模拟课程[12]。此外,项目要求遵循 Issenberg 和 McGaghie 对模拟项目系统评价所确定的要求(表9.2)[13-14]。下面列出的这些标准旨在提供项目审批的最低要求,鼓励项目进行反复审查并提升课程和师资水平(表9.3)。

表9.2　有助于高效学习的模拟要素

反馈:最重要的部分,提供了反思和改进实践的机会

利用反馈进行反复训练,以便进行刻意练习

可调整所需的难易程度,供学员改进练习

应采用多种学习策略

临床(参数或剧情)变化应恰当,并与参与者的操作处置相适应

教师应能控制情境案例的发展

应该提供个性化学习的机会

项目和课程应该有明确的结果和标准

模拟环境尽可能真实

应将模拟项目整合到课程中

注:本表列出了为学员提供高效学习的模拟项目的要素。资料来源于 Issenberg 和 McGaghie[13]。

表9.3　美国麻醉医师协会(ASA)模拟教育网络的基本要素

项目概述	项目应详细列出宗旨说明和总目标
教育项目	认可的项目必须为麻醉学学生、住院医师和主治医师提供健全的教育产品
情境案例	情境案例必须与参与医师的水平匹配和相关
课程开发	项目必须有标准的课程和课程体系的开发流程
师资培训	项目必须有持续的师资培训计划
领导力	项目主任必须接受过模拟应用的培训,有机构支持,并且有时间投入该项目
设施和设备	基础设施必须与 CME 项目匹配
规章制度和流程	项目必须解决课程中的保密原则和学员焦虑的问题,并需要持续评估和努力改进这些问题

注:本表列出了要成为 ASA 认可的模拟项目的八个要素。资料来源于 ASA 网站[12]。

宗旨说明　SEB 关注项目的宗旨说明,以及如何阐述课程内容和组织形式。

教育产品　SEB 特别关注 SEN 项目提供的课程,尤其是教学目标和教学的目标人群。

课程开发过程　该项目应描述课程开发过程,包括针对不同学习群体的需求评价、学习目标制定及用于确保持续改进的评估过程等信息。

情境案例　必须使用标准流程开发示范案例,如杜克大学的情境案例开发模板。情境模拟案例必须与参与医师的水平匹配和相关[15]。

师资培训　该项目应该有一个针对导师的培训、评估和提供证书的流程。该师资培训过程应为导师提供机会,让其获得关于他们表现的建设性反馈和教育机会,并能展示他们的进步。项目应评估导师的模拟教学实践能力、对模拟教学和医学教育原则的理解,以及他们在模拟教学课程专业领域的专业素养。每门课程至少有一名持有美国麻醉医师执业资格认证委员会(ABA)认可的 MOCA 注册导师资格证的导师(译者注:指该导师可以执行 ABA 的 MOCA 课程)。

项目领导　负责模拟项目的持续开展和质量控制。该人选应该有合适的教育背景,并能得到机构领导的支持。项目领导还必须要有足够的非临床工作时间来管理项目和开发课程。

CME 学分　该项目应该为参与课程的医师提供参训记录,并为 MOCA 模拟课程提供 CME 学分。

评价课程的效果　每个模拟教育项目都需要通过持续可靠的流程对课程产品和课程设置进行评估。该项目应该有一个可靠的途径供学员评估课程和导师,同时可进行严格的自我评价。申请人必须记录以下过程,包括如何解决课程评估中令人不满意的部分、如何改进项目及如何进行师资培训等。

设施和技术　该项目应该为参与培训的医师提供进行模拟课程所需的设施和教育技术。在申请中应详细描述场地和设备,以及如何维护设施和设备。

规章制度和流程　规章制度和流程至关重要,特别是保密原则和解决学员对自己表现的焦虑问题。项目应针对这些问题,以及课程实施、确保教学质量的机制、处理退课和退款问题等制定书面的规章制度和流程。

美国麻醉医师执业资格认证委员会

在 2010 年 1 月,美国麻醉医师执业资格认证委员会(ABA)首先提议将模拟作为改进医疗实践的方法[11,16]。选择模拟课程的原因如下:①模拟课程可以吸引、促进参与者通过课程学习使他们改进自我评价,并能促进其发现自己在实际工作中的不足;②模拟课程可以让临床医师练习处理危及生命但不常发生的危机事件;③麻醉医师可以在危机管理中练习如何领导团队。模拟课程包括在某个 ASA 授权的模拟中心组织的为期一天的课程。通常,4~6 位麻醉医师参加该课程;每位麻醉医师都有机会作为情境案例中的领导者来管理患者。MOCA 模拟课程不仅涵盖紧急围手术期危机事件所需的医学技术性技能,也涵盖在动态场景和团队管理中作出临床决策所需的非技术性技能。每次情境模拟后参与者进行复盘,反思自己的表现,发现可以改进的部分,并向 ASA 提交改进医疗实践计划。几周后,ASA 会联系参与者,确认他们在临床工作中是否已经执行改进措施,或不能执行的原因。MOCA 的模拟课程不是考试,而是一项对个人实际工作的评价和改进活动[11,16-17]。

MOCA 模拟课程的初步尝试非常成功。在后续调查中,95% 的参与者表示会向同事推荐模拟课程,98% 的参与者认为课程与他们的工作相关。课程参与者认为相关性是该课程最重要的要素。后续调查发现,95% 的参与者根据他们在课程中学习的内容成功完成了实际工作的改进[16]。

对许多参与者来说,改进本身和其影响令人印象深刻。近期,对 1 800 多份自我检查工作改进调查报告进行的回顾发现,参与者完成了许多惊人且有影响力的计划,他们往往克服阻碍并超额完成。例如,通过改进团队合作和沟通技巧让患者直接获益,以及跨部门和通过医院网络推广管理指南(紧急手册)。许多例子体现了显著的专业合作效果。此外,一名参与者的报告提及,他使用在 MOCA 模拟课程中学到的骨髓腔内通路技术挽救了一名患者的生命[17-18]。

模拟教育网络会员的好处

合作是模拟教育网络(SEN)的特征。SEN 是由麻醉学和模拟教学的领导者及其项目共同组成的网络,为其成员提供资源,包括情境模拟案例和其他共享内容等,也为师资培训、课程开发、参与进一步的模拟项目及交流提供机会。认证项目的教师应与 ASA 会员共同参与持续开发和改进教育项目的工作。认证的项目还会持续收到学员对项目和课程的反馈。

参加 ASA 基于模拟的 CME 课程的好处包括得到同行评议项目的体验式培训，通过团队合作和危机事件培训掌握更多医学知识和改进患者安全，以及在安全环境下思考如何应对挑战等。除 CME 学分外，参加 MOCA 模拟课程的学员还可以获得 ABA 授予的 MOCA 学分。

医疗差错

模拟的应用还会对麻醉医师的医疗差错保险产生影响。哈佛医疗机构风险管理基金会是 CRICO 的成员之一。网址是 rmf. harvard. edu/about-crico，它的拼写是无误的(译者注：中国的 IP 地址不能访问)，这也是它的引用方式，但作者仍想传递这个信息，以便大家知道 CRICO 是一家由哈佛医疗集团经营并为之服务的涉及患者安全和医疗差错的公司。2001 年，CRICO 风险管理基金会开始对参与危机资源管理模拟培训的麻醉医师提供保险费奖励[19-20]。模拟课程实施数年后，CRICO 对医疗差错的索赔案例进行了分析，得出的结论是该模拟培训项目减少了医疗差错的例数和索赔的额度。随后，该公司增加了参加这些课程的麻醉医师的奖励额度。模拟的益处如此大，以至于 CRICO 与模拟教育专家们合作在其他专业创建了类似的项目，并为手术室团队创建了一个团队培训项目[20]，其他医疗差错保险公司现已将这类培训作为患者安全服务条款中的一部分，从而减少保险费用[20-21]。

模拟和质量保证

正如文献所示，越来越多的证据将模拟教学与患者的直接利益联系起来，医院和其他机构可能要求将模拟教学作为质量保证工具[22-23]。美国国会于 2007 年首次提出并于 2009 年再次提出的《强化模拟法案》(利用先进模拟技术改善结局以提高医疗安全)等立法倡议，引起了当局官员对这种教学方法的重视。这些努力和学术文献中不断增加的研究和讨论为模拟教学争取到了额外的联邦基金，以鼓励开展对模拟作为患者安全工具的进一步研究。卫生保健研究和质量局(AHRQ)、麻醉患者安全基金会(APSF)、麻醉教育与研究基金会(FAER)及许多其他专业协会也为模拟研究划拨了资金。

此外，模拟专家的共识会议提出了许多关于合作研究的问题[24]。

随着人们对模拟教学越来越重视，大量的资源被投入以建设模拟培训中心。除了上文提到的 ASA 和 ABA 的贡献，其他临床专业协会也建立了常务委员会来支持模拟教学项目。美国外科医师协会(ACS)创建了一个由 ACS 认证教育机构(AEI)组成的联盟。这些项目提供了"全球合作、研究和获取资源的机会"，旨在通过模拟教学提高患者安全。关于他们的申请流程和项目的完整资料可以在 ACS 网站获取[25]。跨专业学会——模拟医学学会(SSH)也对模拟培训和研究的质量控制提供认证，该学会的宗旨是"通过模拟教学促进卓越的医疗教育、实践和研究"[26]。

模拟认证的理由

模拟教学已经反复被确认是一种解决患者安全问题和改进主治医师和住院医师工作实践的手段[7,27-28]。ASA 模拟编辑委员会一直将改进工作实践和患者安全作为建立模拟项目教育网络的核心。模拟教学项目和员工之间的合作有助于发现麻醉医师所面临的挑战并解决这些难题，这为改进患者安全提供了一个独特的机会。

结语

公众要求医师能保证医疗水平，但传统的 CME 教学往往无法适应工作实践的变化[29]。模拟教学可以让学员学习在临床环境中才能学到的知识与技能，这是其他教学方法或 CME 课程等无法实现的[12,30]。

长久以来，麻醉学专业的一个传统是希望通过临床实践和反复培训培养麻醉医师，另一个传统则是守护患者安全，在模拟教学得到普及之前，麻醉医师即便面对各种反对，也依旧在模拟教学领域开创先河。麻醉医师为医学界和患者诊疗贡献了很多创新方法，并将其应用到了日常工作中，让患者的诊疗工作更安全。模拟教学只是众多工具之一。我们的愿景是只做正确的事，哪怕它尚未普及，哪怕前路艰险，哪怕需要我们每一位付出巨大努力，而这正好体现了麻醉医师的重要地位。这也正是患者和家属的期望。

(翻译　王海宏，审校　周志强　方利群　李崎)

参考文献

1. Lundy JS. Anatomy Service Report, February 14, 1929. In the Collected Papers of John S. Lundy, Mayo Foundation Archive, Rochester; 1929.

2. Ellis TA 2nd, Bacon DR. The anatomy laboratory: a concept ahead of its time. Mayo Clin Proc. 2003;78(2):250–1.

3. Lundy JS. Twenty-one months' experience in operating a dissecting room under the Mayo Foundation. In the Collected Papers of John S. Lundy, Mayo Foundation Archive, Rochester; July 12, 1927.

4. Cooper JB, Taqueti VR. A brief history of the development of mannequin simulators for clinical education and training. Qual Saf Health Care. 2004;13(Suppl 1):i11–8.

5. Cooper JB, Newbower RS, Long CD, et al. Preventable anesthesia mishaps: a study of human factors. Anesthesiology. 1978;49(6):399–406.

6. Anesthesia Patient Safety Foundation. www.apsf.org. Accessed 8 Sept 2016.

7. Gaba DM, Howard SK, Fish K, Smith BE, Sowb YA. Simulation-based training in anesthesia crisis resource management (ACRM): a decade of experience. Simul Gaming. 2001;32(2):175–93.

8. Howard SK, Gaba DM, Fish KJ, Yang G, Sarnquist FH. Anesthesia crisis resource management training: teaching anesthesiologists to handle critical incidents. Aviat Space Environ Med. 1992;63(9):763–70.

9. Holzman RS, Cooper JB, Gaba DM, Philip JH, Small SD, Feinstein D. Anesthesia crisis resource management: real-life simulation training in operating room crises. J Clin Anesth. 1995;7(8):675–87.

10. Good M, Lampotang S, Gibby G. Critical events simulation for training in anesthesiology. J Clin Monit Comput. 1988;4:140.

11. Steadman RH, Berry AJ, Coursin DB, Andrews JJ. Simulation and MOCA®: ASA and ABA perspective, after the first three years. ASA Newsl. 2013;77(8):30–2.

12. American Society of Anesthesiologists Simulation Education. https://www.asahq.org/education-and-career/educational-and-cme-offerings/simulation-education.

13. Issenberg SB, McGaghie WC, Petrusa ER, Lee Gordon D, Scalese RJ. Features and uses of high-fidelity medical simulations that lead to effective learning: a BEME systematic review. Med Teach. 2005;27(1):10–28.

14. McGaghie WC, Issenberg SB, Petrusa ER, Scalese RJ. Effect of practice on standardized learning outcomes in simulation-based medical education. Med Educ. 2006;40(8):792–7.

15. Duke University Template for Case-Based Scenarios. http://anesthesiology.duke.edu/?page_id=825706. Accessed 11 Sept 2016.

16. McIvor W, Burden A, Weinger MB, Steadman R. Simulation for maintenance of certification in anesthesiology: the first two years. J Contin Educ Health Prof. 2012;32:236–42.

17. Steadman RH, Burden AR, Huang YM, Gaba DM, Cooper JB. Practice improvements based on participation in simulation for the maintenance of certification in anesthesiology program. Anesthesiology. 2015;122(5):1154–69.

18. Anson JA. MOCA saves a life [letter]. ASA Newsl. 2013;77(1):47.

19. Hanscom R. Medical simulation from an insurer's perspective. Acad Emerg Med. 2008;15:984–7.

20. CRICO/RMF. Clinician resources: team training https://www.rmf.harvard.edu/Clinician-Resources/Article/2014/OR-Team-Training-Incentive Accessed 24 Aug 2016.

21. The Doctors Company Resources. http://www.thedoctors.com. Accessed 24 Aug 2016.

22. Geis GL, Pio B, Pendergrass TL, et al. Simulation to assess the safety of new healthcare teams and new facilities. Simul Healthc. 2011;6(3):125–33.

23. Hamman WR, Beaudin-Seiler BM, Beaubien JM, et al. Using simulation to identify and resolve threats to patient safety. Am J Manag Care. 2010;16(6):e145–50.

24. Dieckmann P, Phero JC, Issenberg SB, et al. The first research consensus summit of the Society for Simulation in healthcare: conduction and a synthesis of the results. Simul Healthc. 2011;6(6 Suppl):S1–9.

25. American College of Surgeons, Division of Education Accredited Education Institutes, Enhancing Patient safety Through Simulation. Accessed 21 Sept 2016. http://www.facs.org/education/accreditationprogram/requirements.html.

26. Society for Simulation in Healthcare Council for Accreditation of Healthcare Simulation Programs Informational Guide for the Accreditation Process from the SSH Council for Accreditation of Healthcare Simulation Programs. Accessed 21 Sept 2016. http://ssih.org/cats-accreditation.

27. Institute of Medicine. Crossing the quality chasm: a new health delivery system for the 21st century. Washington, D.C.: National Academy Press; 2001.

28. ACGME. Simulation: new revision to program requirements. RRC News Anesthesiology. March 2011; Sect. 1–6. http://www.acgme.org/Portals/0/PFAssets/PublicationsNewsletters/Anesthesiology_Newsletter_Mar11.pdf.

29. Davis D, O'Brien MA, Freemantle N, et al. Impact of formal continuing medical education: do conferences, workshops, rounds, and other traditional continuing education activities change physician behavior or health care outcomes? JAMA. 1999;282(9):867–74.

30. Steadman RH. Improving on reality: can simulation facilitate practice change? Anesthesiology. 2010;112(4):775–6.

第二部分
模拟方法与技术

10　标准化病人

Roxane Gardner

引言

标准化病人在医学教育和评价中的简史

　　标准化病人（SP）作为一项模拟医学教育的技术手段有着久远的历史，并且它在医疗专业人员培训和评价方面的应用也经历过革命性的变化。本章将重点介绍一些在 SP 领域作出重大贡献的关键个人和事件。首先要提及的是洛杉矶南加州大学医学院的 Howard Barrows 和 Stephen Abrahamson。他们致力于研究医学生临床技能测试的一致性。1964 年他们报告了一项被称为"程序化患者"的新型评价技术[1]。程序化患者是指经过培训，能模拟患者的症状和体征，可用于评价临床实习期医学生的专业人员。在这项评价技术中，他们先"训练了专业模特女演员来模拟神经系统疾病"，学生对模拟患者完成神经系统检查并记录；随后模拟患者依据每个学生的临床表现，向他们提供书面反馈报告；最后，教师与每位学生一起回顾检查记录和反馈报告。Barrows 和 Abrahamson 总结道，他们的方法不使用第三方观察者，保证了所有考生面对的患者和医疗情况一致，同时教师可以通过总结学生的错误点，更好地调整课程设置。后来 Barrows 将"模拟患者"定义为一个经过培训，能够扮演患者，提供病史，模拟疾病的临床症状和体征的人[2]。

　　1970 年，丹佛科罗拉多大学医学中心的 Ray Helfer 描述了他利用"程序化母亲（program mothers）"来标准化评价医学生面谈技巧的研究。研究中，他培训了一些女性来扮演患有潜在心理社会问题的重病儿童的母亲，并比较了新手组和高阶组医学生之间的差异[3]。Paula Stillman 等延续了 Helfer 的工作，他们培训了两位无医学背景的母亲，让她们提供患儿病史[4]。同时，这两位"患者

模拟器"还被训练如何为面谈技巧的内容和过程评分，并在面谈后立即给医学生提供评估反馈。通过这种方式，受过培训的这两位母亲可同时作为医学生的教师和评估者。后来，Stillman 等使用术语"患者指导员（patient instructor, PI）"来描述能够行使患者、老师和评估者三重角色的非医学背景的模拟患者[5-6]。

　　1985 年，Norman 等提出了"标准化病人（standardized patient, SP）"一词，并将其定义为"……包括健康人和病情稳定的慢性病患者，经过训练能够重复、始终如一地呈现临床问题"[7]。Barrows 认为 SP 是模拟患者和真实患者的总称，他们经过培训，以标准化的方式呈现疾病[8]。而且，经过精心培训的 SP 可以逼真地模拟真实患者，就算是熟练的临床医师也无法察觉。根据 Barrows 的说法，SP 可以完整地模拟一位患者，除病史外，还能模拟肢体语言、体格检查结果、情感和个性特征[9]。Collins 和 Harden 在 1998 年进一步扩展了 SP 的定义，将其描述为一个受过训练、能够扮演某种疾病状况、有或无真实疾病的人[10]。他们将 SP 看作一个连续体，既包含没有受过训练的真实患者（直接描述自己的疾病状况），又包含经过培训和排练的扮演某种疾病的模拟患者。他们认为，经过培训和排练的模拟患者更容易实现标准化。2012 年，Churchouse 和 McCafferty 明确了这些术语之间的区别，模拟患者（simulated patient, SiP）是指健康的非医学背景的外行或演员，他们经过认真地培训和指导能够扮演患者，或在模拟中扮演某一角色；而 SP 是指有或无实际疾病的人，他们能够在医疗专业教学活动中扮演患者，并且可能接受过培训，能够按要求提供教学反馈[11]。最近，Beigzadeh 等对这两个术语的确切定义进行了文献回顾，结论与 Churchouse 和 McCafferty 的观点一致[12]。尽管有上述区别，术语"模拟患者"和"标准化病人"经常

互换使用,但在他们的培训、表现、管理及相关研究活动中仍需明确这些差异[12]。

SP 无论是真实的还是模拟的,已经成为医学院校课程中不可分割的一部分,用于始终如一、逼真地呈现患者的案例,以培训学生和评价他们的能力,并且已经成为行医执照考试的一部分[13-15]。Harden 等于 1975 年首次报告了客观结构化临床考试(OSCE),这是一种标准化的评价技术,其中包括由医师担任的模拟患者[16]。与现在的形式类似,OSCE 由多个考站组成,学习者或考生轮转这些考站,完成临床任务或技能操作。OSCE 评价技术的应用和推广,以及本科和毕业后对临床教育教学一致性的需求,共同促进了 SP 教学法的应用和发展[14,17]。Stillman 与 David Swanson 密切合作,开发了一个使用 SP 对三年级医学生进行培训和评价的项目,内容为如何获取病史,以及如何与常见疾病的门诊患者交流[18]。随后,Stillman、Swanson 等在推动将 SP 和 OSCE 应用于区域内,特别是新英格兰地区的医学生和住院医师的评价上,发挥了重要的作用[19-20]。1993 年,Anderson、Stillman 和 Wang 调查了美国和加拿大的医学院,以了解 SP 是如何用于临床技能的教学和评估[21]。结果显示,142 所学校中有 138 所(97%)作出了回应;这 138 所院校中有 111 所(80%)使用了 SP,比 1989 年进行的类似调查多了 17 所学校。与之前的调查结果相比,1993 年的调查对象在教学和评估医学生的面谈和病史采集技能中更多地使用了 SP。除男女生殖系统检查以外的更多体格检查项目中也广泛地应用了 SP。Lane 和 Rollins 回顾了 2005 年以前使用模拟患者和角色扮演法训练沟通技能的文献,他们发现,上述方法的使用范围遍布全球[22]。目前,SP 教学法广泛应用于全世界的医疗卫生专业培训和评价项目,其中也包括麻醉学领域,本章将在后文进行详细讨论[14-15,23]。

许多国家和国际组织、机构和协会也为 SP 教学法的发展、研究作出了巨大贡献。若详述他们的贡献史将超出本章的篇幅,但仍需重点介绍几个关键事件。20 世纪 80 年代,Josiah Macy Jr. 基金会大力支持包含 SP 在内的临床实践考试的发展,并提供了 6 项资助,支持医学院发展临床技能评价中心,在这些中心内 SP 将被用于评估学生[8,21]。大约在同一时间,在 Stillman 的领导下,美国医学院协会(Association of the American Medical Colleges,AAMC)创建了标准化病人兴趣小组(AAMC SIG

SPs),以统一和促进对该领域感兴趣者之间的合作。AAMC 随后于 1992 年召开了关于在临床技能教学和评估中使用 SP 的共识会议[24],会议旨在收集在医学教学和评价中使用 SP 教学法的观点,了解共同关注的问题、共识和分歧。

加拿大医学会(Medical Council of Canada,MCC)和英国医学总会(General Medical Council of the United Kingdom,GMC UK)对 SP 和 OSCE 的发展也作出了重大贡献。1992 年,MCC 在加拿大率先将 SP 应用于医师执照考试[25-26]。自 1998 年起,GMC UK 将基于 SP 的评价纳入专业语言学评价考试(professional linguistics and assessment board,PLAB)[27-28]。20 世纪 80 年代末,美国也作出了类似的贡献,将 SP 纳入外国医学毕业生进入毕业后医学教育项目的入门考试[29]。1998 年,外国医学毕业生教育委员会(Educational Commission for Foreign Medical Graduates,ECFMG)临床技能评价(clinical skills assessment,CSA)考试在国际上正式纳入了 SP[30]。ECFMG CSA 考试后来在 2004 年被美国执业医师资格考试(USMLE)第 2 阶段取代,但仍然以 OSCE 形式使用 SP 进行临床技能(CS)评价。自此,国外医学院校毕业生被要求参加并通过 USMLE 第 2 阶段 CS 才能取得美国执业医师执照[31]。同样,美国国家骨科医学考核委员会(National Board of Osteopathic Medical Examiners,NBOME)也将基于 SP 的临床技能评价纳入美国骨科医师执照考试。从 2004 年起,综合骨科医生执业资格考试二级能力评估(comprehensive osteopathic medical licensing examination level 2-performance evaluation,COMLEX-USA Level 2-PE)开始使用 SP。Boulet 等将基于 SP 的医学认证和执照考试描述为一种"不朽的成就"[31]。

欧洲医学教育协会(Association for Medical Education in Europe,AMEE)和标准化病人教育者协会(Association of Standardized Patient Educators,ASPE)一直支持并致力于推进基于 SP 的教学和评价。在世界卫生组织(World Health Organization,WHO)的支持下,AMEE 成立于 20 世纪 70 年代,是由来自 31 个国家的医学教育工作者组成的国际协会,致力于促进国家之间的交流和合作。AMEE 在 SP 和 OSCE 方法学的推广、教育和研究方面已经树立了国际声誉,并出版了许多关于该主题的指南[8,10,14,32-37]。同样,ASPE 也因推广 SP 教学法的最佳实践,推动该项技术在教学、评价和研究中应用而赢得了国际声誉。ASPE 起源于 AAMC SIG SPs 的成员,成立于 2001 年,是一个由参与 SP 教学法的医疗专业教育工作者组成的专业协会,它以组织、分享他们的想法,比较和传播最佳实践为宗旨[38-39]。ASPE 的成员在 21 世纪初合作开展了一项调查,旨在研究各个项目是如何促进 SP 发展,以及如何保证项目质量的[40]。4 个国家(苏格兰、爱尔兰、荷兰和比利时)的 SP 项目被选为欧洲经验的代表。Cantillon 等发现,在 22 所接受调查的医学院中有 19 所(86%)作出了回应,这些项目大多雇用了业余演员或患者志愿者作为 SP。大多数人认为 SP 项目很昂贵,但同一个国家的不同中心之间似乎并不共享资源,而且 SP 表演上没有统一的质量控制措施。然而受访者都有兴趣在欧洲建立 SP 教育网络组织。这些发现促使 AMEE 和 ASPE 达成一项为期 5 年的正式协议,即在 AMEE 年度会议上为 SP 培训师组织为期 1 天的会前会议,以促进理念和资源的协作共享。

在麻醉学领域,皇家麻醉医师学院(Royal College of Anaesthetists,RCOA)于 1994 年将 SP-OSCE 引入研究生考试[41],并于 1997 年增设了皇家麻醉医师学院专科准入考试[42-43]。Ziv 等在 2007 年报告,他们自 2003 年起,努力将模拟和 SP-OSCE 方法引入特拉维夫大学 Sackler 医学院的招生考试和以色列麻醉学国家委员会重大考试[30]。Ziv 等的工作引起了对住院医师临床技能培训和评价课程的系统性评估及修订。澳大利亚和新西兰麻醉医师学院(ANZCA)也作出了类似的尝试,他们将 SP-OSCE 纳入了住院医师培训的结业考试[44-45]。

此外,这段历史中不得不提的还有美国毕业后医学教育认证委员会(ACGME)和美国专科医师委员会(ABMS)将 SP 和 OSCE 用于住院医师培训项目的评价,这些组织的认可产生了巨大的影响。ACGME 成立于 1981 年,在 20 世纪 90 年代与 ABMS 进行合作,确定毕业后医学教育项目的核心胜任力,并在资质认证层面关注教育结果[46-47]。"教育结果项目(The Outcomes Project)"始于 1998 年,到第二年,核心胜任力被归类并最终确定为 6 大领域(患者照护、医学知识、基于实践的学习和改进、人际关系和沟通技能、职业素养和基于系统的实践)。ACGME 和 ABMS 随后创建了第一个版本的"评价方法工具箱"。该工具箱于 2000 年发布,认为基于 SP 和 OSCE 的评价方法可靠、有效和公平,特别适用于评价沟通、职业素养和基于系统的

实践等领域[46,48]。从 2002 年起,ACGME 要求所有的住院医师都要接受 6 项核心胜任力领域的教学和评价[46-47,49]。然而,Tetzlaff 在 2007 年指出,尽管麻醉学专业对"教育结果项目"作出了积极的回应,但实际工作仍然花了数年时间才得以推进[50]。2013—2014 年,ACGME 从"教育结果项目"转变为"新认证系统",要求麻醉科住院医师培训项目根据 25 个具体的分层递进的(里程碑)胜任力对住院医师进行评估[51-52]。此外,美国麻醉医师执业资格认证委员会(ABA)引入了"阶段性考试",该考试自 2012 年起开始用于参加培训项目的所有住院医师。这个考试作为专业资质考试的补充,除口试外还增加了 OSCE 多站考试,其中一些考站采用了SP。由于这些变化,Isaak 等设计了一个培训项目,包括每年两次标准化的 OSCE,用于评价麻醉住院医师的分层递进的(里程碑)胜任力,这些考试中积累的经验有助于住院医师备战专业资质认证过程中遇到的重大 OSCE[52]。

标准化病人使用相关的循证证据

自早期 Barrows 和 Stillman 的研究以来,研究者已经积累了大量证据,足以证实 SP 教学法在临床技能培训、评价和重大考试中的可靠性和有效性[8-15,23,25-31,37,53-67]。尽管基于 SP 的教学和评价受到了高度重视,但研究者仍在不断努力,以加强对 SP 使用的循证证据的支持。在 1990 年发表的"最前沿的技术"文章中,van der Vleuten 和 Swanson 回顾和分析了已发表的和一些未发表的、基于 SP 评价的大规模心理测量学研究[53]。他们研究了基于 SP 评分的可靠性、及格和不及格决定的可靠性、SP 考试分数解读的有效性,以及这些分数所产生的教育影响。他们发现,基于 SP 评分的评分员间信度为 0.42 ~ 0.93,大多数(15 个项目中有 13 项)Cohen's kappa 系数表明评分员评分至少"相当一致"(Cohen's kappa 系数>0.60)。测量误差的主要来源是考站间考生成绩的变化。因此,van der Vleuten 和 Swanson 建议 SP 考试需要设置大量的考站,以保障临床技能评价的稳定性和可重复性。因为评分员对观察结果的不同意见和扮演相同角色的 SP 之间的差异都可能导致测量误差,van der Vleuten 和 Swanson 建议将考生随机分配给评分员和 SP,以减少这种影响。虽然他们认为验证性研究的结果总体上是有利的,但仍然建议对评分程序、评分者和 SP 偏倚、考站设置和时长,以及受试者对任

务的看法等进行进一步研究。最后,van der Vleu-
ten 和 Swanson 还发现,人们很少关注 SP 考试对考
生和 SP 本身的教育影响。尽管 SP 考试的成本高,
并且尚不能充分解释心理测量学的特性和对教育
的影响,但因为基于 SP 的评价持续增长,他们建议
未来的研究能更多地关注以上主题。

　　能力评价的一个重要目标是最小化测量误差,
这在重大考试中是十分必要的[59]。Boulet 等在
2003 年对 2001 年 7 000 多名考生的 ECFMG CSA
分数进行了详细分析,并提出了若干策略来保证基
于 SP 的能力评价中分数的质量和有效性。他们建
议采用定性和定量的方法来解决两种主要的误差
来源,一种是由考试内容或任务抽样造成的,另一
种是由得分不一致造成的,这样获得的分数便是准
确的,并且可以"合理地避免误差"。这些措施包
括:①确保资深专业人员开发案例;②对 SP 采用标
准化培训程序,包括案例的扮演、SP 使用的评分标
准,并系统地向 SP 提供关于其表现的反馈;③使用
标准有效的评分标准和项目核查表;④采用标准化
程序管理考试;⑤严格监控 SP 和案例的执行,以发
现缺陷并进行相应调整。此外,他们建议应用概化
理论(generalizability theory,G 理论)作为研究案例
开发充分性和分析评分不一致性的统计技术。概
化理论(G 理论)允许研究者同时评价多个误差来
源,并检查误差来源的相互作用;它可以提供测量
可靠性更高的替代策略[68]。值得注意的是,van
der Vleuten 和 Swanson 还建议使用概化理论来分
析和研究基于 SP 考试的心理测量分析结果,这是
因为 SP 教学法也可能受多种错误来源的影响[53]。
Boulet 等在 2003 年的研究也再次强调了 1990 年
van der Vleuten 和 Barrows 所提出的建议的重要
意义。

　　Cleland、Abe 和 Rethans 在 2009 年关于使用
SP 培训医疗专业人员的指南中表示,尚无随机对
照试验比较 SP 与真实患者或由同行进行角色扮演
的差异[14]。他们主张就 SP 的使用、对学习者的教
学影响,以及对 SP 本身的影响等方面进行精心设
计的研究;更多地使用经过验证的数据收集工具和
指标;研究人员须提供详细信息,说明 SP 在使用前
接受了哪些培训。同年,May、Park 和 Lee 发表了
文献综述,回顾了 10 年间 SP 在教学中的价值[15]。
他们将搜索范围限定在 1996 年 1 月至 2005 年 12
月发表的英文文章,并最终纳入了 69 篇。符合纳
入标准的研究采用 Freeth 模型(Kirkpatrick 教育评

价 4 级别模型的修订版)进行评价。大多数研究
(59%)报告了满意度、知识变化(62.3%)或技能
变化(62.3%),以及与 Kirkpatrick 1 级和 2 级相对
应的结果。只有 6% 的研究报告了行为改变(Kirk-
patrick 3 级);没有研究报告与机构变化或患者健
康和福祉变化相关的结果(Kirkpatrick 4 级)。
May、Park 和 Lee 认为,尽管 SP 具有价值,并在医
疗教育领域内广泛使用,但他们所回顾的大多数研
究的研究设计都很薄弱。与 Cleland、Abe 和 Re-
thans 的观点一样,他们也呼吁在未来的研究中采
用更加严格的研究方法,以提高在医学教育中使用
SP 的循证证据级别。

　　Baig 等也关注了 SP 对 OSCE 评价可靠性的影
响[66]。他们检查了 SP 描述一个病例的准确性,包
括外观和体征的一致性,以及不同 SP 对同一病例
描述的一致性。他们用视频记录了 10 个 OSCE 考
站中的 4 个,这 4 个考站中不同 SP 扮演了同一个
案例。每个考站使用特定的评分工具进行评分,评
分工具的设计都源于该考站特定的考站指南。2
名医师专门接受了这些评分工具的使用培训,并作
为评分者。最终,评分者评分信度范围为 Cron-
bach's alpha 系数 0.47~0.74,大部分差异归因于
4 个 SP 的面部表情缺乏一致性。因此,他们主张
对 SP 进行更严格的培训和持续监控,以保证 SP 的
质量,进而确保分数能够准确反映考生的技能水
平,并将测量误差保持在最低限度。

　　Keifenheim、Teufel 和 Ip 等系统性回顾了涉及
病史采集技能教学的教育干预质量的文献,并于
2015 年发表了他们的研究结果[67]。他们检索了
1990 年 1 月至 2014 年 6 月关于医学生病史采集教
学的文献,并得到 1 254 篇相关文献,其中 23 篇被
纳入并进行了深入分析。他们使用医学教育科研
质量工具(medical education research study quality
instrument,MERSQI)来评估研究质量。MERSQI 是
Reed、Cook 和 Beckman 等在 2007 年设计并验证的
评估工具,包含 10 个评价项[69]。MERSQI 评分范
围为 5~18 分,最高为 18 分。根据 Keifenheim 等的
研究,他们回顾的 23 项研究中 MERSQI 的平均得
分为 10.4 分,得分范围为 6.5~14 分。在 23 项研
究中有 10 项涉及 SP,其中大多数项目的 MERSQI
得分≥9 分。因此,Keifenheim 的团队支持使用基
于 SP 的考试,特别是采用 OSCE 形式的考试,并认
为这是"评价病史采集技能的金标准"。同时,他
们也鼓励采用更严格的研究方法,特别是在需要比

较不同教育方法的结果时。

基于上述研究，笔者呼吁要加强对 SP 教学法的循证证据支持。研究人员和教育工作者在伦理和教育科学方面有重要的任务。SP 的质量需要进行更严格的培训和监测，并采用更健全的研究方法来设计和评估此类项目。

标准化病人在麻醉学和外科学领域的应用实例

2005 年，Elizabeth Sinz 大力提倡在麻醉学培训项目中，特别是在心脏外科、胸外科和血管外科等专科中，使用基于模拟的方法[70]。无论是在临床工作、OSCE 中，还是在基于模拟人或"混合模拟"（将 SP 与部分任务训练器相结合的训练）的情境中，Sinz 都对 SP 推崇有加，并将其视为"最逼真的模拟器"。她认为 SP 教学法能有效地培训困难谈话的能力，如告知坏消息、披露医疗差错、与患者家属互动或会谈。同样，Lake 也支持在心血管麻醉学教学中使用 SP[71]。

Levine 和 Swartz 认为在麻醉领域基于 SP 的教学是"一种理想的模式"，可用于教学和评估学员的核心技能，即与跨专业同事、患者及家属的沟通技能、职业素养和同理心[48]。尽管数十年来，麻醉学领域一直推崇模拟教学，但 Levine 和 Swartz 在 2008 年也承认，SP 教学法在麻醉医师培训中并未得到充分使用。他们列举了 2 个 SP 教学案例，说明了如何培训和评价麻醉医师的临床技能。案例 1 中的女性患者有不明原因的出血性疾病，即将行择期手术。麻醉专业学员应：①进行术前麻醉相关病史采集和体格检查，发现潜在的凝血功能障碍；②制定适当的治疗方案，包括是否推迟或取消手术；③与患者和外科医师讨论治疗方案。在这种情况下，SP 和标准化的外科医师扮演者都应该遵循设计好的脚本，以确保在评价过程中所有学员都有一致的体验。案例 2 中，一名择期手术患者在全身麻醉诱导期间因麻醉医师的错误用药导致心肌缺血和充血性心力衰竭。依据不同的培训级别，学员可能会被要求与标准化的外科医师或 SP 扮演的"标准化家属"，或两者同时进行困难谈话。在教学和评价中，Levine 和 Swartz 为 SP 的使用场景提出了许多建议，包括医疗团队内的困难谈话，与患者及家属的困难谈话，获取医疗同意或处理拒绝意见，向患者解释某项手术或操作，处理患者的不合理期望，学员们对某个同事的诊疗存在异议的应

对。他们称在麻醉专科培训中，只有你想象不到的场景，没有 SP 不能应用的场景。

伦敦帝国理工学院的 Kneebone、Nestel 和 Wetzel 等主张在模拟中更广泛地使用 SP，并将 SP 与部分任务训练器（混合模拟器）结合起来，以实现"真人-训练器混合模拟（patient-focused simulation，PFS）"，使临床医师能更好地接纳这种方式[72]。他们描述了在教学中如何将 SP 融入低、中、高不同复杂程度的医疗操作。特别是，他们开发了 PFS 颈动脉内膜切除术（carotid endarterectomy，CEA）模拟课程。该课程可用于训练一个完整的手术团队，并对外科医师的技术性技能和非技术性技能进行多维度评价。他们发现 PFS CEA 模拟课程是可行的，并且因其具有较高的真实性而能够被参与者接受。

2008 年，Nestel、Black 和 Kneebone 等还发表了一个关于 SP 教学法的独特应用案例。他们采用演员来扮演"模拟麻醉医师（simulated anesthetist，SA）"，并且开发和评估了针对 SA 的培训项目[73]。在 CEA 模拟中，最后时刻因日程变化导致没有真正的麻醉医师可以参与模拟。为了解决这一问题，他们评价了用演员来扮演麻醉医师的可行性。在该项目中，他们招聘了 3 名演员，并使用各种教学手段训练演员们表演出真实麻醉医师的行为。这些教学手段包括使用书面材料，对麻醉医师进行直接观摩，由模拟导师和真实外科医师反馈角色扮演情况，模拟过程中录音，以及让 SA 在每次模拟后立即写下体验和反思。在完成一系列 CEA 模拟彩排后，还要对 3 位 SA 进行密集的焦点小组（focus group）访谈（译者注：社会科学研究中的一种质性研究方法）。最终，SA 一共参与了 34 个 CEA 情境模拟案例，涉及 17 名从初级到专家级不同层次的外科医师。Nestel 等发现，SA 认为该项目是有价值的，尽管一开始会感到焦虑，但都对自己的表现很有信心。每次模拟结束后，外科医师对 SA 的真实性进行评分，评分范围为 0~10 分，最终得分范围为 2~10 分，平均分为 8.1 分。外科医师在模拟后的访谈中都对 SA 给予了积极评价，给出了较高评级。但是，在知道麻醉医师实际上是一个演员之后，外科专家比新手更有可能对 SA 的表现提出批评。因为使用了标准化演员，泄露演员的真实身份与其扮演的角色不一致是有一定的风险的，表明需要考虑学员们对可信度的看法。使用 SA 的优点之一是他们很少取消预定的模拟训练。Nestel 等假

设真实临床医师去救护患者时,使用其他专业人员来扮演角色,就可以避免预定的培训被取消。然而,Nestel 等也指出了此次研究的局限性,即除了评阅书面材料和允许自己被观摩外,麻醉医师并没有直接参与演员的培训。另外,SA 的真实性是从外科医师的角度验证的,而非麻醉医师,这一点也颇具争议,因为研究者也无法提前正确预知这是否会导致差异,以及差异的程度。在今后的研究中,这可能会是一个有趣的话题。

Hoelzer、Moeschler 和 Seamans 等在 2015 年发表了关于使用 SP 来训练疼痛科专科医师的研究工作,研究中提供了示例模板和病例相关的故事情节。故事描述了一位患者在透视引导下接受星状神经节阻滞术,最终出现了全脊髓麻醉[74]。负责处理该病例的医师必须启动复苏程序,稳定患者病情,然后与家属就并发症进行沟通,并及时与他们沟通患者的最新状况。Hoelzer 的团队开发了这项模拟训练,并将其整合到他们的疼痛科专科医师培训课程体系,也将其用作评估 ACGME 核心能力中的职业素养和沟通能力的手段,为疼痛科医师提供了参与困难谈话的机会。他们还建议在麻醉科住院医师课程体系中增加基于 SP 的情境模拟,模拟场景如向患者或家属告知手术开错边或手术并发症,获取知情同意,与患者讨论意外发现或临终问题,以及使用医学翻译员(与母语为非英语的患者沟通)等。

因本章篇幅有限,笔者无法为麻醉医师的 SP 教学计划提供一个覆盖开发、实施和质量控制等环节的完整指南,但近期发表的几篇文章是很好的参考资料[14,48,74]。Cantrell 和 Deloney 提供了关于何时将 SP 整合到医学模拟的普适性建议[75]。Motola、Devine 和 Chung 等的文章补充并提供了一个实用、有循证依据的指南,介绍了医学教育中适合开展 SP 教学的医学模拟项目(8 天)。其他的优质资源还可以从 ASPE 网站及 Nestel 和 Bearman 关于模拟患者方法学的教材中获取[76]。

麻醉学领域应用标准化病人和虚拟患者的未来趋势

自 Barrows 和 Abrahamson 首次报道新评价方法以来,人们在过去的 50 年积累了大量关于 SP 教学法的知识。20 世纪 90 年代以来,麻醉住院医师培训项目、协会和专业组织对 SP 的使用稳步增长。鉴于上述情况,SP 教学法在世界范围内被系统性地纳入麻醉学培训和评价项目的前途光明。SP 不仅可以标准化地扮演患者,还可以标准化地扮演患者家属,甚至医务人员,如 Nestel 等所描述的"标准化麻醉医师"[73]。随着时间的推移,这样的扮演还可能会扩展到其他学科和职业中。

除了 SP,虚拟患者(virtual patient,VP),即计算机技术模拟的 SP 也被成功研发。这一技术最早由 Harless、Drennon 和 Marxer 等在 1971 年报道[77]。Harless 等开发了一种"计算机辅助的临床案例模拟软件",也被称为综合麻醉模拟环境系统(CASE)。他们使用 CASE 为学员模拟交互式临床访谈和患者管理,由计算机充当模拟(和标准化)患者。这种技术提供了纵向模拟医疗过程的可能性,可以将医疗过程压缩在学员轮转期间,也可以扩展到学员的整个学习经历中。2007 年,Huang、Reynolds 和 Candler 报道了这一技术在美国和加拿大医学院中的使用情况[78]。他们调查了 142 所学校,其中 108 所作出了回应,26 所学校在课程中使用了 VP。他们创建了第一份正式清单,描述了北美洲医学院中 VP 的使用情况,包括技术要求、程序、案例和产品特征,以及共享项目的意愿。尽管 VP 很受欢迎,并能促进认知和行为技能的学习,但它并没有广泛地整合在医学教育课程中。Ellaway、Poulton 和 Fors 等主张建立一个普适模式,以支持医学教育团体之间关于 VP 教学法的协作与共享,模式应包括 VP 案例设计、实施、评价和研究[79]。2009 年,Cook 和 Triola 发表了关于 VP 的文献综述,并指出使用计算机进行指导比不进行干预更能改善学习效果[80]。他们发现,无论是使用 VP 还是 SP,学员得到信息或作出正确诊断的数量几乎没有差异;但与 VP 相比,SP 更能激发学生的关切和同理心。他们还发现,VP 教学法的最佳实践研究"目前几乎没有"。即便如此,VP 已经在中国香港的本科生麻醉学和急性疼痛管理课程中使用[81-83]。在 Leung、Critchley 和 Yung 等的研究中,香港中文大学(The Chinese University of Hong Kong,CUHK)毕业年级医学生参与了为期 2 周的麻醉学课程,使用了新的纵向 VP 故事线(storyline,SL)学习系统,并与形成性评价案例教学(formative assessment case studies,FACS)VP 系统进行了对照[84]。他们发现,相比于使用纵向 VP SL 学习系统的学生,使用 FACS VP 系统学习急性疼痛管理的学生在考试(多项选择题和论文)中取得了更好的成绩。虽然无法判断 VP SL 学习系统的教育意义和好处,但他们指出,VP SL 主要使用英语叙事,在面对把英语作为第二语言的学习者时,其交互性可能被削弱。在设计和使用 VP 学习系统时,需要考虑这一因素。

2014 年,Schwid 和 Souter 报道了他们数十年来使用 VP 培训一年级麻醉科住院医师的经验[85]。第一次使用是在 1989 年,直到 1991 年,全部一年级住院医师才完成了所有的 VP 情境模拟。Schwid 和 Souter 随后评估了住院医师的认知情况,调查了 VP 的使用情况,并进行了为期 20 年的课程实施成本分析。在 404 名住院医师中,252 名(62%)接受了调查,其中 97% 的人认为 VP 课程是有益的,88% 的人认为 VP 课程是逼真的,97% 的人感到在处理麻醉相关的危机事件上准备得更充分了。他们估计,在过去 20 年,软件和教师实施 VP 课程的平均成本仅为 16 美元/h。根据 Schwid 等的经验,他们提出 VP 学习系统很容易被纳入住院医师培训,麻醉科住院医师感到能更充分地准备危机事件的处理。VP 系统是一种低成本的培训方法,作为基于模拟人培训的补充,具有较高性的性价比。在工作时长和经费有限的情况下,使用 VP 能够缩短技能学习和胜任力评价的时长,是一个可行的、相对低成本的解决方案。

结语

展望未来,对医学教育者来说,重要的是在教学和评价中更好地理解如何最大限度地利用 SP、VP 和基于模拟人的教学方法,无论是单独使用还是组合使用。这些教学方法的循证证据支持需要加强。事实上,研究人员和教育工作者无论是出于伦理还是教育科学性,都必须设计更严格的培训和质量控制方案,以保证 SP、VP 和模拟人的质量,并在设计和评估此类项目时,采用更完善的研究方法。

(翻译 贺漫青,审校 房丽丽

张冯江 方利群 李崎)

参考文献

1. Barrows HS, Abrahamson S. The programmed patient: a technique for appraising student performance in clinical neurology. J Med Educ. 1964;39:802–5.
2. Barrows HS. Simulated patients in medical teaching. Can Med Assoc J. 1968;98:674–6.
3. Helfer RE. An objective comparison of the pediatric interviewing skills of freshman and senior medical students. Pediatrics. 1970;45(4):623–7.
4. Stillman PL, Sabers DL, Redfield DL. The use of paraprofessionals to teach interviewing skills. Pediatrics. 1976;57(5):769–74.
5. Stillman PL, Ruggill JS, Rutala PJ, Sabers DL. Patient instructors as teachers and evaluators. Acad Med. 1980;55(3):186–93.
6. Stillman PL, Burpeau-Di Gregorio MY, Nicholson GI, Sabers DL, Stillman AE. Six years of experience using patient instructors to teach interviewing skills. J Med Educ. 1983;58(12):941–6.
7. Norman GR, Neufeld VR, Walsh A, Woodward CA, McConvey GL. Measuring physicians' performances by using simulated patients. Acad Med. 1985;60(12):925–34.
8. Barrows HS. An overview of the uses of standardized patients for teaching and evaluating clinical skills. AAMC. Acad Med. 1993;68(6):443–51.
9. Barrows HS. Simulated (standardized) patients and other human simulations. Chapel Hill: Health Sciences Consortium; 1987.
10. Collins JP, Harden RM. AMEE medical education guide no. 13: real patients, simulated patients and simulators in clinical examinations. Med Teach. 1998;20(6):508–21.
11. Churchouse C, McCafferty C. Standardized patients versus simulated patients: is there a difference? Clin Simul Nurs. 2012;8(8):e363–5.
12. Beigzadeh A, Bahmanbijri B, Sharifpoor E, Rahimi M. Standardized patients versus simulated patients in medical education: are they the same or different? J Emerg Pract Trauma. 2016;2(1):25–8.
13. Furman GE. The role of standardized patient and trainer training in quality assurance for high-stakes clinical skills examination. Kaohsiung J Med Sci. 2008;24:651–5.
14. Cleland JA, Abe K, Rethans J. The use of simulated patients in medical education: AMEE guide no 42. Med Teach. 2009;31(6):477–86.
15. May W, Park JH, Lee JP. A ten-year review of the literature on the use of standardized patients in teaching and learning: 1996–2005. Med Teach. 2009;31(6):487–92.
16. Harden RM, Stevenson M, Downie WW, Wilson GM. Assessment of clinical competence using objective structured examination. Br Med J. 1975;1(5955):447–51.
17. Harden RM, Gleeson FA. Assessment of clinical competence using an objective structured clinical examination (OSCE). Med Educ. 1979;13(1):41–54.
18. Stillman PL, Swanson DB. Ensuring the clinical competence of medical school graduates through standardized patients. Arch Intern Med. 1987;147(6):1049–52.
19. Stillman PL, Regan MB, Swanson DB, Case S, McCahan J, Feinblatt J, Smith SR, Willms J, Nelson DV. An assessment of the clinical skills of fourth-year students at four New England medical schools. Acad Med. 1990;65(5):320–6.
20. Stillman P, Swanson D, Regan MB, Philbin MM, Nelson V, Ebert T, Ley B, Parrino T, Shorey J, Stillman A, et al. Assessment of clinical skills of residents utilizing standardized patients. A follow-up study and recommendations for application. Ann Intern Med. 1991;114(5):393–401.
21. Anderson MB, Stillman PL, Wang Y. Growing use of standardized patients in teaching and evaluation in medical education. Teach Learn Med Int J. 1994;6(1):15–22.
22. Lane C, Rollnick S. The use of simulated patients and role-play in communication skills training: a review of the literature to august 2005. Patient Educ Couns. 2007;67(1):13–20.
23. Williams B, Song JJ. Are simulated patients effective in facilitating development of clinical competence for healthcare students? A scoping review. Adv Simul. 2016;1(1):1–9.
24. Anderson MB, Kassebaum DG. Preface. Proceedings of AAMC's Consensus Conference on the use of standardized patients in the teaching and evaluation of clinical skills. Acad Med. 1993;68(6):438.
25. Reznick RK, Blackmore D, Cohen R, Baumber J, Rothman A, Smee S, Chalmers A, Poldre P, Birtwhistte R, Walsh P, et al. An objective structured clinical examination for the licentiate of the Medical Council of Canada: from research to reality. Acad Med. 1993;68(10 Suppl):S4–6.
26. Reznick RK, Blackmore D, Dauphinée WD, Rothman AI, Smee S. Large-scale high-stakes testing with an OSCE: report from the Medical Council of Canada. Acad Med. 1996;71(1 Suppl):S19–21.

27. Tombleson P, Fox RA, Dacre JA. Defining the content for the objective structured clinical examination component of the professional and linguistic assessment board examination: development of a blueprint. Med Educ. 2000;34:566–72.

28. Dillon GF, Boulet JR, Hawkins RE, Swanson D. Simulations in the United States medical licensing examination™(USMLE™). Qual Saf Health Care. 2004;13(Suppl 1):i41–5.

29. Sutnick AI, Stillman PL, Norcini JJ, Friedman M, Regan MB, Williams RG, Kachur EK, Haggerty MA, Wilson MP. ECFMG assessment of clinical competence of graduates of foreign medical schools. Educational Commission for Foreign Medical Graduates. JAMA. 1993;270(9):1041–5.

30. Ziv A, Ben-David MF, Sutnick AI, Gary NE. Lessons learned from six years of international administrations of the ECFMG's SP-based clinical skills assessment. Acad Med. 1998;73(1):84–91.

31. Boulet JR, Smee SM, Dillon GF, Gimpel JR. The use of standardized patient assessments for certification and licensure decisions. Simul Healthc. 2009;4(1):35–42.

32. Khan KZ, Ramachandran S, Gaunt K, Pushkar P. The objective structured clinical examination (OSCE): AMEE guide no. 81. Part I: an historical and theoretical perspective. Med Teach. 2013;35(9):e1437–46.

33. Khan KZ, Gaunt K, Ramachandran S, Pushkar P. The objective structured clinical examination (OSCE): AMEE guide no. 81. Part II: organisation & administration. Med Teach. 2013;35(9):e1447–63.

34. Pell G, Fuller R, Homer M, Roberts T. How to measure the quality of the OSCE: a review of metrics–AMEE guide no. 49. Med Teach. 2010;32(10):802–11.

35. Motola I, Devine LA, Chung HS, Sullivan JE, Issenberg SB. Simulation in healthcare education: a best evidence practical guide. AMEE guide no. 82. Med Teach. 2013;35(10):e1511–30.

36. Nestel D, Burn CL, Pritchard SA, Glastonbury R, Tabak D. The use of simulated patients in medical education: guide supplement 42.1–viewpoint. Med Teach. 2011;33(12):1027–9.

37. Laidlaw A, Hart J. Communication skills: an essential component of medical curricula. Part I: assessment of clinical communication: AMEE guide no. 51. Med Teach. 2011;33(1):6–8.

38. Rosen KR. The history of medical simulation. J Crit Care. 2008;23(2):157–66.

39. About ASPE. The Association of Standardized Patient Educators. Available at: http://www.aspeducators.org/about-aspe. Accessed 2 Jan 2017.

40. Cantillon P, Stewart B, Haeck K, Bills J, Ker J, Rethans JJ. Simulated patient programmes in Europe: collegiality or separate development? Med Teach. 2010;32(3):e106–10.

41. Bromley LM. The objective structured clinical exam-practical aspects. Curr Opin Anesthesiol. 2000;13(6):675–8.

42. Siker ES. Assessment of clinical competence. Curr Opin Anesthesiol. 1999;12(6):677–84.

43. McIndoe A. High stakes simulation in anaesthesia. Contin Educ Anaesth Crit Care Pain. 2012;12(5):268–73.

44. Weller J, et al. Effective management of anaesthetic crises: development and evaluation of a college-accredited simulation-based course for anaesthesia education in Australia and New Zealand. Simul Healthc. 2006;1(4):209–14.

45. Weller JM, Henning M, Civil N, Lavery L, Boyd MJ, Jolly B. Approaches to learning for the ANZCA final examination and validation of the revised study process questionnaire in specialist medical training. Anaesth Intensive Care. 2013;41(5):631–40.

46. Yudkowsky R, Alseidi A, Cintron J. Beyond fulfilling the core competencies: an objective structured clinical examination to assess communication and interpersonal skills in a surgical residency. Curr Surg. 2004;61(5):499–503.

47. Swing SR. The ACGME outcome project: retrospective and prospective. Med Teach. 2007;29(7):648–54.

48. Levine AI, Swartz MH. Standardized patients: the "other" simulation. J Crit Care. 2008;23:179–84.

49. Webb AR, Young RA, Baumer JG. Emotional intelligence and the ACGME competencies. J Grad Med Educ. 2010;2(4):508–12.

50. Tetzlaff JE. Assessment of competency in anesthesiology. Anesthesiology. 2007;106(4):812–25.

51. Nasca TJ, Philibert I, Brigham T, Flynn TC. The next GME accreditation system—rationale and benefits. N Engl J Med. 2012;366(11):1051–6.

52. Isaak R, Chen F, Hobbs G, Martinelli SM, Stiegler M, Arora H. Standardized mixed-fidelity simulation for ACGME milestones competency assessment and objective structured clinical exam preparation. Med Sci Educ. 2016;26(3):437–41.

53. Van der Vleuten CPM, Swanson DB. Assessment of clinical skills with standardized patients: state of the art. Teach Learn Med. 1990;2:58–76.

54. Colliver JA, Williams RG. Technical issues: test application. AAMC Acad Med. 1993;68(6):454–60.

55. Whelan GP. Educational Commission for Foreign Medical Graduates: clinical skills assessment prototype. Med Teach. 1999;21:156–60.

56. Gorter S, Rethans JJ, van der Heijden D, Scherpbier A, Houben H, Van der Vleuten C, Van der Linden S. Reproducibility of clinical performance assessment in practice using incognito standardized patients. Med Educ. 2002;36:827–32.

57. Sanci LA, Day NA, Coffey CM, Patton GC, Bowes G. Simulations in evaluation of training: a medical example using standardised patients. Eval Program Plann. 2002;25(1):35–46.

58. Adamo G. Simulated and standardized patients in OSCEs: achievements and challenges 1992–2003. Med Teach. 2003;25(3):262–70.

59. Boulet JR, McKinley DW, Whelan GP, Hambleton RK. Quality assurance methods for performance-based assessments. Adv Health Sci Educ. 2003;8(1):27–47.

60. Duffy FD, Gordon GH, Whelan G, Cole-Kelly K, Frankel R. Assessing competence in communication and interpersonal skills: the Kalamazoo II report. Acad Med. 2004;79(6):495–507.

61. Wind LA, Van Dalen J, Muijtjens AM, Rethans JJ. Assessing simulated patients in an educational setting: the MaSP (Maastricht Assessment of Simulated Patients). Med Educ. 2004;38(1):39–44.

62. Williams RG. Have standardized patient examinations stood the test of time and experience? Teach Learn Med. 2004;16(2):215–22.

63. Newble D. Techniques for measuring clinical competence: objective structured clinical examinations. Med Educ. 2004;38(2):199–203.

64. Whelan GP, Boulet JR, McKinley DW, Norcini JJ, van Zanten M, Hambleton RK, Burdick WP, Peitzman SJ. Scoring standardized patient examinations: lessons learned from the development and administration of the ECFMG Clinical Skills Assessment (CSA®). Med Teach. 2005;27(3):200–6.

65. Worth-Dickstein H, Pangaro LN, MacMillan MK, Klass DJ, Shatzer JH. Use of "standardized examinees" to screen for standardized-patient scoring bias in a clinical skills examination. Teach Learn Med. 2005;17(1):9–13.

66. Baig LA, Beran TN, Vallevand A, Baig ZA, Monroy-Cuadros M. Accuracy of portrayal by standardized patients: results from four OSCE stations conducted for high stakes examinations. BMC Med Educ. 2014;14(1):1.

67. Keifenheim KE, Teufel M, Ip J, Speiser N, Leehr EJ, Zipfel S, Herrmann-Werner A. Teaching history taking to medical students: a systematic review. BMC Med Educ. 2015;15(1):1.

68. Brennan RL. Generalizability theory and classical test theory. Appl Meas Educ. 2010;24(1):1–21.

69. Reed DA, Cook DA, Beckman TJ, Levine RB, Kern DE, Wright SM. Association between funding and quality of published medical education research. JAMA. 2007;298(9):1002–9.

70. Sinz E. Simulation-based education for cardiac, thoracic, and vascular anesthesiology. Semin Cardiothorac Vasc Anesth. 2005;9(4):291–307.

71. Lake CL. Simulation in cardiothoracic and vascular anesthesia education: tool or toy? Semin Cardiothorac Vasc Anesth. 2005;9(4):265–73.

72. Kneebone R, Nestel D, Wetzel C, Black S, Jacklin R, Aggarwal R, Yadollahi F, Wolfe J, Vincent C, Darzi A. The human face of simulation: patient-focused simulation training. Acad Med. 2006;81(10):919–24.

73. Nestel DF, Black SA, Kneebone RL, Wetzel CM, Thomas P, Wolfe JH, Darzi AW. Simulated anaesthetists in high fidelity simulations for surgical training: feasibility of a training programme for actors. Med Teach. 2008;30(4):407–13.

74. Hoelzer BC, Moeschler SM, Seamans DP. Using simulation and standardized patients to teach vital skills to pain medicine fellows. Pain Med. 2015;16(4):680–91.

75. Cantrell MJ, Deloney LA. Integration of standardized patients into simulation. Anesthesiol Clin. 2007;25(2):377–83.
76. Nestel D, Bearman M. Simulated patient methodology: theory, evidence and practice. New York: Wiley; 2014.
77. Harless WG, Drennon GG, Marxer JJ, Root JA, Miller GE. CASE: a computer-aided simulation of the clinical encounter. Acad Med. 1971;46(5):443–8.
78. Huang G, Reynolds R, Candler C. Virtual patient simulation at US and Canadian medical schools. Acad Med. 2007;82(5):446–51.
79. Ellaway R, Poulton T, Fors U, McGee JB, Albright S. Building a virtual patient commons. Med Teach. 2008;30(2):170–4.
80. Cook DA, Triola MM. Virtual patients: a critical literature review and proposed next steps. Med Educ. 2009;43(4):303–11.
81. Critchley LA, Wong J, Leung JY. Virtual patients and undergraduate anaesthesia teaching. Med Educ. 2008;42:1120–1.
82. Critchley LA, Kumta SM, Ware J, Wong JW. Web-based formative assessment case studies: role in a final year medicine two-week anaesthesia course. Anaesth Intensive Care. 2009;37(4):637.
83. Leung JY, Critchley LA, Yung AL, Kumta SM. Introduction of virtual patients onto a final year anesthesia course: Hong Kong experience. Adv Med Educ Pract. 2011;2:71.
84. Leung JY, Critchley LA, Yung AL, Kumta SM. Evidence of virtual patients as a facilitative learning tool on an anesthesia course. Adv Health Sci Educ. 2015;20(4):885–901.
85. Schwid HA, Souter KJ. Resident perceptions and cost analysis of a virtual patient application for anesthesia-related critical incidents. J Educ Perioper Med. 2014;16(11):1–14.

11 模拟人和部分任务训练器

Jacob Schaff and Cortessa Russell

引言

模拟人和任务训练器发展史

在军事行动中使用模拟可追溯到 6 世纪,指挥官使用国际象棋"游戏"来模拟军队之间的战斗位置。几个世纪之后,航空工业采用了更现代的模拟器和任务训练器。1929 年,自学成才的飞行员和发明家 Edwin Link 购买了第一架飞机,他想开发一种更接近真实并且可行的学习飞行的方法。于是 Link 训练器问世,它可以模拟飞机运动,并在驾驶舱内进行仪器训练。该设备很快开始引起商业航空公司和军方的注意,并且在第二次世界大战期间使用了许多 Link 训练器对飞行员进行训练[1-2]。20 世纪 50 年代,鉴于 Link 训练器用于飞行训练的成功经验[1,3],美国联邦航空管理局(Federal Aviation Administration,FAA)强制要求飞行员进行模拟训练。

复苏安妮

1960 年,Asmund Laerdal 开发了第一个广泛使用的基于模拟人的任务训练器复苏安妮(Resusci® Anne)。20 世纪初,在塞纳河中发现了一个身份不明死亡的法国女孩,按照当时的惯例,制作了女孩的面部模型以帮助确定她的身份。这个模型的脸上展现出一种平和而精致的笑容,世界上许多人都将这种笑容与纯真和美丽联系在一起。Laerdal 在 20 世纪 50 年代后期重新发现了这个故事,并在模型上使用了这个面部表情,他确信真人大小、栩栩如生的模拟人会增加用户学习复苏的动力[4]。在一位同事的建议下,Laerdal 将弹簧安装在模型胸部后面,最终完成了用于进行高质量胸外按压的训练器,也成为首批心肺复苏训练器之一。

Sim One

随着 Sim One 的发展,真正基于计算机的、由操作者控制的模拟人始于 20 世纪 60 年代中期。工程师 Stephen Abrahamson、医师 Judson Denson 与 Aerojet General 和 Sierra Engineering 两大公司合作,共同开发了第一个 Sim One 的原型。在当时,它非常先进,包含现代模拟人的许多功能,包括胸廓起伏、眨眼、瞳孔缩小和可以进行气管插管。Sim One 的设计初衷是对麻醉住院医师进行气管插管培训,他们针对 Sim One 的气管插管训练能力进行了一项小型研究,证明与对照组相比,模拟培训可以缩短初学者达到熟练水平的时间[5]。但是,由于经济方面的原因,10 万美元一台的高昂价格使其不能得到大规模生产[1,3,6]。此外,任务训练功能的局限也限制了 Sim One 的应用。

Harvey

Harvey 是由迈阿密大学的 Michael Gordon 于 1968 年研发的心脏病模拟人(cardiology patient simulator)。它是一种全尺寸模拟人,能够模拟各种心血管疾病的体格检查、听诊和血流动力学改变。Harvey 最初用于向初学者传授床旁体格检查技能,至今仍在生产。多项研究表明,将 Harvey 作为一种教学工具可以提高学员的医学知识和体格检查技能。最初的实验性研究于 1980 年进行,以评价其在医学生教育中的有效性、不同学习者的接受程度,并证明其技术的可靠性[7]。1987 年,Ewy 等对 208 名四年级医学生进行了一项研究,一组学员接受了 Harvey 的交互式培训,而另一组仅接受了常规教学。利用 Harvey 训练的学生在培训后的知识测验中表现更好[8]。目前,"下一代 Harvey®"具有六个呼吸听诊区和九个心脏听诊区,并且可以模拟 50 种不同的心脏疾病[9]。

向现代模拟的过渡

计算机操控生理参数技术的发展推动了现代高级模拟人的开发。随着高级平台的发展,模拟教育领域涌现出几位领军人物。1987 年,斯坦福大学的 David Gaba 医师创建了综合麻醉模拟系统(CASE 1.2)[10]。CASE 1.2 旨在使用配备所有标准监测设备的真实手术室来完全再现麻醉医师的心理任务环境。与该系统关联的计算机允许对无创血压进行控制,而其他各种模块则控制诸如有创血压、温度、心率和心律等。同期,Michael Good 开发了 Gainesville 麻醉模拟人(Gainesville anesthesia simulator,GAS)。GAS 可以对肺功能、血流动力学和气体进行复杂的监测,目的是在麻醉住院医师诊治患者之前,向他们教授相关的基本技能[11]。这些系统为当今在模拟中使用的复杂、高级系统奠定了基础。

使用模拟人和任务训练器的支持证据

简介

模拟教学的成功应用受许多因素的影响,包括物理、心理和概念上的仿真度[12]。大部分经验和已发表的研究表明,使用者喜欢模拟。大多数学员在参加了精心设计、目标明确、高仿真度、复盘结构清晰的模拟训练后,表示"非常满意"[13]。尽管多数学员"非常喜欢"模拟训练,但仍需重点关注的是在评价培训有效性时,需要评估 Kirkpatrick 模型最低水平以外的客观结果[14]。当以传统的前瞻性随机对照试验为基准时,教育研究可能很难完成。通过利用模拟人和任务训练器,模拟提供了一个更可控的环境,并且提供了客观的测量方法来评价教学干预措施。本章将总结在麻醉学教学实践中使用模拟人和任务训练器进行教学和评价的证据。

使用模拟人和任务训练器进行循证模拟研究

长期以来,开展高质量的循证教育研究一直是临床医师和研究人员的挑战。Issenberg 等发表的一项荟萃分析显示,只有约 30% 的基于模拟的研究是随机对照试验,而随机对照试验被认为是研究的金标准。此外,在所回顾的大多数研究中学员不足 30 名,使得这些研究的效力较低且普适性令人

质疑。其中,超过 70% 的研究描述了对教授某项操作性技能的教育干预措施的评价。实际上,模拟人和任务训练器特别适用于这一目的。基于模拟人的模拟同样也适用于对管理技能和临床技能的评估[15]。

高仿真与低仿真模拟器

模拟人可以提高模拟的物理仿真度。模拟人的设计应该以达到特定教学目标为目的。模拟人的设计应该用于服务一个特定的目的,并实现预定的目标和目的。如果学员与模拟人针对特定目标的交互过于复杂,学员的精神负担就会过高,由于信息太多,可能无法实现模拟的真实目的。

高仿真与低仿真模拟人的优势是在权衡教育价值与教育成本时经常出现的一个话题。高仿真模拟人具有多种功能,可以增加模拟的物理有效性,并因此提高情感有效性。

Cheng 等发表了一篇荟萃分析,评估高仿真和低仿真模拟人在高级生命支持训练中的应用。14 项研究中有 13 项是随机对照试验,分析表明在课程结束时,最初是高仿真模拟人的培训效果更好[置信区间(CI)0.13~1.05];但是,在训练后的 6 个月或 1 年,高仿真模拟并不比低仿真模拟的训练效果好;另外,学前测和学后测对比,知识水平没有差异[16]。Norman 等对 24 项研究进行了文献综述,这些研究中的教学目标涵盖从重症监护到体外循环撤机,研究比较了高仿真和低仿真模拟人在这些学习中的应用。他们发现,基于高仿真和低仿真模拟人训练都比不进行训练更有优势,然而大多数研究显示,两组间的技能评价结果只有 1%~2% 的差异[17]。Chandra 等在呼吸治疗师(初学者)培训中评估了高仿真与低仿真纤维支气管镜插管的培训效果。他们发现,评判者以独立和双盲的方式对参加高仿真和低仿真模拟培训的学员进行评价时,两者之间的差异无统计学意义[18]。其他操作性任务,如硬膜外操作,也是相似的结果。Friedman 等将第二年麻醉住院医师随机分为两组进行训练,即市售高仿真硬膜外任务训练器组和所在机构创建的低仿真模型组;研究人员在接下来的 6 个月对住院医师在真实患者上行硬膜外麻醉的操作过程进行了拍摄,并且根据综合评分量表(global rating scale)和操作技能项目核查表(manual skill check-list)进行评分,发现两组的分数并没有差异[19]。

尽管许多研究表明,高仿真和低仿真模拟人在

用于模拟时没有区别,但要实现某些学习目标时适合采用高仿真模拟技术。例如,经食管超声心动图检查的学习很难通过低仿真模拟完成。

高仿真模拟人可以提供更多的真实感,从而潜在地激发学习者的参与度,并提高生理和心理的有效性。然而,许多学习目标可以通过相对低仿真的模拟人和任务训练器来实现,尤其在需要考虑成本和预算的情况下。

气道管理的模拟

在麻醉实践中,成功的气道管理至关重要。美国麻醉医师协会(ASA)发布的困难气道处理流程为困难气道管理提供了有益的指导。由于这种情况相对少见,许多从业者,尤其是初学者和学员,对此类事件的接触非常有限。这使得基于模拟人的困难气道管理模拟成为培训的重要选择。

1969 年,Abrahamson 表明,与在手术室内通过学徒式教学方法进行学习的同类人群相比,通过模拟培训的麻醉住院医师能够在更短的时间内掌握插管技能。从那时起,模拟中心已经成为评估新型气道设备的很好的研究基地。尽管传统的直接喉镜片为气管插管提供了很高的成功率,但视频喉镜可作为潜在困难气道插管的重要备用工具。Pieters 等在一个模拟中心让初学者和熟练使用者利用模拟人评估了七种不同的视频喉镜。他们发现,大多数用户更喜欢使用 Macintosh 型镜片(包括 C-MAC 视频喉镜),并且插管成功率更高[20]。Altun 等利用模拟人模拟两个不同的困难气道情境案例以研究不同喉镜片的性能。他们发现,使用 Macintosh 型镜片时插管时间最短,尽管尚不清楚是否会因为学员之前所受的训练而出现偏倚[21]。此外,Kennedy 等对 76 项采用技术增强型模拟(technology-enhanced simulation)(译者注:相对于静态的模具,采用一些技术让模拟器具有培训或/和评价功能。未必是高仿真的,且不包括动物模型或标准化病人)的研究进行了荟萃分析。与非模拟训练相比,基于模拟人/任务训练器的气道模拟训练组显示,学习者的满意度更高,技能得以提高,患者预后得到改善,但没有发现知识方面的差异[22]。

基于模拟人和任务训练器的模拟训练已被用于培训和评价其他高级气道管理技术,如极少用到的环甲膜切开术,当其他困难气道管理措施无效时,这项技术可以挽救生命。Hubert 等对 27 名麻醉住院医师接受为期 2 天的困难气道培训,包括对最终实施环甲膜切开术的情况进行研究。利用基于模拟人的训练器对学员进行培训前测试,然后在训练后 3 个月、6 个月或 12 个月三个时间点中随机选取一个,评价学员对困难气道处理流程的实施情况,并通过技能核查表对环甲膜切开术的实施情况进行评分。研究发现,利用综合评分量表进行评价时,与培训前测试成绩相比,培训后学员更好地执行了困难气道管理流程,能够更快、更熟练地进行环甲膜切开术,并且在培训后的各个时间点没有显著差异。这表明在培训后对技能的掌握可以持续保留长达 1 年[23]。基于高仿真模拟人的未预料的困难气道插管模拟训练已经被证实对麻醉主治医师和学员都有效。Boet 等利用高仿真情境模拟结合结构化复盘为 38 名麻醉医师组织了对"无法插管,无法通气"的情况进行管理的培训课程。12 个月后对学员进行重新评价,并请专家进行独立评分,结果证实学员仍然掌握环甲膜切开术[24]。

对于麻醉医师,无论是已知的还是未预料的困难气道插管,纤维支气管镜引导插管是另外一项不可或缺的技能。这些情况下,拥有足够的专业知识和熟练使用此工具非常重要。Nilsson 等对 23 名未操作过纤维支气管镜插管的麻醉住院医师进行随机试验,学员被分为两组,一组采用部分任务训练器,另一组采用整体任务训练器。训练后,在模拟中心利用模拟人来评估学员的表现,发现两组之间无显著差异;两组的纤维支气管镜插管评分与经验丰富的麻醉主治医师相似[25]。

麻醉亚专科模拟

心胸麻醉

心胸麻醉是一项具有挑战性和刺激性的工作,特别是对于初次轮转的住院医师,因为在心脏手术室内会接触到新的药物、新的工作流程及新的手术室团队。经验丰富的麻醉医师、灌注师和外科医师配合默契,有时这会让学员感到迷茫或无法融入。

因此,模拟培训可以在揭开这种新环境的神秘面纱方面发挥重要作用。导师和研究人员关注的焦点之一是体外循环的启动和停止。Morais 等利用高仿真生理驱动模拟人为麻醉科培训人员设计了一项培训计划,外科医师、灌注师和巡回护士以实际角色参与课程。培训内容包括体外循环期间动脉血气异常的处理、复温时脑电双频指数(bispectral index,BIS)升高的管理,以及松开主动脉钳夹后反复出现心室颤动的处理等;学员还学习了如何区分不同类型的鱼精蛋白反应,评价右心衰竭,并最终升级到在心源性休克的情况下提供某种类型的机械支持的诊疗。学员认为模拟培训提高了他们的生理学和药理学知识水平、在体外循环中管理患者的能力、在心胸手术室工作的信心及沟通能力,同时极大地激发了他们的学习积极性[26]。

模拟也可用于经食管超声心动图(transesophageal echocardiography, TEE)的培训。TEE 是一种学习难度大的有创技术,在繁忙的临床工作中,学员进行亲手操作和解读 TEE 图像的机会十分有限。几个小组研究了使用模拟和任务训练器来教授初学者,进行 TEE 考试并评价其熟练程度。Matyal 等为无超声基础的住院医师设计了一套 TEE 培训课程,包括基于网络的 TEE 教学及每周进行的 TEE 模拟器实际操作训练。他们利用运动跟踪动力学软件来分析超声心动图初学者和专家操作的表现。通过这种分析,软件能够区分初学者和专家,并可追踪初学者对 TEE 技能逐渐熟练掌握的学习轨迹[27]。Ferrero 等将 42 名麻醉住院医师随机分配到标准传统教学组或 TEE 模拟人训练组。结果证实,模拟人训练组的图像采集质量总体上更高(83% v.s. 67%),并且临床可使用图像的比例更高(71% v.s. 48%)。这种差异在一年级麻醉住院医师和无超声基础的学员中表现最为突出[28]。还有人将 TEE 模拟作为评估专业技能的一种方法。Bick 等使用基础经食管超声心动图评估工具(basic transesophageal echocardiography evaluation tool, BTEET)和 Heartworks TEE 模拟器进行了一项多中心研究,试图区分初学者和专家级的操作者。研究表明,该评价工具能够始终如一、可靠地区分技能水平,这使 TEE 的绩效评价前景广阔[29]。

产科麻醉

与其他麻醉亚专科一样,产科麻醉给麻醉医师带来了独特的挑战,尤其是先前很少接触产科的麻醉医师。产科风险高,简单的分娩也可能迅速演变为产科急症。产科麻醉需要团队内的众多成员沟通协作,包括麻醉医师、产科医师、护理人员和其他支持人员。

在全身麻醉下行剖宫产术时,孕产妇的并发症发生率和死亡率更高[30]。Scavone 等利用高仿真模拟人进行全身麻醉下剖宫产的情境模拟,验证了使用项目核查表来评价学员客观表现的有效性。该研究证明评价者间有很高的信度系数(ICC = 0.97)[31]。Ortner 等对使用讲座和高仿真模拟来开展全身麻醉下剖宫产培训课程进行了评估,该课程的培训对象为在产科麻醉轮转的住院医师。研究小组采用 Scavone 等创建的核查表,对麻醉住院医师和主治医师(作为对照)在 1 周、5 周和 8 个月时进行了评价。在第 1 周,住院医师的得分明显低于主治医师,然而,在完成培训课程之后,住院医师的得分与主治医师相似,并且在 8 个月的再次评价中仍然保持在这个水平[32]。

椎管内麻醉技术通常用于产科麻醉,既适用于分娩镇痛也适用于剖宫产麻醉。硬膜外麻醉通常依赖阻力消失技术来确定硬膜外隙,其中触觉反馈最为重要。一些研究人员评估了在安全、方便的环境中使用硬膜外任务训练器来训练初学者的情况。Raj 等证实,简单的物品(如水果)也可以成为有效的"低仿真"任务训练器。他们招募了 50 名学员,并使用四个隐藏的水果作为硬膜外模拟器。考虑到多年的操作经验和对穿刺针的偏好等因素,63% 的学员表示,用一根简单的香蕉作为模拟器,就可逼真地模拟硬膜外穿刺过程中的阻力消失反馈[33]。其他团队使用更复杂的任务训练器来教授硬膜外和脊髓麻醉技术。Capogna 等研发了一个封闭装置,通过不同层次的组织模仿皮肤、皮下组织、棘上韧带、棘间韧带、黄韧带、硬膜外隙和蛛网膜下腔。他们将该设备作为独立的任务训练器使用或将其整合到 SimMom® 产科模拟人的后背。此外,对于更高级的训练,可以在硬膜外隙中加入模拟血液,在蛛网膜下腔加入模拟脑脊液(水)来模拟硬膜外操作的并发症。90% 的麻醉医师(平均经验约为 17 年)对该设备进行了评估,认为其准确模拟了真实患者的触觉体验[34]。Magill 等设计了一种基于电缆的驱动器装置(a cable-based actuator device)来模拟置入硬膜外针的体验。通过在电缆上施加不同程度的张力,模拟穿刺针从皮下组织到穿过黄韧带,以及最后阻力消失这个过程所遇到的不同组织的层次感[35]。

区域麻醉

区域麻醉是一门技术含量高、要求动手能力强的麻醉亚专业,模拟教学手段特别适合用于相关教学。在过去 10 年中,超声引导下的周围神经阻滞技术已普遍开展。一些研究人员发表了基于模拟人和任务训练器的教学项目有效性的研究。Liu 等对超声引导下使用不同模型的周围神经阻滞进行了评估。他们发现,与未接受任务训练器教学的培训组相比,利用不透明模型在周围神经阻滞模拟器上进行培训可以减少错误次数并缩短操作时间（$P<0.05$）[36]。Woodworth 等进行了一项多中心研究，观察教授麻醉住院医师坐骨神经阻滞的模拟课程的有效性。结果发现，经过模拟教学培训后虽然考试成绩显著提高，但是动手使用超声扫查和识别神经的技能并没有得到明显改善[37]。Baranauskas 等研究了使用基于模拟人的训练器开展的周围神经阻滞递进式长期培训课程（progressively longer training sessions）。与接受过简短模拟训练或没有接受过模拟训练的住院医师相比，模拟训练时间长的住院医师进行神经阻滞的操作时间更短，同时技术失误更少[38]。Ouanes 等制定了一套全面的区域麻醉培训方案，经过包括虚拟模拟器在内的多模式训练，结果显示笔试成绩及客观结构化临床考试（OSCE）分数都有所提高[39]。虽然利用模拟人和任务训练器开展的区域麻醉模拟培训还需进一步研究，但目前大多数证据表明，与传统的讲授式或学徒式教学方法相比，模拟培训更有益。

当前的模拟人和任务训练器

过去 15 年中，在提高模拟人的质量和仿真度方面取得了重大进展。许多功能和控制选项已集成到这些模拟人中。许多公司拥有用于医疗卫生各专业的产品。

程序/情境案例开发

大多数高仿真模拟人提供多种控制模式，用于在模拟过程中操控生理参数和模拟人反应。这些模拟人基本上都提供手动模式或"即时"程序编辑模式。当情境相对简单，生命体征只需要轻微调整时，这种模式非常有用。例如，患者在接受冠状动脉搭桥术后被送往重症监护病房，出现快心室率心房颤动。虽然有许多参数可以操控，但这时只需要调节心率和心律即可（以及根据情境目标可能呈现的血压）。这可以在情境案例运行的同时，通过即时操控生命体征来轻松实现。

目前大多数高仿真模拟人还提供自动化（也称为"假如……则……"）程序编辑。这允许对可能无法通过手动调节完成的生理参数进行更复杂的操作。例如，对于恶化的急性失代偿心力衰竭患者，情境案例的生理学目标可能包括收缩压和舒张压降低、中心静脉压升高、肺毛细血管楔压升高、心率增快、外周血氧饱和度降低、肺水肿加重（胸部听

诊可闻及湿啰音），并在心脏听诊中添加第三心音（S_3）或第四心音（S_4）奔马律。对所有参数的调整很难手动同时完成；然而，编程软件可以轻松地完成参数和体征的输入，这些内容将根据有无干预措施和用药而出现相应的变化，在初始状态及在情境案例演进过程中随着时间的推移而呈现。

可进行程序编辑的案例如下所示。

- 给予支气管扩张剂（沙丁胺醇）后，30 秒内呼吸频率从 45 次/min 降到 25 次/min，脉氧仪读数从 88% 升高到 96%。
- 静脉注射 5~10mg 麻黄碱后，1 分钟内平均动脉压升高 20mmHg，心率增加 15 次/min。
- 一位过敏反应患者，在给予稀释的肾上腺素（10~50μg）后，平均气道压从 45cmH$_2$O 降到 18cmH$_2$O，心率从 72 次/min 增加到 110 次/min，以及血压从 72/32mmHg 升高到 118/64mmHg。
- 在创伤案例中，快速液体推注可使心率降低 10~20 次/min，并使收缩压和舒张压升高 15~25mmHg。这种效果会持续 3~5 分钟，如果不进行进一步处理，将恢复到干预前的数值。
- 6 月龄的患儿经面罩通气吸入七氟烷后，气道压升高，脉氧仪读数从 99% 下降到 84%。给予正压通气并提高吸入麻醉药浓度，脉氧仪读数从 84% 升高到 91%，潮气量从 10ml 增加到 100ml。肌内注射琥珀胆碱可以改善异常生命体征和呼吸参数。

Laerdal 医疗

如前所述，Asmund Laerdal 在发明了 Resusci® Anne CPR 训练设备后，创建了 Laerdal 医疗。从那时起，该产品线取得了重大进展。

SimMan® 3G 可提供广泛的培训功能，市售已超过 5 年。它是一个高仿真、"全尺寸"的无线便携式模拟人。通常情况下，电池可连续使用约 4 小时，包含一个可更换电池的充电站。SimMan® 3G 由模拟人应用软件（Laerdal learning application，LLEAP）无线控制，允许进行模拟编程和下载模拟过程中生成的情境数据，以便在复盘中使用。LLEAP 允许对生理参数进行自动、手动或"即时"操控。自动控制系统可以根据时间、行为或给药进行程序设计。它利用射频识别标签系统自动识别给予的药物并产生预先设定的生理反应。

SimMan® 3G 已开发出许多技术来模拟生理和

病理状态,包括瞳孔反射、流泪、出汗、癫痫样活动、异常心音、呼吸音和肠鸣音等。只需添加少量模块,它还可作为困难气道管理、中心静脉置管、骨髓腔内通路建立、张力性气胸针刺减压和胸腔闭式引流术的任务训练器。

Laerdal 医疗还提供多种用于各亚专业的模拟培训设备,如下所示。

- SimMan®:ALS 院前急救人员培训。
- SimMom®:产科急救培训。
- SimJunior®:儿科医疗培训。
- SimBaby™/SimNewB®:婴儿和新生儿气道管理和复苏训练模拟器。
- SimMan® 3G Trauma:创伤复苏培训。

此外,Laerdal 医疗收购了 Harvey 模拟器并将其转换为基于电子技术的系统,并配有 50 多种心肺病理状态用于诊断培训。SonoSim 公司最近与 Laerdal 医疗合作,将超声教学和评价纳入 SimMan® 3G。SonoSim 提供结合了教学、动手操作和知识评价的超声训练模拟器。目前,SimMan® 3G 的皮肤嵌入了 RFID(射频识别)标签,当 SonoSim 超声探头接近其中一个 RFID 标签时,来自真实患者的超声影像视频会被触发显示。超声探头中的陀螺仪要求学员将探头保持在正确的位置和角度,以便正确显示图像。该系统提供正常解剖/训练模式和"实时扫查"模式,在实时扫查模式下预编程,存在各种病理情况的病例可用于适宜的模拟情境。

CAE 公司

CAE 公司(Canadian Aviation Electronics Ltd.)由 Ken Patrick 于 1947 年创立,该公司在获得几项重要的军事合作后专注于飞行模拟和培训。2011 年,CAE 将业务范围扩大到医学模拟领域,并收购了 METI 公司(Medical Education Technologies,Inc.)。METI 公司开发了 METIman。这是一台高仿真模拟人,设计用于多种场景,包括院前急救、护理和重症、心搏骤停等。2016 年,CAE 公司在传统 METIman 模拟人的基础上进行了改造并将其更名为"Apollo"。Apollo 是全尺寸、无线连接的带有可编程的生理和物理参数的模拟人。虽然该设备的重点是心肺系统,但 Apollo 模拟人还提供了许多其他功能,以提高模拟过程中的仿真度。这些功能包括瞳孔反射和眨眼,舌肿胀导致的困难气道,以及可通过推举下颌、头部倾斜来处理呼吸道梗阻,各种心脏和肺部病变,甚至与创伤一致的体征。创伤

体征包括两个带有一个 1.5L 水箱的出血部位,与生理参数变化相关联的出血,以及模拟创伤性截肢的可拆卸的肢体。有效的胸外按压以生理参数(呼气末二氧化碳分压、动脉血压)的改变来呈现。

CAE 公司产品系列中的另一个重要模拟人是高仿真生理驱动模拟人(human patient simulator,HPS)。HPS 是 METI 公司在 20 世纪 80 年代开始研发的。自被 CAE 公司收购以来,HPS 一直是可供使用的最先进的高仿真设备之一。HPS 的突出特点是显示气体交换,即可根据预先编辑的患者参数,在呼吸界面显示吸入氧气和呼出二氧化碳。HPS 还包含一个气体分析仪,可模拟呼气末二氧化碳监测、供氧能力及麻醉气体分析,使其在麻醉学和危重症医学领域具有重要作用。除气体传输系统外,HPS 还具有先进的药理识别系统。该系统可根据所给药物和剂量,使用条形码自动记录并影响生理参数。它还提供其他诸如神经系统、心肺和泌尿生殖系统的功能特征,还可以监测四个成串刺激(train of four stimulation,TOF)来反映神经肌肉阻滞的恢复情况。

CAE 公司在其产品线中还提供了许多其他模拟器,如下所示。

Athena:女性患者模拟人,具有许多与 Apollo 模拟人相同的功能。

Lucina:产妇模拟人,功能包括模拟难产的分娩操作、模拟胎儿监护和产科紧急情况。

iStan:主要用于"现场"培训和模拟。功能广泛,但侧重于院前急救和评价。

Caesar:一种用于创伤情境的无线模拟人,当止血带应用于不同部位时,它可以提供自动的生理变化和出血反应。

PediaSIM:基于 6 岁患者的儿童高仿真模拟人,具有集成的生理学管理功能,并能进行多种操作技能培训。

BabySIM:一种婴儿高仿真模拟人,专为新生儿创伤和复苏及重症监护管理而设计。

Gaumard 公司

1946 年,一位第二次世界大战中的创伤医师与化学工程师携手创办了 Gaumard 公司。该公司的第一个产品是合成人体骨骼,然后是分娩模拟器。在接下来的 50 年,Gaumard 公司已经制造了许多任务训练器,但其最著名的产品是 2000 年发布的 Noelle®,为一种无线、高级的孕产妇和新生儿

分娩模拟人。Noelle®可以模拟产前检查情况、常规和高风险分娩,以及复杂的产后问题。除可调整的众多生理参数外,它还具有自动精确分娩系统,可在整个分娩阶段移动胎儿以模拟逼真的分娩。除用于围产期紧急情况的管理外,该系统还附带有模拟皮肤、皮下组织、韧带和黄韧带各层结构的硬膜外训练器。该系统可以识别穿刺针何时进入黄韧带,何时进入硬膜外隙,以及是否进针过深置入蛛网膜下腔,这些数据均可在复盘时使用。

HAL 是 Gaumard 公司最高级的无线模拟人。它的突出特点是能够在多个工作环境(如从急诊室到 ICU)之间的转运和培训中进行连续操作,同时学员可以对病情进行连续诊断和治疗。通过无线标签系统,HAL 能够系统地记录 20 多种药物并产生自动响应。HAL 模拟人及 Gaumard 公司的大多数高仿真模拟人都由统一的模拟人控制软件 UNI® 控制。该软件提供了许多预编程的情境模块、自动生理反应,同时操作员可根据需要,逐秒更改参数以进行实时控制。

任务训练器

任务训练器专用于教授某个特定的流程化操作或技能。鉴于麻醉学专业是一个包含很多流程化操作的专业,任务训练器具有相当大的应用价值。

血管通路

一些公司提供包括颈内静脉、锁骨下静脉和股静脉通路的中心静脉置管训练设备。大部分代表性的训练器都有一根“动脉”管和一根“静脉”管来模拟血管,以及操作区可更换的皮肤。虽然有些训练器依赖于体表标记技术,但现在大多数模拟器可以使用高频超声探头成像,以模拟实时的超声引导下置管。包括 Laerdal、Simulaids 和 Blue Phantom 在内的几家公司提供用于手背和肘窝的外周静脉穿刺训练器。加压、有搏动的动脉置管模拟器也有助于流程化的操作教学。

椎管内麻醉训练器

有几种任务训练器可以帮助教授椎管内麻醉技术,即脊髓麻醉、硬膜外麻醉和腰硬联合麻醉。这些训练器可以是专用于该任务的独立模型,也可以是许多高仿真模拟人的附加功能。大多数训练器使用不同密度的分层材料来模拟穿刺针经过皮肤、皮下组织、棘上韧带、棘间韧带及黄韧带。大部分训练器还包括一个小的储液器,无论是用于脊髓麻醉过程,还是硬膜外麻醉置管中的意外,都有助于识别是否进入了蛛网膜下腔。一些任务训练器还具有可以数字化跟踪穿刺针位置的识别软件,这对于学员的练习后反馈特别有帮助。

气道训练器

虽然许多高仿真模拟人也包含气道管理组件,但因高昂的成本和笨重的体积限制了其使用。大多数医学模拟公司至少会提供一种气道训练器,涵盖从非常基础(教授直接喉镜技术)到更高级别(紧急/困难气道管理、双腔气管导管的放置和定位)。双腔气管插管模拟器提供高仿真支气管树,以便在置管后可通过纤维支气管镜检查右上叶支气管解剖结构来确认位置。纤维支气管镜引导下经鼻插管和紧急环甲膜切开术是一些训练器提供的附加功能。

结语和展望

在过去的 10 年中,高仿真模拟人和任务训练器取得了重大进展。目前,大多数先进的基于模拟人的模拟教育重点围绕两个观点:改进和提高技术以增加模拟人的仿真度;将模拟人的不同组件和任务训练器整合于一体。

技术

模拟人的仿真度正在不断提高,心血管生理学功能也正在被整合到设备中。目前,许多模拟人可以根据情境使用真实的心电图机生成实时十二导联心电图。脉搏强度可根据血压和其他生理条件的变化进行调整。添加心音是为了模拟心血管疾病的病理过程。将实时模拟气体分析仪整合到系统中可用于监测呼气末二氧化碳、氧气传输和麻醉气体。一些模块利用二氧化碳排放系统来进行模拟人的模拟通气,以及评价胸外按压的质量。

整合

通常将气道培训技术整合于高仿真模拟人。随着模拟医学领域的发展,这一技术也变得更加先进。一些模拟人环甲膜上的皮肤可进行更换,用于模拟紧急环甲膜切开术和逆行插管术。许多机构已经对现有模拟器进行“系列化改造”,丰富了学员的培训设备。Hirsch 等将逼真的支气管树模拟器整合到 Laerdal ALS 模拟人中,使得可置入最粗为 8.0mm(内径)的单腔气管导管,以及左侧或右侧 35Fr 的双腔支气管导管。通过纤维支气管镜观察隆突和右肺上叶解剖结构,以此作为确认导管的正确位置的标志[40]。SonoSim 公司和 Laerdal 医疗最近合作将两家的技术整合,推进了基于模拟人的模拟。SonoSim 公司是利用基于计算机的陀螺仪探头来提供超声培训和教育模块,显示的图像来自真实患者,包括正常解剖结构和各种病理状况,图像显示与探头的位置和方向相关。Laerdal 医疗已将这些射频识别标签整合到 SimMan 3G 标签中,以便在模拟过程中更轻松、一体化地使用"实时"床旁超声。

随着该领域的创新者不断地改进技术,人们期望模拟人的物理仿真度和体验仿真度将继续提高。将新技术和现有技术及任务训练器集成到模拟人中,让基于模拟人的模拟更加真实。

(翻译 谢咏秋,审校 张莉莉　方利群　李崎)

参考文献

1. Rosen KR. The history of medical simulation. J Crit Care. 2008;23(2):157–66.
2. Training LS. History of Edward Link [Internet]. [cited 2016 Sep 1]. Available from: https://www.link.com/about/pages/history.aspx.
3. Cooper JB, Taqueti VR. A brief history of the development of mannequin simulators for clinical education and training. Postgrad Med J. 2008;84(997):563–70.
4. Laerdal, Inc. The Girl from the River Seine [Internet]. http://www.laerdal.com/us/docid/1117082/The-Girl-from-the-River-Seine. [cited 2016 Aug 30]. Available from: http://www.laerdal.com/us/docid/1117082/The-Girl-from-the-River-Seine.
5. Abrahamson S, Denson JS, Wolf RM. Effectiveness of a simulator in training anesthesiology residents. Acad Med. 1969;44:515.
6. Abrahamson S. Sim one--a patient simulator ahead of its time. Caduceus. Caduceus (Springfield). 1997;13(2):29–41.
7. Gordon MS, Ewy GA, DeLeon AC, Waugh RA. "Harvey," the cardiology patient simulator: pilot studies on teaching effectiveness. Am J Cardiol. 1980;45(4):791–6.
8. Ewy GA, Felner JM, Juul D, Mayer JW, Sajid AW, Waugh RA. Test of a cardiology patient simulator with students in fourth-year electives. J Med Educ. 1987;62(9):738–43.
9. Laerdal, Inc. Next Generation Harvey – The Cardiopulmonary Patient Simulator [Internet]. [cited 2016 Feb 11]. Available from: http://www.laerdal.com/us/harvey#/Specifications.
10. Gaba DM, DeAnda A. A comprehensive anesthesia simulation environment: re-creating the operating room for research and training. Anesthesiology. 1988;69:387.
11. Good M, Lampotang S. Critical events simulation for training in anesthesiology. J Clin Monit Comput. 1988;4(140).
12. Paige JB, Morin KH. Simulation fidelity and cueing: a systematic review of the literature. Clin Simul Nurs. 2013;9(11):e481–9.
13. Agha S, Alhamrani A, Khan M. Satisfaction of medical students with simulation based learning. SMJ. 2015;36(6):731–6.
14. Agency for Healthcare Research. In Conversation with…David Gaba, MD [Internet]. 2013 [cited 2016 Dec 16]. Available from: https://psnet.ahrq.gov/perspectives/perspective/137/in-conversation-with%2D%2Ddavid-m-gaba-md.
15. Issenberg SB, Mcgaghie WC, Petrusa ER. Features and uses of high-fidelity medical simulations that lead to effective learning: a BEME systematic review. Med Teach. 2005;27(1):10–28.
16. Cheng A, Lockey A, Bhanji F, Lin Y, Hunt EA, Lang E. The use of high-fidelity manikins for advanced life support training—a systematic review and meta-analysis. Resuscitation. 2015;93:142–9.
17. Norman G, Dore K, Grierson L. The minimal relationship between simulation fidelity and transfer of learning. Med Educ. 2012;46(7):636–47.
18. Chandra DB, Savoldelli GL, Joo HS, Weiss ID, Naik VN. Fiberoptic oral intubation the effect of model fidelity on training for transfer to patient care. Anesthesiology. 2008;109(6):1007–13.
19. Friedman Z, Siddiqui N, Katznelson R, Devito I, Bould MD, Naik V. Clinical impact of epidural anesthesia simulation on short- and long-term learning curve. Reg Anesth Pain Med. 2009;34(3):229–32.
20. Pieters BMA, Wilbers NER, Huijzer M, Winkens B, van Zundert AAJ. Comparison of seven videolaryngoscopes with the Macintosh laryngoscope in manikins by experienced and novice personnel. Anaesthesia. 2016;71(5):556–64.
21. Altun D, Ozkan-Seyhan T, Orhan-Sungur M, Sivrikoz N, Camci E. Comparison of 4 laryngoscopes in 2 difficult airway scenarios. Simul Healthc. 2016:1–5.
22. Kennedy CC, Cannon EK, Warner DO, Cook DA. Advanced airway management simulation training in medical education. Crit Care Med. 2014;42(1):169–78.
23. Hubert V, Duwat A, Deransy R, Mahjoub Y, Dupont H. Effect of simulation training on compliance with difficult airway management algorithms, technical ability, and skills retention for emergency cricothyrotomy. Anesthesiology. 2014;120(4):999–1008.
24. Boet S, Borges BCR, Naik VN, Siu LW, Riem N, Chandra D, et al. Complex procedural skills are retained for a minimum of 1 yr after a single high-fidelity simulation training session. Br J Anaesth. 2011;107(4):533–9.
25. Nilsson PM, Russell L, Ringsted C, Hertz P, Konge L. Simulation-based training in flexible fibreoptic intubation. Eur J Anaesthesiol. 2015;32(9):609–14.
26. Morais RJ, Ashokka B, Siau C, Ti LK. Simulation of cardiopulmonary bypass management: an approach to resident training. J Cardiothorac Vasc Anesth. 2014;28(5):1387–92.
27. Matyal R, Mitchell JD, Hess PE, Chaudary B, Bose R, Jainandunsing JS, et al. Simulator-based transesophageal echocardiographic training with motion analysis. Anesthesiology. 2014;121(2):389–99.
28. Ferrero NA, Bortsov AV, Arora H, Martinelli SM, Kolarczyk LM, Teeter EC, et al. Simulator training enhances resident performance in transesophageal echocardiography. Anesthesiology. 2014;120(1):149–59.
29. Bick JS, DeMaria S Jr, Kennedy JD, Schwartz AD, Weiner MM, Levine AI, et al. Comparison of expert and novice performance of a simulated transesophageal echocardiography examination. Simul Healthcare. 2013;8(5):329–34.
30. Green M, Tariq R, Green P. Improving patient safety through simulation training in anesthesiology: where are we? Anesthesiol Res Pract. 2016;2016(5):1–12.
31. Scavone BM, Sproviero MT. Development of an objective scoring system for measurement of resident performance on the human patient simulator. Anesthesiology. 2006;105(2):260.
32. Ortner CM, Richebé P, Bollag LA, Ross BK, Landau R. Repeated simulation-based training for performing general anesthesia for emergency cesarean delivery: long-term retention and recurring mistakes. Int J Obstet Anesth. 2014;23(4):341–7.
33. Raj D, Williamson RM, Young D, Russell D. A simple epidural simulator. Eur J Anaesthesiol. 2013;30(7):405–8.
34. Capogna G, Stirparo S, Caniggia S. Evaluation of a new training device to simulate the epidural and subarachnoid spaces for neuraxial anesthesia techniques. Minerva Anestesiol. 2013;79(4):385–90.
35. Magill JC, Byl MF, Hinds MF, Agassounon W, Pratt SD, Hess PE. A novel actuator for simulation of epidural anesthesia and other needle insertion procedures. Simul Healthcare. 2010;5(3):179–84.
36. Liu Y, Glass NL, Glover CD, Power RW, Watcha MF. Comparison

of the development of performance skills in ultrasound-guided regional anesthesia simulations with different phantom models. Simul Healthcare. 2013;8(6):368–75.

37. Woodworth GE, Chen EM, Horn J-LE, Aziz MF. Efficacy of computer-based video and simulation in ultrasound-guided regional anesthesia training. J Clin Anesth. 2014;26(3):212–21.

38. Baranauskas MB, Margarido CB, Panossian C. Simulação de blo-queios periféricos guiados por ultra-som: curva de aprendizado dos residentes de anestesiologia do CET-SMA/HSL. Rev Bras. 2008.

39. Ouanes J-PP, Schwengel D, Mathur V, Ahmed OI, Hanna MN. Curriculum development for an advanced regional anesthe-sia education program: one institution's experience from appren-ticeship to comprehensive teaching. Middle East J Anaesthesiol. 2014;22(4):413–8.

40. Hirsch J, Generoso JR, Latoures R, Acar Y. Simulation manikin modifications for high-Fidelity training of advanced airway proce-dures. A A Case Rep. 2016;6(9):268–71.

12 基于计算机和网络的模拟器和虚拟环境

David A. Edwards and Samsun Lampotang

历史

正如计算机技术为现代生活的方方面面带来的巨大改变,医学教育也因此发生了革命性的变化。医学院的学生们现在不仅可以通过参加讲座,利用幻灯片和传统生物研究室进行学习,而且还有了视频演示、虚拟现实和增强现实技术,以及基于计算机技术的模拟教学方法作为有效补充。医学模拟的目的是重现一个本质上是人为再现的,但又具有足够真实性和有效性的医学情境案例,以增强获取某一学习目标所需知识的能力,或保持某项技术的操作熟练程度,而这种再现可以避免在真实患者身上进行练习。随着技术的进步,包括各种移动设备在内的基于计算机的模拟器能够以多种方式再现真实的临床经历,使学习者更容易学到技能,并将所学的知识转化和应用到现实世界。

在模拟环境中进行医学案例训练具有很多优势(表 12.1)。在很多行业,计算机系统已经取代

表 12.1　计算机模拟的优势

优势	具体内容
灵活	允许自主学习
	方便
	便于刻意练习
性价比高	可以减少资源消耗和人员聚集
	可以免费或用最小的成本进行推广
	可量化
基于软件的技能评价	可以评价决策过程
	可以追踪技能获得的过程
	可以通过客观表现评价胜任力

了人力;同样,计算机模拟几乎可以复制原本需要通过多个参与者及复杂场景才能再现的所有临床案例情境。学习者可以利用自己的业余时间,通过计算机模拟技术在实验室和家中,或使用智能手机的应用程序在任何地方进行自主练习来获取需要的知识。医学知识的不断增长和医学专业专科化程度的不断提高需要实习医师在临床以外进行练习,以获得足够的专业知识和专业技能。如果将一些测量系统设计入模拟程序,那么计算机模拟技术也可以对学习进行客观量化。

早期医学模拟的示例

在个人计算机(personal computer,PC)出现之前,医学模拟使用模拟人和标准化病人来重现医疗环境。复苏安妮是最早的模拟人之一,是 20 世纪 60 年代由挪威玩具制造商 Asmund Laerdal 和美国巴尔的摩的麻醉医师 Peter Safar 共同研发,可用于心肺复苏(CPR)培训。这个模型由头部和上半身构成,其胸部有弹簧支撑,在进行胸外按压时可以回弹;可以堵塞模型的鼻咽、口咽和气管,用于练习口对口人工通气。有趣的是,复苏安妮的脸是根据一名在巴黎塞纳河中溺水身亡的法国女孩的面部模型设计的。此外,一些歌手歌曲的灵感就来自使用安妮进行心肺复苏训练的经历[1-2]。

在计算机技术出现的早期就研制出了计算机控制的模拟器。1966 年,Stephen Abrahamson 创造了第一个计算机控制的模拟人,该模型可模拟生命体征及给药后产生的反应[1,3]。当时,Abrahamson 是南加州大学(University of Southern California)医学教育部的新任主任。Aerojet 通用公司的 Tullio Ronzoni 找到他一起探讨了将计算机用于医学院校教学的可能性[4]。第二次世界大战后,军事采购合同逐渐被削减,Aerojet 通用公司将其技术推广到非

军事领域。Abrahamson 提出了创建一个模拟器以重现麻醉医师所处的手术室场景的设想。Judson Samuel Denson 时任洛杉矶县总医院麻醉科主任，作为专家组成员加入了该团队。在 Abrahamson 提出的资金申请被国立卫生研究院（National Institutes of Health，NIH）和其他军方资源拒绝后，Abrahamson 与 Sierra 工程公司和 Aerojet 通用公司合作，获得了美国教育办公室（US Office of Education）授予的 27.2 万美元的资助。1967 年 3 月 17 日，Sim One 模拟人（MPS）问世。

研发 Sim One 模拟人的目的是培训麻醉住院医师如何安全地给患者插管。其装置包括一台有一个外接口的计算机、一个导师控制台和一台麻醉机，这些设备都与模拟人连接。Sim One 模拟人可以模拟呼吸、眼球运动和瞳孔反射，可触及脉搏和测量血压，可以打开口腔并进行经口气管插管[5]。Abrahamson 在报告中提到，在 Sim One 模拟人上训练过的麻醉医师回到手术室会有更出色的表现[6]。但是最终由于成本问题，只生产了 Sim One 模拟人初代机，没有进行商品化[1]。Sim One 模拟人在当时已处于领先地位，运行 Sim One 模拟人的计算机占据了实验室的整面墙（来自 JS Gravenstein 与 S Lampotang 的私人通信），所以它不像 20 世纪 80 年代后期生产的 MPS 新产品那样便携。

一年后，也就是 1968 年，第一台计算机控制的任务训练器"Harvey"问世。迈阿密大学医学教育研究中心（Center for Research in Medical Education，CRME）的 Michael Gordon 作为发明者，以他的导师即 Georgetown 大学的 W. Proctor Harvey 的名字命名了这个模拟人[1,7]。Harvey 模拟人能够模拟 27 种心脏疾病的呼吸音、脉搏、颈静脉和动脉血压，以及心音的变化。与没有接受训练的同期医学生相比，在 Harvey 模拟人上进行训练的医学生可以更好地通过听诊识别心脏疾病[7]。

在 20 世纪 80 年代，两个研究小组同时开发了计算机控制的全身模拟人。佛罗里达大学（University of Florida，UF）麻醉科的创始人兼麻醉患者安全基金会（APSF）联合创始人 J. S. "Nik" Gravenstein 与在佛罗里达大学工作的有计算机科学学位的麻醉医师 Michael Good，以及 Samsun "Sem" Lampotang 是 Gainesville 麻醉模拟人（Gainesville anesthesia simulator，GAS）的创始人，目前 GAS 更名为高仿真生理驱动模拟人（HPS）。该模拟人系统目前由总部位于蒙特利尔的 CAE 公司（CAE Healthcare）负责销售，早期由位于佛罗里达州 Sarasota 市的 METI 公司（Medical Education Technologies Incorporated，METI）拥有，后来 CAE 公司从 UF 获得了 HPS 技术许可[1]。开发 HPS 系统的最初目的是培训住院医师临床麻醉的相关技能。模拟病例的范围从检测麻醉机故障到重现复杂的术中突发事件。

与此同时，在美国西部，位于 Palo Alto 斯坦福大学附属退伍军人医院的 David Gaba 等开发了用于研究在麻醉情境下个体和团队表现的综合麻醉模拟环境系统（comprehensive anesthesia simulation environment，CASE）。CASE 1.2（商品名为"虚拟麻醉训练模拟器系统"或 VATSS）由一个模拟人和一台 Macintosh Plus 计算机组成，它可以根据需要改变生命体征，如由无创血压袖带测量的血压。该模型运行 VATSS 获得了麻醉医师和工程师 Howard Schwid 的授权。创建模拟情境可以用来观察和评估在危机事件中个人和团队的表现。CASE 2.0 的组件包括一个模拟人、一个接口车，以及一台具有并行处理能力，可以同时运行多种生理功能的模拟计算机和一个导师控制站。CASE 2.0 被带到波士顿，这也为波士顿麻醉模拟中心的建立奠定了基础，该中心现在是著名的模拟医学中心（www.harvardmedsim.org）。CASE 系统和软件经历了多次迭代，停产前的最后一个产品是 MedSim-Eagle 患者模拟人。

屏幕计算机模拟器

现代的全身模拟人和部分任务训练器结合了计算机控制的特点，一直广受关注；然而，它们的生产和购买成本都非常昂贵。因此，它们的使用仅限于少数有资金采购和有空间安装的麻醉科或医院，或可以分担成本的模拟中心。这些条件也限制了在有限时间内进行模拟培训的个人和团体对设备的频繁使用。时间和成本都是开发价格合理、可用性更强的产品的重要驱动因素（表 12.1）。

在 20 世纪 60 年代初，Entwisle 在 LGP-30 数字计算机（也被称为 Librascope General Precision，其制造商为纽约州切斯特堡的 Royal Precision Corporation）的基础上开发了一个屏幕模拟器的原型机，它可以向学生展示患者的情况，让他们根据一系列阳性体征来明确诊断[8]。学生输入一个症状，计算机会根据病例情境作出"是"或"否"的反应[9]。Ventre 和 Schwid 认为这个原型机是屏幕训练器的起源[9]。

个人计算机(PC)诞生于 20 世纪 80 年代早期,万维网(World Wide Web)在 1989 年首次开启。这使得学习可以在家或个人设备所在的任何地方进行。软件可以通过安装包或在网络浏览器中运行。屏幕训练器(screen-based trainers)又称计算机模拟训练器(computer-based trainers,CBT),用于展示一些简单的概念或复杂的情境。屏幕训练器在计算机屏幕上显示图像,许多模拟器可以允许用户通过鼠标、键盘、控制器或触摸屏等输入设备进行交互操作。通过云技术,许多程序可以通过浏览器运行。

Ventre 和 Schwid 提出的屏幕麻醉训练器的优点(表 12.1)、基本技术标准及重要特征(表 12.2)到目前仍然有效[9]。屏幕模拟器的灵活性强,允许学习者根据自己的时间在任何地点练习。许多屏幕模拟器以免费或最低成本进行推广,因此可扩展性和性价比高。最后,由于模拟器是通过软件运行的并可以交互,学习者的决策过程和表现可以被追踪,并向学习者和教师提供反馈[9]。

表 12.2　屏幕模拟器的重要特征

1. 图形用户界面
2. 预测学员反应的模块
3. 嵌入式反馈/帮助系统
4. 自动复盘和日志系统
5. 案例库
6. 兼容各种学习管理系统

注:资料来源于 Ventre and Schwid,2013[9]。

现代 CBT 在麻醉学涵盖的范围很广,从在复杂的软件引擎上运行的可以复制多个任务的复杂的虚拟现实(VR)和混合现实模拟器,到使用基本的动画和交互输入来仅教授一些概念性的较为简单的特定任务或特定模型模拟器[10-12]。多年以来,很多最令人印象深刻的麻醉 CBT 都是随着技术的进步而发展、更新。遗憾的是,许多早期的 CBT 没有配合现代操作系统或浏览器及插件进行更新或升级,以至于它们不能再使用或根本不能运行,因此现在麻醉专业的学习者也不能再利用其进行学习。一些对麻醉学有影响力的经典 CBT 见表 12.3。

表 12.3　麻醉学经典的计算机模拟训练器

时间	创建者	计算机模拟训练器
1978 年	N. Ty Smith	BODY 模拟器(BODY Simulation)
1989 年	Schwid and O'Donnell	麻醉模拟记录仪(Anesthesia Simulator Recorder)
1995 年	Schwid	Anesoft 麻醉模拟器(Anesoft Anesthesia Simulator)
20 世纪 90 年代	James Philip	Gas Man
1999 年	Samsun Lampotang	虚拟麻醉机(Virtual Anesthesia Machine)

计算机模拟训练器示例

BODY 模拟器(1978)

加州大学圣地亚哥分校(University of California San Diego,UCSD)的麻醉学教授 N. Ty Smith(1932—2015)是一位远见卓识的人。他预见到了将模拟训练器加入麻醉学培训的好处,并且认为"小型模拟器"比"大型模拟器"或高仿真模拟器更有优势[13]。他是麻醉技术学会(Society for Technology in Anesthesia)的创始人,并率先在手术室使用计算机。1978 年,他描述了 BODY 模拟器(BodySim)的前身——Sleeper 的发明过程。BodySim 是基于计算机的交互式模拟器,以患者生理学和药理学的数学模型为基础,可以呈现麻醉工作站和手术室环境。因为他在麻醉监测方面的专长,BodySim 中建立的模型能展现既往模拟中无法做到的一些复杂情况[14]。

目前的 BodySim 软件可以在线使用的版本只能在 32 位的操作系统上运行,不能在 64 位的计算机上运行。其特点包括临床训练和科学背景两个层面的互动。学习者可以观察患者和手术室内的人员并与之互动,通过控制麻醉机、给药、调整呼吸机和监护仪,以及麻醉记录来对患者进行麻醉管理,执行任务和处理手术室内的危机事件。此外,用户还可以生成患者体内房室药物浓度的动力学图,观察呼吸变量的动态表,以及跟踪压力和流量-容积曲线等。

麻醉模拟记录仪(1989)

麻醉模拟记录仪研发于 1989 年,后来被命名为麻醉模拟顾问(Anesthesia Simulator Consultant)(1990 年)。其发明者是 Howard Schwid,他曾在 UCSD 实验室作为研究员与 N. Ty Smith 一起工作,后来在华盛顿大学做麻醉学助理教授;另外一位发明者是 Daniel O'Donnell,他是系统分析师和程序员[9]。他们的工作得到了麻醉患者安全基金会的资助。麻醉模拟记录仪是在 1987 年飞行模拟器研发设计后推出的早期版本基础上的扩展(图 12.1),是在 UCSD 研发的 BodySim 简化模型[15]。其被设计为使用图形用户界面、键盘和鼠标在 IBM PC 上运行。该软件可以模拟患者、麻醉机和监护仪,并整合了模拟患者的生命体征、生理和药物反应的数学模型。该软件通过模拟危机事件情境案例让学习者处理危机事件,同时把处理的过程摘要记录下来,事后可以打印出来进行回顾。

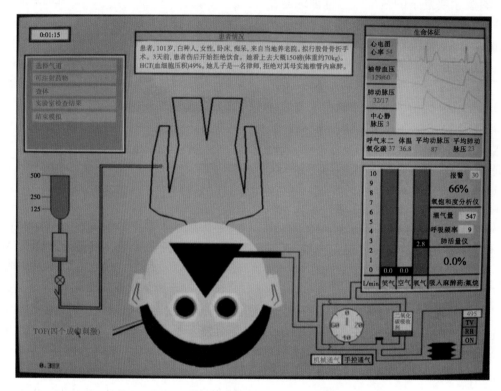

图 12.1　飞行模拟器研发设计后推出的一种全身麻醉屏幕模拟器(1987 年)[16]

Anesoft 麻醉模拟器(1995)

Anesoft 麻醉模拟器(Anesoft anesthesia simulator)的研发始于 25 年前(译者注:大约 1995 年)的麻醉模拟记录仪(anesthesia simulator recorder)[17]。Anesoft 公司自 1995 年成立以来,已经销售了几款屏幕模拟器,包括 Anesoft 麻醉模拟器(图 12.2)、Anesoft 镇静模拟器(Anesoft sedation simulator)、高级生命支持(advanced cardiac life support,ACLS)模拟器、儿童高级生命支持(pediatric advanced life support,PALS)模拟器、生物恐怖模拟器(bioterrorism simulator)和重症监护模拟器(critical care simulator)[9]。

Anesoft 麻醉模拟器是一个基于病例的模拟器,包含超过 80 个与麻醉学相关的患者或案例,包括全身麻醉、区域麻醉,以及心脏、儿科、产科和神经外科的专科麻醉。该模拟器的界面上有一个菜单,用户可以在管理选项之间切换,以控制患者的麻醉管理、气道并给药,以及申请实验室检查等。界面上有患者的图像和动态显示的生命体征和波形。该模拟器还包含一个自动任务报告系统和一个基于故事背景的帮助系统,可用来引导学习者,确保实现学习目标。

Gas Man®

Gas Man®(MED Man 模拟器,Chestnut Hill,美国马萨诸塞州)是一个 2D 动画的屏幕模拟器(图 12.3)[18]。James Philip 是 Brigham and Women's

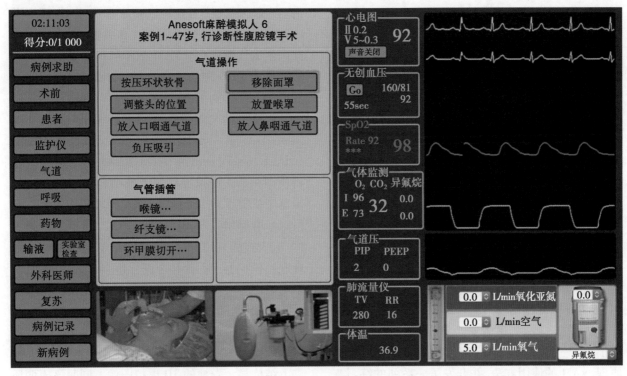

图 12.2　Anesoft 麻醉模拟器 6,允许用户在一个安全的环境中对患者进行完整的麻醉管理训练

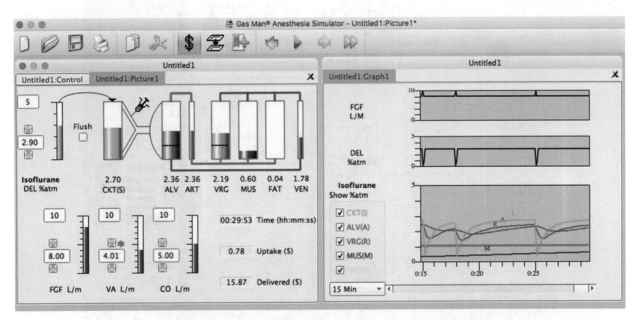

图 12.3　Gas Man® 屏幕模拟器,展示在各个房室中的麻醉药浓度
用户可以调整挥发罐设置、新鲜气体流量、肺泡通气量和心排血量。(资料来源:Philip,2015[18])

医院的生物工程专业主任、麻醉技术学会(STA)的创始成员之一,也是 Gas Man® 的发明者。Gas Man®具有多重功能,可作为屏幕模拟器、教材使用,也可以提供学习环境。它通过演示吸入麻醉药吸收进入身体房室(心、肺、脑)、麻醉呼吸回路及挥发罐的过程,教授吸入麻醉药的药代动力学(图12.3)。

虚拟麻醉机(1999)

虚拟麻醉机(virtual anesthesia machine,VAM)(University of Florida, Gainesville, FL, USA)是在1999 年由 Samsun Lampotang 博士、David Lizdas(机械工程学学士)等联合研发。它是麻醉医师学习麻醉机工作原理的一种软件,也是麻醉学中第一个被广泛使用的网络模拟器[19]。该软件是在 Macromedia Director 平台上(现为 Adobe 公司)开发的,因其具有强大的动画功能并且当时可在网上免版税使用,成为在世界范围内广泛传播患者安全信息的一种方法[19]。在麻醉患者安全基金会的资助下,他们撰写了一本使用手册来解释麻醉机设计的基本原理、VAM 的使用方法,并开发了一系列的练习来帮助学习者理解麻醉机的子系统(高压、低压、呼吸回路、手控呼吸、机械通气、废气处理)和常见的机器故障[19]。通过动画,可以看到麻醉机内部和用颜色编码的气体分子,这些分子从墙上的气源或气罐出发,经过管道和阀门,并通过回路进入患者体内(图12.4)。使用者可以挤压呼吸囊,打开和关闭阀门,改变和调整通气模式和参数,同时观察由此产生的气流变化。VAM 被不同母语的麻醉医师们翻译成了 23 种语言和 6 种医用气体颜色代码,其影响范围得到了扩大。

佛罗里达大学安全、仿真和高级学习技术中心(University of Florida Center for Safety, Simulation, and Advanced Learning Technologies, CSSALT)通过将模型和基于虚拟屏幕的组件结合到混合现实模拟器中扩充了高级模拟器开发的成果[12,20-21]。胸段区域麻醉增强现实模拟器(图12.5)是一个强大的、嵌入式的、带有部分标准胸部解剖学结构的混合现实模拟器。无论是否进行超声引导或辅助,它都可以用来开展胸椎旁阻滞和胸段硬膜外膜阻滞的练习、教学和复盘。

这个模拟器包括一个嵌入在凝胶中的 3D 打印的胸椎模型,并与笔记本计算机相连,可通过添加皮下结构显示脊柱的 3D 虚拟图像。同时该模型还配有一些与笔记本相连、可与模型交互的外围设备。将配备的超声探头放置在模型上,计算机屏幕

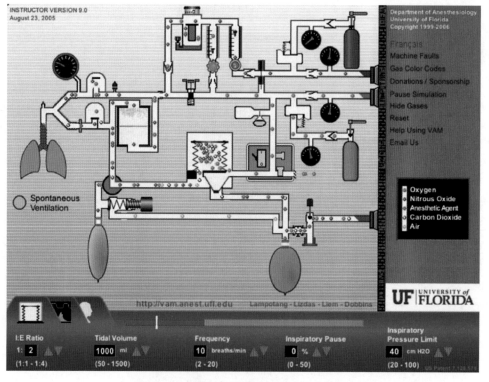

图12.4 佛罗里达大学虚拟麻醉机(VAM)
是一种 2D 交互、支持网络在线的模拟教学软件,用于教授气流和机器故障相关内容。

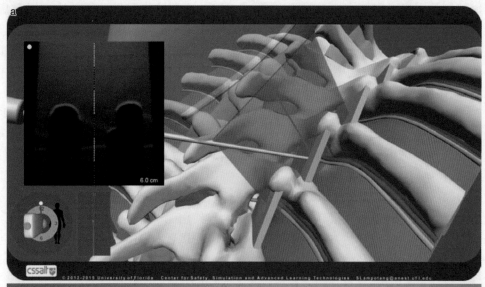

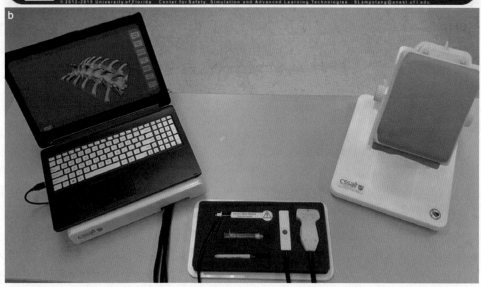

图 12.5　佛罗里达大学胸椎模拟器将模型和基于虚拟屏幕的组件结合到混合现实模拟器中
a. 计算机显示屏显示模拟超声(插图)和胸椎区域的 3D 图像；b. 桌面上的设备为便携式模拟器的组件，包括笔记本计算机、输入设备(针、超声探头、方向指示针)、安装有 3D 打印胸椎的模型。

上可呈现出模拟超声图像。学习者可通过一个方向指示针调整计算机屏幕上的 3D 视角来分析虚拟的解剖图像和进针路径，使用硬膜外穿刺针在模型上进行硬膜外或椎旁阻滞，会有阻力消失的触觉反馈，可以在计算机屏幕上显示的 3D 影像上看到虚拟穿刺针并追踪进针路径。学习者在进行胸段硬膜外区域阻滞的过程中或操作后，都可以在屏幕上观看和分析自己的操作技术。该软件包括几项自主训练的学习模块，以及对学习者的表现进行评价并提供反馈的评分系统。

运用计算机模拟进行有效教学的依据

　　模拟的目的之一是再现生活情境或场景，参与者可以通过这些情境进行学习或评估。在现实世界中使用自己的技能或知识之前，能够在一个几乎不会造成不良后果的安全环境中反复练习，这种方式应该是有效的，值得首选。然而，关于计算机模拟效果的研究尚无定论。有几个原因可以印证这一点：首先，不论是否涉及模拟，都很难确定是否单纯因为增加了用在教育上的时间而强化了教学效果，或是通过特定的模拟过程提升了实际的学习效果。其次，学习是在不同环境和任务下完成的，所以很难评估模拟训练对临床实际操作的改善效果。甚至有研究表明在某些情况下，学习者或其他人所认为的学习能力提升并不一定与其实际学习能力相符，学习者的过度自信实际上会导致不好的结果。此外，在评估模拟器的效能时，如研究方案存在缺陷和难以控制的干扰因素等方法学问题也可能导致错误的结果和结论。

对于教授特定内容的任务训练器和模型是否同样具有这种效果,这方面的研究很少。虽然有很多屏幕模拟器,但在麻醉学中对学习者的影响尚未被评估[10,22]。Yavas 等开发了一个用于比较磷丙泊酚和丙泊酚药代动力学的专用屏幕模拟模型[22]。作者称:"这种交互模型可以为练习者提供一种真实和实时的方法,让他们熟悉新药的使用"[22]。

Schwid 和 O'Donnell 使用屏幕模拟来重现麻醉期间的危机事件,前瞻性地观察并潜在地量化麻醉医师犯错误的频率[23]。这种评估方法显示了模拟的多重功能,以及能够在安全环境中重现危机事件场景的益处。在这类实验中,有效性很大程度上取决于模拟的仿真度。换言之,在模拟情况下观察到麻醉医师的失误可能并不是在手术室环境中的真实表现。然而,能够发现学习者判断上的失误、知识上的不足及不同学习者间的共性问题是非常有价值的,特别是在复盘中确认学习者的理解不正确或不完整时。

在一项研究中,Schwid 和 O'Donnell 使用麻醉模拟顾问软件来评估 30 名参与者(10 名麻醉住院医师、10 名麻醉主治医师、10 名私营机构的麻醉医师)在 6 个危重病例管理中的表现[23]。参与者在屏幕上对模拟患者进行管理,观察其在心肌缺血、过敏反应和心搏骤停等危机事件中正确或错误的处理方式。即使是经验丰富的麻醉医师在处理过程中也出现了很多错误。虽然在 30 名中只有 2 名(均为住院医师)没有发现气管插管误入食管,但有 60% 的医师未能识别过敏反应的症状和体征,而只有 30% 的人正确地运用了 ACLS 方案来处理心搏骤停。接受过 2 年以上的 ACLS 训练的参与者均未成功地实施 ACLS。

现代单项任务屏幕模拟的一个例子是由芝加哥西北大学(Northwestern University)的 De Oliveira 等开发的名为 iLarynx 的虚拟气道模拟软件[24]。该应用程序使用 iPhone 软件开发工具包(苹果公司,Cupertino,美国加州)和 Unity 3D 游戏引擎(Unity Technologies SF,美国加州旧金山市)进行构建,并利用 iPhone 的加速器功能作为控制装置,在虚拟气道中操纵模拟的纤维支气管镜。20 名医学生被随机分入两组,一组是讲授和 iLarynx 练习,另一组只进行讲授,然后通过按时完成将纤维支气管镜放置到模拟人隆突来进行评估。对照组失败了

24 次,而训练组只失败了 4 次。屏幕虚拟部分任务训练器可以提高初学者的工作表现。然而,观察到的表现能否作为代表临床能力的合理指标,显然需要进一步研究证实。而在麻醉教学中,目前也没有任何屏幕交互式的模拟训练结果报道。

当理论测试显示成绩提高时,就可以说模拟教学强化了学习。在麻醉学中少数关于屏幕模拟器的研究中,受试者有良好的体验,认为使用模拟器加强了对于知识的理解[11,16,25-26]。在前测和后测中,在 Gas Man 上进行练习的受试者得分更高[25]。与仅使用课本学习的受试者相比,使用屏幕模拟练习的受试者对 ACLS 流程的记忆效果更佳[27]。接受过透明虚拟麻醉机(transparent virtual anesthesia machine)培训的人在后续测试中得分更高,他们对麻醉机故障原因和表现的相关知识理解得更深刻[11]。屏幕模拟后的复盘可以提高学员在实体模拟人上进行模拟操作的表现[28]。

结语

模拟医学的先驱是麻醉医师中具有革新意识的学者,他们致力于通过前沿技术提高麻醉的安全性。现在的麻醉医师都受益于这些开拓者们建立的教育基础。随着数字技术的高速发展,机器程序的处理能力和学习能力呈指数级增长,当代麻醉医师的任务是继续将这些工具引入医学教育和实践。混合现实和虚拟现实技术有望通过完全沉浸的方式进一步提高模拟的仿真度[29-31]。美国麻醉医师协会(ASA)和 CAE 公司合作开发了在线虚拟环境屏幕模拟训练系统。学术界面临的挑战仍然是验证各种形式的模拟,不仅仅是为了学习,也是为了能提升麻醉医师的胜任力和患者的安全。

(翻译 张莉莉,审校 仲巍 方利群 李崎)

参考文献

1. Cooper JB, Taqueti VR. A brief history of the development of mannequin simulators for clinical education and training. Postgrad Med J. 2008;84:563–70. https://doi.org/10.1136/qshc.2004.009886.
2. "Annie, are you OK?". http://www.laerdal.com/us/News/49080368/Annie-are-you-OK. Accessed 29 Dec 2016.
3. Denson JS, Abrahamson S. A computer-controlled patient simulator. JAMA. 1969;208:504–8. https://doi.org/10.1001/jama.1969.03160030078009.
4. Abrahamson S. Essays on medical education: (S.A.'s on Medical Education). New York: University Press of America, Inc.; 1996.
5. Barnes A, Scott RP. Sim one - the first computer-controlled

patient simulator - VHA SimLEARN. http://www.simlearn.va.gov/SIMLEARN/FA_2010_4-Sim_One_The_First_Computer_Controlled_Patient_Simulator.asp. Accessed 29 Dec 2016.

6. Denson JS, Abrahamson S, Wolf RM. Effectiveness of a simulator in training anesthesiology residents. 2004;13:395–7. https://doi.org/10.1136/qhc.13.5.395.

7. Woolliscroft JO, Calhoun JG, Tenhaken JD, Judge RD. Harvey: the impact of a cardiovascular teaching simulator on student skill acquisition. Med Teach. 1987a;9:53–7.

8. Entwisle G, Entwisle DR. The use of a digital computer as a teaching machine. J Med Educ. 1963;38:803–12.

9. Ventre KM, Schwid HA. Computer and web based simulators. In: Anonymous the comprehensive textbook of healthcare simulation. 2013th ed. DE: Springer Verlag; 2013. p. 191–208.

10. Edwards DA, Rice M. (2011) 15 minute power lecture: vaporizers and the Copper Kettle. Accessed 30 Dec 2016.

11. Fischler IS, Kaschub CE, Lizdas DE, Lampotang S. Understanding of anesthesia machine function is enhanced with a transparent reality simulation. Simul Healthc. 2008a;3:26–32. https://doi.org/10.1097/SIH.0b013e31816366d3.

12. Robinson AR, Gravenstein N, Cooper LA, Lizdas D, Luria I, Lampotang S. A mixed-reality part-task trainer for subclavian venous access. Simul Healthc. 2014;9:56–64. https://doi.org/10.1097/SIH.0b013e31829b3fb3.

13. Smith NT. Simulation in anesthesia: the merits of large simulators versus small simulators. Curr Opin Anaesthesiol. 2000;13:659–65.

14. Smith NT, Starko KR. The physiology and pharmacology of growing old, as shown in body simulation. Stud Health Technol Inform. 2005;111:488–91.

15. Rosen KR. The history of medical simulation. J Crit Care. 2008;23:157–66. https://doi.org/10.1016/j.jcrc.2007.12.004.

16. Schwid HA. A flight simulator for general anesthesia training. Comput Biomed Res. 20(1):64–75.

17. Schwid HA, O'Donnell D. The anesthesia simulator-recorder: a device to train and evaluate anesthesiologists' responses to critical incidents. Anesthesiology. 1990;72:191–7. https://doi.org/10.1097/00000542-199001000-00028.

18. Philip JH. Using screen-based simulation of inhaled anaesthetic delivery to improve patient care. Brit J Anesth. 2015;115(Suppl 2):ii94. https://doi.org/10.1093/bja/aev370.

19. Lampotang S. Computer and web-enabled simulations for anesthesiology training and credentialing. J Crit Care. 2008;23:173–8. https://doi.org/10.1016/j.jcrc.2008.01.002.

20. Lampotang S, Lizdas D, Rajon D, Luria I, Gravenstein N, Bisht Y, Schwab W, Friedman W, Bova F, Robinson A. Mixed simulators: augmented physical simulators with virtual underlays. Proceedings of the IEEE Virtual Reality 2013 meeting 978-1-4673-4796-9/13: 7-10, 2013.

21. Sappenfield JW, Smith WB, Cooper LA, Lizdas DE, Gonsalves D, Gravenstein N, Lampotang S, Robinson AR. Visualization improves supraclavicular access to the subclavian vein in a mixed reality simulator. Anesth Analg. 2018 *ecopy ahead of print* https://doi.org/10.1213/ANE.0000000000002572.

22. Yavas S, Lizdas D, Gravenstein N, Lampotang S. Interactive web simulation for propofol and fospropofol, a new propofol prodrug. Anesth Analg. 2008;106:880–3. https://doi.org/10.1213/ane.0b013e3181614fae.

23. Schwid HA, O'Donnell D. Anesthesiologists' management of simulated critical incidents. Anesthesiology. 1992;76:495–501.

24. Oliveira GS, Glassenberg R, Chang R, Fitzgerald P, McCarthy RJ. Virtual airway simulation to improve dexterity among novices performing fibreoptic intubation. Anaesthesia. 2013;68:1053–8. https://doi.org/10.1111/anae.12379.

25. Garfield JM, Paskin S, Philip JH. An evaluation of the effectiveness of a computer simulation of anaesthetic uptake and distribution as a teaching tool. Med Educ. 1989;23:457–62.

26. Schwid HA. Computer simulations and management of critical incidents. Acad Med. 1994;69:213.

27. Schwid HA, Rooke GA, Ross BK, Sivarajan M. Use of a computerized advanced cardiac life support simulator improves retention of advanced cardiac life support guidelines better than a textbook review. Crit Care Med. 1999;27:821–4.

28. Schwid HA, Rooke GA, Michalowski P, Ross BK. Screen-based anesthesia simulation with debriefing improves performance in a mannequin-based anesthesia simulator. Teach Learn Med. 2001;13:92–6. https://doi.org/10.1207/S15328015TLM1302_4.

29. Aïm F, Lonjon G, Hannouche D, Nizard R. Effectiveness of Virtual Reality Training in Orthopaedic Surgery. Arthroscopy. 2016;32:224–32. https://doi.org/10.1016/j.arthro.2015.07.023.

30. Vaughan N, Dubey VN, Wainwright TW, Middleton RG. A review of virtual reality based training simulators for orthopaedic surgery. Med Eng Phys. 2016;38:59–71. https://doi.org/10.1016/j.medengphy.2015.11.021.

31. Yiannakopoulou E, Nikiteas N, Perrea D, Tsigris C. Virtual reality simulators and training in laparoscopic. Surgery. 2015;13:60–4. https://doi.org/10.1016/j.ijsu.2014.11.014.

13 本科医学教育

Jonathan Lipps and Lori Meyers

引言

模拟教学作为一种教学和评估的工具,已经成功地应用于多个领域。军队和航空业是模拟教学应用的先驱,通过这种技术,学员可以获得在实际培训中很少遇到的高压、罕见或危险场景中的经验。通过在高仿真的环境下对学员进行反复训练和技能强化,模拟技术在团队训练中,如危机资源管理(CRM),已被证实是一种非常有用的训练工具。理想情况下,这种在安全可控的环境中反复进行的高强度训练可以提高学员的胜任力及协调沟通技巧,进而提高各自行业的安全性。医疗行业已经开始利用模拟技术的这些特性训练学员,以提高他们的操作技能、沟通能力和管理临床实践中可能遇到的罕见危机事件的胜任力。

1960 年,复苏安妮的发明为一种全新流程化的生命支持方案提供了模拟训练的方法。自此,学员能够在遇到危及生命的紧急情况之前就进行相应的练习[1]。有了这个好的开始,模拟培训现在不仅仅局限在生命支持,其应用范畴已经扩展到了本科、研究生和毕业后的多个医学教育阶段。从医学通识教育的早期阶段开始,便可以通过模拟提高与患者、家属和其他医护人员进行基本职业互动的能力。对医学生来说,他们首次接触到的模拟是在病史采集、体格检查、基本操作技能的学习中使用的标准化病人、基于人体模型的模拟器或部分任务训练器。高仿真模拟(HFS)常用于团队训练和罕见危机事件的管理,因而不常用于本科生教育。HFS可以为医学生提供一个沉浸式的学习环境,他们可以参与到诸如心搏骤停等常见的模拟危机情境中;同时,创造性地使用这一工具也能为基础科学原理的教学提供创新和有效的解决方案。结合情境模拟后的复盘,或是基于模拟的混合教学模式,HFS可以作为医学本科生的临床前和临床阶段教学的

强大工具。

作为医学本科教育的目标,并且美国医学院协会(Association of American Medical Colleges,AAMC)和类似机构为了更好地确保医学生为实习及住院医师做好准备,模拟评价可以作为评估其准备情况和胜任力的工具。AAMC 制定的 13 项核心置信职业行为(Entrustable Professional Activites,EPA)提供了一组独立的可测量的技能清单。目前,一些医学院校正在将模拟技术应用到 EPA 的评价中[2]。

因为模拟评价方式已经应用在医学学位及亚专业委员会认证的评价中,所以医学生可以通过此类课程提前感受未来会遇到的评价模式[3]。

麻醉医师不仅最早将模拟技术应用于临床麻醉培训,还开始将其引入了医学通识教育。如果将药理学、生理学、高级生命支持和危机事件管理与大量的专业模拟相结合,麻醉医师有很大的可能作为课程设计者、临床前或临床导师或医学生评估者,为本科医学教育的各个层次作出贡献。

麻醉医师主导的本科教育的基本原理

在过去的一个世纪中,由于技术的进步和药理学的发展,外科手术性质和环境的变化及接受麻醉监护人数的增多,麻醉实践得到了很大的发展。通过这些发展,麻醉学无论从理论体系还是临床实践上都已从普通全科医学中脱离出来。这个特点为麻醉医师参与本科生医学教育提供了机遇和挑战。医学生在临床学习中可能偶尔有机会接触到麻醉,但是在非临床阶段,医学生基本上不可能接触到麻醉医师。在本科医学教育阶段增加参与生理学、药理学和科学技术教学的麻醉医师的比例,可以让医学生在本科的非临床和临床学习阶段接触到更多麻醉相关的信息。

尽管大多数临床前医学课程没有包含临床麻醉相关的专门课程，但是临床麻醉的训练需要以坚实的基础医学科学为基础，如药理学和心肺生理学。鉴于一般医学药理学中仅有少部分内容涉及麻醉药理学，而且临床前培训向医学生教授的心肺生理学基础中与麻醉实践相关的心肺生理更少，因此麻醉医师很少指导这样的课程。通常，麻醉医师对本科医学教育的贡献主要集中在基础气道管理的指导。这是一个适合麻醉医师主导的教学内容，但是其专业知识和临床实践的范围可以参与本科医学教育中的更多课程，同时模拟教学技术又能为这些课程的实施提供技术支撑。高仿真实验室是麻醉医师教学的理想场所，如动态的生理学和药理学等教学内容，麻醉医师可以有效地通过仿真技术强化学生的学习效果。对麻醉医师而言，生理学和药理学的实时变化是日常工作的一部分，因此他们可以利用 HFS 技术来模拟手术室或重症监护病房的环境，为习惯了说教式教学的医学生重现动态的生理学和药理学变化。

这种教育模式可以让学生和教育者实现双赢。虽然医学生通常不会在临床实习前就决定他们的专业方向，但在医学院内，医师导师与他们的互动可以使其对未来的专业选择产生深远影响[4-6]。Paiva 等发现，医学生接触过的导师，尤其全职教师和兼职教学的社区医生，是影响学生专业选择最重要的因素。这种影响不仅体现在临床学习期间，而且在基础科学（临床前）学习中也很明显[5]。Kassebaum 等也发现，学生所见某个专业的医师的例子，对其专业选择有一定程度的影响[6]。在许多医学院，麻醉学并非临床训练的核心内容。与此同时，在其他可以接触到麻醉学的学生中，部分可能已经选择了不同的职业方向。将麻醉医师整合到医学院教育的各个阶段可以为可能成为未来麻醉医师的医学生提供榜样。DeMaria 等评价了医学生在医学院第一年参加由麻醉学主治医师和住院医师授课的模拟生理学实验室前后对麻醉学的态度。学生在参加此课程后，他们关于该专业的认知有所改进。此外，学生们发现麻醉学实际上比他们最初认为的更具刺激性，有更多动手的操作和更高的回报，并且他们也更有可能将麻醉学作为未来的职业选择[7]。

非临床阶段麻醉医师主导的教学

为了实现更高的临床仿真度，当前医学院校课程设置的趋势是将课程进行纵向整合，即基础理论与临床实践相融合。课程整合为麻醉医师在临床前或早期的本科医学教育中提供了独特的机会，使其承担了更多的角色[8]。课程纵向整合的目的是为学习者提供基础科学概念的临床环境，同时也为学生提供早期接触课程中所涉及临床专业的机会。虽然在临床环境中实地学习基础科学概念是实现课程纵向整合的最直接途径，但考虑到患者安全等因素，其大规模推广受到了诸多限制[9]。然而，高仿真模拟则能够提供一种根据目标概念定制的、受控且安全的、可重复的临床情境体验。

长期以来，模拟教学已经成为本科基础医学教育的一部分，现在几乎所有的医学院校都开展了模拟相关的课程。2011 年 AAMC 的一项调查显示，在本科医学教育的第一年和第二年，分别有 84%和 91%的医学院校采用了模拟教学[10]。这种倾向于更多地使用模拟医学教育（simulation-based medical education，SBME）的转变归因于人们认识到模拟技术可以提供沉浸式的体验，而这是传统教学模式无法提供的。医学生最常见的三种学习模式分别是视觉型、听觉型和运动型，模拟技术能让这三种模式都融入学生的学习。SBME 有更多的动手练习，并能让学生积极参与到其中，这是能有效调动运动型、视觉型和听觉型学生的关键因素。通过不同教学模式的整合，学生的学习和记忆能力均得到了强化[11]。鉴于医学生是成人学习者，在课程设计的过程中，模拟课程导师必须熟悉成人学习理论（adult learning theory）的五个关键原则。

1. 成人需要知道他们为什么要学习。

2. 成人学习的动力来自解决问题的需求。

3. 必须尊重成人以往的经验，并在此基础上进行教学。

4. 针对成人的教学方法需要与他们的多元化背景相匹配。

5. 成人需要主动参与学习过程。

通过将成人学习原则整合到模拟课程设计，在课堂教学和阅读的基础上，SBME 可以在安全的高仿真模拟环境中提供参与临床学习的机会。最后，也是至关重要的一点，模拟可以为学习注入情感成分，这是传统临床前基础课程所没有的。Gordon 认为，沉浸式练习可以为学生提供一个"情感基石"。它可以促进学生记忆，并增强基础科学在临床环境中的应用[12]。

模拟教学中应用最多的领域是临床技能、临床医学导论和体格检查（图 13.1）。超过 90% 的医学

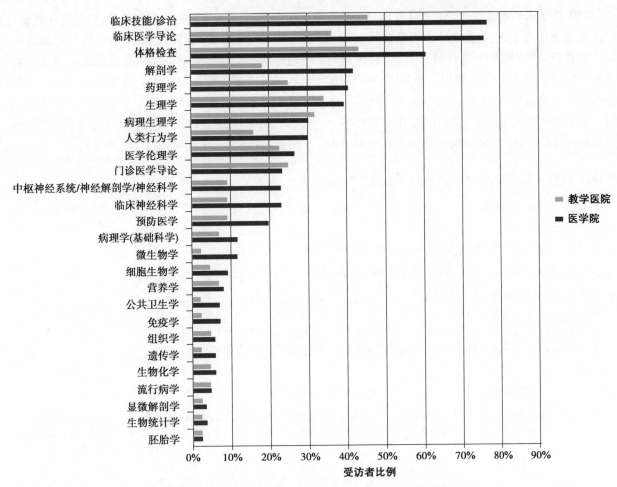

图 13.1 临床前内容,美国医学院协会(AAMC)的调查

院校中的大部分医学生通过标准化病人(SP)来模拟与患者接触并体验自己的职业身份[10]。人际沟通、职业素养及基本体格检查技能都能在模拟环境下通过 SP 进行练习。经过医学院老师在模拟教学中的仔细观察和评估,这些学生在临床学习期间可能会做好更充分的、与真实患者进行交流互动的准备。

鉴于 SP 目前已经被全美的医学院校广泛采用,需要将临床和人际沟通技能作为教学目标整合到临床前的模拟课程中。不仅如此,一些传统上通过课堂讲授或以问题为基础的学习模式进行教学的基础学科(学习难度较大)也可以通过模拟进行有效教学。表面上看,模拟(更不用说高仿真模拟)可能并不是教授药理学和生理学这类学科的最佳选择,但是一些老师们已经成功地利用 HFS 取得了很好的教学成果。无论是对医学生还是对老师,生理学一直都是一门具有挑战性的课[13]。利用 HFS 向医学生进行演示为老师们提供了将基础生理学原理整合到模拟临床情境案例中的机会。一些老师发现,在生理学教学中,相比于传统教学

模式,学生更愿意选择基于模拟的教学方式,而且在某些情况下学生的理论知识学得更好。2000年,Euliano 等在所在机构利用基于模拟的生理演示,填补了动物生理学教学的空白。他们的团队使用早期版本的 METI-HPS(一种高仿真模拟人)来教授肺生理学的概念,包括通气血流比例失调、肺顺应性和氧解离曲线[14-15]。这一源于佛罗里达大学麻醉学系的课程创新正是麻醉医师主导的本科医学模拟教学课程的早期典范。2006 年,Gordon 等在为一小部分一年级医学生模拟了心肌梗死患者的诊治后,这些学生对心脏生理学的理解有所提高[16]。在课程结束后 1 年,这些学生的知识保留率较传统案例讨论教学模式的学生更高。其他研究小组在休克生理学和动态药理学的教学中也取得了类似的成果[17-20]。

本章作者将体验式的小组互动模拟实验作为一年级医学生心肺生理学核心课程的组成部分。在每个由麻醉医师指导的课程中,约 10 名学生组成一个小组,并与高仿真模拟人直接互动。该"患

者"模拟了临床诊疗中不同阶段的进展过程[20]。在肺生理学课程中,他们先在一个创伤现场接触到模拟患者,老师鼓励学生进行肺部听诊,并讨论与肺部体格检查相关的生理知识。然后,学生们跟随患者进入急诊创伤室,患者在此出现了急性呼吸衰竭。学生讨论肺生理学的原理,同时在导师指导下学习如何处理危及生命的张力性气胸。在这部分课程中,学生将安置无创和有创监护仪,进行动脉血气分析和气管插管,解读胸片,并进行胸腔穿刺减压。通过这些步骤,引出诸如通气血流比例失调、肺泡动脉血氧梯度及呼吸力学等生理学理论知识,并在每次治疗干预后进行回顾。最后,学生们跟随模拟患者来到 ICU,通过讨论通气和无效腔来调整呼吸机参数,并评估二氧化碳曲线(表 13.1)。

表 13.1 利用高仿真模拟对医学生进行基础科学教学的示例

题目:肺生理学模拟实验室

受众:一、二年级医学生

目标 医学知识:将肺生理学的基础科学概念与肺的临床表现和诊断联系起来

案例简介:患者,24 岁,在骑自行车时与小汽车相撞受伤。除此之外,平素身体健康,无其他疾病

场景设置:该模拟案例将有三个教学场景

第 1 站:事故/创伤现场
第 2 站:急诊室场景,利用幻灯片投影和/或白板来回忆和强化肺生理学的基本概念
第 3 站:重症监护病房场景,利用幻灯片投影和/或白板来回忆和强化肺生理学的基本概念

第 1 站

事件	模拟人状态	导师引导/学生行为	
创伤后即刻	呼吸急促,神清但无法言语。可闻及喘鸣音。右侧呼吸音降低/消失。患者还有右股骨骨折	导师与学生讨论体格检查的重要性。在不使用监护仪的情况下,可以了解有关患者呼吸状况的信息 在体格检查完成后,导师告诉学生患者将前往急诊室,在那里可通过监护仪进行下一步评估	学生应讨论呼吸状况的视诊结果(患者的肤色、意识水平、呼吸频率、胸廓起伏的对称性和深度,以及呼吸时辅助呼吸肌的参与情况)、听诊结果(正常和异常呼吸音)和触诊结果(感受呼吸气流与胸部上抬时胸廓的实际运动)

第 2 站

事件	模拟人状态	导师引导/学生行为	
		进入模拟急诊室后,导师向学生解释,他们会花额外的时间讨论模拟人的临床表现及伴随这些临床表现的肺部生理学。这样的讨论会导致对模拟人的治疗推迟,而这在真实患者身上是不会发生的	
呼吸困难	患者持续呼吸急促,不能说话,但眼睛是睁开的	在进入急诊室后,导师要求进行动脉血气(ABG)分析和胸部 X 线检查(几分钟内不会有结果)。导师协助学生讨论有助于评估肺功能的监测指标(本场景重点关注脉搏氧饱和度,尽管监护仪上向学生显示了其他生命体征)	学生回答有关脉搏氧饱和度的问题,包括它是如何工作的,以及可能导致错误读数的情况
低氧血症	心率 120 次/min(见脉搏氧饱和仪),血压 82/46mmHg,呼吸频率 30~35 次/min,Sat 82% 放置氧气面罩后,心率 120 次/min,呼吸频率 30~35 次/min,Sat 85%,ABG 7.5/34/55 [分别是 $pH/PaCO_2(mmHg)/PaO_2(mmHg)$,下同]	导师指出氧饱和度低并询问学生想做什么。行面罩吸氧,并获得 ABG 结果。然后,导师协助关于氧合的讨论:肺泡气方程、肺泡动脉血氧梯度、氧解离曲线及分流 此处可以借助幻灯片的图表或一个白板,便于导师与学生一起理解和学习各种公式	学生积极参与到决策中(放置氧气面罩,解释 ABG 结果) 回答导师关于氧合的提问

事件	模拟人状态	导师引导/学生行为	
持续低氧	患者仍有呼吸急促且无法交流。心率 120 次/min,血压 70/40mmHg,呼吸频率 35 次/min,Sat 82% 胸部 X 线检查结果显示张力性气胸	导师要求学生给出胸部 X 线片上的诊断。一旦确诊为张力性气胸,导师还应指出,张力性气胸是一种临床诊断,临床医师绝不能因等待胸部 X 线检查结果而延误张力性气胸的治疗。还应告诉学生,他们从体格检查中获得了诊断所需的所有信息(右侧呼吸音消失,监护仪上显示缺氧、心动过速和低血压)。此时引出关于张力性气胸如何引起分流和低氧血症的讨论 导师带领学生在模拟人身上进行穿刺减压	学生参与张力性气胸的诊断和穿刺减压
恢复	心率 95 次/min,呼吸频率 20 次/min,Sat 97%	导师指出张力性气胸需要放置胸腔引流管(会很痛)持续治疗,并且该患者将要接受股骨骨折手术,因此建议对患者进行镇静和插管 在学生进行气管插管后,一名助演将气管导管插入深处,进入支气管,并用胶带固定 另一名助演置入胸腔引流管	学生给患者注射镇静药和进行气管插管
低氧血症	心率 95 次/min,控制通气的呼吸频率,Sat 87% 左侧现在没有呼吸音	导师引导学生评估当前低氧血症 当学生意识到左侧没有呼吸音时,引导他们作出支气管插管的诊断,并讨论这也是分流的一个例子 助演把气管导管退回到气管	学生对低氧血症进行鉴别诊断。学生应该建议/被引导做一次体格检查和呼吸音听诊
恢复	心率 95 次/min,控制通气的呼吸频率,Sat 100%	导师告知助演放置动脉导管和中心静脉导管,继续为患者手术做准备 在进行上述工作的同时,导师会协助讨论肺容量,特别是功能残气量(FRC),以及不同体位对肺容量的影响(此处使用幻灯片) 助演将模拟人置于头低足高位(trendelenburg 体位),置中心静脉导管,并使模拟人保持头低位的姿势	学生参与有关肺容量和 FRC 的讨论
低氧血症	心率 95 次/min,控制通气的呼吸频率,Sat 87%	导师提示患者的氧饱和度再次下降,并引导学生诊断肺不张引起的分流 导师解释在没有足够潮气量(VT)或呼气末正压(PEEP)的情况下,长时间处于头低足高位时,肺泡塌陷如何导致分流 助演将模拟人从头低足高位恢复到正常体位,并引导学生使用肺复张的方法来改善氧合	学生参与讨论肺不张引起的肺容积改变和分流 一名学生通过呼吸机上的球囊进行肺复张
恢复	心率 95 次/min,控制通气的呼吸频率,Sat 100%	导师宣布患者已准备好送往手术室。手术后,学生们将在重症监护病房再次见到他	

续表

第 3 站

事件	模拟人状态	导师引导/学生行为	
基线：重症监护病房内术后即刻	患者全身麻醉后未醒。球囊通气下患者带管进入重症监护病房 1 个单位的浓缩红细胞经中心静脉加压输注，接近输注完成	导师解释：患者手术平稳，但突发大出血约 1 000ml，患者出现低血压，所以输血	
	心率 85 次/min，血压 125/70mmHg，控制通气的呼吸频率，Sat 100%〔吸入气氧浓度(FiO_2)100%〕	告诉学生，因为在急诊室重点关注了氧合，在本站将重点关注通气	学生参与讨论机械通气和通气参数的选择：VT 500ml，呼吸频率 12 次/min，FiO_2 60%，PEEP 5cmH_2O
		导师询问学生有关呼吸机设置、二氧化碳产生及如何确定分钟通气量、是否足以消除产生的二氧化碳	学生建议/被引导获取动脉血气分析以检查 $PaCO_2$，明确通气是否足够
高碳酸血症	患者镇静带管，心率 85 次/min，血压 125/70mmHg，控制通气的呼吸频率，Sat 100%（FiO_2 100%） ABG：7.3/50/300	导师让学生解释血气结果，并就如何纠正呼吸性酸中毒提出建议 在学生改变分钟通气量后，导师建议复查 ABG 以观察 $PaCO_2$	学生应建议增加潮气量和/或呼吸频率
清醒	患者依然使用控制通气，但可睁眼，逐渐苏醒 生命体征：同上 ABG：7.35/45/250 将模拟人连接到呼气末二氧化碳监测仪后，VT 500ml，呼吸频率 15 次/min，FiO_2 60%，PEEP 5cmH_2O，呼气末二氧化碳（$ETCO_2$）35mmHg	导师讨论了无创评估二氧化碳清除的方法（虽然这个患者有动脉置管，但对其他患者而言，多次进行血气分析是有创且痛苦的；实验室检测需要花费钱和时间来得到结果）。指导学生进行 $ETCO_2$ 监测。解释 $ETCO_2$ 监测的方法及其与二氧化碳分压的区别 这就引出了关于无效腔及增加无效腔如何减少 $ETCO_2$ 的讨论（播放肺固有段的幻灯片和解剖无效腔的图片，展示计算无效腔量的玻尔方程）	学生参与关于无效腔的讨论，包括无效腔发生的位置，$PaCO_2$ 和 $ETCO_2$ 之间的正常梯度，以及正常平静呼吸中无效腔的正常百分比
空气栓塞	心率 110 次/min，血压 75/54mmHg，呼吸频率 15 次/min，Sat 97%，$ETCO_2$ 20mmHg，心电图示新发右束支传导阻滞（RBBB）	导师将学生的注意力转移到 $ETCO_2$ 显著下降的监护仪上 建议做最后一次 ABG 检查，以确定是否过度通气或有无正在发生的其他事情	学生应提供 $ETCO_2$ 降低的鉴别诊断，包括过度通气和无效腔增加的可能原因
	ABG：7.3/50/250	助演指出红细胞悬液袋是空的。因为是通过加压输注的，所以空气已经通过静脉导管注入患者体内	让学生从中心静脉抽出空气
恢复	心率 95 次/min，血压 100/64mmHg，呼吸频率 15 次/min，Sat 97%，$ETCO_2$ 37mmHg	导师给学生留出时间提出进一步的问题，并对模拟进行总结	

讨论要点：医学生第一次学习肺生理学，可能会感到非常疑惑和困难。将他们在课堂上学到的内容与模拟的临床情境联系起来，可能会强化这些概念，并有助于理解和记忆这些知识

应该注意的是，导师必须承认模拟中的一些人为因素：

导师需要承认虽然分流和无效腔在这个模拟案例中是分开讨论和显示的，但在现实生活中它们可能同时出现

导师指出模拟情境中的某些安排与实际临床实践的差异（例如，不等待胸部 X 线检查结果治疗张力性气胸；不允许空气进入液体/血液袋；如果液体袋中有空气，则不允许进行加压输液，以防发生空气栓塞）

导师承认，虽然本次模拟主要关注呼吸系统，即主要关注脉搏氧饱和度和 $ETCO_2$ 监测仪，但其他生命体征也会受此次模拟的病理情况的影响（例如，低血压和心动过速常伴随张力性气胸和空气栓塞）

在创建这些课程的过程中,将动手操作与学生-模拟人之间的互动相结合作为优先考虑的学习目标,也是通过多感官参与的运动觉体验式学习的要素。通过这种方式,模拟教学的优势得到最大程度地发挥。虽然不要求学生在他们的临床前教育阶段就能够熟练地操作,但通过模拟的临床实践,运动觉的体验能让学生更积极地参与学习和更好地理解抽象概念。除独特的教学方式外,他们的授课老师全是麻醉医师,即应用这些概念的临床专家,这为学生了解所学内容的临床相关应用提供了一个全新的视角。对麻醉学有益的是,很少或没有接触过麻醉学的学生可以通过这些课程接触到临床麻醉的内容和麻醉学科的榜样。

上述在生理学课程中体验的高仿真模拟很有价值,因为其既能提供一个管理罕见和危机场景的机会,还能避免患者受到潜在伤害。但是,这样的授课方式需要组织多个小组实施,所需金钱和时间会限制其实用性。上述肺生理学小组课程每天需要几节课,并持续几天,这是为了保证每个学生都能参与。相比于传统大课同时向所有学生教授理论知识,这种教学模式需要投入更多的时间。在为一大群学生讲授这些基本科学概念时,一些模拟教育者成功地利用现场或远程模拟演示的混合教学模式,为学生们展示了这些概念相关的临床内容和动态变化过程[21-22]。Fitch 在 2007 年进行了一次

大型神经科学模拟演示,与学习前相比,学生们在学习后的测验中有所进步[21]。这种性质的教学模式可以在一定程度上实现纵向课程整合,但由于模拟教学对相关资源的要求较高,目前仍需作出一些妥协,无法面面俱到。

临床阶段

虽然模拟技术在医学院早期可以促进基础科学概念与模拟临床见习的纵向整合,但在医学培训后期的临床阶段(传统上从第三年开始)将模拟技术进行临床整合则是大多数模拟导师们最熟悉的方式。当学生在主要临床科室(内科、外科、妇产科、儿科、精神科)轮转及选修包括麻醉学在内的亚专业课时,临床教师都会利用包括部分任务训练器和 HFS 在内的模拟技术来培训。在临床阶段,模拟在医学教育中的应用非常广泛,美国 90% 的医学院宣称在临床教学中都有一定比例的模拟教学[10](图 13.2)。

在大多数医学院,模拟技术最常使用在内科、儿科和急诊科的轮转中,这似乎与麻醉学在使用模拟技术方面发挥的引领作用不一致。在一定程度上,这可能是因为大多数医学院虽然要求在第三年安排一定的麻醉学教育,但许多医学院直到本科教育的第四年才安排麻醉学教育,而且通常为选修轮

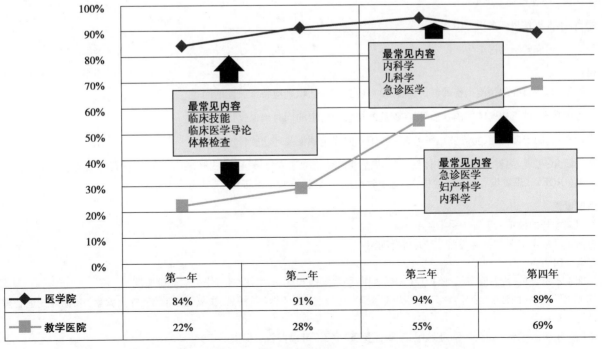

	第一年	第二年	第三年	第四年
医学院	84%	91%	94%	89%
教学医院	22%	28%	55%	69%

图 13.2   在医学生中使用模拟的情况,美国医学院协会(AAMC)的调查

转的形式。除此之外,尽管模拟在临床上得到了广泛的应用,但 2011 年 AAMC 的一项调查显示,只有一半以上的医学院报告在麻醉科轮转期间使用了模拟教学[10]。虽然高仿真模拟因耗用资源太多而难以普及,但低成本的模拟技术对于初学者的学习也非常有用。

　　学生在临床接触麻醉学期间的大部分重点内容是掌握一些操作技能,如基础气道管理中的球囊面罩通气、口咽通气道(又称口咽导气道)和鼻咽通气道等气道辅助设备的使用,以及直接喉镜检查等操作技能。气道管理对高年资医师而言也是一项风险极高的操作,但可以使用部分任务训练器来指导学生。任务训练器可以让学生在对围手术期患者进行气道管理前更熟悉该项基本技术。任务训练器的具体模式取决于医学生在麻醉科轮转期间的学习目的和目标。气道训练器是一种常用的训练器,它由一个可移动的头部,可变的上、下气道(口咽、喉部、气管、食管、主支气管和可充气的肺)组合而成。它常用于球囊面罩通气、直接喉镜检查、气管插管和气道辅助设备放置的训练。一些模型也可以用于教授更高级的气道管理技术,如声门上通气装置、视频喉镜,甚至纤维喉镜和纤维支气管镜的使用。与基于人体模型的 HFS 相比,这些气道训练器的价格相对实惠,但气道管理的难度通常无法调整,并且仿真度较低。对于计划进入麻醉

科进一步轮转或进行亚专业学习的学生,其课程目标可能包括更高级的操作技能,如椎管内阻滞或建立血管通路。可以使用椎管训练器进行椎管和硬膜外置管的初步训练。该训练器是一个人体躯干模型,包含一个其中充满了液体的脊柱模型。尽管市面上椎管训练器的真实感和触觉反馈的仿真度各不相同,但这些训练器都为学生提供了在临床实际操作前演练关键步骤的机会,包括无菌术、硬膜外和椎管穿刺包准备、触诊解剖结构和穿刺突破感。也有可用于教授外周和中心静脉或动脉置管的任务训练器,并且其中的许多训练器还可以支持超声引导。根据学生轮转的学习目标,也可以考虑将区域阻滞技术、外科气道管理和支气管镜软镜检查的任务训练器整合应用。

　　HFS 甚至是普通仿真度的模拟都可以在介绍常见麻醉场景和并发症方面发挥有效的作用(表 13.2)。这种以个人或小组形式进行的学习可以确保医学生通过模拟也能体验到之前只有通过临床轮转才能接触到的教学目标所要求的内容。同时,也为学生提供了体验主治医师角色的机会。McIvor 描述了他为三年级医学生开设球囊面罩通气课程的经验。在该课程中,模拟人的生命体征会随着学生给出的干预措施而变化,同时也设置了一些暂停和提示鼓励以防止学生在参与的过程中压力过高[23]。

表 13.2　情境模拟案例示范

题目:颈椎损伤患者的诱导与插管

受众:学习麻醉学的医学生

目标

　医学知识:对疑似颈椎损伤的创伤患者进行气道保护时,识别应特殊关注的问题

　患者管理:进行快速顺序诱导插管,在保证颈椎轴向稳定的同时确保气道安全

　沟通:利用闭环沟通,指导其他医务人员实施轴向稳定颈椎及环状软骨加压

案例简介:患者,男性,34 岁,既往体健,因车祸后 1 级创伤被送入急诊科。他现在在手术室准备行左股骨切开复位内固定术(ORIF)。患者没有合并其他损伤。2 小时前进食,诉脖子痛。颈部 CT 未见明显异常。

情境设置:

将佩戴颈托的模拟人平卧于手术床上

右前臂开放 18G 外周静脉通路并进行静脉输液

左眶周瘀斑

标准手术室环境,配有麻醉机/监护仪(无创血压、脉搏氧饱和度、心电图、呼气末二氧化碳监测)

基本诱导药物(丙泊酚、依托咪酯、琥珀胆碱、罗库溴铵)、抢救药物(阿托品、去氧肾上腺素、肾上腺素)和标准气道管理设备

备用气道管理设备(Glidescope 视频喉镜、弹性探条、喉罩)可根据要求提供

吸引器

续表

事件	模拟人状态	学生行为	
基线 心率 110 次/min，血压 110/65mmHg，呼吸频率 26 次/min 右上肢脉搏氧饱和度（SpO$_2$）94%	平卧于手术床。患者非常焦虑，诉左下肢疼痛	连接监护仪显示患者生命体征。对患者进行预氧	预氧后氧饱和度上升至 100%
诱导 心率 100 次/min，血压 90/60mmHg，呼吸频率 0，SpO$_2$ 100%	患者肌肉松弛，闭眼，无反应	给予诱导药物，同时指导其他医务人员以确保颈椎轴向稳定和按压环状软骨	诱导药物打断自主呼吸 面罩通气或未行环状软骨加压将导致误吸和缺氧 如果患者未预氧，则 30 秒或更短时间内发生生命体征的变化
缺氧 心率 130 次/min，血压 140/90mmHg，呼吸频率 0，SpO$_2$ 85%	患者因误吸或无法控制气道导致缺氧	吸引 呼救 采用替代方法控制气道（面罩通气、再次尝试插管、放置喉罩）	根据学生的能力，可以将插管难度设置为容易或困难
缓解 心率 90 次/min，血压 110/65mmHg，呼吸频率 0，SpO$_2$ 95%	控制气道后缺氧缓解	给患者使用 100% 的吸入气氧浓度进行通气。套囊充气并固定气管插管	预氧时氧饱和度将升高到 100%

讨论要点：

创伤患者的气道管理有哪些特殊关注点？

动手维持颈椎轴向稳定的首选技术是什么？讨论你所关注的气道问题。

这个患者进行快速顺序诱导插管的指征是什么？你是如何实施的？讨论你对诱导药物的选择。

当患者缺氧时你做了什么？你得到了你需要的帮助吗？如果重来一次，你会有什么不同的做法？

高仿真模拟人最早可用来培训麻醉住院医师，这种做法一直延续到今天[24]。这项技术也可以用来为医学生参与住院医师规范化培训做好准备（表13.2）。Hallikainen 等使用一个 40 项的项目核查表来评估学生对患者实施全身麻醉诱导中的临床行为。他们发现，与接受传统训练的四年级医学生相比，接受全方位模拟训练的学生表现更为出色[25]。另一些研究者报道了使用 HFS 向三年级和四年级医学生教授麻醉基础概念和亚专业麻醉临床应用的情况[23,26-27]。

模拟应用于医学生评价

模拟被越来越多地用于对不同水平的专业医护人员的评价。AAMC 最近公布的一项调查显示，模拟技术作为美国毕业后医学教育认证委员会（ACGME）认定的核心胜任力的评价工具，已经在全美得到了应用。报道中，最常用模拟对医学生的水平进行评价的能力包括患者管理、人际沟通和职业素养。传统上，医学教育分为形成性评价和终结性评价。形成性评价的目标是观察和评价学生的表现以提供可用于改进学生将来表现的反馈。大多数涉及情境模拟后复盘的模拟教学都符合这一定义。终结性评价则包括对从业者的表现进行总结，以确定是否达到了预定的标准。美国执业医师资格考试第 2 阶段临床技能（USMLE Step 2 CS）考试便是一个使用模拟来进行评价的例子。该考试包括标准化病人接诊，由训练有素的考官进行观察和评分[28]。在麻醉学领域，ABA 执照考试中基于客观结构化临床考试（OSCE）的部分同样包括基于模拟的任务，这些任务旨在对专科医师进行终结性评价[29]。模拟情境能够提供预先设计的、可控的、可重复的临床场景或任务，因此为终结性评价提供了一个非常有用的平台。相比于传统笔试，模拟还可以更好地确保获得 ACGME 和执照颁发机构认定的从业人员都具备所必需的胜任力。

2014年,AAMC编制了一份13项核心置信职业行为(EPA)的清单。即将毕业的医学生在进入住院医师培养阶段之前,应在无人监督的情况下完成上述清单的任务[2](表13.3)。因为EPA跨越临床多个领域,所以传统的选择题考试不太适用于进行评价[30]。模拟可以作为评价学生是否达到EPA中规定标准的一个部分[2](表13.4)。例如,采用标准化病人的接诊是评价EPA 1(病史采集和体格检查)的理想选择。EPA 12(执行基本操作)最理想的考核方式是使用部分任务训练器,以避免患者受到潜在伤害。通过HFS呈现的基于病例的情境模拟将满足更复杂的临床EPA。例如,EPA 8(患者的交接班及诊治责任的交接)、EPA 10(识别危急重症并进行评估和管理)和EPA 11(获取检查或操作的知情同意)都可以通过精心设计的情境模拟案例进行评价。类似的模拟评价目前正在一些中心进行,以响应ACGME最近为麻醉住院医师培训制定的基于胜任力的分层递进的目标[31]。虽然这13项EPA不属于特定专业,但作为模拟教育者的麻醉医师可以很好地制定和实施模拟评价计划。Morgan等为四年级医学生开发了一系列用于评价技术性和非技术性技能的情境模拟案例[26]。

表13.3　进入住院医师阶段的AAMC核心置信职业行为清单

EPA 1:病史采集和体格检查

EPA 2:接诊后对鉴别诊断进行排序

EPA 3:开具并解释常见的诊断性检查和筛查检测

EPA 4:开具并讨论医嘱和处方

EPA 5:在病历中记录接诊情况

EPA 6:口头汇报接诊情况

EPA 7:提出临床问题并获得相关证据以促进患者的诊治

EPA 8:患者的交接班及诊治责任的交接

EPA 9:在跨学科团队中参与团队合作

EPA 10:识别危急重症并进行评估和管理

EPA 11:获取检查或操作的知情同意

注:AAMC,美国医学院协会;EPA,置信职业行为。

表13.4　评价EPA 10识别危急重症并进行评估和管理的模拟案例

题目:张力性气胸的治疗

受众:三年级或四年级医学生

目标

　医学知识:明确张力性气胸患者紧急穿刺减压的必要性

　患者管理:对创伤患者进行初步检查,识别张力性气胸并进行穿刺减压

　沟通:指导其他医务人员帮助初步评估创伤患者

案例简介:患者,男性,24岁,因车祸后1级创伤被送入急诊科。患者能说话,但有呼吸困难,自述呼吸费力。既往病史无特殊。

情境设置:

将模拟人置于急诊创伤室

右前臂开放18G外周静脉通路并进行静脉输液

左侧胸壁挫伤

配备抢救车、除颤器和抢救药物的标准急诊室环境

用于胸腔穿刺引流的大号留置针

基本插管工具

事件	模拟人状态	学生行为	
基线 心率120次/min,血压95/45mmHg,呼吸频率35次/min 非重复呼吸面罩(NRB)吸氧下脉搏氧饱和度(SpO_2)84%	仰卧在推床上,正在使用NRB吸氧 患者焦虑、咳嗽、呼吸困难	连接监护仪显示生命体征 进行初步检查	左侧呼吸音及胸廓起伏消失,胸廓饱满 当学生听诊时,患者暂时保持安静 如果学生在案例运行后第1分钟内没有用针头进行胸腔穿刺减压,则病情恶化为失代偿

续表

事件	模拟人状态	学生行为	
失代偿 心率 140 次/min,血压 65/34mmHg,呼吸频率 40 次/min,NRB 吸氧下 SpO$_2$ 80%	患者反应迟钝,闭眼	立即对患者进行穿刺减压	生命体征的转换时间超过 30 秒
恢复 心率 100 次/min,血压 105/74mmHg,呼吸频率 20 次/min,SpO$_2$ 95%	患者清醒,呼吸困难好转	进行初步检查 要求胸部 X 线检查 放置胸腔引流管	减压后双侧呼吸音及胸廓起伏恢复

讨论要点:

张力性气胸有哪些症状和体征？如何诊断？

这种情况的最终治疗方法是什么？

一旦张力性气胸得到解决,讨论该患者的下一步措施。

结语

在本科阶段采用多种形式的模拟教学已经成为美国医学院的普遍做法。模拟教学可以有效地用于指导临床前和临床课程中通常涵盖的科目。具体而言,模拟教学可以通过动态模拟的环境为基础科学内容提供一种临床应用场景,以帮助实现临床前课程的纵向整合。临床前的内容和临床应用场景之间常缺乏联系,模拟通过创造一种能有效地满足成人多种学习模式的运动觉学习体验,可以弥补这种缺陷。基于高仿真模拟人的生理学实验就是这样的一个例子。在临床阶段,基于模拟的技术可以让学生尽早接触临床情境,并提供练习操作技能的机会。安全可控的模拟环境提供了反复学习的机会,这让学生在进入临床之前树立信心并提高技能水平。大量的临床前和临床本科内容都属于麻醉学教师的专业领域,因此使用模拟教学为麻醉医师提供了一个发挥引领作用的机会。麻醉学教师参与早期的本科医学教育还能为学生带来另一个好处,即为他们提供了接触麻醉学领域榜样的机会。

人们对模拟技术作为评价工具的兴趣将持续增长。尽管创建任何评价工具都存在挑战,但是模拟的标准化、可重复和可定制的优势有利于为最新提出的住院医师核心置信职业行为开发模拟评价。

（翻译 杨希,审校 范羽 方利群 李崎）

参考文献

1. Tjomsland N, Baskett P. Resuscitation greats: Asmund S Lærdal. Resuscitation. 2002;53:115–9.
2. Core Entrustable Professional Activities for Entering Residency: Faculty and Learners' Guide. [Internet] Washington. D.C. 2014. Association of American Medical Colleges. [cited Sept 29]. Available from: https://members.aamc.org/eweb/upload/Core%20EPA%20Faculty%20and%20Learner%20Guide.pdf.
3. theaba.org [internet]. Raleigh. Applied examination, objective structured clinical examination: content outline. Available from: http://www. theaba. org/PDFs/APPLIED-Exam/APPLIED-OSCE-ContentOutline.
4. Burack J, Irby D, Carline J, Ambrozy D, Ellsbury K, Stritter F. A study of medical students' specialty choice pathways: trying on possible selves. Acad Med. 1997;72:534–41.
5. Paiva R, Vu N, Verhulst S. The effect of clinical experiences in medical school on specialty choice decisions. J Med Educ. 1982;57:666–74.
6. Kassebaum D, Szenas P. Factors influencing the specialty choices of 1993 medical school graduates. Acad Med. 1994;69(2):164–70.
7. DeMaria S Jr, Bryson E, Bodian C, Khelemsky Y, Sim A, Schwartz A, et al. The influence of simulation-based physiology labs taught by anesthesiologists on the attitudes of first-year medical students towards anesthesiology. Middle East J Anesthesiol. 2011;21(3):347–53.
8. Wijnen-Meijer MM. Vertical integration in medical school: effect on the transition to postgraduate training. Med Educ. 2010;44(3):272.
9. Koens FF. Analysing the concept of context in medical education. Med Educ. 2005;39(12):1243.
10. Medical simulation in medical education: results of a AAMC survey. [Internet] Association of American Medical Colleges. Washington, D.C. 2011. [cited Sept 29]. Available from: https://www.aamc.org/download/259760/data.
11. Kharb PP. The learning styles and the preferred teaching-learning strategies of first year medical students. J Clin Diagn Res. 2013;7(6):1089.
12. Gordon JAJ. Early bedside care during preclinical medical education: can technology-enhanced patient simulation advance the Flexnerian ideal? Acad Med. 2010;85(2):370.
13. Hasan ZZ. Challenges of teaching physiology in an integrated system-based curriculum. Can Med Educ J. 2012;3(1):e73.
14. Euliano TYT. Teaching respiratory physiology: clinical correlation with a human patient simulator. J Clin Monit Comput. 2000;16(5–6):465.
15. Euliano TYT. Small group teaching: clinical correlation with a human patient simulator. Adv Physiol Educ. 2001;25(1–4):36.
16. Gordon JAJ. Can a simulated critical care encounter accelerate basic science learning among preclinical medical students? A pilot study. Simul Healthc. 2006;1 Spec no:13.
17. Koniaris LGL. Two third-year medical student-level laboratory shock exercises without large animals. Surg Infect (Larchmt). 2004;5(4):343.
18. Helyer RR. Progress in the utilization of high-fidelity simulation in

basic science education. Adv Physiol Educ. 2016;40(2):143.
19. Waite GN. Human patient simulation to teach medical physiology concepts: a model evolved during eight years. J Teach Learn Tech. 2013;2(2):79–89.
20. Meyers LL. Integration of simulation into medical school basic sciences. Med Educ. 2016;50(5):577.
21. Fitch MTM. Using high-fidelity emergency simulation with large groups of preclinical medical students in a basic science course. Med Teach. 2007;29(2–3):261.
22. Heitz CC. Large group high-fidelity simulation enhances medical student learning. Med Teach. 2009;31(5):e206.
23. McIvor WRW. Experience with medical student simulation education. Crit Care Med. 2004;32(2 Suppl):S66.
24. Abrahamson SS. Effectiveness of a simulator in training anesthesiology residents. J Med Educ. 1969;44(6):515.
25. Hallikainen JJ. Teaching anaesthesia induction to medical students: comparison between full-scale simulation and supervised teaching in the operating theatre. Eur J Anaesthesiol. 2009;26(2):101.
26. Morgan PJP. Validity and reliability of undergraduate performance assessments in an anesthesia simulator. Can J Anaesth. 2001;48(3):225.
27. Morgan PJP. Applying theory to practice in undergraduate education using high fidelity simulation. Med Teach. 2006;28(1):e10.
28. Step 2 Clinical Skills (CS) Content Description and General Information. [Internet] National Board of Medical Examiners and Federation of State Medical Boards of the United States, Inc [updated 2006 March; cited 2016 Sept 29]. Available from: http://www.usmle.org/pdfs/step-2-cs/cs-info-manual.pdf.
29. Staged Exam Policy Book. [Internet] Raleigh: American Board of Anesthesiology [updated 2016 Feb; cited 2016 Sept 29]. Available from: http://www.theaba.org/PDFs/BOI/StagedExaminations-BOI.
30. ten Cate OO. Entrustability of professional activities and competency-based training. Med Educ. 2005;39(12):1176.
31. Jonker GG. A case for competency-based anaesthesiology training with entrustable professional activities: an agenda for development and research. Eur J Anaesthesiol. 2015;32(2):71.

14 毕业后医学教育

Bryan Mahoney and Migdalia H. Saloum

缩写

ABA	American Board of Anesthesiology	美国麻醉医师执业资格认证委员会
ACGME	Accreditation Council for Graduate Medical Education	毕业后医学教育认证委员会
ACLS	advanced cardiac life support	高级生命支持
ACRM	anesthesia crisis resource management	麻醉危机资源管理
AHA	American Heart Association	美国心脏协会
ANTS	anaesthetists' non-technical skills	麻醉医师非技术性技能
ASA	American Society of Anesthesiologists	美国麻醉医师协会
CASE	comprehensive anesthesia simulation environment	综合麻醉模拟环境系统
CRM	crew resource management	机组资源管理
EMD	electromechanical dissociation	电机械分离
FRC	functional residual capacity	功能残气量
GAS	Gainesville anesthesia simulator	Gainesville 麻醉模拟人
HPS	human patient simulator	高仿真生理驱动模拟人
MOC	Maintenance of Certification	执业资格认证维持
MOCA	Maintenance of Certification in Anesthesiology	麻醉医师执业资格认证维持
OSCE	objective structured clinical examination	客观结构化临床考试
PEA	pulseless electrical activity	无脉性电活动
RRC	Residency Review Committee	住院医师评审委员会
SBME	simulation-based medical education	模拟医学教育
VARK	visual, auditory, read/write and kinesthetic	视、听、读/写、操作

引言

2011 年美国毕业后医学教育认证委员会（ACGME）下属的麻醉学住院医师评审委员会（RRC）发布了对麻醉学住院医师培训计划要求的修订公告，这代表了模拟教学在麻醉学教育史上的一个里程碑。

第Ⅳ部分，第 A.6 条 麻醉住院医师每年至少参加一次临床模拟教学[1]。

RRC 进一步要求将 ACGME 定义的六项核心胜任力、常规复盘，以及模拟中相应人员的参与程度结合在一起。该公告的重要性很大程度上取决于发布的原因，而 RRC 和 ACGME 并未阐明这些原因。在此公告宣布的前一年，美国麻醉医师执业资格认证委员会（ABA）将麻醉医师执业资格认证维持（MOCA）的第四部分（医疗实践部分的改进）设立为必修的模拟教育内容，以满足 MOCA 的要求[2]。这些改变代表了执业资格认证过程和认证机构对模拟教育和评价能够为麻醉学专业带来的价值的认可。

模拟技术在麻醉学中的应用，特别是在麻醉住院医师培训中的应用，可以追溯到 20 世纪 60 年代南加州大学"Sim One"的使用[3]。通过应用 Sim One 模拟人,研究人员试图说明住院医师在模拟环境中进行重复和刻意练习后,可以更快、更高质量地掌握临床技能。在 20 世纪 80 年代,Gaba 等利用综合麻醉模拟环境系统(CASE)评估麻醉住院医师在模拟环境中的表现,阐明了模拟技术在教学和形成性评价中的作用[4-6]。此后不久,20 世纪 90 年代初,佛罗里达大学的一个团队研发了 GAS (Gainesville 麻醉模拟人),旨在对住院医师进行麻醉实践基本技能的培训[7-8]。这些工作促进了模拟人技术的发展,该技术融合了生理驱动模块及药物识别软件,可根据学员的行为控制生理输出数据,且先于控制人员的手动调整。

回顾高仿真模拟人技术的发展,对麻醉住院医师相关临床实践技能的培训是其关键的推动力。事实上,在过去的半个世纪(译者注:从 20 世纪 60~70 年代起),麻醉住院医师的培训也体现了模拟医学教育的特征。近年来,教育研究者发现,通过模拟教学、评价和培训可以有效解决诸多教学瓶颈和难题。模拟可以将在其他高风险行业中有价值的方法,如航空领域的机组资源管理(CRM)用到麻醉学领域。事实上,20 世纪 90 年代至今,已有大量文献介绍了麻醉危机资源管理(ACRM)[9]及其他非技术性技能,如麻醉医生非技术性技能(anes-thetists' nontechnical skill, ANTS)评价系统(任务管理、团队协作、态势感知和决策制定)[10]。教师们在模拟临床环境下为学员提供在常规培训期间不太可能遇到的罕见危机事件以用于学习[11],目前这已经成为住院医师模拟教学的主流。模拟培训甚至可用作帮助脱离临床的麻醉从业人员重新进入临床培训直至独立工作的一种方法[12]。

本章旨在为麻醉住院医师培训课程中的一般内容提供实用的指导。涉及麻醉基础技能和麻醉亚专科相关技术/临床管理的罕见危机事件的课程分别在本科医学教育章节(第 13 章)和麻醉亚专科模拟的章节(第 16~27 章)详述。本章将重点介绍模拟课程的开发,目的是为住院医师在临床麻醉中循序渐进地学习和掌握技能提供培训方法,该方法也体现了 ACGME 所规定的基于临床胜任力、分层递进的麻醉学培训计划(里程碑)。为此,本章将回顾麻醉学模拟培训课程的开发,然后提供一份实践建议(practical considerations),为准备将模拟教学整合成为毕业后麻醉培训项目一部分的相关科室作为参考。本章将介绍三类课程,反映了麻醉学毕业后教育的循序渐进,内容包括将模拟引入麻醉学课程,实现基于模拟分阶段特定胜任力的形成性评价,以及基于模拟胜任力提升的终结性评价。

模拟课程开发的整体考虑

模拟教学能够丰富住院医师培训课程,极具价值。在住院医师培训课程整体设计过程中,它发挥的作用主要体现在由果及因的推理过程。从模拟医学教育的发展历史中可以看出它为满足麻醉住院医师相关培训的需求在不断改进。开发模拟课程的老师必须了解模拟医学教育与传统教学和评价方式相比所具有的独特优势,发现模拟作为一种工具最适合的教学内容,并将模拟手段最有效地应用在该内容中。制定最适合的教学目的与目标是有效设计、构建和实施模拟课程的第一步。住院医师教育领域中很多领导者和老师们对模拟教学的前景和优势都很认可,唯独耗费大量的资源这一点令大家不太满意。因此在规划和整合模拟课程时,需要考虑模拟教学的局限性和科室的资源,可以采用多种策略来协助新课程的开发。但新课程开发的第一步就是利用模拟教学使麻醉专业的成人学员受益。

学习理论与课程内容的选择

成人学员

虽然探究成人学习理论在模拟教学中的作用超出了本章讨论的范围,但是对开发用于教学或评价的模拟课程的教师来说,简要了解毕业后麻醉教育的相关概念还是非常必要的。为麻醉住院医师教学所开发的综合麻醉模拟环境系统(CASE)和 Gainesville 麻醉模拟人(GAS)的发展与 Knowles 所描述的从普通教育到成人教育、教育艺术与科学的转变不谋而合[13]。Knowles 提出,为增加成人学习的效率,老师必须强调四项原则:理解学习背后的基本原理,体验式学习并允许犯错,了解课程与个人或职业生涯的相关性,以问题为中心而不是以内容为中心。作者建议通过以下四项模拟课程设计原则,将 Knowles 的四项原则贯穿到住院医师模拟课程的开发中。

1. 为学员制定与麻醉住院医师分阶段胜任力

水平匹配的学习目的与目标,提供模拟教学练习和课程。

2. 尽可能地让学员去体验和参与模拟教学,尽量避免将模拟教学变成传统说教式教学。此外,复盘时应鼓励学员进行反思,而非导师进行说教。

3. 确保学员参加的模拟培训与学员的受训水平及所轮转的麻醉亚专科相匹配。

4. 在课程内容设计过程中,应侧重学员临床胜任力的培养,而不是"特定知识点"的学习,即优先利用模拟教学来提升临床胜任力,而非单纯学习医学知识。

学习模式

为了关注学员的学习模式并优化课程设计,已经提出了一些概念,其中视、听、读/写、操作(VARK)分类法与模拟教学更为相关[14-15]。该分类法将学习模式分为四个独立的类别:视、听、读写和操作或根据物理分类进行学习[16]。对医学教育中成人学员的调查研究发现混合型学习方法占主要地位,其中学员更喜欢操作的学习模式,并且应用操作的教学方式是最受欢迎的[17]。这一结论在毕业后麻醉培训模拟课程的设计中得到了体现。最明显的是在应用高仿真模拟人的情境模拟课程中,每个学员都有扮演"主角"的机会,在麻醉医师执业资格认证维持(MOCA)第4部分课程中,也要求在一次课程中每个学员至少有一次扮演"主角"的机会[18]。充分实现操作学习的另一种策略则是将部分任务训练器作为高仿真情境模拟的一部分或用于单项训练。

成就胜任力

在确定模拟课程的学习目标时,老师必须明确该部分内容将会在更为广泛的临床背景下发挥重要作用。为了让课程设计能与教学目标相适应,无论是在教学过程、形成性评价还是在终结性评价中,都可以借助"Miller金字塔"模型分类法,对内容和结构与目标互相匹配方面给予指导[19]。这一分类法构建了一座从"初学者"到"专家"的临床胜任力金字塔。最底层的是"知道原理",指知道理论知识;接下来一层是"知道怎么做",指知道怎么应用知识(即所谓"胜任");再向上一层是"展示怎么做",指操作的能力;最顶端的是"实际作为",也就是在实际工作中运用。模拟课程可以作为一种

培养胜任力的理想方式,理想情况下模拟课程中任何部分的设计都应反映学员在这个金字塔中的动态位置。本章将在表14.1中介绍这一原则在住院医师不同模拟教学课程的表现。

表14.1 "Miller金字塔"分类法在毕业后麻醉学模拟课程特定部分中的应用

课程组成部分	"Miller金字塔"	教学目标在设计中的应用
麻醉学入门课程	知道原理→知道怎么做	不固定、开放式的情境案例和结构有助于在临床环境中贯彻以上原则。复盘可以让理论与实践充分结合
胜任力进步的形成性评价	知道怎么做→展示怎么做	根据特定学习目标设计脚本和情境案例,促进学员进行自我评价。复盘中的重复和反思有助于学员在安全的环境下加速实现胜任力目标
胜任力晋级的终结性评价	展示怎么做→实际作为	强调情境案例的标准化或客观结构化临床考试,以及验证评分工具,实现对考官的评价

Kneebone从四个方面描述了模拟教学特有的优势:①能够根据学员的需求量身定制培训内容;②为学员提供一个允许犯错的安全环境;③能够客观地展示学员表现的相关证据;④能提供即时反馈[20]。老师应该强调模拟教学优于其他教学方式的某些优势,如通过"Miller金字塔"模型能够识别学员预期的进步,而这种优势会以非常具体的方式在课程设计中体现。例如,在学年开始时,低年资住院医师的麻醉学入门课程中结构化的情境案例设计可以少一些,让学员在情境案例的推进过程中去感受"做"或"不做"相关操作的不同结果。可在单个情境案例的推进过程中间断地插入复盘来强调相关知识点。可以单独使用部分任务训练器对学员教授新的操作技能。为进阶学员设计的模拟课程可以利用更严格的、限定内容的情境案例来更加客观地评价学员的表现,并强调在复盘过程中进行反思,这样的课程设计有

助于学员循序渐进地实现分层递进的目标。可以将部分任务训练器与基于高仿真模拟人的情境模拟相结合,将技术性技能融入情境模拟病例中。最后,将模拟应用在终结性评价时,必须高度强调内容及评分工具的标准化,这样模拟才可能成为重要评价的有效工具。

麻醉学培训中的临床胜任力

"Miller 金字塔"模型体现了临床胜任力的里程碑(即分层递进的目标),这个过程也体现了ACGME 持续倡导的确保毕业的住院医师能够为患者提供诊疗服务并在医疗系统中有效工作的理念。简要介绍该理念的起源有助于了解模拟教学在临床胜任力培养和评价中所发挥的作用,帮助麻醉住院医师培训项目达到 ACGME 的要求。

1998 年,ACGME 启动了"教育结果项目"为医学毕业后教育提供指导,期望学员完成毕业后教育时可以达到预期的临床胜任力[21]。该方案指出,只有充分具备这些能力(包括六项核心胜任力:患者管理、医学知识、基于实践的学习和改进、人际关系与沟通技能、职业素养,以及基于系统的实践)的学员才能够获得执业资格。尽管 ACGME 在每个

胜任力领域内提供了更具体的住院医师培训计划,但是这些细分胜任力都是大体要求,而不是针对某个特定专业的具体要求。

2009 年,ACGME 通过提出特定专业的、以胜任力为基础的里程碑(即分层递进的目标),使"教育结果项目"的实施达到最大化[22]。里程碑可以理解为六项核心能力的广义评价,在每项核心能力的范围内都具体描述了某特定专业的细分胜任力(sub-competency),并用五级能力等级作为框架。在该框架中,每个等级的核心胜任力及细分胜任力都有具体的表现描述(图 14.1)。图 14.1 为该框架的一个示例。麻醉学的里程碑于 2014 年引入,与其他专业一样,期望在下面三个层面上带来获益[23-24]:

- 对机构进行认证:里程碑作为项目评估的客观标尺,为公众提供培训标准,并为进一步研究和改进培训标准提供参考。
- 毕业后医学培训项目:里程碑为临床胜任力委员会提供了框架,指导课程开发和评价,并为早期发现学员面临的困难提供了机会。
- 毕业后医学受训人员:里程碑提供明确的目标,帮助自我学习,并提供有效反馈的途径。

患者管理1:患者麻醉前评估与准备

1级以下	1级	2级	3级	4级	5级
	询问病史及进行体格检查 在直接监督下明确与麻醉有关的临床问题 知晓知情同意书的内容和签字流程	识别与麻醉有关的疾病过程和医学问题 优化轻症患者的麻醉前准备 获得常规麻醉的知情同意;直接讨论可能出现的风险、获益和替代方案;恰当地回答患者或委托人的问题;识别何时需要帮助	识别与亚专科麻醉有关的疾病过程及内科或外科问题;在识别异常的临床问题及其对麻醉的影响时可能需要指导 在间接监督下优化有复杂问题或需要亚专科麻醉的患者的准备 在间接监督下根据亚专科情况或复杂临床情况获得对应的知情同意	大部分情况下可以独立对复杂或重症患者进行评估,而不会遗漏可能影响麻醉的重大问题 大部分情况下可以独立优化复杂或重症患者的准备 大部分情况下可以独立获得针对亚专科麻醉或复杂临床情况对应的知情同意	独立地对所有患者进行全面评估 在提供最佳的麻醉前准备方面,可以独立作为医疗团队的顾问 始终确保知情同意是全面的,并解决患者及家庭的问题和需求

图 14.1　某一细分胜任力的里程碑的分级水平示例

(资料来源:Anesthesia Milestone Project, December 2013. Copyright I 2013 The Accreditation Council for Graduate Medical Education and The American Board of Anesthesiology.)

大部分 ACGME 期望达到的目标可以通过模拟实现。理想状态下,一门有效的毕业后麻醉教育模拟课程能够依据学员的水平和需要实现的临床能力,使学员能够通过模拟获得相应的经验和技能训练。此外,还可以评价学员在模拟环境中的表现,包括形成性评价和终结性评价,并参考里程碑,这样可以有效地指导模拟教学课程的开展。

模拟教学课程实施面临的挑战

在将模拟教学整合到整个毕业后麻醉学培训计划的过程中,临床导师很快就遇到了这种教学模式特有的挑战。在最近对医学院及麻醉学培训项目的调查中,只有过半数的医学生在麻醉科轮转过程中参加过模拟课程,55%的麻醉住院医师在实习

时参加过模拟课程,其中83%的项目将其作为临床麻醉培训一年级住院医师(CA-1)培训的一部分,96%的住院医师在培训期间参加过一次或多次模拟课程[25-26]。在这些调查中发现,模拟教学普遍实施的主要阻碍是时间、财力和人力资源。为确保顺利完成毕业后麻醉学教育课程,必须考虑这些局限性,并且必须切实评估机构资源并将其纳入模拟教学实施的具体计划中。虽然在本章及其他章节会介绍一些克服这些阻碍的策略,但是每个临床科室都必须解决一些特定的问题,以便将模拟教学课程整合到本专业的住院医师教学中。

模拟设备及人员配置

经过美国麻醉医师协会(ASA)认可的模拟中心为ABA-MOCA第4部分模拟课程提供了一系列策略,麻醉医师/导师通过这些策略开发和实施了高质量的模拟教学课程。一种策略是将模拟中心设在麻醉科,并配备教职员工负责课程设计、情境案例开发和脚本编写、硬件和软件操作、沉浸式情境中的助演、复盘,甚至是日程安排等管理任务。这种安排虽然可以使麻醉科学员优先进行模拟教学,但是由于很大程度上依赖于临床工作繁忙的麻醉医师,与非医师相比,往往需要更多的资金投入。另一种策略是在医学院或医院独立运营的模拟中心开展麻醉模拟项目。这些中心通常会提供模拟技术人员、管理人员和各种其他资源,而这些资源是在麻醉科的模拟中心所不具备的。这样可以大大减少对临床麻醉医师/教师的需求,但是需要平衡麻醉科与其他临床科室甚至医学院培训项目之间的冲突。本章介绍的许多课程都已经通过调整人员配置、日程和总体安排,在两种形式的模拟中心内成功实施,并且即将推出一类即便机构内的模拟中心不可用,模拟项目也能实施的课程。

模拟中心的硬件与软件

目前市面上有多种模拟人、操作软件和部分任务训练器,他们在成本和功能上各不相同。两种应用最广泛的模拟人是Laerdal公司制造的SimMan®和CAE公司制造的高仿真生理驱动模拟人(HPS®)。SimMan®生命体征的输出依赖于控制人员的操作,在体格检查时可以准确呈现很多心肺功能的检查结果,实施高级生命支持(ACLS)时可以进行基本的气道管理,其仿真度高,成本较低(主流的SimMan® 3G模型约为6万美元),软件操作简单易学。HPS®也具备类似的气道管理和ACLS功能,该模型为生理驱动,模拟人与麻醉工作站之间直接连接,麻醉学员体验的仿真度更高。HPS®在仿真度和生命体征呈现方面优势巨大,但也增大了操控软件的培训难度,成本更高(超过20万美元)。Laerdal医疗和CAE公司还有儿童、新生儿、产妇及其他类型患者的模型。

将要使用其他机构已经创建好的情境案例和脚本的老师们必须注意,如果使用的模拟人从一种换成另一种,则可能需要对案例设计及实施进行重大修改。此外,麻醉住院医师模拟训练的某些目标可能受限于所使用的模具,因为相比于大多数其他专业,麻醉学对模拟医学教具的仿真度有更高要求。

可以单独使用部分任务训练器来学习、练习、评价技术性技能,或将其融入基于模拟人的沉浸式情境案例来增强模拟课程效果。虽然在成本和仿真度上相差较大,但是为了将麻醉基本技能引入模拟教学,有些模具还是必要的,如椎管内阻滞技术、高级气道管理技术(肺隔离技术或支气管镜检查)、中心静脉或动脉穿刺置管、区域麻醉技术、超声引导下穿刺操作和超声心动图等。有关这些产品的更多详细信息详见本书相应亚专科麻醉的章节(第16~27章)及高仿真模拟人和部分任务训练器的章节(第11章)。

模拟教学还可以使用其他多种工具,这些工具可以为资源更有限的科室提供解决方案,包括标准化病人问诊和通过计算机屏幕使用的模拟产品,如虚拟麻醉机(virtual anesthesia machine),这是一种在Adobe Shockwave Player[27]上运行的基于网络的交互式应用程序。严肃游戏(serious gaming)(译者注:指为了特定目的开发的游戏,如教学、激励某种行为或研究,而非娱乐)可能会成为导师们未来使用的一种工具,但是该技术目前还处于起步阶段[28]。

模拟导师的专业知识

本章模拟设备及人员配置一节中提到的模拟人操控、模拟中心管理和情境案例中的助演都属于人力资源因素,相比之下更为重要的是模拟课程的导师,优秀的模拟课程导师需要经过大量培训并拥有丰富的经验。如果模拟中心没有训练有素的模拟课程导师,那么麻醉学培训的模拟教学不可能取得成功。目前有许多模拟医学进修项目(fellowship training programs)用以培训各个亚专业的模拟医学师资[29]。此外,针对麻醉模拟师资的培训项目也有很多。这些培训项目的存在也说明了模拟教学课程开发和进行有效复盘的复杂性和技巧性,这些技巧对模拟课程的成功至关重要。

时间

据报道,导师在模拟课程工作中最常面临的挑战是时间。在麻醉住院医师培训项目中,模拟导师同时也是临床麻醉医师,模拟学员则是可以在监督下实施麻醉管理的在训学员,因此参与模拟教学势必会与临床工作有时间冲突。考虑到现代医学中医疗工作所带来的经济效益,模拟教学时间也可以进行货币量化,换言之,参与模拟教学的时间原本是用来为科室创收的。为满足参与模拟教学的导师与学员的额外时间需求,科室必须配备足够的工作人员,以满足一个学术型科室临床工作之外的教学需求。与传统教学模式相比,"小班制"的模拟教学更容易协调时间,这是模拟教学的一个特征,也是一个优点。但是从力求在最短时间内为尽可能多的学员提供学习机会的角度来看,适合"操作"学习、"动手"体验、管理模拟临床事件的"主角"的小组形式则是非常低效的。课堂式教学不可否认的潜在优势是更灵活。因此,课程安排在择期手术麻醉之前的上午或之后的下午,这是毕业后麻醉学培训项目普遍采用的策略。

尽管目前尚未对毕业后麻醉培训中模拟课程的安排策略进行正式的系统性评价,但必须要认识到,随着暴露率的增加(在一次课程中增加学员的数量),每名学员从课程中的获益必然会减少。表14.2列出了一些常见策略,这些只是一个简略的举例。

表14.2   毕业后麻醉学培训项目中模拟教学安排的常用策略及相关考虑和缺点

模拟课程安排策略	缺点
上午小组学习	由于临床麻醉工作需要按时开展,能够用于学习的时间很短,并且可能与已有的理论授课冲突
下午小组学习	需要一种可靠的方法接替导师与学员的临床工作,并且可能与下午已有的理论授课冲突
教学日(导师和学员不安排临床工作)	需要有足够的人员接替导师和学员的临床工作
在科室早会或"全科大学习"期间,对高仿真情境模拟进行转播	只有少数学员亲身参与模拟或参与复盘
对于在模拟中心进行的工作坊,学员可在科室安排下轮流参加	主要限于应用部分任务训练器的模拟课程或改良的客观结构化临床考试(OSCE),取代其他形式的"全科大学习"
周末举行全天的模拟工作坊	不常用于学员,而是针对员工。但需要对参与员工进行额外补偿

麻醉学概论

作为从医学院过渡到住院医师的教学工具,模拟教学被用于许多医学专业,并开发了许多课程[30-32]。尽管模拟培训在麻醉教学中的应用很广泛,但是关于麻醉培训设计的具体课程的文献却相对缺乏。最近一项关于麻醉住院医师培训项目的调查显示,高达83%的科室使用模拟教学对低年资麻醉住院医师进行培训[26],因此,下文将重点讨论如何提供最有效的麻醉学入门课程,并提供一个示例课程。

针对初学者的教学目的

在将模拟教学整合到毕业后麻醉学培训项目的入门课程时,必须认识到学员的临床胜任力仅为初学者水平,学员对麻醉和围手术期环境不熟悉及学员的麻醉实践相关医学知识也相对欠缺。在"Miller金字塔"模型中,这些学员正从"知道原理"过渡到"知道怎么做"。与其他教学方法相比,入门模拟课程的目的是通过模拟教学的体验式学习和技能培训达到入门级别的临床胜任力。模拟教学中麻醉学入门课程的部分学习目标包括:

- 熟悉手术室环境和麻醉设备。
- 体现对全身麻醉工作流程的理解。
- 将相关医学知识应用于基本的麻醉管理。
- 对麻醉患者进行基本的气道管理。
- 参与安全制度的实施,如妊娠患者筛查、三方核查和术后复盘。

作为课程的一个组成部分,可在模拟环境中引入并有效地实现多个 1 级分层递进的目标(里程碑),表 14.3 给出了一些示例[23]。在某些情况下,也要求初学者具备一些 2 级水平能力。

表 14.3 适合整合到麻醉入门模拟课程的 1 级里程碑目标

能力级别	里程碑
患者管理 1:麻醉前患者评估和准备	全面采集病史和体格检查,在上级医师指导下,明确与患者管理相关的临床问题,明确知情同意的内容和签署过程
患者管理 2:麻醉计划和实施	制定患者管理计划,考虑潜在的临床疾病、既往病史及疾病本身、内外科风险因素
患者管理 4:围麻醉期并发症的处理	对患者进行评估并识别与患者管理相关的并发症;在上级医师指导下对并发症进行初步处理
患者管理 5:紧急情况管理	识别危重或病情恶化的患者;对一般紧急事件进行管理;适时求助
患者管理 8:技术性技能,气道管理	根据临床评估确认气道通畅、通气良好;气道管理中调整患者体位;置入口咽和鼻咽通气道;用简易呼吸器进行通气
患者管理 9:技术性技能,监测和设备的使用与数据分析	演示标准监测设备的正确使用方法,包括袖带血压、心电图、脉搏血氧饱和度和体温监测。解释标准监测设备上的数据,包括对干扰的识别
基于实践的学习和改进 1:将麻醉质量提升和患者安全核查纳入个人实践	了解医学中的患者安全问题并加以预防(如药物使用错误、手术部位错误)
基于实践的学习和改进 2:分析实践以确定需要改进的领域	识别与患者有关的危机事件或具有潜在危害的事件,并告知上级医师

麻醉学入门课程的一般策略

鉴于初学者的特点和入门课程的特殊性(包含对临床麻醉、制度和应用医学知识等多个方面进行介绍),使得模拟教学入门课程的结构和形式不同于麻醉住院医师培训的标准模拟教学课程。虽然还没有找到理想的模式,但是作者建议将以下策略作为整体入门课程的一部分,使初学者的特点与教育目标相一致:

- 开放式的情境案例(结局不固定):针对不同的教学目的可以为初学者多次"暂停"案例演练或呈现不同的临床结局。由于不熟悉和缺乏经验,初学者在模拟过程中的行为表现很难预测,因而难以撰写相应的"脚本"。同时,这也为导师提供了一个机会,可以让初学者在安全的环境中体验某些行为或疏忽所造成的潜在后果。例如,插管后不进行手控或控制通气导致患者血氧饱和度降低,插管后未给予麻醉维持用药导致术中知晓,甚至因术前评估的疏忽导致术中出现抗生素过敏等。此类开放式情境案例可能更适合模拟麻醉诱导或苏醒的学习。

- 通过情境重现进行刻意练习:当学员犯错并导致相应临床后果时(例如,未发现气管导管误入食管导致患者缺氧和生命体征不平稳),直接回到错误发生前的情境,以便进行适当的管理并能够继续完成其他学习目标。

- 采用复盘或暂停情境案例:麻醉住院医师初学者的任务是掌握必要的知识并能熟练运用,模拟临床环境可以为这一学习过程提供机会。此类做法的例子包括暂停情境案例:患者监测设备连接完毕后,考察学员对各种监测设备的功能及原理的掌握;在预氧过程中,考察学员对给氧去氮的原理及通气和插管时患者体位摆放的掌握;插管后考察学员对气管插管成功标志和充分通气标志的掌握。在如何处理常见并发症(如缺氧或低血压)的课程中,可通过情境案例的临床相关部分引发对心肺功能的深入讨论,将传统的讲授与体验式的模拟学习相结合。

- 少关注特殊病因,多留意常见病因:虽然导师可以设置一种特殊的病理生理原因以达到预期临床表现,但入门级情境模拟案例的目的是突出常见的诊断和处理方法,而不是识别和管理某些罕见危机事件。例如,围手术期心肌梗死可以作为低心排血量导致低血压的例子,作为基础心血管生理学讨论的一部分,但不应用于临床管理的形成性评价。

与其他任何群体一样,对于初学者,在模拟教学开始时介绍如何在模拟环境中学习可以保证模拟教学发挥最大作用。鉴于模拟学习将贯穿整个住院医师培训,有效的介绍是必不可少的,包括模拟硬件和环境的介绍、对安全学习氛围的讨论及关于在住院医师培训中模拟教学目标的一般性讨论。

应解释扮演"主角"对学习的重要性,说明在模拟和真实工作中对学员言行的不同要求,以及如何求助。

"麻醉学入门"模拟课程示例

以下课程改编自"临床麻醉入门"模拟课程,该课程最初由 Icahn 医学院西奈山医院的患者安全和专业研究中心的人体模拟、教育、评估实验室开发[33]。该课程的改编版目前已用于多个麻醉培训项目,包括俄亥俄州立大学医学中心麻醉科及西奈山 St. Luke's 西部医院的麻醉、围手术期、疼痛医学科。该课程源于数十年的教学经验,对形式和内容有多次修订,综合了前文提到的许多原则和策略。在第一个月的培训中,完整的课程包括五次课。每次课持续 2 小时,由三个情境案例组成,旨在让 3~4 名临床麻醉培训一年级(CA-1)学员和 2~3 名教师或高年资住院医师参与。所有情境案例都包含患者、巡回护士和外科医师等角色。该课程旨在为低年资麻醉住院医师提供从基础到更高阶主题的渐进式培训。

课程 14.1 和课程 14.2 介绍了临床麻醉的基本工作。暂停情境案例可以让学员复习知识,并将其应用于接下来的临床决策中;在学员犯错后,对模拟进行回放可以展示结果;开放式情境案例允许学员的表现有较大变化,以充分利用意外事件进行学习。每个情境案例都会有细微的变化,以便每个参与者都能实现学习目标,在情境案例暂停期间,导师应该根据相关内容列表对学员的相关知识进行评价。

课程 14.1   全身麻醉前评估和诱导

学习目标　进行术前评估和体格检查。
获得知情同意。
进行适当的术前检查。
术前进行麻醉机检查和手术间准备。
正确使用麻醉监护仪。
参与三方核查。
给予适当的麻醉前用药。
进行气道管理,包括预氧、手控通气、插管和控制通气。
给予适宜的诱导和肌松药。
进行复合麻醉。

相关知识　基本病史。
Mallampati 分级。
术前检查的指征。
解释监护仪数据及每项监测的基本原理。
预氧原理及操作方法。
每种药物的剂量、浓度、适应证和作用机制。
适宜的通气/插管体位。
喉镜类型及与气道解剖的关系。
喉镜检查:解剖结构、示意图和分级。
通气方式和呼吸机设置。
挥发性麻醉药的药理特点。

情境案例 1   健康年轻男性,择期全身麻醉下行腹腔镜胆囊切除术

案例简介　患者,男性,30 岁,拟行择期腹腔镜胆囊切除术。既往有胆绞痛,自诉无其他特殊病史、无其他用药史。既往服用头孢氨苄后曾出现喉咙肿胀,无手术麻醉史。

体格检查　健康,非肥胖男性,查体大致正常,Mallampati 分级 I 级,肘前已建立一条 20G 静脉通路。

案例详情　要求学员完成上述学习目标,学员的表现将决定剧情进展(学员的错误将导致相应的结果),在发生错误后可以进行剧情重演,让学员有机会进行适当的干预,使剧情得以继续进行,直至结束(在患者进行机械通气和开始复合麻醉后情境结束)。

课程 14.1　全身麻醉前评估和诱导(续)

情境案例 2	**健康年轻女性,拟在全身麻醉下行隆胸术**
案例简介	患者,女性,25 岁。既往体健,无其他病史,无其他用药,无药物过敏史。自诉儿童时期曾行阑尾切除术,未发生麻醉并发症。
体格检查	健康,非肥胖女性,查体大致正常,Mallampati 分级 III 级,肘前已建立一条 20G 静脉通路。
案例详情	要求学员完成上述学习目标,对患者置入口咽通气道并进行手控通气。强调术前妊娠筛查的要求(如果遗漏,让巡回护士在插管后提醒)。学员的表现将决定剧情进展(学员的错误将导致相应结果)。在发生错误后可以进行剧情重演,让学员有机会进行适当的干预,使剧情得以继续进行,直至结束(对患者进行机械通气和复合麻醉后案例结束)。
情境案例 3	**健康年轻男性,全身麻醉下行急诊开腹探查术**
案例简介	患者,男性,31 岁,全身麻醉下行开腹探查术。既往无其他病史,无其他用药史,无药物过敏史,无手术麻醉史。自诉晚餐食用比萨,就餐时与人发生争执,腹部被刺,目前血流动力学稳定,但 CT 显示肠穿孔。
体格检查	健康,非肥胖男性,腹部明显伤口,压痛、反跳痛(+)。心肺查体正常。Mallampati 分级 I 级,肘前已有一条 16G 静脉通路。
案例详情	要求学员完成上述学习目标。需要进行快速顺序诱导插管,疏忽及遗漏将导致反流和误吸。学员的表现将决定剧情进展(学员的错误将导致相应结果),在发生错误后可以进行剧情重演,让学员有机会进行适当的干预,使剧情得以继续进行,直至结束(对患者进行机械通气和复合麻醉后案例结束)。

课程 14.2　全身麻醉苏醒

学习目标	确定肌松拮抗的程度。 拮抗残余肌松。 提供足够的术后镇痛。 开始并加快挥发性麻醉药的排出。 预防恶心、呕吐。 确定拔管标准。 在苏醒时识别二期麻醉深度。 拔管前行口咽部吸引。 确定患者术后注意事项
相关知识	阿片类药物的剂量和作用时间。 用于术后镇痛的阿片类替代品。 四个成串刺激(TOF)的分析。 肌松药对不同肌群的作用 I 相阻滞和 II 相阻滞的特征。 周围神经刺激部位。 肌松拮抗剂的剂量、浓度及作用机制。 加速挥发性麻醉药清除的因素。 高碳酸血症和低通气的风险。 麻醉分期。 镇吐药的剂量及作用机制。 误吸的预防策略。 负压性肺水肿的预防策略。 苏醒延迟的原因。
情境案例 1	**健康年轻女性,拟在全身麻醉下行择期腹腔镜胆囊切除术**
案例简介	患者,女性,40 岁,行腹腔镜下胆囊切除术。既往有胆结石病史,无其他病史,无其他用药史。自述曾服用头孢氨苄后喉咙肿胀。无手术麻醉史。外科医师告知大约 10 分钟后缝皮。
体格检查	健康,非肥胖女性,查体正常,全身麻醉气管插管,肘前已建立一条 20G 静脉通路。

课程 14.2　全身麻醉苏醒(续)	
案例详情	学员的表现将决定剧情进展(学员的错误将导致相应的结果),在发生错误后可以进行剧情重演,让学员有机会进行适当的干预,使剧情得以继续进行,直至结束(在患者成功拔管和稳定后,案例结束)。
情境案例 2	肥胖女性行减肥胃旁路术
案例简介	患者,女性,38 岁,行胃旁路术。既往患阻塞性睡眠呼吸暂停综合征(OSA)、2 型糖尿病。既往用药:二甲双胍,甘精胰岛素和曲马朵。被建议夜间使用持续气道正压通气(CPAP)治疗,患者拒绝。无药物过敏史。5 年前行胆囊切除术,2 年前行剖宫产术。外科医师告知约 10 分钟后缝皮。
体格检查	病态肥胖女性,全身麻醉气管插管,双侧呼吸音清。肘前已建立一条 18G 静脉通路。
案例详情	要求学员完成上述学习目标。重点关注通气不足和肥胖问题及肥胖对挥发性麻醉药消除的影响。患者将出现苏醒延迟,同时应强调拔管标准。学员的表现将决定剧情进展(学员的错误将导致相应的结果),在发生错误后可以进行剧情重演,让学员有机会进行适当的干预,使剧情得以继续进行,直至结束(在患者成功拔管和稳定后,案例结束)。
情境案例 3	多重危险因素下的苏醒延迟
案例简介	患者,女性,73 岁,行胆囊切除术。既往患 1 型糖尿病、肌纤维疼痛综合征、焦虑症,以及与创伤相关的右下肢复杂区域疼痛综合征(CRPS)。既往用药为胰岛素、阿托伐他汀、加巴喷丁、地西泮和对乙酰氨基酚。自诉吗啡过敏,5 年前因踝关节骨折行手术治疗,因术后严重恶心住院观察,次日出院。由于患者长期治疗慢性疼痛,考虑其耐受性,给予超过正常剂量的阿片类药物。为了抗焦虑,术前用药予以大剂量苯二氮䓬类药物。外科医师告知大约 10 分钟后缝皮。
体格检查	女性,全身麻醉气管插管。心肺查体正常。肘前已建立一条 18G 静脉通路。
案例详情	要求学员完成上述学习目标。在挥发性麻醉药排出和肌松逆转后,患者仍未苏醒,预期学员会考虑阿片类药物和苯二氮䓬类药物的拮抗。导师可以选择将低血糖或颅内事件作为可能的原因。对苏醒延迟的处理原则进行全面回顾(成功拔管或学员决定行颅内 MRI/CT 后,案例结束)。

课程 14.3 和课程 14.4 分别通过低氧和低血压的管理为理解肺和心脏生理学提供了一个初步的概念框架。这些课程以情境模拟的"混合模拟"形式利用"暂停"来引导学员对模拟患者的临床状态进行反思,听取其对临床发现的理解和处理;通过相关生理学原理在情境模拟案例中的应用,逐步引入一个概念框架。本课程中加入了辅助材料,如可以在这些间断的案例暂停期间展示一些公式和图表。随后将解释这些暂停及描述适用于每次暂停期间的内容。

课程 14.3　低氧	
学习目标	对术中低氧血症进行鉴别诊断。 确认并调整气管导管进入主气道。 识别和处理术中由肺不张引起的低氧血症。 针对患者的低氧血症情况与手术室工作人员进行适当沟通。 确定供氧故障,并利用替代方案保证患者氧合。 对伴有呼气末二氧化碳降低的低氧进行鉴别诊断。 术中肺动脉气体栓塞的处理。
医学知识目标	氧合、通气和呼吸的定义。 辨别肺容积和肺容量。 了解功能残气量(FRC)的决定因素。 计算体重 70kg 患者的耗氧量。 描述肺泡气方程。 描述和应用术中低氧血症的处理流程。 描述肺泡水平的分流和生理无效腔的意义。 了解肺灌注和通气。 根据动脉、静脉和肺泡压力的关系描述肺 west 分区。 描述 FRC 与闭合容量之间的关系。 认识持续气道正压通气(CPAP)和双水平气道正压通气(BiPAP)的作用。 计算和估计肺泡-动脉血氧梯度。

课程 14.3　低氧(续)

情境案例 1	**机器人辅助下腹腔镜子宫切除术中的低氧**
案例简介	患者,女性,45 岁,行机器人辅助下腹腔镜子宫切除术。患者重度肥胖。既往有高血压、子宫肌瘤和阻塞性睡眠呼吸暂停(OSA)综合征(需在家使用持续气道正压通气治疗)病史。既往服用氢氯噻嗪,无药物过敏史,无手术麻醉史。
体格检查	肥胖女性,全身麻醉气管插管,切皮前处于仰卧位。肘前已建立一条 18G 静脉通路。
案例详情	学员进入手术室前,患者麻醉诱导已经完成。学员之间进行交班,交班情况:诱导和插管顺利,无并发症;抗生素已经输注完毕;已经给予肌松药和负荷剂量的阿片类药物;术前三方核查已完成。交班完毕后,上一位学员离开手术室。气管插管深度超过正常水平。
事件 1	术中建立气腹,过度的头低足高位(trendelenberg 体位)导致血氧饱和度迅速下降[脉搏血氧饱和度(SpO_2)为 80% 以上]。
暂停	明确氧合、通气和呼吸的定义,回顾肺容积的知识,重点放在 FRC 及其决定因素上,计算肺泡氧分压,介绍缺氧处理流程。 　1. 吸入气氧浓度(FiO_2)100%。 　2. √观察其他指标[如呼气末二氧化碳($ETCO_2$)]。 　3. $ETCO_2$ 存在 　　(1) √听诊呼吸音/观察插管深度。 　　(2) √比较吸入气体容积和呼出气体容积。 　　(3) 判断分流原因。 　$ETCO_2$ 消失: 　1. 关闭控制通气,尝试手控球囊通气。 　　(1) 可以进行手控通气:问题在呼吸机。 　　(2) 无法进行手控通气:问题在呼吸机患者端。 　　　　检查气管导管、接头、回路等。 　2. 如果无法确定问题所在,使用带有外部氧气或室内空气的自充式简易呼吸囊。
解决方案	学员应能识别单侧(右侧)呼吸音,将气管导管适当退出至合适位置,使低氧得到改善。
事件 2	告知学员麻醉后时间已经过去了大约 1 小时,随着时间的推移 SpO_2 逐渐降低,稳定在 80% 以上。
暂停	明确肺泡水平分流和无效腔的定义。根据动静脉压力和肺泡压力的关系描述肺 west 分区。明确解剖无效腔和生理无效腔的定义。探讨闭合容量与 FRC 的关系及对动脉氧合的影响。
解决方案	学员意识到肺不张及分流在低氧血症中的作用,实施手法复张肺泡,并利用呼气末正压(PEEP)增加患者的 FRC。
暂停	讨论 CPAP 和 BiPAP 在氧合和通气中的作用及其在围手术期的应用。至此,案例结束。
情境案例 2	**术中中心供氧中断**
案例简介	继续上一患者,女性,45 岁,正在接受机器人辅助下子宫切除术。患者肥胖,既往有高血压、子宫肌瘤和 OSA(需在家使用持续正压通气治疗)病史。既往服用氢氯噻嗪,无药物过敏史,无手术麻醉史。
体格检查	肥胖女性,已插管,目前处于仰卧位。肘前已建立一条 18G 静脉通路,头低足高位。
案例详情	场景转换时建议学员短暂"休息","休息"期间断进行中心供氧,并且将氧气瓶从手术室(或模拟手术室)中搬走,此时剧情暂停,关闭麻醉机,1 号学员与 2 号学员进行患者交接,随后麻醉机重新开机,剧情继续。
事件 1	中心供氧中断后,由于无法通气和氧合,患者出现进行性低氧血症。
暂停	再次介绍先前讨论的低氧处理流程。
解决方案	启动低氧处理流程,学员应使用自充气式简易呼吸球囊和备用的外部氧源(氧气罐)。

课程 14.3	低氧(续)
暂停	复习"E"型氧气瓶容量和压力之间的关系,回顾中心供气压力在多种麻醉工作站中驱动正压通气的作用。讨论麻醉机上安装"E"型氧气瓶的影响。讨论结束后,案例结束。
情境案例 3	**术中肺栓塞**
案例简介	继续上一患者,女性,45 岁,正在行机器人辅助下子宫切除术。患者肥胖,既往有高血压、子宫肌瘤和 OSA(需在家持续正压通气治疗)病史。既往服用氢氯噻嗪,无药物过敏史、手术麻醉史。
体格检查	肥胖女性,已插管,目前处于仰卧位。肘前已建立一条 18G 静脉通路,头低足高位。
案例详情	继续情境案例2,中心供氧已恢复。2 号学员与 3 号学员进行患者交接。外科医师告知手术至少还需要 1 小时。
事件 1	几分钟后,巡回护士告知序贯加压装置(用于预防血栓)未正常工作,并将其打开。在接下来的几分钟内,患者逐渐出现缺氧、低血压,呼气末二氧化碳分压逐渐降低。
暂停	启动低氧处理流程。计算肺泡-动脉血氧梯度。根据 SpO_2 和正常的氧解离曲线估算动脉血氧分压。讨论生理无效腔及其对通气的影响。简要讨论肺栓塞的处理方法。本讨论后,案例结束。

课程 14.4	低血压
学习目标	对术中低血压进行鉴别诊断。 明确心肌缺血引起低血压的病理生理机制。 处理围手术期氧耗增加的心肌缺血。 识别并处理出血引起的术中低血压。 识别并处理因败血症(分布性休克)导致的术中低血压。
医学知识目标	将欧姆定律与体循环和肺循环联系起来。 确定每搏量的决定因素(前负荷、后负荷、心肌收缩力)。 描述心肌氧供与氧耗的决定因素。 回顾 Frank-Starling 曲线与每搏量的关系。 了解心排血量降低对无效腔通气和呼气末二氧化碳分压的影响。
情境案例 1	**术后氧耗增加导致心肌缺血**
案例简介	患者,男性,65 岁,重度肥胖,因结肠腺癌拟行开腹部分结肠切除术。既往患有高血压、阻塞性睡眠呼吸暂停(OSA)综合征(使用持续气道正压通气治疗)、高脂血症和 2 型糖尿病病史,2 年前植入冠状动脉支架。已停用氯吡格雷8 天,目前服用阿司匹林、美托洛尔、阿托伐他汀、二甲双胍、氢氯噻嗪,无药物过敏史。
体格检查	肥胖男性,表情痛苦,心动过速、高血压、大汗、呼吸困难。目前仅保留一条 18G 肘前静脉通路,其余动静脉通路均已去除。
案例详情	要求学员到麻醉复苏室(PACU)对患者进行评估。护士告知学员患者已行结肠切除术,准备返回病房;仅保留一条外周静脉通路,监护仪及其他动静脉通路均已去除;患者诉手术切口部位疼痛难忍。如果学员要求,可从麻醉记录单获得相关信息(出于对术后呼吸系统并发症的担心,术中镇痛药用量比较保守)。
事件 1	心电图(如果连接)显示窦性心动过速及前外侧壁导联 ST 段压低。此时患者血压升高,自诉手术部位剧烈疼痛和呼吸困难。如果十二导联心电图可用,可提供前外侧壁心肌缺血和窦性心动过速的心电图。
暂停	讨论心肌缺血的处理方法,鼓励学员独立回顾 MONA-B[Morphine(吗啡),Oxygen(氧气),Nitrates(硝酸酯类),Asprin(阿司匹林),Beta-blocker(β 受体阻滞剂)]处理原则。讨论术中、术后即刻、术后一段时间内发生心肌缺血或心肌梗死的可能原因。讨论心肌氧供需失衡的概念及心肌氧供与氧耗的影响因素。

课程 14.4　低血压（续）

事件2	当学员提出对心肌缺血予以药物或其他干预时,患者血压开始降低至正常水平下限(收缩压低于90mmHg),此时助演护士试图使用β受体阻滞剂(根据要求),目的是提醒学员在氧耗增加型心肌缺血恶化的情况下,评估患者心排血量降低的病因。
暂停	介绍欧姆定律($V=IR$),通常将变量与体循环中的变量相关联[平均动脉压(MAP)−中心静脉压(CVP)=心排血量(CO)×体循环阻力(SVR)],要求学员回答如何计算心排血量[每搏量(SV)×心率(HR)]并说明每搏量的决定因素(前负荷、后负荷和心肌收缩力)。明确氧耗增加型心肌缺血情况下出现低血压的原因,并探讨 MONA-B 治疗中的具体干预措施,优化心肌氧供需的基本原理,以及如何利用欧姆定律的框架和全身心血管系统中的相关变量来改善心排血量。
解决方案	学员应认识到使用升压药控制心率的作用,同时还应考虑冠状动脉介入治疗的必要性。
情境案例2	**急性尿脓毒血症引起的低血压**
案例简介	患者,女性,37 岁。既往有多次因肾结石和输尿管梗阻行膀胱镜检查和取石的相关病史。无其他病史及手术麻醉史,目前无特殊用药,无过敏史。
体格检查	消瘦女性,呼吸急促,心动过速,发热,血压正常偏低。气道评估良好。
案例详情	要求学员到急诊室进行麻醉前评估,患者准备行急诊膀胱镜检查和输尿管结石取出术。急诊室工作人员(助演)告知:患者已通过 18G 外周静脉通路输注了 2L 晶体溶液,静脉注射了大剂量氢吗啡酮来缓解疼痛。还使用了泌尿外科常规应用的抗生素。如果学员要求,可以提供显示白细胞计数升高和妊娠试验阴性的实验室检查结果。
事件1	学员到急诊室访视患者进行术前评估。上级麻醉医师(助演)要求学员汇报访视结果,并制定麻醉计划。
暂停	利用欧姆定律和体循环的概念框架,根据患者病史评估低血压的病因。关于增加心率对循环容量不足的代偿作用可留到最后进行深入讨论。
事件2	进入手术室并进行全身麻醉诱导。患者心动过速,同时收缩压低至 90mmHg。向学员提供其要求的静脉通路、有创或无创血压监测。允许学员自由选择麻醉诱导方案。这部分的教学目标是说明麻醉诱导对败血症进展中患者机体代偿反应的抑制作用。如果使用不正确的诱导方案,将导致严重的低血压。如果使用了正确的诱导方案,麻醉主治医师(助演)可以选择(原则上不应该)给予药物(如艾司洛尔)来抑制心动过速,进而引发严重低血压,从而促成下一步的暂停与讨论。
暂停	依据欧姆定律的内容回顾患者情况,前负荷、后负荷和心肌收缩力对每搏量的影响,并强调心率在前负荷降低和体循环血管阻力下降中的代偿作用。通过理解前面介绍的概念和公式,有助于加强对围手术期低血压的预防和处理。应该鼓励学员使用上面血压与心排血量和 SVR 关系的公式来确定导致低血压的“原因”,如果是心排血量引起的,考虑心率和/或每搏量的原因;如果是每搏量引起的,则考虑前负荷、后负荷和/或收缩力的原因。进一步的讨论应围绕如何采取适当的干预措施来纠正低血压。
事件3(可选)	允许学员采用上次暂停时讨论过的干预措施,将血流动力学稳定到诱导前状态,并继续进行膀胱镜检查。肾结石取出后,患者出现严重低血压,且升压药效果不佳。由此引出对尿脓毒血症的危险及术前、术中复苏重要性的讨论。
情境案例3	**继发于出血的低血压**
案例简介	患者,女性,28 岁,因异位妊娠破裂拟行急诊腹腔镜检查。无其他病史,无用药史,无过敏史,无手术史。
体格检查	消瘦女性,呼吸急促,心动过速,低血压,无发热,气道评估良好。
案例详情	妇产科医师将患者送入手术室后,学员初见患者。已开放两条大口径外周静脉通路。如有需要,可提供血液制品。急诊室的实验室检查显示血细胞比容为 36%。
事件1	麻醉诱导。要求学员制定麻醉诱导和维持计划。

课程 14.4　低血压(续)

暂停	回到前面介绍的欧姆定律内容,讨论低血压的原因、现有的代偿性改变、全身麻醉诱导和维持的影响,以及保证组织灌注的相关考虑。
解决方案	全身麻醉诱导后使用升压药,补液,也可以补充血液制品稳定患者的生命体征。
事件 2	手术开始后,腹腔内发现大量积血。建立气腹后,血流动力学开始恶化,表现为严重低血压、心动过速和呼气末二氧化碳分压显著下降。
暂停	在本次模拟中使用心血管循环系统的概念重新思考低血压的原因。关注呼气末二氧化碳分压的降低。将欧姆定律应用于肺循环,关注其中的变量对血压的影响。重新介绍"低氧"课程中讨论过的肺 west 分区概念(条件允许的情况下展示肺分区示意图)。显示心排血量对肺 1 区生理功能的影响,以及由此对无效腔通气带来的影响。引导学员将心排血量与呼气末二氧化碳分压的变化联系起来,从而引导其关注二氧化碳监测在检测心排血量变化中的作用。
解决方案	输注血液制品(大量输血方案),积极使用升压药。

　　课程 14.5"心律失常"用于强化"低血压"课程中提及的原则,同时结合高级生命支持流程来处理不稳定的心动过速、心动过缓和无脉性节律。本节课程将继续采用情境模拟的混合模拟形式及间歇性地"暂停"来介绍相关概念和处理流程,让学员能够在相关病理学的背景下理解处理原则及流程,同时帮助学员通过"暂停、讨论、情境案例回放、重新决策"的体验式学习方法进行强化训练。

课程 14.5　心律失常

学习目标	心律失常的情况下评估血流动力学稳定情况。 识别和处理心律失常,包括不稳定型心动过速、心动过缓和无脉性心律。 纠正无脉性电活动的可治疗病因。 就存在的不稳定性心律失常与手术室工作人员进行沟通。 了解心律失常与心排血量之间的相互作用,因为心律失常可造成冠状动脉及其他组织的灌注减少。
医学知识目标	描述美国心脏协会(AHA)不稳定型心动过速的处理流程。 描述 AHA 不稳定型心动过缓的处理流程。 描述 AHA 无脉性心律的处理流程。
情境案例 1	**有症状的心动过缓的处理**
案例简介	患者,男性,35 岁,因眼球破裂拟行手术治疗。既往无特殊病史及手术史,目前未服用药物,无过敏史。自诉午饭后在工作间因事故受伤。
体格检查	健康男性,左眼受伤且有明显异物,轻度呼吸急促、心动过速、高血压,右手有一条 18G 静脉通路。
案例详情	患者正在手术室内为破裂眼球紧急修复进行术前准备。此时学员可行额外的麻醉前评估。要求学员独立制定和实施麻醉计划。虽然该案例有许多值得注意的问题,如快速顺序诱导的实施、肌松药的选择,但这些问题并非主要学习目标。
事件 1	消毒、铺巾、三方核查后,手术操作导致轻度心动过缓(>40 次/min),未出现低血压。
解决方案	学员在处理之前(如果学员表示要处理),随着手术刺激停止,心动过缓好转。
事件 2	外科医师(助演)告知,需要进一步牵拉眼球才能继续手术。随后出现严重心动过缓(28 次/min),并导致低血压。如果学员要求停止手术牵拉,外科医师将予以配合(心动过缓消失),但是表示若要完成手术必须牵拉眼球。
暂停	重新引入欧姆定律和体循环的概念来解释在这种情况下心动过缓导致血流动力学不稳定的原因。用简图显示 Frank-Starling 曲线,进而讨论增加前负荷对每搏量的影响。
事件 3	随着外科手术的进行,心率降至 21 次/min,并伴有严重低血压。学员要求停止手术操作,外科医师表示"你处理一下,我必须取出这个异物!"

课程 14.5	心律失常(续)
暂停	展示 AHA 心动过缓处理流程。根据本情境内容,讨论该患者具体的心动过缓处理措施。讨论临床中其他可能出现症状性心动过缓的情况及指南中建议的基本原理。
解决方案	学员静脉注射 0.5mg 阿托品。
情境案例 2	**不稳定型心动过速的处理**
案例简介	患者,女性,34 岁,拟行抽脂术和隆胸术。既往患有焦虑症,每日服用阿普唑仑,无药物过敏史。
体格检查	轻度超重、焦虑,气道评估良好,左臂建立一条 20G 外周静脉通路。
案例详情	学员在术前准备区与患者会面,对患者进行术前评估并制定麻醉计划。麻醉诱导及手术开始时未发生意外情况。
事件 1	剧情快速推进至抽脂过程(抽脂第 45 分钟)。患者从轻度心动过速进展为室上性心动过速,伴随低血压,给予去氧肾上腺素无效。
暂停	重提体循环的概念,讨论心率和每搏量在维持心排血量和平均动脉压中的作用。
事件 2	允许学员尝试多种干预方式。外科医师一开始会因为手术区域的无菌要求而拒绝电复律的建议(但这是唯一有效的解决办法)。
暂停	提供 AHA 心动过速(有脉搏)的处理流程,并结合处理流程讨论当前患者状况。讨论可能发生不稳定型心动过速的其他临床情况及指南中建议的基本原理。
解决方案	学员使用同步电复律治疗不稳定型心动过速。
情境案例 3	**无脉性心律的处理**
案例简介	患者,男性,65 岁,正在行腹腔镜下右肾部分切除术。既往有高血压、2 型糖尿病、肥胖、肾结石和右肾肿物病史,5 年前植入冠脉支架。服用美托洛尔、氯吡格雷、阿司匹林、呋塞米、二甲双胍和格列本脲,无药物过敏史。10 年前行左膝关节置换术,无并发症。
体格检查	肥胖男性,全身麻醉气管插管,左侧卧位。已于左侧桡动脉穿刺置管行有创动脉血压监测,已建立两条 18G 外周静脉通路(每只手各一条)。
案例详情	此剧情从术中麻醉医师交接班开始,学员接班时获得患者的完整信息,包括抗血小板治疗已停用 1 周以上,在手术当天早晨服用过美托洛尔,术前血细胞比容 43%、血糖 7.9mmol/L,最近一次动脉血气显示血细胞比容 39%、血糖 6.8mmol/L。手术已进行 1 小时,到目前为止一切顺利。
事件 1	几分钟后,监护仪显示患者频繁的室性期前收缩,如果学员询问手术进展,外科医师则告知手术进展顺利,无并发症发生。
暂停	讨论室性期前收缩的临床意义、原因和治疗方法。借此机会说明二联、三联、二联律和三联律等术语。
事件 2	心律失常在几分钟内进展为无脉性电活动(PEA),在此过程中将对升压药无反应。
暂停	简要讨论 PEA 的定义,比较电机械分离(EMD)和非 EMD 两种类型 PEA 的临床表现。
事件 3	心律失常进展为室性心动过速。
暂停	提出 AHA 无脉性心搏骤停的处理流程,允许学员回顾该患者的管理过程。
事件 4	尽管给予了处理,但仍进展为心室颤动。
解决方案	使用电除颤,心室颤动转变为 PEA。
暂停	讨论 PEA 的原因和可能的处理方法。讨论该患者发生心搏骤停的可能原因(继发于心肌梗死、栓塞等的心源性休克)。

形成性评价为目的的模拟培训

模拟教学已经在毕业后麻醉教育中占据了很大的比例,大多数 ACGME 认可的项目都采用了这种技术[26]。虽然将模拟教学作为评价住院医师胜任力的工具尚存在可行性方面的争议[34],但调查数据显示,79% 的培训项目已经计划开发该工具作为评价达到里程碑目标的手段。虽然临床胜任力委员会对在住院医师评价中使用模拟表现数据的担忧是有充分依据的,值得培训界进一步考量,但这并不妨碍使用里程碑作为开发形成性评价模拟教学课程的手段。模拟提供了一个理想的环境,允许住院医师"展示"(使用"Miller 金字塔")特定里程碑目标的完成情况,这些特定的分层递进的目标已被纳入模拟教学培训,并提供了明确的表现指标。这些作者倾向于使用"促进自我评价"一词来更好地描述这种课程的目标。

毕业后麻醉培训模拟课程的一般策略

模拟的学习环境为导师提供了一个可以实现住院医师培训目标的工具,而这些培训目标往往不太容易通过讲授式教学或临床手段来实现。

- 具有明确的表现指标、脚本严谨的情境案例:如果将为学员提供表现的相关信息,那么模拟的临床情境必须做到标准化和结构化,以便清晰地评价结果指标。模拟教学是一个理想的工具,住院医师可以收到实时的表现评价作为反馈以帮助改进实践。
- 通过情境案例的反复演练进行刻意练习:为了实现学员进步的目标,在模拟临床练习和复盘后,学员可以重新演练每一个情境案例。使学员可以应用在复盘中吸取的经验教训,并"更好地"管理每个案例。这将鼓励学员进行积极的自我反思和刻意练习,以加强所评价的内容和胜任力。
- 接触和处理罕见危机事件:对开发模拟课程的导师来说,这既是一个好处,也是一个潜在的陷阱。建议不要开发一系列罕见和危机事件的情境案例,而是从一般的学习目标(最好是符合学员培训水平的特定里程碑目标)开始,使用包含这些目标和目的的情境模拟案例。各种各样的罕见案例很容易实现双重目的,一是临床接触,二是为住院医师提供练习高级复苏和危机资源管理等一般技能的机会。

- 整合基于胜任力的里程碑目标:虽然非常适合使用模拟来进行评价的里程碑目标太多,无法详尽展开讨论,但在多个胜任力方面(患者管理、沟通、职业素养、基于实践的学习)中,导师可以使用里程碑目标作为指导开发毕业后麻醉培训模拟课程的指南。ACGME 制定的基于胜任力的里程碑目标结构的好处就是可以依据住院医师的受训水平量身定制与之匹配的分层递进的课程。根据学员的培训水平专门构建相应的情境案例,这样的课程很容易实现分层递进的目标中的许多细分胜任力(表 14.4)。

表 14.4 适用于通过模拟对毕业后麻醉学员分层递进的胜任力进行形成性评价的部分细分胜任力清单

麻醉细分胜任力	细分胜任力具体描述
患者管理 1	麻醉前评估和准备
患者管理 2	麻醉计划和实施
患者管理 3	围手术期疼痛管理
患者管理 4	围麻醉期并发症的处理
患者管理 5	危机管理
患者管理 6	非手术环境下危重患者的分诊与处理
患者管理 8	技术性技能:气道管理
患者管理 9	监护仪和其他设备的使用和解读
患者管理 10	技术性技能:区域麻醉
基于系统的实践 1	医疗系统内部协调对患者的处置
基于实践的学习和改进 4	对患者、家属、学生、住院医师和其他卫生专业人员进行教育
职业素养 1	对患者、家庭和社会的责任
职业素养 2	诚实、正直和道德行为
职业素养 4	接收和给予反馈
人际关系和沟通技巧 1	与患者及家属的沟通
人际关系和沟通技巧 2	与其他专业人员的沟通
人际关系和沟通技巧 3	团队和领导能力

针对不同培训水平学员进行形成性评价的模拟课程范例

麻醉学毕业后教育中形成性评价的模拟课程在很大程度上取决于机构和部门现有的模拟资源及师资的专业水平。这里所描述的课程是为了满足集中在某一地区多个培训项目的需要而开发的。2011年麻醉住院医师培训项目评审委员会将模拟临床经验纳入修订后的课程要求,而大多数培训项目没有自己的模拟中心。本课程包括为期一天的工作坊(workshop),用于每一级别的临床麻醉训练。每个工作坊由三个单独的情境案例/考站"模块"组成,学员组成小组轮换通过这些情境案例/考站,在有限的时间内轮流扮演"主角",从而最大限度地获得接触机会。在模块之间,利用简短的教学或讨论来强化相关的主题,如ASA困难气道处理流程、AHA无脉性心律的处理流程或团队训练和沟通。所开发和使用的情境案例要贴合学员对应水平的里程碑和胜任力的目标,这比情境案例的细节(脚本、医疗文书)更重要。

针对临床麻醉培训一年级(CA-1)学员进行形成性评价的工作坊

笔者的团队开发了一系列模块(模块14.1),旨在解决患者管理、人际关系和沟通技巧、职业素养和基于系统的实践等领域内细分胜任力中的1级和2级里程碑目标。具体的与麻醉相关的内容集中在以下核心主题,如气道管理、高级生命支持及术中常见的问题(如低血压和低氧)。

模块 14.1　临床麻醉培训一年级(CA-1)学员形成性评价模拟工作坊

学习目标	进行标准的麻醉前评估。 进行标准的麻醉诱导和苏醒。 术中低氧的常见原因评估和处理。 术中低血压的常见原因评估和处理。 术中心律失常的评估和处理。 展示应用声门上气道技术的能力。 展示应用可视喉镜技术的能力。
医学知识目标	描述美国心脏协会(AHA)无脉性心律的处理流程。 描述美国麻醉医师协会(ASA)困难气道的处理流程。
模块 1	**部分任务训练器** 声门上气道的置入和管理 通过使用各种头部或气道人体模型,学员可展示声门上装置的正确放置、固定和使用方法。 软性喉镜和硬质可视喉镜 通过使用各种头部或气道人体模型,学员可以在硬质可视喉镜和软性纤维支气管镜的帮助下暴露气管插管的位置。 椎管内麻醉与无菌术 通过使用不同仿真度的基于人体模型的部分任务训练器,学员可以展示脊髓麻醉(又称蛛网膜下腔麻醉)、硬膜外麻醉技术及无菌术。
模块 2	**高仿真气道管理模拟** 非紧急困难气道管理 本案例应让学员有机会进行标准的麻醉诱导,完成困难气道处理流程的多个步骤(由导师自行决定),并进行安全的麻醉苏醒。沟通和职业素养也可以很容易地整合到该案例及下面的许多情境案例中。 急诊危重气道管理 本案例应允许学员有机会完成困难气道处理流程中的所有步骤(包括环甲膜切开术),直至环甲膜切开术结束。笔者小组使用了这样一个情境案例:在外科重症监护病房中,一名复杂的颈椎手术后患者需要输注多种血液制品。学员接到"紧急插管"通知后立即赶到现场。患者的颈椎用颈托固定,已自行拔管。 非麻醉临床环境的紧急插管 本案例让学员在远离标准手术室或重症监护病房环境的情况下遇到需要插管的患者,以便学员能够展示获取适当、必要工具的能力,以及协调在场人员以获得帮助的能力。可通过以下情境案例来实现:发现同事在休息室昏迷不醒,呼吸道中有呕吐物。

模块 14.1   临床麻醉培训一年级(CA-1)学员形成性评价模拟工作坊(续)

模块 3	**低氧、低血压和无脉性心搏骤停的处理**

低氧

学员将在此情境案例中进行多种原因所致低氧的诊断和治疗。笔者采用了一个肥胖患者行腹腔镜子宫切除术的案例。气腹和头低足高位(trendelenberg 体位)后,气管导管进入右主支气管。明确诊断后,将气管导管退至主气道。患者由于肥胖体型、气腹和体位对功能残气量的影响导致肺不张,进而出现隐匿、缓慢发展的低氧。

低血压

本案例应该为学员提供分析导致低血压的原因的机会,最好是一个由于血管张力降低导致低血压及由于心排血量降低导致低血压的例子。笔者的小组设计了一个老年高血压女性患者接受部分结肠切除术的案例。全身麻醉诱导后,麻醉引起的全身血管阻力降低会导致低血压(可能是老年人给药过量所致),其后又因不明原因出血导致心排血量减少。

无脉性心律

本案例为学员提供了一个在手术室内处理无脉性心律的机会。可以模拟能有效除颤的心律和不可除颤的心律,相比之下,特定的剧情细节反倒没有那么重要。笔者小组设计了一个情境案例,即一例有严重冠心病的患者因胃出血行急诊手术。该患者近期植入了药物洗脱支架。心电图从心肌缺血伴异位起搏演变为无脉性电活动、室性心动过速和心室颤动。导师可以在适当的情况下设置上述不同的心律反复出现。

针对临床麻醉培训二年级(CA-2)学员进行形成性评价的工作坊

对于第二年培训的学员,模拟形成性评价应反映受训的住院医师所经历的进步过程。因此,亚专科模拟可以扩大胜任力评价的范围。虽然反复强调气道管理和 ACLS 等核心内容,但仍需要评价介于 2 级和 3 级之间的相应细分胜任力(患者管理、人际关系和沟通技巧、职业素养和基于系统的实践)。使用部分任务训练器来再次评价某些技术性技能,这样才能展现技术性技能的进步(模块14.2)。

模块 14.2   临床麻醉培训二年级(CA-2)学员形成性评价模拟工作坊

学习目标	进行与亚专科麻醉相关的复杂麻醉前评估。 进行亚专科麻醉的诱导及苏醒。 亚专科麻醉中少见并发症的分析和处理。 术中低血压常见原因的分析与处理。 无脉性心搏骤停处理的团队管理。 展示应用高级气道技术的能力。 展示应用环甲膜切开术和经气管喷射通气的能力。
医学知识目标	描述美国心脏协会(AHA)无脉性心律的处理流程。 描述美国麻醉医师协会(ASA)困难气道的处理流程。
模块 1	**部分任务训练器**

声门上气道的放置与管理

通过使用各种头部或气道人体模型,学员可以展示声门上气道设备的正确放置、固定和使用方法。

软性和硬性可视喉镜

通过使用各种头部或气道人体模型,学员可以在可视喉镜和纤维支气管镜的帮助下暴露气管插管的位置。

环甲膜切开术和经气管喷射通气

通过使用头部或气道人体模型,学员可以使用血管穿刺针或外科环甲膜切开工具包进行环甲膜切开术,以便经气管喷射通气或通过更安全的气管切开术保证氧合。

模块 14.2　临床麻醉培训二年级(CA-2)学员形成性评价模拟工作坊(续)

模块 2	**亚专科麻醉并发症的高仿真模拟**

一例合并困难气道的产科患者发生高位脊髓麻醉

本案例应该让学员有机会通过血流动力学和患者症状的特征性变化认识到患者发生了高位脊髓麻醉。因为遇到困难气道,需要启用困难气道的处理流程,需要与产科团队就胎儿分娩与产妇生命支持的优先顺序进行沟通。

开颅手术中静脉空气栓塞

本案例让学员有机会通过血流动力学和患者症状的特征性变化认识到患者发生了静脉空气栓塞。这个案例容易包含一些问题,如治疗所需干预措施及对手术野和手术进展的影响。

阿片类药物过量导致术后呼吸暂停

本案例中,学员在麻醉复苏室遇到一位意识模糊的患者。该患者有复杂的慢性疼痛病史,围手术期镇痛管理是在疼痛管理服务人员的指导下进行的,镇痛药包括长效阿片类药物和一系列非阿片类镇痛药。

模块 3　严重威胁生命的麻醉并发症的处理

一例小儿恶性高热

本案例中学员将为一例儿科患者实施标准的麻醉诱导,预期学员可以进行恶性高热的诊断和治疗,并指导术后管理和处置。应特别注意指导治疗药物的获取和使用。

区域阻滞后发生局部麻醉药全身毒性反应(LAST)

本案例应侧重于 LAST 所致的循环衰竭的识别和管理。为了包含里程碑目标中基于系统实践的能力这个目标,复盘重点应围绕围手术期环境中何处获取脂肪乳及如何使用。

高级生命支持(ACLS)领导力

笔者的小组使用了这样一个案例,学员在麻醉复苏室内指挥 ACLS。除遵照 AHA 的流程进行处理外,该案例还应关注资源分配、领导力和沟通。

针对临床麻醉培训三年级(CA-3)学员进行形成性评价的工作坊

对于最后一年的培训学员,模拟形成性评价应过渡到兼顾多个患者的麻醉,类似于在麻醉复苏室。情境案例的设计将考虑这些技能的练习和最终表现。鉴于气道管理和 ACLS 的重要性,将采用部分任务训练器和情境模拟来再次训练和评价这些内容,重点关注对团队的监管和领导力。还可以采用部分任务训练器来训练和评价经食管/胸超声心动图的技能。评价的里程碑目标应该是 3 级和 4 级之间的相关细分胜任力(患者管理、人际关系和沟通技巧、职业素养和基于系统的实践)(模块 14.3)。

模块 14.3　临床麻醉培训三年级(CA-3)学员形成性评价模拟工作坊

学习目标	监督低年资医师使用麻醉药。 具备优先考虑并管理多名重症患者的能力。 识别并有效处理手术室火灾。 评估和治疗麻醉复苏室(PACU)内可能发生的术后并发症。 带领团队处理无脉性心搏骤停或其他不稳定性心律失常。 具备指导或实施高级气道技术的能力。
医学知识目标	理解并掌握经食管/胸超声心动图中心脏解剖的主要切面及其功能。 描述作为美国麻醉医师协会(ASA)困难气道处理流程的一部分的高级气道技术。
模块 1	**部分任务训练器**

经食管/胸超声心动图

通过使用部分任务训练器,学员能获取并评估关键切面,描述心脏各解剖结构的功能。

纤维支气管镜检查

利用各种头部或气道人体模型,学员可以在纤维支气管镜的辅助下行气管插管。学员还可以利用虚拟支气管镜部分任务训练器来获取声门和气管支气管等解剖结构的视图。

环甲膜切开术和经气管喷射通气

使用头部或气道人体模型,学员可以监督和指导他人使用血管穿刺针或外科环甲膜切开工具包进行环甲膜切开术,以便通过经气管喷射通气或更安全的气管切开术保证氧合。

模块 14.3 临床麻醉培训三年级(CA-3)学员形成性评价模拟工作坊(续)

模块 2	**监督麻醉管理的高仿真情境模拟**

监督一位不熟练的低年资住院医师

本案例中,患者在麻醉诱导后出现通气和插管困难,这种情况下学员将有机会指导一位诊断、管理和动手操作能力不熟练的低年资住院医师,这要求学员平衡教学和患者安全。

PACU 发生的术后出血

本案例中学员在 PACU 遇到一例肾移植术后血流动力学不稳定的患者。学员必须明确出血诊断并要求手术小组返回手术室。本案例将过渡到手术室中的出血剧情。本案例的重点是团队沟通及血流动力学不稳定患者的管理。

出血

本案例中,学员将患者从 PACU 转入手术室,需要在手术室监督低年资住院医师实施麻醉,同时接到 PACU 护士关于其他术后患者的求助。本案例强调团队领导、手术室管理、团队合作、沟通、任务分工和资源分配。

模块 3	**罕见或复杂危及生命的围手术期并发症的处理**

手术室内气管切开术中气道着火

本案例中学员与外科医师之间就吸入高浓度氧气期间使用电凝装置的问题沟通不畅。本案例中,患者因呼吸窘迫综合征(ARDS)导致动脉氧分压降低,致使学员提高吸入气氧浓度(FiO_2)。本案例的重点是气道着火的管理及团队沟通。

PACU 气管切开术后血肿及呼吸窘迫

本案例中,学员将被要求评估甲状腺切除术后出现呼吸窘迫的患者。评估发现不断扩大的血肿影响了通气和氧合。重点关注与手术团队的沟通,使用各种设备来维持通气和氧合,以及困难气道的管理。

高级生命支持(ACLS)领导力

本案例中,学员们将被要求在 ACLS 期间进行角色轮换。学员应该练习领导力、闭环沟通、直抒己见、互帮互助及其他危机资源管理技能。

以终结性评价为目的的模拟培训

除了在毕业后医学教育中的指导作用外,模拟技术还提供了一个对临床胜任力进行终结性评价的机会。在形成性评价中,学员会得到反馈以促进自我反思和进一步学习。不同于形成性评价,终结性评价是在学员达到特定目标或进入新阶段之前对其进行评价。这就可以从达到特定的里程碑目标或胜任力上升到更关键的问题,即学员是否可以结业并独立执业。

高仿真模拟环境让我们有机会评价 ACGME 定义的基于胜任力的里程碑领域,这些领域很难用经典/传统的笔试来评价。这些里程碑代表了"Miller 金字塔"的最高一层,即"实际作为"[19]。沟通、团队合作、技术性技能、对复杂病情的诊断和处理能力,以及在危机情况下的表现是难以客观衡量的领域[35]。一般来说,培训计划依赖于对临床表现的评估或来自导师和临床能力委员会的意见来评估这些胜任力的表现。然而,这些方法除了主观性外还有其他缺点。

虽然从 20 世纪 50 年代起,模拟就被视为麻醉学教育中的一种工具,但最近人们才对使用模拟作为评估工具产生兴趣。这在一定程度上是因为学术机构和专业组织(如 ASA、麻醉患者安全基金会)为了满足公众对确保执业医师胜任力的需求。毕业后医学教育从基于时间的模式转向基于结果的模式,包括认识到在晋升和认证之前必须达到特定的里程碑目标并展示胜任力[36-37]。医疗许可和专业认证机构已经接受将表现评价作为专业许可和认证的组成部分。除 ABA 强制性将模拟作为执业资格认证维持的组成部分外,美国国家医学考试委员会(NBME)、加拿大医学会、皇家麻醉医师学院(RCOA)和以色列国家麻醉执业资格认证考试[38]也采用了模拟或 OSCE 进行终结性评价。此外,OSCE 部分作为口试的辅助内容,已添加到 ABA 的应用委员会考试中。通过开发这些标准化的、基于患者的模拟,可在考试设计、测试实施、后勤保障、质量保证和心理测量等方面获得了丰富的经验和专业知识[39]。这为利用模拟进行终结性评价提供了基础。这些重大评价事关受训者的胜任力和/或晋升评定,因此质量保证措施和评分的准确性非常必要。

自 ACGME 最终通过"里程碑计划(milestone project)"完成了向基于胜任力的教育模式的过渡以来,每个住院医师培训项目都负责开发本专业的方法来评价基于胜任力的里程碑成就。许多麻醉住院医师培训项目发现,模拟是评价胜任力的一个有价值的工具[40]。一项对美国 132 个学术型麻醉住院医师培训项目的调查显示,在作出回应的机构中(66%),有 40% 的机构利用模拟进行住院医师评价和补习。利用标准化模拟来进行住院医师教育的受访者则更多(89%)。许多已经开始利用模拟进行终结性评价的培训项目正在明确评价里程碑目标是否实现,以确定学员的培训水平和是否需要补习。其中一些课程侧重于沟通和职业素养,而其他课程则将复杂临床任务的项目核查表用于评估。据报道,培训项目在建立和维持基于模拟的终结性评价时所面临的最大挑战是时间,以及实施模拟培训的人员和资金的不足。另外,也担心因为培训或形成性评价以外的任何理由使用模拟后,引发与模拟应提供"安全学习环境"的原则之间的冲突[26]。

开发终结性评价模拟项目的关键步骤

在开发模拟评价项目时,有几个重要的问题需要考虑。必须明确评价的目的(培训水平的进步、临床胜任力委员会的数据收集),选择适当的临床胜任力进行测量,创建的情境案例能够引发学员的表现并反映所评价的胜任力,开发能够提供可靠和有效评价分数的测量工具。

确定评价目的

开发模拟评价项目的第一步是确定评价的具体目的。例如,在住院医师教育中,一个关键的问题是住院医师在完成培训后是否具备独立、安全地实施麻醉的能力。一旦确定了评价的目的,就可以开发测试项目并提供数据以实现这一目标(即评价哪些特定的临床胜任力)。对于终结性评价的里程碑胜任力目标,常规的选择是 ACGME 麻醉学里程碑计划中列出的内容,这些目的和目标都会在培训计划课程中详细说明。此外,美国麻醉医师执业资格认证委员会(ABA)下属的培训考试联合委员会发布了一份内容大纲,其中详细描述了麻醉医师应具备的基础和临床能力。在为模拟评价项目创建目标时,必须只选择可以在模拟环境中进行合理评价的里程碑目标或技能,以收集有关学员能力的准确信息。文献中已经描述了几种开发模拟评价项目及相关技能领域的方法。一种方法是创建围手术期事件清单,住院医师在完成培训后应能有效管理这些事件,该清单应参照 ABA 内容纲要的要求,以确保其符合 ABA 对麻醉医师的要求。利用这种方法,Murray 等[41]开发了一套六个用于评价的临床病例:①术后过敏;②术中心肌缺血;③术中肺不张;④术中室性心动过速;⑤术后脑卒中伴颅内高压;⑥术后呼吸衰竭(表 14.5)。Blum 等描述了另一种方法,即创建一个行为量表[42]。在这种方法中,有一个被委员会认证的专家小组,该小组由临床经验丰富的参与住院医师教育的麻醉医师组成,他们会被问到:"在毕业后仍未达到最低胜任力水平的住院医师的特征是什么?"然后使用改良的 Delphi 法[1] 可以将这些回答简化为表现不佳的高年资住院医师所缺乏的关键行为列表。Blum 等通过此方法确定了五个关键行为:①综合信息并制定清晰的麻醉计划;②根据具体情况实施麻醉计划;③展现出有效的与患者和医务人员的人际关系和沟通技巧;④清楚如何改进自己的表现;⑤认识到自己的不足。根据这五个行为领域设计了七个情境案例,并依据 ABA 考试内容大纲和 ACGME 核心胜任力对临床资料进行整合,由此设计的情境案例是:①对紧急开腹探查的患者进行术前评估;②对溃疡穿孔出血的患者进手术管理;③基底细胞癌手术患者在监护麻醉下出现不适时的处置;④基底细胞癌术后误吸患者的麻醉后管理;⑤行经尿道前列腺切除术(TURP)和膀胱活检术患者过敏反应的处理;⑥经尿道膀胱电切术后苏醒延迟患者的管理;⑦识别和处理甲状腺全切术中患者因咳嗽导致的主支气管插管[43]。

---

[1]改良的 Delphi 法是一种在教育领域内已经描述得很好的方法,可以让多位专家就某一主题达成共识[43]。在这种情况下,它涉及将一份被认为是表现不佳的住院医师所缺乏的任务/行为的清单分发给一个专家小组。专家对每个行为的重要性进行评级,并可对行为进行任何附加评论或添加/删除。收集数据并计算每种行为的中位数和范围。然后,这些数据被重新分配给专家小组,专家都可以改变任何偏离中位数的分数,或解释为什么不想改变自己的分数。重新计算中位数和范围,数据被重新分配。重复这一过程,直到出现可接受的小范围变化。

表 14.5   评分项目

情境案例	核查表的评分项目	基于时间的评分项目
过敏反应-PACU	拮抗肌松(1分),检查/询问气道/失血/分泌物(1分),使用重复呼吸面罩或球囊面罩吸入纯氧(1分),听诊胸部(1分),诊断双侧喘鸣/粗呼吸音(1分),加快静脉输液(1分),3分钟内诊断为过敏反应(2分),作出过敏反应诊断(2分),3分钟内给予肾上腺素(3分),任意剂量的肾上腺素(1分),正确剂量的肾上腺素(50~300μg)(1分)[①],低血压的药物治疗(1分),吸入β受体激动剂(1分),静脉注射苯海拉明(1分),静脉注射激素(1分)	(1) 诊断过敏反应的时间 (2) 对可疑过敏反应进行治疗的时间 (3) 肾上腺素的给药时间
MI-术中	诊断缺血(2分),确认缺血(心律失常,ST段分析,检查其他导联)(2分),将 FiO_2 增加到100%(1分),增加麻醉深度(1分),情境案例中的最快心率<110次/min(1分)[②],情境案例中的最快心率<120次/min(1分),硝酸甘油治疗(1分),滴定硝酸甘油(1分),β受体阻滞剂(2分),滴定β受体阻滞剂(1分),向外科团队告知心肌缺血情况(1分),案例结束时心率<100次/min(1分),案例结束时心率<95次/min(1分)[②],案例结束时收缩压<150mmHg,舒张压<100mmHg(1分)	(1) 通过 ST 段分析或心电图心律检查诊断缺血的时间 (2) 任何旨在改善缺血的治疗方法 (3) 将心率降至低于100次/min 的时间
肺不张-术中	FiO_2 达到100%(2分),复查通气参数设置(1分),诊断通气不足/肺不张(2分),增加潮气量/PEEP(2分),由机械通气转换为手控通气(1分),听诊胸部(1分),诊断双侧呼吸音减弱(1分),有效的手法通气(将血氧饱和度提高至90%,增加胸廓起伏)(1分),最低氧饱和度>80%(2分),通过气管导管吸痰(2分),在情境案例中的任何时候氧饱和度均达到90%(1分),氧饱和度在2分钟之内达到95%(1分),在情境案例中任何时间内的氧饱和度均满足95%(2分)	(1) FiO_2 达到100%,手控通气和听诊的时间 (2) 逆转氧饱和度下降并将氧饱和度提高至90%或更高的时间 (3) 氧饱和度>95%的时间
室性心动过速-术中	诊断室性心动过速(1分),触摸脉搏或听诊心音(1分),表明患者不稳定或需要立即电击(1分),FiO_2 达到100%(1分),将除颤器送至床旁(1分),正确的电量(200J)(1分),正确的电击操作(1分),在60秒内进行电击(1分)[③],在3分钟内进行电击(1分),进行电击(2分),中止手术(1分),利多卡因静脉推注/输注(2分),实验室检查和十二导联心电图(1分)	(1) 诊断室性心动过速的时间 (2) 开始正确治疗(利多卡因/电击)的时间 (3) 电击的时间
脑出血-PACU	确定患者无意识(1分)或对疼痛无反应(2分),听诊(1分),进行神经系统评估(1分),确定神经系统并发症(1分),指出潜在的ICP升高(1分),神经内科会诊/CT扫描(1分),在2分钟内诊断(1分),准备进行插管(1分),FiO_2 达到100%(1分),进行插管(2分),通气和听诊(1分),不要尝试降低血压(1分)	(1) 确定患者对语言/疼痛或神经系统检查无反应的时间 (2) 诊断神经系统并发症/CT扫描的时间 (3) 插管时间
误吸-PACU	确定患者对言语刺激无反应(1分),听诊胸部(1分),要求测动脉血气(1分),诊断呼吸衰竭(2分),准备插管(1分),插管前用球囊面罩给氧(1分),插管前或后的镇静/麻醉(1分),喉镜暴露和气管插管技术(1分),插管时间<2分钟(2分),插管后有效通气(2分),表明需要机械通气/PEEP(1分)	(1) 诊断呼吸衰竭的时间 (2) 插管的时间 (3) 插管后给予有效通气的时间

注:①过敏反应。
②MI:如果住院医师得到"最大心率<110次/min"的分数,则也会得到"最大心率<120次/min"的分数。如果住院医师得到"在案例结束时心率<95次/min"的分数,则也会得到"心率<100次/min"的分数。
③室性心动过速:如果住院医师得到"在60秒内电击"的分数,则也会得到"在3分钟内进行电击"及"在情境案例中进行电击"的累计分数。
CT,计算机断层扫描;FiO_2,吸入气氧浓度;ICP,颅内压;MI,心肌缺血;PACU,麻醉复苏室;PEEP,呼气末正压。
资料来源:Murray 等,2004[41]。

情境案例开发

一旦确定了胜任力的范围和情境案例的主题，重要的是开发针对性的情境模拟案例，使其最能针对计划观察或测量的特定技能或行为。为了最大程度地减少模拟假象并优化评价的准确性，情境模拟案例应提供受试者熟悉的常用耗材、设备和患者特征来保证临床环境的仿真度。在模拟设备的技术范围内能很好地运行，同时以考生的预期培训水平为目标的情境案例是最成功的。基于多方面原因，终结性评价项目通常由侧重于临床危急情况的情境案例组成。首先，从本质上讲，麻醉学领域处理的是罕见灾难性事件，麻醉从业人员的管理不当可能导致患者严重的不良后果。其次，由于通过常规麻醉管理不能揭露某些不足，罕见且危急的情境案例对于发现在培训初期有困难的住院医师提供了一个机会。此外，急诊情境模拟案例通常用来测试一些难以评估的技能，这些技能通常是"在合格线徘徊的住院医师"所欠缺的，如做事要有轻重缓急，进行鉴别诊断，处理信息，确定可能的诊断，从基本信息中找出关键信息，综合分析相互竞争的问题，承认自己的不足，知道何时寻求帮助[44]。

鉴于现有的证据已经表明了 OSCE 形式的有效性[45]，并且最近 OSCE 的一个组成部分被纳入 ABA 应用考试的第二部分，可以合理地将 OSCE 用作终结性评价课程设计的组成部分。OSCE 可能是简短的情境模拟案例，要求受训者在该情境案例中快速诊断和执行关键的治疗措施，与该情境案例中的标准化病人或护理团队进行简短的沟通，或将部分任务训练器整合到临床情境案例中。有证据表明，与具有多个学习目标的高仿真临床情境模拟案例相比，一系列基于 OSCE 的、目标明确的简短情境案例可以更准确地反映受训者的能力[2]。此外，许多与高仿真、基于模拟人的评价有关的心理测量学问题可以通过这种测试克服[46]。

评价指标

针对重大考试建立的基于模拟的终结性评价中最关键的步骤之一是创建适宜的评价指标。必须确保所使用的评分工具能准确反映学员的能力。

两种评分方法，即项目核查表（checklist）和综合评价量表（global rating scale）已经在麻醉模拟文献中被大量描述。通常，由关键行为组成的项目核查表被认为是更客观的测量工具，如临床诊断和管理，而综合评价量表则更具有主观倾向性，在评价复杂的行为特征（如判断力、团队合作和沟通能力）时具有更大的作用[47]。要创建有效的评分工具，了解每个系统的优点和局限性很重要。通常，有效和全面的终结性评价可以综合使用多种评分方法。

核查表评分：在这种评分方法中，需要创建一个成功管理情境案例所需的基本步骤的行为列表。例如，在过敏性休克案例中，诊断过敏反应的步骤（如检查气道，听诊胸部，确认过敏诱发的哮鸣音等）及治疗的关键步骤（如静脉输液，注射肾上腺素，治疗低血压，注射苯海拉明，应用激素等）将构成过敏反应的核查表。尽管核查表被认为是客观的评分系统，但核查表的制定却存在主观性[48]。通常，教学人员会根据情境案例开会讨论并确定哪些操作对学员的成功表现至关重要。为了制定有效的核查表，专家们经常会整合患者的管理指南和实践标准，但对于在某个情境案例中哪些行为是必要的或非必要的，可能仍存在相当大的争议。可以利用标准在专家之间达成共识，生成一个客观有效的评分工具[49]。

尽管核查表评分可以在终结性评价中提供客观数据，但必须意识到这种评分方法的缺点。使用核查表评分时很难考虑时间和顺序。如同在临床工作中，重要的不仅是执行什么操作，而且操作的顺序和时间也很重要。例如，在过敏性休克的案例中，住院医师可以正确执行核查表中的所有项目，但是如果给予治疗的时间被延迟或在诊断过敏性反应之前给予肾上腺素，将被认为不合格。为了解决时间问题，可以将时间限制或将"操作时间"纳入评分标准[50]。在区分经验丰富和经验较少的学员时，对核查表中的评分项目使用时间限制特别有用。核查表评分的另一个缺点是它可能会导致学员出现死记硬背的行为并奖励处理步骤的"完整性"，而不是按步骤的关键性进行排序和优先执行。在临床情况下，有能力的医师会确定要执行的最关键步骤，以便有效地管理危急情况。部分住院医师能迅速评估患者并通过最关键的步骤有效地管理病情，但不执行评分表上某些辅助操作，使用简单的核查表进行评分对这些住院医师是不利的。此外，部分住院医师可以执行核查表上的大多数操作，但没有执行对患者的有效诊断和治疗最关键的操作。创建一个加权核查表，给最重要的项目赋予更高的分值有助于解决此问题。此外,将核查表简化为必要的"关键行为",确保评估考生在诊断和管理中执行最关键步骤的能力。例如,在过敏性休克的案例中,核查表可以简化为三个基本步骤:①诊断过敏;②针对可疑过敏反应的任何治疗方案;③给予任何剂量的肾上腺素。此外,"开始关键行为的时间"在时间起着重要作用的长案例中也是有用的。

综合评价量表:综合评价量表是对整体表现的评估。例如,评分者将根据 0~10 的李科特量表确定住院医师的表现水平。通常,每个数字都对应相应的描述(如级别 0 为不满意,级别 7 为合格,级别 10 为优秀)。与核查表相比,综合评价量表是一种更主观的评分工具,适用于评价非技术性技能,如沟通和团队合作,这些技能本质上就不太客观。考虑到这种主观性,在使用综合评价量表时,主要关注的是评分者之间可能存在的差异。通过适当的情境案例设计和有效的评分者培训,可以将这种潜在的缺点最小化。尽管也有反对者认为综合评价量表比分析性核查表更主观,但有文献表明,整体评分具有相似的可靠性和可重复性[2]。综合评分是评价团队合作和沟通等复杂和多维技能的有效且可靠的工具[51]。在某些情况下,如通过跨多个情境案例评价某一项能力时,或在评价诸如判断、沟通、计划、态势感知和团队合作等非技术性技能时,牺牲一定程度的分数精度来获得更高的分数效度也是可以接受的。综合评分比核查表评分更有优势,因为评分者可以评价学员所采取行为的顺序,同时考虑到了不恰当的行为和对患者不必要的处理。这种方法还可以将评分者从冗长费力的核查表项目清单中解放出来,并且可以提供不间断的观察。

将综合评分整合到终结性评价中最具挑战性的方面是确保评分者必须合格、熟练且可靠。尽管通常是由参与临床教学的医师担任评分者,但他们不一定是合格的。因此,建立一个有效的评分者培训计划至关重要,尤其是当被评价的行为是否恰当有待解释时。对考生的表现进行录像,然后让评分者进行评估是有益的,因为这样会确保有时间对有争议的表现进行仔细的回顾和记录。

虽然何种评分标准最有效尚无定论,但各种研究都考察了评分方法之间的关系,有些研究得出结论,无论采用整体的还是分析的方法,考生表现的排名都相似[52]。评分方式须与被评估的能力匹配,其重要性毋庸置疑。核查表、关键行动和综合评分量表的组合可用于全面评估住院医师的技术性技能、急救能力、沟通和团队合作技能,这些都是麻醉实践的要素。

信度和效度

与旨在帮助学员进步的形成性评价不同,终结性评价的作用是向公众保证学员已达到胜任力标准,可以独立执业。因此,终结性评价必须是有效的和可重复的。在开发基于模拟的终结性评价时,需要确定结果的可靠性或精确性、可重复性和可再现性。可靠性指的是让公众相信考生所得分数能真实反映考生的能力。然而,不同的考官、考生的不同表现或与评估内容相关的测量误差等,都可能导致错误从而对可靠性产生负面影响。尽管评分者之间的差异可能是一个重要的错误来源,但有几种策略可以帮助减少这种影响,例如,选择合适的技能或胜任力进行评价,选择合适的评价方法(如现场与视频回放相比),选择合适的评分方法(如核查表评分与综合评分相比)对评分者进行培训,每一位考生应对应多名评分者[49]。增加每位考生的测评次数与维度能更好地确保测试的表现,反映考生的真实临床能力。这可以通过结合多个情境案例或任务实现。一般来说,在基于多个情境案例中的表现进行评价中,对于分数可靠性不足的问题可以通过增加任务的数量解决,而不是增加每个情境模拟案例的评分者数量[51]。此外,通过适当的评分者培训和明确的评分规则,评分者间的差异对评价可靠性的影响可以降至最低。

如果评价测量到了想要测量的内容,那么它就是有效的。模拟评价有效性的理想基准是有能力将模拟中的表现与患者的诊疗结果相关联。在模拟表现和患者诊疗结果之间建立因果关系具有挑战性,尽管在文献中缺乏强有力的证据,但许多研究已经得出结论,在模拟中获得的技能可以转移到实际的临床实践中。越来越多的证据表明,针对员工的模拟培训课程已被用来降低医疗事故保险费用[53-55]。如果想根据模拟表现的评价作出推论(独立执业的能力),评价的有效性是关键。关于基于模拟表现的评价的文献认为这些评价是有效的,因此,可以根据评分结果可靠地推断临床医师的能力[56-57]。为了确保模拟评价的有效性,情境案例的设计应尽可能接近临床实际。这涉及案例编写、对模拟人的装扮,以及布置考生熟悉的临床环境。此外,应该仔细选择要评价的具体任务,以反映基于实践的指南或专家共识。人们期望一项有效的测试能与其他评价工具(如临床评估)相辅相成。在模拟评价中表现更好的受试者在真实临床评估中的表现也将优于表现较差的受试者。事实上,大多数针对基于模拟的终结性评价所做的调查研究表明,如果评分系统是适当的,且情境案例包含适当的内容,受过更多临床培训和具有丰富经验的个体在模拟评价中的表现更好。如果从模拟评价中获得的分数不能反映这一临床现实,则评价结果的有效性就应该受到质疑。另一个导致这种差异的因素是考生对模拟临床环境不熟悉。大多数项目只有在学员通过之前的培训或形成性评价并接触到模拟环境后,才会引入基于模拟的终结性评价。

在基于模拟的终结性评价中,确保临床环境的仿真度和学员对模拟环境的熟悉程度,并且结合适当的目标能力和评价策略,才可以帮助麻醉住院医师培训计划在作出有关学员晋级的关键决策时发挥作用。

(翻译 安海燕 黄建宏,审校 陈婵 徐怡琼 李崎)

参考文献

1. RRC/ACGME A. Simulation: new revision to program requirements. Chicago; 2011. p. 1–2.
2. Levine AI, Flynn BC, Bryson EO, Demaria S. Simulation-based Maintenance of Certification in Anesthesiology (MOCA) course optimization: use of multi-modality educational activities. J Clin Anesth. 2012;24(1):68–74. https://doi.org/10.1016/j.jclinane.2011.06.011.
3. Abrahamson S, Denson JS, Wolf RM. Effectiveness of a simulator in training anesthesiology residents. Acad Med. 1969;44(6):515–9.
4. Gaba, David M., DeAnda BS A comprehensive anesthesia simulator environment: re-creating the operating room for research and training. Anesthesiology 1988;69:387–394.
5. Gaba DM, DeAnda A. The response of anesthesia trainees to simulated critical incidents. Anesth Analg. 1989;68:444–51.
6. Gaba DM, Lee T. Measuring the workload of the anesthesiologist. Anesth Analg. 1990;71:354–61.
7. Good M, Gravenstein JS. Anesthesia simulators and training devices. Int Anesthesiol Clin. 1989;27(3):161–6. http://www.ncbi.nlm.nih.gov/pubmed/15128631.
8. Good M, Gravenstein J, Mahla M, et al. Can simulation accelerate the learning of basic anesthesia skills by beginning residents? (abstract). Anesthesiology. 1992;77(3A):A1133.
9. Howard SK, Gaba DM, Fish KJ, Yang G, Sarnquist F. Anesthesia crisis resource management training: teaching anesthesiologists to handle critical incidents. Aviat Space Environ Med. 1992;63(9):763–70.
10. Yee B, Naik VN, Joo HS, et al. Nontechnical skills in anesthesia crisis management with repeated exposure to simulation-based education. Anesthesiology. 2005;103(2):241–8. https://doi.org/10.1097/00000542-200508000-00006.
11. Smith HM, Jacob AK, Segura LG, Dilger JA, Torsher LC. Simulation education in anesthesia training: a case report of successful resuscitation of bupivacaine-induced cardiac arrest linked to recent simulation training. Anesth Analg. 2008;106(5):1581–4. https://doi.org/10.1213/ane.0b013e31816b9478.
12. Bryson EO, Levine A. One approach to the return to residency for anesthesia residents recovering from opioid addiction. J Clin Anesth. 2008;20(5):397–400. https://doi.org/10.1016/j.jclinane.2007.10.011.
13. Knowles M. The modern practice of adult education: From pedagogy to andragogy (2nd ed.). New York, NY: Cambridge Books; 1980.
14. Curry RH, Hershman WY, Saizow RB. Learner-centered strategies in clerkship education. Am J Med. 1996;100(6):589–94. https://doi.org/10.1016/S0002-9343(97)89424-7.
15. Fleming ND. Teaching and learning stlyes: VARK strategies. Hershey, PA: IGI Global; 2001.
16. Fleming ND. The V.A.R.K. questionnaire. Retrieved from URL: http://vark-learn.com/the-vark-questionnaire/.
17. Kharb P, Samanta PP, Jindal M, Singh V. The learning styles and the preferred teaching-learning strategies of first year medical students. J Clin Diagn Res. 2013;7(6):1089–92. https://doi.org/10.7860/JCDR/2013/5809.3090.
18. MOCA 2.0® Part 4: quality improvement. The American Board of Anesthesiology. http://www.theaba.org/MOCA/MOCA-2-0-Part-4. Accessed 9 Feb 2017.
19. Miller GE. The assessment of clinical skills/competence/performance. Acad Med. 1990;65(9):S63–7. https://doi.org/10.1097/00001888-199009000-00045.
20. Kneebone R. Simulation in surgical training: educational issues and practical implications. Med Educ. 2003;37(3):267–77. https://doi.org/10.1046/j.1365-2923.2003.01440.x.
21. Swing SR. The ACGME outcome project: retrospective and prospective. Med Teach. 2007;29(7):648–54. https://doi.org/10.1080/01421590701392903.
22. Swing SR, Beeson MS, Carraccio C, et al. Educational milestone development in the first 7 specialties to enter the next accreditation system. J Grad Med Educ. 2013;5(1):98–106. https://doi.org/10.4300/JGME-05-01-33.
23. Culley DEA. The anesthesiology milestone project. J Grad Med Educ. 2014;6(1 Suppl 1):15–28. https://doi.org/10.4300/JGME-06-01s1-30.
24. Milestones. ACGME. http://www.acgme.org/What-We-Do/Accreditation/Milestones/Overview. Accessed 3 Sept 2017.
25. Passiment M, Sacks H, Huang G. Medical simulation in medical education: results of an AAMC Survey. Assoc Am Med Coll. 2011;(September):1–48. https://www.aamc.org/download/259760/data.
26. Rochlen LR, Housey M, Gannon I, Tait AR, Naughton N, Kheterpal S. A survey of simulation utilization in anesthesiology residency programs in the United States. A A Case Rep. 2016;6(11):335–42. https://doi.org/10.1213/XAA.0000000000000304.
27. Virtual Anesthesia Machine. University of Florida. https://vam.anest.ufl.edu/.
28. Wang R, DeMaria S, Goldberg A, Katz D. A systematic review of serious games in training health care professionals. Simul Healthc. 2016;11(1):41–51. https://doi.org/10.1097/SIH.0000000000000118.
29. Kotal ER, Sivertson RM, Wolfe SP, Lammers RL, Overton DT. A survey of simulation fellowship programs. J Emerg Med. 2015;48(3):351–5. https://doi.org/10.1016/j.jemermed.2014.10.004.
30. Parent RJ, Plerhoples TA, Long EE, et al. Early, intermediate, and late effects of a surgical skills "boot camp" on an objective structured assessment of technical skills: a randomized controlled study. J Am Coll Surg. 2010;210(6):984–9. https://doi.org/10.1016/j.jamcollsurg.2010.03.006.
31. Cohen ER, Barsuk JH, Moazed F, et al. Making July safer. Acad Med. 2013;88(2):233–9. https://doi.org/10.1097/ACM.0b013e31827bfc0a.
32. Malekzadeh S, Malloy KM, Chu EE, Tompkins J, Battista A, Deutsch ES. ORL emergencies boot camp: using simulation to onboard residents. Laryngoscope. 2011;121(10):2114–21. https://doi.org/10.1002/lary.22146.

33. Human emulation, education, and evaluation lab for patient safety and professional study: courses for anesthesia house staff. Icahn School of Medicine at Mount Sinai. https://anesweb02.mountsinai. org/simulator/main.html. Accessed 3 Sept 2017.

34. Wen LY, Gaba DM, Udani AD. Summative assessments using simulation requires safeguards. Anesth Analg. 2017;124(1):369. https://doi.org/10.1213/ANE.0000000000001705.

35. Murray DJ, Boulet JR, Kras JF, McAllister JD, Cox TE. A simulation-based acute skills performance assessment for anesthesia training. Anesth Analg. 2005;101(4):1127–34. https://doi. org/10.1213/01.ane.0000169335.88763.9a.

36. Steadman RH, Huang YM. Simulation for quality assurance in training, credentialing and maintenance of certification. Best Pract Res Clin Anaesthesiol. 2012;26(1):3–15. https://doi.org/10.1016/j. bpa.2012.01.002.

37. Scalese RJ, Obeso VT, Issenberg SB. Simulation technology for skills training and competency assessment in medical education. J Gen Intern Med. 2008;23(1 SUPPL):46–9. https://doi.org/10.1007/ s11606-007-0283-4.

38. Ziv A, Rubin O, Sidi A, Berkenstadt H. Credentialing and certifying with Simulation. Anesthesiol Clin. 2007;25(2):261–9. https:// doi.org/10.1016/j.anclin.2007.03.002.

39. Boulet JR, Mckinley DW, Whelan GP, Hambleton RK. Quality assurance methods for performance-based assessments. Adv Heal Sci Educ. 2003;8(1):27–47. https://doi.org/10.1023/A:1022639521218.

40. Ebert TJ, Fox CA. Competency-based education in anesthesiology. Anesthesiology. 2014;120(1):24–31. https://doi.org/10.1097/ ALN.0000000000000039.

41. Murray DJ, Boulet JR, Kras JF, Woodhouse JA, Cox T, McAllister JD. Acute care skills in anesthesia practice: a simulation-based resident performance assessment. Anesthesiology. 2004;101(5):1084–95. https://doi.org/10.1097/00000542-200411000-00007.

42. Blum RH, Boulet JR, Cooper JB, Muret-Wagstaff SL. Simulation-based assessment to identify critical gaps in safe anesthesia resident performance. Anesthesiology. 2014;120(1):129–41. https:// doi.org/10.1097/ALN.0000000000000055.

43. Clayton MJ. Delphi: a technique to harness expert opinion for critical decision-making tasks in education. Educ Psychol. 1997;17(4):373–86. https://doi.org/10.1080/0144341970170401.

44. Wilkinson TJ, Harris P. The transition out of medical school – a qualitative study of descriptions of borderline trainee interns. Med Educ. 2002;36(5):466–71. https://doi. org/10.1046/j.1365-2923.2002.01209.x.

45. Rathmell JP, Lien C, Harman A. Objective structured clinical examination and board certification in anesthesiology. Anesthesiology. 2014;120(1528–1175 (Electronic)):4–6.

46. Norcini J, Boulet J. Status of standardized patient assessment: methodological issues in the use of standardized patients for assessment. Teach Learn Med. 2009;15(4):293–7.

47. Morgan P, Cleave-Hogg DA. Comparison of global ratings and checklist. Acad Med. 2001;76(10):1053–5.

48. Boulet JR, Van Zanten M, De Champlain A, Hawkins RE, Peitzman SJ. Checklist content on a standardized patient assessment: an ex post facto review. Adv Heal Sci Educ. 2008;13(1):59–69. https:// doi.org/10.1007/s10459-006-9024-4.

49. Scavone BM, Sproviero MT, McCarthy RJ, et al. Development of an objective scoring system for measurement of resident performance on the human patient simulator. Anesthesiology. 2006;105(2):260–6. https://doi.org/10.1097/00000542-200608000-00008.

50. Hunt EA, Walker AR, Shaffner DH, Miller MR, Pronovost PJ. Simulation of in-hospital pediatric medical emergencies and cardiopulmonary arrests: highlighting the importance of the first 5 minutes. Pediatrics. 2008;121(1):e34–43. https://doi.org/10.1542/ peds.2007-0029.

51. Boulet JR, Murray DJ. Requirements for practical implementation. Med Care. 2010;287:1041–52. https://doi.org/10.1097/ ALN.0b013e3181cea265.

52. Gordon JA, Tancredi DN, Binder WD, Wilkerson WM, Shaffer DW. Assessment of a clinical performance evaluation tool for use in a simulator-based testing environment: a pilot study. Acad Med. 2003;78(10 Suppl):S45–7.

53. Weller JM, Merry AF, Robinson BJ, Warman GR, Janssen A. The impact of trained assistance on error rates in anaesthesia: a simulation-based randomised controlled trial. Anaesthesia. 2009;64(2):126–30. https://doi.org/10.1111/j.1365-2044.2008.05743.x.

54. Blum RH, Raemer DB, Carroll JS, Sunder N, Feinstein DM, Cooper JB. Crisis resource management training for an anaesthesia faculty: a new approach to continuing education. Med Educ. 2004;38(1):45–55. https://doi.org/10.1046/j.1365-2923.2004.01696.x.

55. Okuda Y, Bryson EO, DeMaria S, Jacobson L, Quinones J, Shen B, Levine A. The utility of Simulation in medical education: what is the evidence? Mt Sinai J Med. 2009;76(2):330–43. https://doi. org/10.1002/MSJ.

56. Downing SM. Validity: on the meaningful interpretation of assessment data. Med Educ. 2003;37(9):830–7. https://doi. org/10.1046/j.1365-2923.2003.01594.x.

57. Kane MT. Current concerns in validity theory. J Educ Meas. 2001;38(4):319–42. https://doi.org/10.1111/j.1745-3984.2001. tb01130.x.

15 员工和其他医务人员

Michael Kushelev and Kenneth R. Moran

引言

随着医疗卫生服务技术、知识和创新的不断发展，现今患者的医疗保健需求也越来越复杂。从历史上看，麻醉医师一直被公认为是加强患者安全的领导者。与业界声望相符的是，麻醉医师欣然接受模拟技术，并将其视为培养麻醉学专业新人的一项工具。高仿真模拟环境可以很好地再现麻醉管理过程中遇到的挑战。可以通过有针对性的模拟训练提高技能水平，包括危机资源管理、团队培训、资源优化和医学知识等。尽管模拟教学的目标群体通常是学员，但有经验的医务人员，如长期脱离临床后重新回归的人员，也可以从基于模拟的评价和再培训中获益。通过参加多学科诊疗团队的系统培训，医务人员可以减少"医疗差错"，并节省医疗事故相关费用。像超声引导区域麻醉或超声心动图这类技术性技能，可以利用高仿真与低仿真模拟相结合的形式来进行练习和提高。此外，通过模拟对员工进行培训的途径也多种多样。将临床教师培养成为设计情境案例和实施复盘的模拟导师，使其能把这些技术应用在模拟中心和临床工作中。麻醉医师可以利用模拟技术中固有的经验学习模式来建立医疗安全制度。医务人员进入一个陌生的医疗卫生系统时，可以通过电子病历培训和熟悉医院的应急资源来快速适应并融入该系统。这些模拟创新都为未来的研究和质量改进项目创造了广阔的空间。本章将围绕模拟技术在有经验的麻醉从业人员中的应用，着重讨论当前及未来如何优化患者管理和职业发展。

麻醉医师作为模拟学家

麻醉医师在模拟历史上的作用

随着模拟技术开始以多种形式发展，麻醉医师很快将其应用于麻醉领域。最早的模拟人开发，包括复苏安妮，都有麻醉医师的参与[1]。1960 年，Asmund Laerdal 经营的一家挪威玩具公司与挪威麻醉医师 Bjorn Lind 合作，制作了一个可以用来训练口对口人工呼吸的模拟人。复苏安妮的创作灵感来自 Baltimore 市医院的麻醉医师 Peter Safar[2]。后来，Safar 鼓励 Laerdal 在模拟人的胸部放一根弹簧，以便进行胸部按压。在这些有创意的麻醉医师帮助下，Laerdal 制作出标志着现代模拟诞生的模拟人。在匹兹堡大学期间，Safar 与 Rene Gonzales、John Schaefer 等几位著名的麻醉医师一起研发了一个模拟人模型，该模型随后被 Laerdal 医疗收购。Laerdal 医疗最终创造了现代的 SimMan 模拟人，成为广泛使用的模拟人[2]。

随着模拟人技术的发展，麻醉医师继续开发出可以呼吸、仿真度更高的模拟人。20 世纪 60 年代，南加州大学麻醉学系主席 Judson Densony 在工程师 Stephen Abrahamson 的帮助下，开始将计算机控制整合到模拟人中[1]。他们在麻醉技术协会年会上展示了研究成果，并得到了协会的认可[2]。当时多个麻醉协会推动并鼓励将模拟技术用于麻醉领域，并开始意识到可以将这种教学模式作为一种医学教育工具。

与此同时，其他麻醉医师，如 Philip、Sikorski、Smith 和 Schwid，开始在各种项目中整合能够预测或再现生理反应的计算机模型，极大地提高了用于麻醉学培训模型的仿真度[2]。

第一个高仿真模拟人出自 Gaba［综合麻醉模拟环境系统（comprehensive anesthesia simulation environment，CASE）］、Gravenstein 和 Good［Gainesville 麻醉模拟人（Gainesville anesthesia simulator，GAS）］等麻醉医师之手，最终定义了模拟建模的标准。GAS 系统后来被重新命名为 METI 公司（Medical Education Technologies）的高仿真生理驱动模拟人

（HPS），与 Laerdal 公司的 SimMan 一样，都是现代麻醉学模拟实验室中最常见的模型[1,3]。

随着模拟技术仿真度的提高，麻醉医师开始将他们的关注点从培训任务技能，如高级生命支持（ACLS）和操作技能，转移到更高级的模拟训练和评价中，包括快速变化的临床情境案例、罕见临床事件及质量改进，如危机资源管理等[1,4-6]。在 20世纪 90 年代早期，已有研究表明模拟培训有可能成为加强麻醉住院医师教育和培训的工具，而且越发普遍地成为帮助新住院医师熟悉临床工作的一种方法[3,7]。

美国全国和区域的麻醉学会在促进模拟技术作为培训和评价工具的发展中发挥了重要作用。在 20 世纪 80 年代和 90 年代，麻醉患者安全基金会、Rochester 大学麻醉模拟器教育会议、麻醉技术协会和麻醉学教育学会主办的会议都将"模拟"定为一个主题内容[3,7]。在会议上，麻醉医师和模拟专家们聚在一起，就如何更好地整合新型的、正在开发中的模拟技术展开讨论与合作。

尽管缺乏确切的证据证明模拟可以作为一种提高临床表现或患者安全的手段，但麻醉医师对模拟在医学教育和培训方面发展的最大影响之一，也许是让模拟成为被普遍认可的教学工具。一位麻醉医师关于该话题的观点被经常引用："在人的生命依赖于从业人员必须具备娴熟的技能的行业中，没有哪个行业要等到有确凿的证据证实模拟有益之后，才开始进行模拟训练"[3,5,8]。模拟训练在麻醉住院医师培训中的应用变得很广泛，以至于美国毕业后医学教育认证委员会（ACGME）已经将模拟训练作为所有麻醉住院医师培训课程的必需部分。此外，美国麻醉医师执业资格认证委员会（ABA）要求所有需要维持执业资格的医师必须参加模拟课程。目前，尚未对所有麻醉医师提出模拟培训要求，但模拟培训是符合维持执业资格要求的一个选项。

特别适合应用模拟的领域

住院医师培训是成为一名麻醉医师的必经之路，培训过程中要求住院医师定期面对高风险事件，但如果住院医师不能及时且恰当地应对，往往会导致患者发生严重并发症甚至死亡。鉴于此类事件不能预期且不多见，指导教师很难提供足够的临床培训机会。其他医务人员，如注册麻醉护士（certified registered nurse anesthetist，CRNA）和麻醉助理（anesthesiology assistant，AA），也会在一些特定环境下进行麻醉管理，尤其是在培训的早期阶段，如果他们的准备和培训不足也会对患者造成伤害。即使是长期执业的医师，在学习、应用新技术或接受临床技能评价时，也会面临类似的挑战。鉴于麻醉管理中常见的干预措施常会立即对患者的心肺和其他系统产生影响，在医师的能力达到临床要求之前引入新技术，可能增加患者发生不良事件的风险。模拟环境允许医师在把新技术和设备应用于患者之前，提前进行练习[9]。此外，麻醉医师是多学科患者管理团队的成员，是质量改进和患者安全方面的领导者，需要精通协作和团队合作以实现共同目标。麻醉医师必须精于高风险操作，具有团队凝聚力，能够应对患者生理和血流动力学的骤变，最大限度地降低患者的风险，这一切使麻醉学成为模拟教育的理想领域，而模拟教学则为学员学习并掌握复杂技能提供了一个安全的环境，同时可保护患者免受伤害[1]。

危机管理

麻醉医师们经常被要求处理危机情况。气管插管、有创静脉通路建立和监测、血管活性药的使用、创伤、失血和手术干预都会导致临床状况迅速变化，这就需要有经验的医师有效、果断地维持患者病情稳定。在模拟之前，"看一，做一，教一"的医学教育模式要求年轻医师在处置危重的临床案例前，先要观看另一个更有经验的医师处理类似的情况。这种模式迫使受训医师在不一致的监督下，实施以前没有掌握的技能，而将患者置于可能受到伤害的风险中。此外，麻醉管理通常冗长又单调，而危机事件的发生却出人意料，而且需要果断干预。鉴于这些危机往往难以预测，而且发生的频率也不高，麻醉医师将长时间保持警惕，等待这类事件发生，只有此类事件发生才能检验他们的危机管理技能。模拟已经作为一个有用的工具，在临床之外的环境中练习危机事件管理[1]。模拟训练的优势是能够在安全的环境中反复进行练习，没有对患者造成伤害的风险，还可以进行评估和标准化[5]。

团队合作和沟通

特别是在危机时刻，麻醉医师被期望作为跨学科团队的一员有效地工作。与麻醉护士、麻醉助理、麻醉医师、护士、洗手护士、外科医师、专家和调度人员的沟通，对顺利进行麻醉管理至关重要。同样,当需要临床支持和快速决策时,麻醉医师也需要与手术室团队进行有效沟通。在这些事件中,沟通障碍可能变得尤为明显,而沟通能力是安全管理患者的关键技能。沟通、团队合作、态势感知和任务管理通常被称为非技术性技能或软技能,都是可以通过实践进行培养的。在创建扣人心弦的临床情境案例时,可以把沟通和团队合作课程整合到模拟演练中,以便学员能够认识并练习有效的、基于团队合作的医疗服务所需的技能[10]。

药理学和生理学

血管活性药、控制通气、外科创伤和麻醉药都会对人体生理产生即刻影响。大多数麻醉药即刻起效,而且可以监测。麻醉学中这些固有的相互作用和因果关系让麻醉医师成为很多医学教育中必不可少的药理学和生理学专家。随着现代模拟人与计算机技术的整合,麻醉学员可以复制并练习生理学和药理学中的复杂交互内容,而不用冒着伤害患者的风险。

质量改进和患者安全

麻醉学科因其在促进患者安全方面处于领导地位而备受尊敬。随着麻醉医师将更安全的药物、技术、设备和流程用于麻醉管理和监测,与麻醉相关的并发症和死亡率急剧下降。早在 1969 年,研究表明在临床训练的早期阶段,模拟可以缩短学习者熟练掌握临床技能所需的时间[11]。模拟可用于练习患者管理的交接和危机资源管理,以及练习特定的安全措施来提升麻醉管理质量。模拟还能以安全的方式测试和引进新技术和新设备[5]。

有效的模拟可以让学员看一、做一,甚至教一,而不会将患者置于危险之中,并且能够在复杂、罕见和危急情况中积累经验。

评价与再培训

评价医师的新时代

无论是由于年龄、残疾、受伤,还是长时间不训练,医师安全行医的能力可能会受到众多生活事件的负面影响。几乎没有通用的标准来确定医师何时不能行医。同样,对于临床技能暂时退步后如何再培训也没有统一规定。尽管如此,医院和临床实践中经常面临这样的困境,即如何认定医师能回归

临床并安全地行医。

在诊断、治疗和治愈患者的过程中,新时代的医疗卫生从业人员有可能会对患者造成巨大的伤害。美国医学研究所一份经常被引用的文章《人非圣贤,孰能无过》("To Err is Human")强调了医疗卫生服务中潜在的质量缺陷。该文章中强调了一项统计数据,美国每年有 44 000 ~ 98 000 例可避免的死亡是由医疗差错造成的[12]。其他的研究已经确定医疗差错是美国第三大死亡原因[13]。尽管对这些数据进行了审查,以确定是否存在潜在的偏倚和高估,但很明显的是,医疗差错与高死亡率和并发症率有关。试图将医疗差错最小化是一项艰巨的任务,需要对整个医疗卫生服务过程进行详细审查。

随着公众对安全、有资质和收费适中的医疗服务的需求日益增长,人们更加关注评价医务人员的有效工具。理想情况下,应在临床环境中评价医师的表现和技能。然而,财务限制、安全问题、标准化问题及难以遇到罕见事件等一系列挑战,使得临床环境中的评价即便有可能,但也困难重重[14]。幸运的是,当住院医师和医学生完成医学培训后,有大量的教育文献可以指导如何构建针对上述学员的评价工具。其中一种方法已变得特别有价值,并获得了普及,该方法就是使用高、低仿真相结合的模拟。模拟评价可能是在临床环境中评价医师的最佳替代品。

评价麻醉医师

自 1938 年以来,作为美国专科医师委员会(ABMS)的成员之一,美国麻醉医师执业资格认证委员会(ABA)一直承担着麻醉医师执业资格的认证工作。ABA 自称其使命是:"推进麻醉学实践的最高标准"[15]。ABA 监管考生的执业资格认证,以及麻醉医师执业资格认证维持(MOCA),以提供一个机制来确保执业的麻醉医师能持续维持胜任力。ABA 不仅将模拟作为 MOCA 的主要组成部分,而且从 2018 年开始,委员会对考生的执业资格认证也包括了沟通技能和职业素养的模拟评价。

为了建立有效的模拟评价,必须考虑麻醉医师所需要的方方面面的技能组合,为模拟活动设定明确的目标,并清楚地定义利害关系。在具有挑战性和复杂的围手术期环境中,需要对意外情况保持警惕并做好准备,麻醉从业者必须擅长各种技术性和非技术性技能。模拟练习可以集中在各

种活动上,如术中危机管理、分娩室和产房的团队培训、优化全院的资源来管理模拟的 1 级创伤,或对困难气道处理流程的简易评估。根据麻醉医师不同的专业要求可以通过模拟进行单项或组合评价。

再培训麻醉医师

对缺乏基础保健和普外科医疗服务的人群来说如何获得医疗帮助仍然是一大难题[16]。医务人员短缺给高质量医疗服务的提供带来越来越大的压力。据估计,到 2020 年,美国所有医疗专业的医师短缺人数将高达 9 万人[17]。RAND 公司估计,未来 10 年,美国麻醉医师的缺口将达到 4 400 人[18]。

已有人提出针对医师再培训的稳健计划,可作为弥补医师短缺的一种可能的措施。自 2005 年以来,美国医学会(AMA)通过其改革医学教育的倡议(Initiative to Transform Medical Education, ITME)倡导为医师提供正式的回归培训项目。AMA 将医师回归定义为非处罚原因或受伤导致长时间不参与临床工作,在原先接受培训或认证的学科中恢复临床工作[19]。AMA 对"回归"一词的定义,是专门指在临床工作中有良好声誉但离开临床的医师,而不是因为种种原因被处罚后接受再培训的医师。AMA 已经为回归计划制定了一套指导原则。重返临床工作的医师人数难以核实,但一项研究估计这一数字每年接近 1 万人[20]。

在临床实践中,除了自愿,还有多种原因造成

医师脱离临床工作。麻醉医师比其他医学专业更容易受到药物滥用的影响[21]。此外,在临床实践中,可能有法律或合同上的原因造成非自愿地脱离临床工作。家庭危机、妊娠、抚养孩子的责任和残疾也可能需要长时间脱离临床工作。越来越多的医师寻求脱产后回归行业,同时医师短缺的危机日益严重,这便产生了正式的麻醉医师回归项目[22]。

对考虑回归临床工作的麻醉医师来说,通过 ABA、MOCA 和 CME 系统评价麻醉医师的传统方法不够充分。中断临床工作 2 年被建议作为需要正式再培训的基准[23]。再培训项目的设计首先要结合脱离临床工作的原因。与医师因药物滥用或执照限制而被迫中断不同,自愿中断临床工作应另当别论。传统上,大多数再培训项目主要是临床观摩。这类项目的实施面临着重重障碍,包括患者安全问题、法律/许可/认证挑战,以及长期观摩所带来的总人力成本。在全美范围内,医师个性化教育中心(丹佛,科罗拉多州)、医师评价和临床教育项目(圣地亚哥,加利福尼亚州)和 Drexel 内科医师复训/回归课程(费城,宾夕法尼亚州)(图 15.1)[16]等项目的设计结合了多种模式,包括针对不同时间长度的指导、基于网络的模块、阅读课程和考试,来认证回归过程[19]。然而,这些项目大多不是专门为麻醉医师设计的。与其他医学专业相比,通过传统方法对麻醉医师进行再培训的一个独特挑战是再现麻醉医师所需的临床反应和快速决策。即便在通过四年的住院医师培训中评价一个

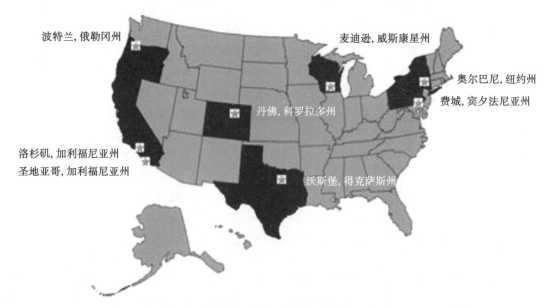

图 15.1　医师回归项目在美国的分布(资料来源:Kenagy 等,第 118 页图 1[16])

医师的危机管理、跨专业沟通技能、职业素养、团队领导力、操作技能等能力都极具挑战,更何况一个时间有限的教育项目。

模拟作为一种评价方式,比临床观摩或教室内的回归培训课程更有优势。第一,模拟的临床环境可以高度还原复杂的围手术期环境,在这样的环境中临床医师在处理危机情况时要接收各种感官信息。第二,高仿真、基于模拟人的模拟技术可以重现极为罕见且不太可能发生在短暂教学期间的事件。第三,可以观察学员的行为来评价实时决策,而不只是通过书面或口头的标准化考试进行单一的知识测验。最重要的是,可以专门针对学员在临床实践中的不足构建情境案例。

美国州级医学执照认证联合会指出,通过模拟进行再培训能使课程"重新还原认知和操作技能,以及模拟团队互动等内容"[24]。此外,高仿真模拟项目遵循了 AMA 针对回归课程的大部分指导原则[25]。DeMaria 等报道了纽约的西奈山患者安全和专业研究中心的人体模拟、教育、评估实验室(Mount Snai Human Education, Emulation, and Evaluation Lab for Patient Safety and Professional Study Center, MSSM HELPS)专门为计划重返临床的麻醉医师设计的一个独特的基于模拟器的评价和再培训项目[25]。

西奈山麻醉学再培训项目

西奈山 Icahn 医学院(Icahn School of Medicine at Mount Sinai, ISMMS)(纽约,纽约州)的模拟专家团队针对寻求再培训的麻醉医师设计了一个独特而全面的模拟评价和再培训项目。该项目先让学员接受评价,再选择参加更长时间的再培训。每个学员的再培训计划都是量身定制的,以最好地推荐适合他们的项目[26]。

整个评估从一项预评价开始,旨在确定麻醉医师临床工作中存在的不足。与此同时,邀请相关人员如认证机构或雇主,为再培训课程设定具体目标。此外,模拟团队会尝试确定学员临床技能和经验的基线。先向麻醉医师介绍模拟环境,并"体验"几个基本的情境案例。理想情况下,预评价是为了帮助学员明确预期(译者注:熟悉模拟的特点和规则),并将"模拟干扰"最小化[26]。

在预评价之后,模拟小组将通过多项选择题与现场模拟相结合的方式进行评价。学员完成麻醉学知识测试(anesthesia knowledge test, AKT)6 和

24,以及美国心脏协会的高级生命支持考试。考试的目的是暴露知识的不足,以便通过量身定制的课程进一步解决。两位委员会认证的麻醉医师在两位具有模拟经验的麻醉助演的帮助下,完成为期两天的终结性模拟评价。初始的情境模拟案例要精心设计并标准化,有助于评价技能的基线水平。在初始的情境案例之后,专门设计的情境案例来解决学员在临床工作中暴露出的不足。采用麻醉医师非技术性技能(ANTS)评价系统、多伦多大学技术评价量表和综合评价李科特量表对学员评级。情境模拟完成后将生成一个报告,详细说明学员在每个情境案例中的表现、评分者使用的评价工具和临床弱项列表。成功通过评价相当于具备临床麻醉培训三年级(clinical anesthesia year 3 resident, CA-3)住院医师应有的临床技能。评价完成后模拟团队将出具一份证明,说明该麻醉医师在"模拟环境"中达到行医标准。有趣的是,在课程结束时,没有对学员临床胜任力的评判陈述[26]。

在评价之后,某些学员会继续自愿参加再培训。再培训的时长为 1~6 周,具体根据已查明的不足和再培训的目的而定。再培训期的目标是每周完成 20~40 小时的模拟训练,涵盖 10~15 个主题。学员除模拟培训外,还要观摩一位模拟导师的临床工作。表 15.1 是再培训课程的范例。课程结束后,要对学员和模拟导师进行定期随访[26]。课程完成一年后,73%的学员自我报告能够适应临床工作[25]。

表 15.1　再培训课程范例

周次	主题	
1. 全身麻醉诱导周:讲座集中于全身麻醉诱导相关问题	麻醉诱导	1. 无合并症的常规全身麻醉诱导 2. 误吸事件 3. 快速顺序诱导
2. 全身麻醉苏醒周:讲座集中于全身麻醉苏醒相关问题	麻醉苏醒	1. 无合并症的常规全身麻醉苏醒 2. 苏醒延迟 3. 喉痉挛/紧急再插管
3. 缺氧周:讲座的重点是防范和安全措施,以防意外使用导致低氧的混合气体	围手术期低氧	1. 腹腔镜操作期间低氧血症 2. 支气管痉挛 3. 呼吸机故障

续表

周次	主题
4. 低血压周:讲座重点是术中低血压的鉴别诊断	围手术期低血压 1. 低血容量 2. 术中心肌梗死 3. 肺栓塞
5. 心律失常周:讲座重点是恶性心律失常的识别和治疗。ACLS 课程	心律失常 1. 浅麻醉 2. 室上性心动过速 3. 恶性心律失常/ACLS
6. 困难气道工作坊	困难气道 1. 未预料的通气困难 2. 未预料的插管困难 3. 清醒插管

注:资料来源于 *Journal of Clinical Anesthesia*(2010)22,294-299。ACLS,高级生命支持。

尽管大量的麻醉医师有意愿重返临床,但值得思考的是,为何 2000—2011 年只有 20 名参与者完成了课程[25]。尽管西奈山模拟团队有丰富的专业知识,为该项目投入了大量资源,并且专门针对麻醉医师进行设计,但该课程的学员数量如此之少还是值得关注。此外,单纯返回临床工作并不一定表明已经达到足够的临床胜任力。相对较低的参与人数提示复制 ISMMS HELPS 中心的再培训项目还有一些困难需要克服。首先,ISMMS HELPS 中心的资源利用率非常高。4 名经过培训的麻醉医师参加为期 2 天的评估。此外,如果参加再培训,该项目可能持续 1~6 周,还需加上后续随访。在再培训阶段,预计学员每周将在模拟中心度过 20~40 小时,另外还要参加临床观摩。其次,机构必须考虑提供模拟评价和再培训课程的相关责任。对于顺利完成 ISMMS HELPS 中心项目的学员,模拟专家团队相当谨慎,不会妄论学员的临床胜任力,而是只根据学员在模拟环境中的表现进行评判[27]。最后,重大的终结性评价需要标准化的评价量表,考官需要频繁地进行培训,证明考官间的信度,以及模拟中的表现与临床实际工作能力的相关性。据笔者所知,基于上述原因,还没有其他机构选择开展类似于 ISMMS HELPS 中心的项目。

模拟评价方法

如果不强调模拟评价方法固有的一些困难,那么对于确定麻醉学专业人员哪些方面需要接受模拟评价和再培训就显得十分草率。最大的争议是缺乏相应的研究证据来支持模拟能准确评价麻醉医师的表现[28]。当模拟练习用于重大评价、执照认证或对麻醉医师技能水平进行公开验证时,这些问题就会更加突出。有研究报道学员在模拟和临床环境中的表现存在正相关[29]。医学生和住院医师完成模拟培训和评价后,在环状软骨加压手法、体外循环脱机和减少中心静脉感染等方面都有进步[30-32]。然而,Hatala 等进行了一项研究,观察实习医师完成心脏体格检查的表现,结果证明学员在模拟中心与在真实患者的表现相关性很低[33]。在这一问题上,现有文献的结果存在分歧,需要进一步验证模拟评价量表的效度和信度[34]。事实上,最近一项综述分析了 417 项模拟评价研究,其结论是证明模拟评价有效的证据匮乏,这些证据大多局限于特定的专科、评价工具和来自特定的证据源。评价研究的方法和报告质量还有很大的提升空间[35]。此外,大多数关于这一主题的研究招募的观察对象是护士、中级医务人员、医学生、住院医师和专科医师,因而可以合理质疑其研究结果是否适用于有经验的从业者。

模拟评价在麻醉学科的应用存在更多特有的挑战。模拟几乎不可能构建出涵盖临床麻醉所有方面的情境案例。麻醉从业者的技能水平评价可能有任务的特殊性。例如,一个麻醉医师可能在处理困难气道方面表现合格,但在处理恶性高热方面表现不佳。Weller 等提出,需要 12~15 种紧急情况的情境案例来评估受训的麻醉学员[36]。此外,一位普通的麻醉医师不仅要能管理紧急情况,还需要具备沟通、职业素养和专业技术等多种技能。

Gaba 的一篇社论分析了制药公司为获取美国食品药品管理局(FDA)的药物批准而设计的研究和试图证明医疗卫生服务改善的模拟研究之间的差异。这篇文章指出,模拟文献在研究设计和方法上如要达到与制药行业同等严格的水平,需要克服许多障碍[37]。虽然基于模拟的训练和评价方面的研究还存在方法学上的挑战,还需要培训和评价医师及其任职的医疗系统,但是鲜有工具能像模拟那样能够同时具备安全、仿真和重现的功能。

员工培训和医疗事故保险

有经验的医师的胜任力

虽然已有的学员评价系统的有效性已经得到了验证,但是对有经验的医务人员的评价却明显滞后[38]。普遍认同的是需要持续的评价工具来确保医疗卫生服务的质量和安全,然而,这些评估的方法和目标差异巨大[38]。以英国和加拿大的国家卫生局为例,其监管严重依赖同行评议[39]。在美国,评价是通过大型回顾性研究来确定差错率的,或是对已结案的医疗诉讼数据库进行分析。一篇关于已结案的索赔数据库的综述显示,这些案例中存在技术差错、沟通障碍和系统设计缺陷。另一篇综述中,73%的技术差错发生在经验丰富的外科医师,84%发生在常规手术中[40]。外科相关的诉讼数据库中,因沟通障碍导致医疗事故索赔的事件最可能与外科主治医师有关[41]。麻醉科相关的诉讼数据库则显示,一大批可预防的不良事件都归咎于沟通和技术差错[42]。由此看来,执业医师仅取得丰富的临床经验并不足以规避医疗差错。目前已经开发了各种各样的教育工具来解决这一问题,包括手术安全核查表、团队合作训练和模拟演练[43-45]。

作为患者安全专家的麻醉医师

在美国,虽然麻醉医师仅占5%,但在处理患者安全问题方面,麻醉学科是公认的重要的医学专业[46]。关于麻醉学和医疗质量保证之间的联系,人们提出了各种各样的原因,包括该领域医师的特点,20世纪70年代和80年代麻醉学领域内受医疗事故成本飙升的影响,以及麻醉患者安全基金会(APSF)等组织的支持[47]。非常规事件发生在30%的麻醉药品使用中,进一步强调了麻醉从业人员对患者安全的重要性[48]。

尽管强调麻醉学中的谨慎和专业范围内对患者安全问题的关注,但各种出版物表明,该领域在专业指南和诊疗标准方面存在差距。某些研究证实,麻醉从业者在处理各种临床、操作和非技术性技能方面的表现相对较差,包括恶性高热的管理、环甲膜切开术操作,以及对拒绝复苏(do-not-resuscitate,DNR)的患者的围手术期管理[49-51]。幸运的是,基于模拟的练习可以发现临床技能或实践中存在的不足,并随后改善医师的表现。最近的一项荟萃分析认为,"医疗教育中的技术增强型模拟培训对知识、技能和行为的结局具有一致的、较大的影响,对患者的相关结局有中等的影响"[52]。

哈佛医学研究所的医疗事故保险

1976年,哈佛医学研究所成立了风险控制保险公司(Controlled Risk Insurance Company,CRICO),即医疗事故保险公司[53]。目前,CRICO是马萨诸塞州最大的医疗专业责任承保商。1979年,CRICO建立了哈佛医学研究所风险管理基金会(Risk Management Foundation,RMF),设计将基于数据的方法应用于医疗事故索赔管理[53]。CRICO/RMF的目标是从哈佛系统内的医疗事故案例中明确致错因素,并将这些作为教学内容融入哈佛医务人员的日常实践[54]。CRICO/RMF项目的开展有赖于模拟培训,值得特别注意,但不属于本章范畴,故不进行详述。

在包括麻醉学在内的三个不同的专业中,CRICO制定了一个降低医疗事故保险费用的方案,提供给参加并完成了一系列情境模拟案例训练和跨学科团队训练的医务人员。从2000年起,哈佛系统中的麻醉医师主动参与马萨诸塞州医学模拟中心的模拟培训项目。6年的保险数据显示,完成了模拟培训的员工诉讼率下降了24%(图15.2)。到2006年,哈佛系统内100%的麻醉医师都完成了培训,相应的医疗事故保险费下降了25%。CRICO项目有效降低了麻醉医师的索赔率和医疗事故保险费,面向产科医师和普外科医师的模拟项目也被设计了出来,医疗事故保险费也有类似下降[54]。

2010年,CRICO/RMF启动了一个模拟培训项目,该项目围绕沟通和团队训练进行,参与人员涉及不同的专业,需要外科、麻醉科和护理等部门领导之间的协调配合。每次模拟演练需要外科主治医师、麻醉医师和手术室护士参与,一起合作解决情境模拟案例中的围手术期危机事件。参与该项目的外科医师将获得4 500美元的医疗事故保险费折扣,而麻醉医师和护士则可以免于在手术室值班。运行该项目的成本巨大,包括医疗事故保险费折扣,为每个参与的麻醉科拨款2.5万美元,为每个参与的机构拨款25万美元。大部分参与者(92.6%)认为完成模拟训练可以为患者提供更安全的医疗服务。尽管存在高昂成本和管理方面的严

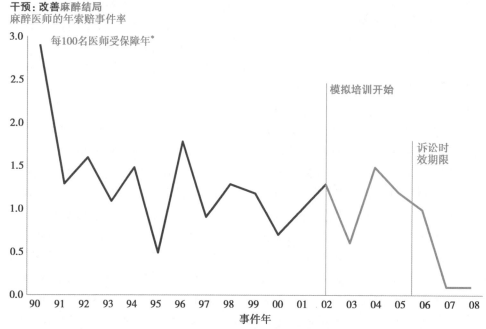

干预：改善麻醉结局
麻醉医师的年索赔事件率

图 15.2   模拟培训开始前、后麻醉病例索赔率（资料来源：PSQH；Shannon DW. How a Captive Insurer Uses Data and Incentives to Advance Safety. November 2009）

峻挑战，CRICO/RMF 计划扩大这一培训课程范围，将其他 10 个哈佛机构的医务人员纳入培训[55]。

模拟与员工职业发展

员工职业发展的定义

根据医师和雇主的目标，"员工职业发展（faculty development）"可以有多种含义[译者注：通常美国的住院医师和专科医师都是学员，不属于医院的正式员工（faculty）。当完成住院医师和专科医师培训并正式受聘在医院工作后，才能成为正式员工]。以加拿大皇家内外科医师协会发布的 CanMEDS 报告为例，该报告阐述了医师提供高质量服务所需的技能（图 15.3）。更具体地说，麻醉医师的职责除了提供安全和高质量的医疗服务外，还包括教育、管理和研究方面的职责[56]。随着医疗服务标准的不断发展，以及研究和探索的深入，都要求麻醉医师不断拓宽自身的知识和综合技能。据估计，到 2020 年，医学知识量将每 73 天翻一番，而在 1950 年，信息量每 50 年翻一番[57]。当然，由美国麻醉医师执业资格认证委员会（ABA）结合继续医学教育（CME）活动管理的最初的执业资格认证和随后的 MOCA，旨在促进员工的持续发展。尽管这些活动仍在继续，但是文献表明，医务人员完成

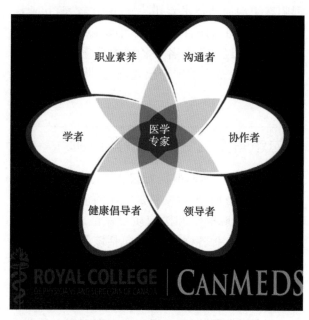

图 15.3   来自加拿大皇家内外科医师协会的 CanMEDS 报道，医师们提供高质量医疗服务所需的技能（资料来源：2015 年加拿大皇家内外科医师协会）

住院医师培训和专科医师培训后[58]，他们的临床表现在逐年退步。为了应对这种临床能力退步，各种教育模式应运而生，以促进医师们在学习中有更多互动和更投入。2004 年 ASA 的一项调查显示，82%的麻醉医师表示对职业发展的模拟活动感兴趣[59]。

模拟教学在继续医学教育中的应用

模拟对于掌握知识、技术性技能及非技术性技能有重要作用。跨专业沟通、团队互动和职业素养方面的培训使医师能够在医疗服务系统中提供更有效的服务。各种促进患者安全的措施,如世界卫生组织发起的外科手术安全核查表已经被广为采纳[43]。Neily 等精心设计的一项研究表明,医务人员参与退伍军人健康管理局(veterans health administration,VHA)的医疗团队培训项目后[60],手术死亡率下降。医学研究所(IOM)将医务人员良好的跨专业团队协作能力认定为核心胜任力[61]。模拟训练已被证明是促进跨专业团队培训和沟通的有效工具[62]。

出于各种原因,模拟学习环境中体验式学习的特点非常适合跨专业团队培训。参与者通常认为模拟的环境比较安全,允许参与者大声地说出自己的想法,很像真实的手术室环境,并且可以快速、连续地呈现罕见的临床事件。虽然大多数支持模拟团队训练的文献都来自学员,但经验丰富的心脏和创伤手术团队在培训后也有明显获益[63-65]。此外,Weller 等的一项研究证明了麻醉医师在模拟环境中进行团队训练的有效性[66]。虽然基于模拟的团队训练优势明显,但 CRICO/RMF 的经验表明,这类项目需要大量的后勤和财政支持。

除在沟通和团队培训方面的获益之外,职业素养也可以通过模拟培训进行评价和提高。职业素养是 AMA、ACGME、ABA 和其他组织都认可的核心胜任力。评价职业素养的一个挑战在于不同个体对职业行为的不同看法[67]。Mazor 等的研究结果指出,在确定"职业行为"标准时,需要不同医学背景的多位评分者,并设置多个评估点[67]。Ginsburg 等利用具有职业挑战性的模拟患者-医师互动的视频记录进行调查,作者推测,与文本或面试相比,这些视频记录中显示的行为更有可能与临床实际表现相关[68-69]。模拟演练可以模拟和再现具有专业挑战性的临床事件,随后的复盘侧重于在观摩者之间对恰当的行为过程达成共识。

各种技术的迅速应用,如超声引导在区域麻醉中的应用,以及术中心脏超声的日益增加,表明麻醉从业人员需要不断学习和掌握新技能。尽管会议、工作坊和网络课程等形式的传统继续医学教育(CME)活动非常丰富,但这些教学形式在改变临床实践方面收效甚微[70-71]。相比之下,参与基于模拟的 CME 项目的人员自我报告显示,麻醉医师在临床工作行为中有更多改变[72-74]。以模拟为基础的 CME 项目取得了更加一致和实质性的成果,似乎与成熟的成人教育理论一致,该理论强调体验式"动手"学习的重要性[75]。与传统教育方式相比,模拟训练可以帮助学员更好地掌握复杂技能,如体外循环脱机或建立骨髓腔内通路[50,76]。关于模拟训练的一个知名的案例就是 FDA 强制要求将高仿真模拟训练作为批准某些血管支架介入手术的一部分[77]。

卫生系统整合

到 2020 年,预计大多数医务人员将来自千禧一代[78]。这一代希望使用体验式学习的技术、同事(同学)间相互学习及即刻反馈[79]。此外,新一代医务人员接受了无处不在的电子健康档案(electronic health record,EHR)培训。截至 2014 年,全美已有 3/4 的麻醉学科采用了麻醉信息管理系统(anesthesia information management system,AIMS)[80]。EHR 的爆炸式增长也衍生出大量的软件替代品,这些软件具有不同的功能,通常需要大量的培训。模拟环境可以对医师进行针对性训练。例如,新聘用的麻醉科员工可以在模拟 OR 环境中接受 AIMS 的培训。模拟可以为各个机构设计特定的电子化流程,如启动大量输血方案,突出显示围手术期暂停患者拒绝复苏(DNR)所需要的文件,或对"困难气道"患者进行标记并在后续手术中显示。此外,当有新员工加入某个医疗中心时,模拟培训可以重点强调该医疗中心的特殊要求。在不同机构之间,危机处理方案可能存在显著差异,如手术室外麻醉紧急情况、气道着火和恶性高热的治疗方案。这些信息以往是通过电子邮件或科室会议发布的;但是,在模拟实验室的体验式学习模式最有可能有效地改变医务人员的行为,进而给患者安全带来正面影响。另外,进入医疗系统的新员工可能不知道导致内部流程变化的前哨事件的最新进展。新入职的麻醉医师在某中心入职前,专门进行 1~2 天的模拟实验室培训,可以更有效地完成计算机培训,重视诊疗方案的质量,并强调危机管理的相关行为。

把员工培养成为模拟学家

从历史上看,随着学术型医疗中心的建立,存在这样一种假设,即主治医师欲在医学学术领域立足,应充分具备一名教育者所需的技能[81]。然而,医学教育文献的逐步发展突显了对教学学(教育领域的科学)的需求[82]。具有百年影响力的Flexner报告的修订版描述了医学教育的标准,进一步指出了医师教育和师资发展方面的不足[83]。在新Flexner报告中特别强调的一个主题是压力不断攀升的临床工作正是大多数学术型科室收入的主要来源[84]。学员必须掌握的知识和技能日益增多,而学术型麻醉科用于支持麻醉学教育任务的资源却在减少,两相叠加,给住院医师教育系统带来越来越大的压力。ACGME的一个解决方案就是越来越多地依赖模拟教学。模拟允许在有限的时间里,在安全的体验式学习环境中呈现罕见临床事件。

虽然由科室师资开展的模拟训练能够带来教育获益,模拟似乎应成为一种被普遍采用的教学模式,但是有效的模拟培训依赖于将麻醉师资培养成为经验丰富的模拟学家。课前简介、情境案例演练和随后的复盘,这些技能都必须通过培训才能获得,以确保在不被学员疏远的情况下实现教学目标[85]。特别是复盘,它是一项复杂的技能,必须通过实践和不断地重新评估才能达到专家水平。成为模拟专家需要结合正式的课程、形成性和终结性评价、自我评价和同行反馈[86]。诸如模拟医学学会(SSH)和退伍军人管理局等全国性组织,提供了沉浸式课程,其目的是要将医师培训为模拟专家[87-88]。此外,麻醉医师可以参加各种多日课程、本科认证课程,甚至模拟教育的学位课程。最重要的是,参与模拟学家的培训可以确保有经验的医师反思和分析自己的教学风格。培养大量模拟学家才可能在模拟实验室、手术室教学和更传统的教育活动中开展更有效的教学。最后,员工们可以参与相对新颖的模拟研究以获得学术发展的机会,同时也可以把精力集中在模拟教学,追求职业的发展。

结语

　　模拟技术通常与学员教育相关,对执业麻醉医师和其他医务人员的毕业后培训和评价大有益处。麻醉医师面临独特的挑战和环境,因而成为模拟教学的理想受众。当有经验的麻醉医师在脱离临床工作后试图重返岗位时,可以进行评价和再培训。模拟可用于纠正医疗团队内部的知识或沟通缺陷,预防灾难性的术中事件和医疗诉讼。最后,模拟可以在日新月异的医学领域中进一步培养师资,使他们能够专注于追求职业发展。这一领域仍处于起步阶段,正如Gaba所假设的,模拟可能会取得压倒性的成功,也可能迎来惨淡的失败,这取决于医学界的追求和选择[89]。

（翻译　房丽丽　张冯江,审校　张鸿　徐怡琼　李崎）

参考文献

1. Bradley P. The history of simulation in medical education and possible future directions. MEDU Med Educ. 2006;40(3):254–62.
2. Cooper JB, Taqueti VR. A brief history of the development of mannequin simulators for clinical education and training. Qual Saf Health Care. 2004;13(Suppl 1):i11–8.
3. Rosen KR. The history of medical simulation. J Crit Care. 2008;23(2):157–66.
4. Gaba DM, Howard SK, Fish KJ, SMith BE, Sowb YA. Simulation-based training in crisis resource management (ACRM). Simul Gaming. 2001;32(2):175–93.
5. Wootten RL, Sorensen G, Burwinkle T. The role of simulation in anesthesia. YYAAN Adv Anesth. 2008;26:213–24.
6. Morgan PJ, Cleave-Hogg D. A worldwide survey of the use of simulation in anesthesia. Can J Anaesth. 2002;49(7):659–62.
7. Good ML, Gravenstein GJ, Mahla ME, et al. Can simulation accelerate the learning of basic anesthesia skills by beginning anesthesia residents? Anesthesiology. 1992;77:A1133.
8. Gaba DM. Improving anesthesiologists' performance by simulating reality. Anesthesiology. 1992;76(4):491–4.
9. Singh PM, Kaur M, Trikha A. Virtual reality in anesthesia "simulation". Anesth Essays Res. 2012;6(2).
10. Matveevskii AS, Gravenstein N. Role of simulators, educational programs, and nontechnical skills in anesthesia resident selection, education, and competency assessment. J Crit Care. 2008;23(2):167–72.
11. Abrahamson S, Denson JS, Wolf RM. Effectiveness of a simulator in training anesthesiology residents. J Med Educ. 1969;44(6):515–9.
12. Kohn LT, Corrigan J, Donaldson MS. To err is human: building a safer health system. Washington, D.C.: National Academy Press; 2000.
13. Makary MA, Daniel M. Medical error-the third leading cause of death in the US. BMJ. 2016;353:i2139.
14. Cook DA, West CP. Perspective: reconsidering the focus on "outcomes research" in medical education: a cautionary note. Acad Med. 2013;88(2):162–7.
15. About the ABA. http://www.theaba.org/ABOUT/About-the-ABA.
16. Kenagy GP, Schneidman BS, Barzansky B, Dalton C, Sirio CA, Skochelak SE. Guiding principles for physician reentry programs. J Contin Educ Health Prof. 2011;31(2):117–21.
17. Kirch DG, Henderson MK, Dill MJ. Physician workforce projections in an era of health care reform. Annu Rev Med. 2012;63:435–45.
18. An Analysis of the Labor markets for Anesthesiology. http://www.rand.org/pubs/technical_reports/TR688.html.
19. Physician Re-entry Page. http://www.ama-assn.org/ama/pub/education-careers/finding-position/physician-reentry.page?.
20. Grace ES, Korinek EJ, Weitzel LB, Wentz DK. Physicians reentering clinical practice: characteristics and clinical abilities. J Contin Educ Health Prof. 2010;30(3):180–6.
21. Bryson EO, Silverstein JH. Addiction and substance abuse in anesthesiology. Anesthesiology. 2008;109(5):905–17.
22. Larson CP Jr, Steadman RH. An advanced specialty training program in anesthesiology: a special educational fellowship designed to return community anesthesiologists to clinical practice. Anesth Analg. 2006;103(1):126–30, table of contents.
23. Mark S, Gupta J. Reentry into clinical practice: challenges and

strategies. JAMA. 2002;288(9):1091–6.

24. Federation of State Medical Boards: Report of the Special Committee on Reentry to Practice. https://www.fsmb.org/siteassets/advocacy/policies/special-committee-reentry-practice.pdf.

25. DeMaria S Jr, Samuelson ST, Schwartz AD, Sim AJ, Levine AI. Simulation-based assessment and retraining for the anesthesiologist seeking reentry to clinical practice: a case series. Anesthesiology. 2013;119(1):206–17.

26. Goldberg A, Samuelson S, Levine A, DeMaria S. High-stakes simulation-based assessment for retraining and returning physicians to practice. Int Anesthesiol Clin. 2015;53(4):70–80.

27. Levine AI, Schwartz AD, Bryson EO, Demaria S Jr. Role of simulation in U.S. physician licensure and certification. Mt Sinai J Med. 2012;79(1):140–53.

28. Farrell SE. Evaluation of student performance: clinical and professional performance. Acad Emerg Med. 2005;12(4):302e306–10.

29. Tamblyn R, Abrahamowicz M, Dauphinee D, Wenghofer E, Jacques A, Klass D, Smee S, Blackmore D, Winslade N, Girard N, et al. Physician scores on a national clinical skills examination as predictors of complaints to medical regulatory authorities. JAMA. 2007;298(9):993–1001.

30. Domuracki KJ, Moule CJ, Owen H, Kostandoff G, Plummer JL. Learning on a simulator does transfer to clinical practice. Resuscitation. 2009;80(3):346–9.

31. Burden AR, Torjman MC, Dy GE, Jaffe JD, Littman JJ, Nawar F, Rajaram SS, Schorr C, Staman GW, Reboli AC. Prevention of central venous catheter-related bloodstream infections: is it time to add simulation training to the prevention bundle? J Clin Anesth. 2012;24(7):555–60.

32. Bruppacher HR, Alam SK, LeBlanc VR, Latter D, Naik VN, Savoldelli GL, Mazer CD, Kurrek MM, Joo HS. Simulation-based training improves physicians' performance in patient care in high-stakes clinical setting of cardiac surgery. Anesthesiology. 2010;112(4):985–92.

33. Hatala R, Issenberg SB, Kassen B, Cole G, Bacchus CM, Scalese RJ. Assessing cardiac physical examination skills using simulation technology and real patients: a comparison study. Med Educ. 2008;42(6):628–36.

34. Boulet JR, Murray D, Kras J, Woodhouse J. Setting performance standards for mannequin-based acute-care scenarios: an examinee-centered approach. Simul Healthc. 2008;3(2):72–81.

35. Cook DA, Brydges R, Zendejas B, Hamstra SJ, Hatala R. Technology-enhanced simulation to assess health professionals: a systematic review of validity evidence, research methods, and reporting quality. Acad Med. 2013;88(6):872–83.

36. Weller JM, Robinson BJ, Jolly B, Watterson LM, Joseph M, Bajenov S, Haughton AJ, Larsen PD. Psychometric characteristics of simulation-based assessment in anaesthesia and accuracy of self-assessed scores. Anaesthesia. 2005;60(3):245–50.

37. Gaba DM. The pharmaceutical analogy for simulation: a policy perspective. Simul Healthc. 2010;5(1):5–7.

38. Klass D. Assessing doctors at work–progress and challenges. N Engl J Med. 2007;356(4):414–5.

39. Norton PG, Faulkner D. A longitudinal study of performance of physicians' office practices: data from the peer assessment program in Ontario, Canada. Jt Comm J Qual Improv. 1999;25(5):252–8.

40. Regenbogen SE, Greenberg CC, Studdert DM, Lipsitz SR, Zinner MJ, Gawande AA. Patterns of technical error among surgical malpractice claims: an analysis of strategies to prevent injury to surgical patients. Ann Surg. 2007;246(5):705–11.

41. Greenberg CC, Regenbogen SE, Studdert DM, Lipsitz SR, Rogers SO, Zinner MJ, Gawande AA. Patterns of communication breakdowns resulting in injury to surgical patients. J Am Coll Surg. 2007;204(4):533–40.

42. Davies JM, Posner KL, Lee LA, Cheney FW, Domino KB. Liability associated with obstetric anesthesia: a closed claims analysis. Anesthesiology. 2009;110(1):131–9.

43. Haynes AB, Weiser TG, Berry WR, Lipsitz SR, Breizat AH, Dellinger EP, Herbosa T, Joseph S, Kibatala PL, Lapitan MC, et al. A surgical safety checklist to reduce morbidity and mortality in a global population. N Engl J Med. 2009;360(5):491–9.

44. Awad SS, Fagan SP, Bellows C, Albo D, Green-Rashad B, De la Garza M, Berger DH. Bridging the communication gap in the operating room with medical team training. Am J Surg. 2005;190(5):770–4.

45. Holzman RS, Cooper JB, Gaba DM, Philip JH, Small SD, Feinstein D. Anesthesia crisis resource management: real-life simulation training in operating room crises. J Clin Anesth. 1995;7(8):675–87.

46. Leape LL. Error in medicine. JAMA. 1994;272(23):1851–7.

47. Gaba DM. Anaesthesiology as a model for patient safety in health care. BMJ. 2000;320(7237):785–8.

48. Oken A, Rasmussen MD, Slagle JM, Jain S, Kuykendall T, Ordonez N, Weinger MB. A facilitated survey instrument captures significantly more anesthesia events than does traditional voluntary event reporting. Anesthesiology. 2007;107(6):909–22.

49. Murray DJ, Boulet JR, Avidan M, Kras JF, Henrichs B, Woodhouse J, Evers AS. Performance of residents and anesthesiologists in a simulation-based skill assessment. Anesthesiology. 2007;107(5):705–13.

50. Siu LW, Boet S, Borges BC, Bruppacher HR, LeBlanc V, Naik VN, Riem N, Chandra DB, Joo HS. High-fidelity simulation demonstrates the influence of anesthesiologists' age and years from residency on emergency cricothyroidotomy skills. Anesth Analg. 2010;111(4):955–60.

51. Burkle CM, Swetz KM, Armstrong MH, Keegan MT. Patient and doctor attitudes and beliefs concerning perioperative do not resuscitate orders: anesthesiologists' growing compliance with patient autonomy and self determination guidelines. BMC Anesthesiol. 2013;13:2.

52. Cook DA, Hatala R, Brydges R, Zendejas B, Szostek JH, Wang AT, Erwin PJ, Hamstra SJ. Technology-enhanced simulation for health professions education: a systematic review and meta-analysis. JAMA. 2011;306(9):978–88.

53. CRICO. https://www.rmf.harvard.edu/About-CRICO.

54. Hanscom R. Medical simulation from an insurer's perspective. Acad Emerg Med. 2008;15(11):984–7.

55. Arriaga AF, Gawande AA, Raemer DB, Jones DB, Smink DS, Weinstock P, Dwyer K, Lipsitz SR, Peyre S, Pawlowski JB, et al. Pilot testing of a model for insurer-driven, large-scale multicenter simulation training for operating room teams. Ann Surg. 2014;259(3):403–10.

56. Souter KJ. What is faculty development? Int Anesthesiol Clin. 2016;54(3):1–17.

57. Densen P. Challenges and opportunities facing medical education. Trans Am Clin Climatol Assoc. 2011;122:48–58.

58. Choudhry NK, Fletcher RH, Soumerai SB. Systematic review: the relationship between clinical experience and quality of health care. Ann Intern Med. 2005;142(4):260–73.

59. ASA Workgroup on Simulation Education White Paper. https://education.asahq.org/drupal/sites/default/files/asasimwhitepaper.pdf.

60. Neily J, Mills PD, Young-Xu Y, Carney BT, West P, Berger DH, Mazzia LM, Paull DE, Bagian JP. Association between implementation of a medical team training program and surgical mortality. JAMA. 2010;304(15):1693–700.

61. Greiner AC, Knebel E. Health professions education: a bridge to quality. Washington D.C.: Institute of Medicine, National Academies Press; 2003.

62. Beaubien JM, Baker DP. The use of simulation for training teamwork skills in health care: how low can you go? Qual Saf Health Care. 2004;13(Suppl 1):i51–6.

63. Paige JT, Garbee DD, Brown KM, Rojas JD. Using simulation in interprofessional education. Surg Clin North Am. 2015;95(4):751–66.

64. Stevens LM, Cooper JB, Raemer DB, Schneider RC, Frankel AS, Berry WR, Agnihotri AK. Educational program in crisis management for cardiac surgery teams including high realism simulation. J Thorac Cardiovasc Surg. 2012;144(1):17–24.

65. Capella J, Smith S, Philp A, Putnam T, Gilbert C, Fry W, Harvey E, Wright A, Henderson K, Baker D, et al. Teamwork training improves the clinical care of trauma patients. J Surg Educ. 2010;67(6):439–43.

66. Weller J, Henderson R, Webster CS, Shulruf B, Torrie J, Davies E, Henderson K, Frampton C, Merry AF. Building the evidence on simulation validity: comparison of anesthesiologists' com-

munication patterns in real and simulated cases. Anesthesiology. 2014;120(1):142–8.

67. Mazor KM, Zanetti ML, Alper EJ, Hatem D, Barrett SV, Meterko V, Gammon W, Pugnaire MP. Assessing professionalism in the context of an objective structured clinical examination: an in-depth study of the rating process. Med Educ. 2007;41(4):331–40.

68. Ginsburg S, Regehr G, Lingard L. The disavowed curriculum: understanding student's reasoning in professionally challenging situations. J Gen Intern Med. 2003;18(12):1015–22.

69. Ginsburg SR, Regehr G, Mylopoulos M. Reasoning when it counts: students' rationales for action on a professionalism exam. Acad Med. 2007;82(10 Suppl):S40–3.

70. Mansouri M, Lockyer J. A meta-analysis of continuing medical education effectiveness. J Contin Educ Health Prof. 2007;27(1):6–15.

71. Davis D, O'Brien MA, Freemantle N, Wolf FM, Mazmanian P, Taylor-Vaisey A. Impact of formal continuing medical education: do conferences, workshops, rounds, and other traditional continuing education activities change physician behavior or health care outcomes? JAMA. 1999;282(9):867–74.

72. McIvor W, Burden A, Weinger MB, Steadman R. Simulation for maintenance of certification in anesthesiology: the first two years. J Contin Educ Health Prof. 2012;32(4):236–42.

73. Wakefield JG. Commitment to change: exploring its role in changing physician behavior through continuing education. J Contin Educ Health Prof. 2004;24(4):197–204.

74. Steadman RH, Burden AR, Huang YM, Gaba DM, Cooper JB. Practice improvements based on participation in simulation for the maintenance of certification in anesthesiology program. Anesthesiology. 2015;122(5):1154–69.

75. Lorello GR, Cook DA, Johnson RL, Brydges R. Simulation-based training in anaesthesiology: a systematic review and meta-analysis. Br J Anaesth. 2014;112(2):231–45.

76. Hallas P, Folkestad L, Brabrand M. How many training modalities are needed to obtain procedural confidence in intraosseous access?

A questionnaire study. Eur J Emerg Med. 2011;18(6):360–2.

77. Medical Devices. Acculink Carotid Stent System. http://www.fda.gov/MedicalDevices/ProductsandMedicalProcedures/DeviceApprovalsandClearances/Recently-ApprovedDevices/ucm080874.htm.

78. http://www.bls.gov.

79. Boysen PG 2nd, Daste L, Northern T. Multigenerational challenges and the future of graduate medical education. Ochsner J. 2016;16(1):101–7.

80. Stol IS, Ehrenfeld JM, Epstein RH. Technology diffusion of anesthesia information management systems into academic anesthesia departments in the United States. Anesth Analg. 2014;118(3):644–50.

81. McLean M, Cilliers F, Van Wyk JM. Faculty development: yesterday, today and tomorrow. Med Teach. 2008;30(6):555–84.

82. O'Sullivan PS, Irby DM. Reframing research on faculty development. Acad Med. 2011;86(4):421–8.

83. Ludmerer KM. Abraham Flexner and medical education. Perspect Biol Med. 2011;54(1):8–16.

84. Irby DM, Cooke M, O'Brien BC. Calls for reform of medical education by the Carnegie Foundation for the Advancement of Teaching: 1910 and 2010. Acad Med. 2010;85(2):220–7.

85. Rudolph JW, Simon R, Dufresne RL, Raemer DB. There's no such thing as "nonjudgmental" debriefing: a theory and method for debriefing with good judgment. Simul Healthc. 2006;1(1):49–55.

86. Cheng A, Grant V, Dieckmann P, Arora S, Robinson T, Eppich W. Faculty development for simulation programs: five issues for the future of debriefing training. Simul Healthc. 2015;10(4):217–22.

87. http://www.ssih.org/Certification/CHSE.

88. How to be a Simulation Instructor. http://www.simlearn.va.gov/SIMLEARN/rsrc_9-how_to_be_a_simulation_instructor.asp.

89. Gaba DM. The future vision of simulation in health care. Qual Saf Health Care. 2004;13(Suppl 1):i2–10.

第四部分

麻醉学亚专科模拟

16 儿科模拟

Kimberly R. Blasius, Agathe Streiff, Devika Singh, Priti G. Dalal, Elizabeth Sinz, Chelsea Willie, and Shivani Patel

缩写

ABA	American Board of Anesthesiology	美国麻醉医师执业资格认证委员会
ACGME	Accreditation Council for Graduate Medical Education	毕业后医学教育认证委员会
ACRM	anesthesia crisis resource management	麻醉危机资源管理
AHA	American Heart Association	美国心脏协会
CA-1	clinical anesthesia year 1	临床麻醉培训一年级
CPR	Cardiopulmonary resuscitation	心肺复苏
CRM	crisis resource management	危机资源管理
ECG	electrocardiogram	心电图
ED	emergency department	急诊科
GERD	gastroesophageal reflux disease	胃食管反流病
GRS	global rating scale	综合评价量表
HFS	high-fidelity simulation	高仿真模拟
ICU	intensive care unit	重症监护病房
IM	intramuscular	肌内注射
IO	intraosseous	骨髓腔内注射
IOM	Institute of Medicine	医学研究所
IV	intravenous	静脉注射
LAST	local anesthetic systemic toxicity	局部麻醉药全身毒性反应
MDT	multidisciplinary team training	多学科团队训练
MRI	magnetic resonance imaging	磁共振成像
NBME	National Board of Medical Examiners	美国国家医学考试委员会
NRP	neonatal resuscitation program	新生儿复苏课程
OR	operating room	手术室
OSCE	objective structured clinical examination	客观结构化临床考试
PACU	post-anesthesia care unit	麻醉复苏室
PALS	pediatric advanced life support	儿童高级生命支持
PICC	peripherally placed central catheter	经外周静脉穿刺的中心静脉导管
POCA	pediatric perioperative cardiac arrest	儿童围手术期心搏骤停
TeamSTEPPS	team strategies and tools to enhance performance and patient safety	提高医疗质量和患者安全的团队策略和工具

引言

对医务人员来讲,在儿科的诊疗活动中学习和掌握某项技能或技巧面临不小的挑战。与成人相比,儿童和新生儿的生理机能有很大的差异。新生儿的心肌细胞尚未成熟,收缩力弱,因此心排血量很大程度上依赖心率。新生儿的身体处于生长发育的过程中,其耗氧量较高而每搏量相对固定,通过心率维持心排血量就变得至关重要。此外,副交感神经系统比交感神经系统更早成熟,使得新生儿和婴儿特别容易出现迷走神经张力增高,表现为心动过缓和缺氧。此类患儿的治疗需要高度专业化的医疗、护理和相关从业者。在新生儿和儿科的紧急情况中,时间至关重要,这些团队必须密切协作。多学科围手术期儿科团队可以在各种医疗环境下和诊疗过程中进行合作,包括成人医院的儿科病房或儿科单元、门诊手术和诊疗中心,以及上述地点突发紧急情况时。本章将阐述模拟在指导、培养、评价重要的儿科麻醉技能中所发挥的作用。

部分任务训练器和技能学习

儿童群体有很多不同于成人的独特之处,这对医务人员学习和掌握儿科临床常用技能带来了巨大挑战(表 16.1)。与成人的技能操作训练不同,儿科部分任务训练器在提供儿科操作训练和培养胜任力方面发挥了独特的作用。

表 16.1 与成人相比,儿童在操作和解剖学上的差异

技能类型	儿童群体应注意的事项
气道	解剖:喉头位置高,声门形状呈"Ω"形,声带与喉部入口成角,最窄处为环状软骨声门下区 直喉镜片插管可能更好 更多特殊的气管导管型号和类型(带套囊或不带套囊) 上呼吸道感染和喉痉挛发病率较高 由于耗氧较高,氧饱和度下降速度快 气道水肿时,气道半径更小,气道阻力更高
通气管理	实施可精确监测潮气量的压力控制通气 通气回路容积更小
血管通路	更细的动静脉血管 手背脂肪厚,暴露困难 与某些先天性疾病相关的静脉穿刺困难(如唐氏综合征)
骨髓腔内通路	与成人患者相比,使用率更高 理想的留置部位:胫骨平台、胫骨和股骨远端
中心静脉置管	注意中心静脉导管的粗细和置入深度 婴儿因颈部短、粗,不易放置颈内静脉导管
腰椎穿刺和椎管内麻醉	硬膜外隙位置较成人浅 脊髓末端位置比成人低 神经纤维髓鞘化不完善 由于椎体为软骨性结构导致穿透和直接损伤的风险增高 脊柱的曲度与成人不同,因此进针方向不同 意外脊髓麻醉的风险较高 骶管阻滞是儿科特有的
复苏	急救药物剂量按体重计算 根据体重设置自动体外除颤能量
区域麻醉技术和局部麻醉药的使用	以下因素会增加局部麻醉药全身吸收: 局部血流量增加 心排血量和心率升高 血浆蛋白含量低,使未结合的游离型局部麻醉药增加 酶发育不成熟 须在全身麻醉下行神经阻滞

儿童和新生儿气道解剖的特殊性对麻醉实施者进行气道管理构成了挑战，因为与成人气道相比，儿童和新生儿声门下更狭窄，声门位置更高；生理上的差异，如对喉痉挛的易感性增加；病理生理异常的发生率更高，如某些先天畸形可能会改变正常解剖结构和呼吸生理。实施气管插管或放置声门上装置后，儿童的通气管理也不同于成人，培训和掌握儿童通气管理策略十分重要。

儿科医务人员需要灵活处理血管通路建立中可能的困难。所需的通路包括外周静脉、骨髓腔内通路、中心静脉和外周动脉穿刺置管。与成人相比，儿童和新生儿的血管较细，可能存在先天性血管畸形，颈更短，皮下组织分布不同，使得中心和外周血管通路的建立极具挑战性。

与成人相比，儿童和新生儿复苏在生理学和流程管理方面都存在较大差异，因此需要专业认证。出生后第一分钟的复苏质量对远期结果有显著的影响。因此，建议受训者每两年进行一次新生儿复苏模拟，旨在培训医务人员能为新生儿复苏做好充分准备并能成功实施[1]。这个领域的知识和技能必须持续熟练掌握，因此这些知识和技能的保留极为重要。

对儿科麻醉医师来说，骶管阻滞和区域麻醉等神经阻滞在患儿的解剖结构、局部麻醉药用量方面差异较大，并且多数是在全身麻醉下实施。儿童群体中减少用药错误尤为重要，在临床应用之前进行模拟训练可能会有助于这些操作的安全实施。

在练习并掌握上述技能方面，部分任务培训器具有独特的优势。这些任务训练器虽然不能完全重现在真人身上进行的操作，但提供了所学操作和技能的特定要素，使学员无须在真人身上操作也可以掌握。事实上，部分任务训练器主要是用于技能练习的模型，如用于心肺复苏的胸部模型。

部分任务训练器作为一种练习和掌握操作技能的有效工具，在模拟医学教育中发挥了重要作用[2]。虽然部分任务训练器有时被称为低仿真模拟器，但是将其归入高仿真还是低仿真仍存在争议。根据关键的物理特征、训练任务、学习目标、学员的教育和模拟情境，同一种任务训练器可以被归为任何一个类别[3]。例如，儿科气道模拟人在用于提升麻醉住院医师插管技能时，会被认为是高仿真设备，而对于多学科团队模拟需要进行气道和静脉穿刺操作的心肺复苏情境，儿科气道模拟人则会被认为是低仿真设备。因此，在本章的范围内，部分任务训练器的定义独立于其仿真状态，而仿真状态很大程度上由其用途决定。

部分任务训练器可以作为在真实临床环境中学习的一种有效替代，比在与患者的临床接触中直接学习具有更多优势。部分任务训练器的一个优势是允许失败，这是教授经验不足的医护人员儿科操作的一个关键优势，因为操作成功的概率与成功前尝试的次数成反比。尽管多次尝试失败会给学员造成压力，特别是这项操作对患儿非常重要的时候。部分任务训练器允许将部分任务从整体情境中分离出来，去除了情感成分。基于计算机的新生儿复苏指导培训系统在医学生中获得了较高的满意度，学生们可以不受任务的情感因素影响而专注于学习[1]。部分任务训练器的另一个优势是价格，相比之下，基于高仿真模拟人的模拟技术需花费数千美金，且并不是所有培训机构都能随时提供[2]。针对上述用途的部分任务训练器的价格在 300～3 000 美元，见表 16.2。

表 16.2 按临床情况分类的市售部分任务训练器

分类	公司	产品	描述	研究
气道	Laerdal 医疗（Stavanger，挪威）	新生儿气管插管训练器	—	[4]
		婴儿气道管理训练器	—	—
	Life/form® ［Fort Atkinson，威斯康星州（WI）］	儿童气道管理训练器（带背板）	—	—
	Syndaver Labs（Tampa，佛罗里达州）	新生儿气道训练器	—	[4]
		儿童气道训练器	—	—

续表

分类	公司	产品	描述	研究
	Simulaids［Woodstock，纽约州（NY）］	3 岁儿童气道管理训练器（带背板）	—	—
	TruCorp（Belfast，爱尔兰）	AirSim® 儿童，Pierre Robin 综合征（6 岁）	—	[4]
心肺复苏	Life/form®	CPR Prompt BLUE 儿童模拟人	由 5 个模拟人和尼龙袋组成	—
		儿童半身模型，CPR/气道管理，带除颤功能	—	—
骨髓腔内通路	Life/form®	骨髓腔内通路模拟器	—	—
	Laerdal 医疗	婴儿 IO 腿模型	—	[5]
血管通路	Laerdal 医疗	儿科 IV 模拟器	适用于小儿头部（颞、颈静脉）、婴儿 IM/IV 手臂模型、婴儿 IV 腿模型	—
		小儿多条静脉输液训练臂套件	—	—
		婴儿虚拟 IV	计算机软件和静脉部分任务训练器，用于自主学习。具有临床情境、3D 视觉图像，记录操作表现，并提供反馈	—
	Meadows medicalsupply™［Quogue，纽约州（NY）］	儿科 IV 手模型	1 岁、3 岁，输液	—
	Simulab［Seattle，华盛顿州（WA）］	儿童血管穿刺任务训练器	—	[6]
	VATA Inc.［Canby，俄勒冈州（OR）］	Nita 新生儿模型 1800	当穿刺成功时有静脉回血，包括脐静脉通路。有可替换静脉穿刺处皮肤。此外，还具有经鼻吸引和鼻饲功能	—
椎管内阻滞	Simulab	婴儿腰椎穿刺	—	—
	Laerdal 医疗	婴儿腰部穿刺模型	—	—
	Life/form®	儿童腰椎穿刺模拟器	—	—
超声	SonoSim［Santa Monica，加利福尼亚州（CA）］	SonoSim® 便携超声训练器	提供集成的动手超声培训、教学指导和评价	—

注：IM，肌内注射；IO，骨髓腔内注射；IV，静脉注射。

事实上，与具有触觉和语言反应的全身模拟人相比，部分任务训练器更容易维护和使用，并且不需要复杂的专业知识。虽然部分任务训练器涉及虚拟现实和需要计算机运行，但绝大多数不需要计算机软件，可以在模拟中心外的各种环境中使用。

如何反馈操作成功是部分任务训练器设计上的一个挑战。应对这一挑战的策略包括使用有色的储液袋来确认静脉穿刺成功，胸廓抬举、支气管膨胀提示气管插管成功，以及使用虚拟现实软件对正确的表现进行口头和视觉反馈。

已有证据表明，部分任务训练器对不常操作的技能的教授和维持是有效的。一项涉及各种操作技能和培训水平的儿科模拟教育的荟萃分析显示，与通过标准的临床课程学习相比，通过模拟教育学习并掌握操作技能的效率更高。虽然这种影响的程度在高仿真环境和虚拟现实环境之间有所不同，但在所有的亚组中都看到了积极的影响[7]。

对儿科患者的评估很大程度上得益于体格检查结果，如毛细血管充盈、囟门凹陷、心动过速、皮肤干燥、易激惹和鼻翼扇动等。尽管提供这些体征似乎对消除疑虑(模拟学习的一个常见障碍)非常重要,但系统的研究已证明事实并非如此。事实上,学习质量往往与模拟器的仿真度无关[3]。模拟器仿真度定义为模拟器的触感、外观和行为与真实患者的相似程度[3]。Hamstra 等解释,模拟的情境案例与临床环境之间的功能相似比,模拟器本身的物理相似更有意义。尽管有上述发现,但由于部分任务训练器是一个独立的实体,其仿真度依然是一个固有的难题。所谓真实性是由多种要素构建的,它包括物理的、思维的和情感的体验[7]。这一概念涵盖所模拟的临床场景的诸多方面,如引导与患儿监护人的对话、任务准备的后勤保障,以及与操作本身无关但完成操作所需的其他经验。

儿科部分任务训练器的使用缺乏强有力的证据。由于采用部分任务训练器和模拟人的模拟很难与真实临床危机事件进行比较,大多数研究都只是在模拟下对比用或不用这些模型的有效性,因此很难将这些方法与临床床旁教学(现行的金标准)的真实教学效果进行对比[7]。为了阐明部分任务训练器在医学教育中的效用,今后的工作需要研究最有效的教学和评价工具。不同部分任务训练器

的评价方法不能在研究之间通用,因此很难量化该工具的教育价值。

部分任务训练器的类别

气道部分任务训练器

气道部分任务训练器让学员有机会动手练习气道管理技术,如球囊面罩通气、放置口咽通气道、声门上气道,以及经口或鼻气管插管。有的模拟器包含一个模拟肺,通过肺部膨胀征象来确认气管导管位置正确,实施环状软骨按压时具有逼真感受,以及对错误操作的反馈功能,如胃膨胀。这些训练器通常是一个颈胸部模型,包含口咽和喉头的解剖结构,模型固定在一个背板上。气道部分任务训练器不仅需要对模型进行维护,还需要一些耗材,如润滑剂,使气道装置顺畅通过。这些模型的不同体现在设计上、所代表的年龄段(新生儿、婴儿和儿童模型),以及模拟人皮肤的仿真度(图 16.1)。这些部分任务训练器在模仿小儿喉部时仿真度的差异较大,其中一些产品非常接近真人的外观和感觉(图16.2)。例如,TruCorp 公司根据皮埃尔·罗班(Pierre Robin)综合征的病理生理特点生产的模型,该模型可以模拟气道管理中的独特挑战(图 16.3)。

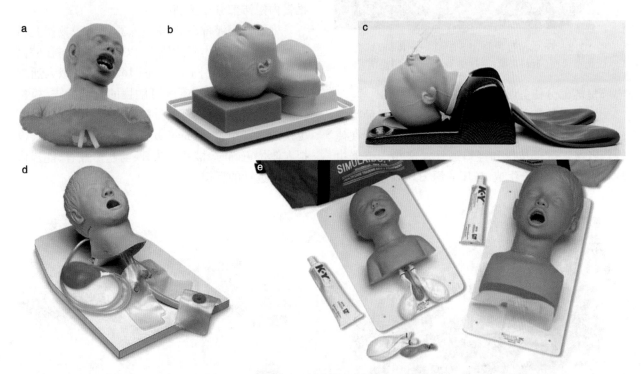

图 16.1　部分任务训练器
a. SynDaver Labs 新生儿气道训练器(资料来源:照片由 Syndaver Labs 公司提供);b. Laerdal 新生儿气管插管训练器(资料来源:照片由 Laerdal 医疗提供);c. TruCorp 公司的 AirSim®(资料来源:照片由 TruCorp 公司提供);d. Life/form® 儿童气道管理训练器(带背板)(资料来源:照片由 Life/form® 公司提供);e. Simulaids 3 岁儿童和婴儿气道管理训练器(带背板)(资料来源:照片由 Simulaids 公司提供)。

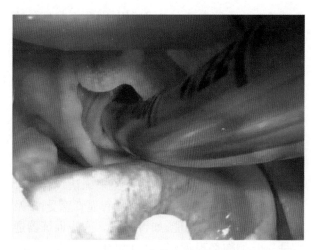

图 16.2　SynDaver Labs 儿童气道训练器的插管视图（资料来源：照片由 Syndaver Labs 公司提供）

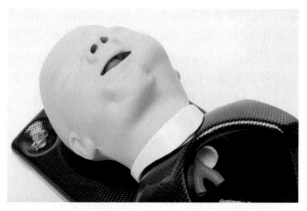

图 16.3　TruCorp 公司的 AirSim® Pierre Robin 综合征儿童模型（资料来源：照片由 TruCorp 公司提供）

心肺复苏部分任务训练器

　　用于心肺复苏训练的部分任务训练器种类繁多。这类训练器通常包括整个躯干，其设计旨在使操作者掌握胸部按压和经口通气。这些训练器由软塑料和泡沫填充组成，按压的压力和质感类似小

儿胸部按压。儿童心肺复苏模拟人 Prompt BLUE 的一次性组件，如一次性充气袋，易于在下次使用前进行更换和维护。Life/form® 的高级儿童心肺复苏/气道管理半身模型可放置高级气道，如气管插管，还能产生相应的反馈。此外，该模型还可以进行除颤训练，提供心电图电极连接部位，甚至可以选择安装手臂和腿，变为仿真度更高的模拟人，用于静脉通路或骨髓内通路的建立，运行急救模拟案例（图16.4）。

血管通路部分任务训练器

　　血管通路部分任务训练器内置充满液体的管道，可显示回血，为学员提供静脉置管成功的反馈。动脉和静脉血管分别用红色和蓝色液体标识，可为正确或意外的血管穿刺提供视觉反馈。与气道部分任务训练器一样，中心或外周静脉的血管通路部分任务训练器的皮肤外观和质感的仿真程度有所不同。一些部分任务训练器与超声兼容，静脉血管可被压闭而动脉血管具有搏动性，与真人血管一样。一项试验表明，26 名儿科住院医师利用该模拟器进行 60~90 分钟超声引导下的中心静脉穿刺置管模拟训练后，使用核查表进行评分，结果表明这些医师的中心静脉置管技术有所提高[6]。

椎管内阻滞部分任务训练器

　　椎管内阻滞部分任务训练器可用于教授儿科麻醉初学者椎管内阻滞技术，以及教授儿科住院医师腰椎穿刺技术（图 16.5、图 16.6）。模拟人通常为侧卧位，有模仿腰骶区可触摸的解剖标志、模仿脑脊液的储液器，具有测量脑脊液压力的功能和可更换的腰部组件。Simulab 模拟人身体可弯曲，模拟人体位正确时，椎间隙张开；与超声兼容，能提供穿刺针进针的反馈。

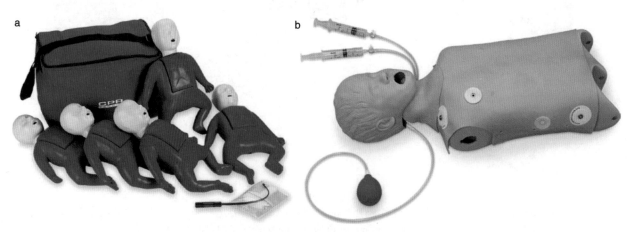

图 16.4　两种不同的心肺复苏任务训练器
a. Life/form® 公司的儿童 CPR 模拟人 Prompt BLUE；b. Life/form® 公司可除颤的高级儿童心肺复苏/气道管理半身模型。

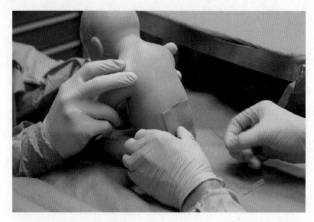

图 16.5 Simulab 婴儿腰椎穿刺训练系统(资料来源:照片由 Simulab 公司提供)

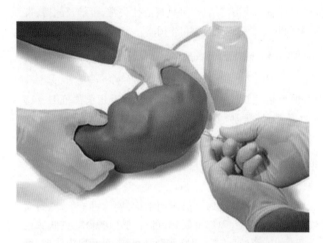

图 16.6 Laerdal 医疗婴儿腰椎穿刺训练器(资料来源:照片由 Laerdal 医疗提供)

虚拟现实模拟器

虚拟现实模拟器由一组部分任务训练器组成,在某种程度上讲,是由计算机程序创建的身体图像,有助于心理运动技能的练习和掌握。例如,AccuTouch 纤维支气管镜模拟器已被证明能有效教授新晋儿科住院医师纤维支气管镜技能,缩短插管成功时间并减少并发症[8]。模拟器可以感知使用者的操作,使用者操控模拟纤维支气管镜的前端移动,同时计算机显示随着纤维支气管镜前端的移动的解剖图像。该软件可根据学员的操作进行反馈,如学员可以通过操作来获取更佳的图像质量,"患者"局部麻醉不充分会引起咳嗽,学员可以看到支气管节段计数。具备软件自带教程的纤维支气管镜模拟器培训已被证明能提升急诊住院医师电子支气管镜的操作能力,不仅适用于常规儿科气道,更适用于模拟气道梗阻和 Pierre Robin

综合征[9]。

与可用于训练心理运动技能的虚拟模拟器不同,有的虚拟模拟器由一个完全数字化的虚拟世界和情境案例组成,旨在教授技能、流程和临床知识。一项研究通过训练前、后的测试表现考察了在虚拟现实环境中教授儿科住院医师儿童镇静的有效性[10]。因为对这些虚拟课程的研究很有限,与传统课堂教学方法相比,对虚拟课程效果的看法并不一致[10]。

儿科部分任务训练器的前景

儿科模拟领域是由成人模拟技术发展而来,随着技术发展进步,部分任务训练器的开发将针对更大的年龄范围和儿科特有疾病,包括皮肤和血管特征。未来的技术发展也将能够以更低的成本提供更高的功能仿真度。我们预测,针对儿科独有挑战性疾病[如 Pierre Robin 综合征(图 16.3)]的部分任务训练器会大量涌现。已经有机构使用常规儿科部分任务训练器来自制 Pierre Robin 综合征气道训练器[11]。

Cheng 等对包括操作性训练在内的各种模拟进行荟萃分析,认为仿真度并不会显著影响学习效果[4]。这一结果表明,即便没有高仿真情境模拟,部分任务训练器在模拟教育中也占有重要地位。事实上,部分任务训练器提供了低成本的模拟课程,这在资源有限的基层、乡村医院和当前医学教育成本有限的情况下都具有重要意义。

高仿真模拟培训

高仿真模拟(HFS)培训在儿科麻醉医师的教育中发挥着重要作用。利用现有的模拟技术,教育工作者可以开发多种模拟课程,使儿科麻醉医师能够更熟练地掌握多种技能。最大限度地提高环境的仿真度和真实性,能使麻醉医师全身心地投入危重患儿的管理。此外,欲进行准确的评估和及时的干预,还需要团队领导和沟通技巧,这样才能成功地救治患儿。在高仿真模拟后采用不同的复盘策略极为重要,这样才能提高学员的满意度和学习效果。

当前,麻醉领域模拟教育的目的是通过有效的体验式学习,尽可能地改进临床质量和安全,同时帮助学员建立信心,提高学员满意度。麻醉医师经常在紧急情况下管理病情复杂的患儿。此时,批判性思维、高效决策和熟练操作都至关重要。尽管随着儿科麻醉的发展,麻醉安全性已有大幅提升,危机事件发生率已经降低,但这些风险依然很高。由于麻醉安全性提高,临床培训期间接触到罕见和危机事件的概率降低。此外,随着工作和值班时间的减少,遭遇危机事件的机会减少,导致受训医师的知识和技能退步[12]。高仿真模拟可以满足这些不断增长的需求,即学员可以在仿真环境中练习危机事件管理,以弥补上述缺陷。各种形式的模拟(从任务训练器到标准化病人,从屏幕模拟到高仿真模拟人[13])都可用于构建逼真或高仿真的情境模拟(表16.3、图16.7~图16.12)。在儿科麻醉中,使用高仿真模拟的一个例子是在复杂的综合模拟人上以可控的方式实施吸入诱导,可以暂停、快进或重复进行,以此锻炼儿科危机管理技能。高仿真模拟提供了一种减少错误和提高临床判断力的方法,同时也有助于儿科麻醉管理中特殊临床技能的教学和评价,对改善患儿安全至关重要[14-15]。

表16.3 高仿真模拟人示例

公司	名称	描述
Laerdal 医疗	儿童模拟人(SimJunior®)	模拟人为 6 岁男孩外观。可呈现生命体征,能说话,有呼吸音,胸廓可抬举,插管时有逼真的声门结构,可呈现心律失常,可触及脉搏,可以进行血管穿刺并可改变瞳孔大小(图16.8)
Laerdal 医疗	婴儿模拟人(SimBaby®)	与上述相似,但为婴儿外观,其生命体征符合婴儿正常范围和特征,如婴儿的声音(图16.9)
Laerdal 医疗	新生儿模拟人(SimNewB®)	与上述相似,但为新生儿外观,生命体征符合新生儿正常范围及特征,可行胸腔穿刺,脐静脉、脐动脉置管,可触及脐动脉搏动(图16.10)
Laerdal 医疗	心肺复苏儿童模拟人	与上述相似,专门为心肺复苏设计的产品。可进行骨髓腔穿刺并可回抽模拟血液
Gaumard 公司	HAL® S3005 5 岁儿童模拟人	模拟人为 5 岁儿童外观,具备逼真的声门结构,胸廓可抬举,球囊面罩过度通气时可致胃膨胀,胸部可回弹,可行气管切开术,皮肤颜色随缺氧状态变化,生命体征可控,眼睑和瞳孔可控,可行肌内注射,可以建立静脉和骨髓腔内通路(图16.11)
Gaumard 公司	HAL® S3004 1 岁儿童模拟人	模拟人为 1 岁儿童外观,其他特征与上述相似,有相应的生命体征(图16.12)

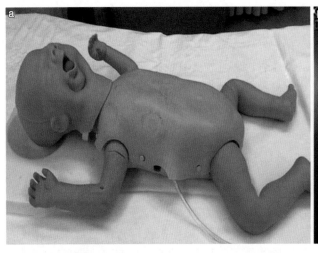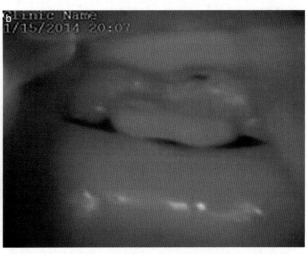

图16.7 图 a 示自制的 Pierre Robin 综合征气道训练器用于模拟儿童困难气道[11],图 b 示插管时声门视图(资料来源:照片由 Poling 等提供)

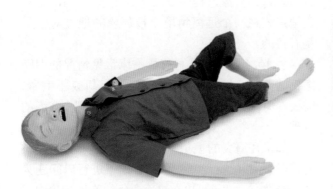

图16.8　Laerdal 医疗儿童模拟人(SimJunior®)(资料来源:照片由 Laerdal 医疗提供)

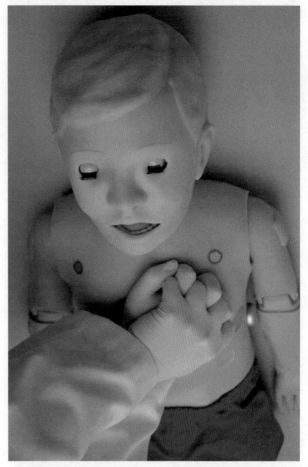

图16.11　HAL® S3005 5 岁儿童模拟人(译者注:下面的手指应伸直)(资料来源:照片由 Gaumard 公司提供)

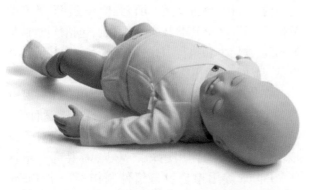

图16.9　Laerdal 医疗婴儿模拟人(SimBaby®)(资料来源:照片由 Laerdal 医疗提供)

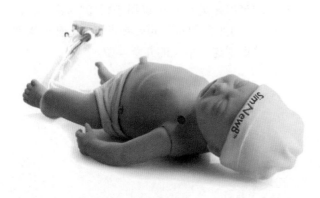

图16.10　Laerdal 医疗新生儿模拟人(SimNewB®)(资料来源:照片由 Laerdal 医疗提供)

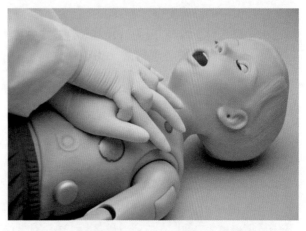

图16.12　HAL® S3004 1 岁儿童模拟人(资料来源:照片由 Gaumard 公司提供)

HFS 可以影响三方面的学习结果[16-17]：

1. 认知结果 知识、基础和临床科学，如小儿解剖学、生理学、病理生理学、药理学包括药物剂量。

2. 技能(心理运动)熟练度 这一领域包括特定技能，如儿童气道管理、椎管内穿刺技术、中心静脉穿刺置管，以及更高级的操作技能(困难气道管理、儿童或新生儿心肺复苏)。

3. 情感结果 该领域包括在涉及多学科的儿科围手术期医疗团队中学习如何有效地应用知识、技能和流程操作(非技术性技能，如沟通、态势感知、分工和领导力或执行力)。

HFS 有助于实现上述学习结果，可以满足小儿麻醉医师的特殊需求。HFS 能让学员积极参与，并能给予学员实时的形成性反馈，这是 Kolb 经验学习环(Kolb's experiential learning cycle)的关键。具体和直接的反馈有助于对制定的决策进行实时回顾和随后的行为改进。在这种反馈的协助下，学员可以进行自我评价，对批判性思维进行重复或刻意练习，或聚焦于特定技能的学习、精进和维持。这些要素都可以从 HFS 中获得，也是 Ericsson 提出的刻意练习教育理论的基础[18-20]。

尽管高仿真模拟人所涉及的技术令人印象深刻，但经验学习的关键要素被训练有素的模拟导师掌握[21-22]。多种"非物理"要素对有效学习至关重要，最显著的是反馈方法。长期以来，复盘被认为是模拟的"心脏和灵魂"，在完成 HFS 模拟之后进行复盘是经验学习中最重要的部分[23]。此外，导师应该营造一个可控、适合的学习环境，确保学员在模拟中的心理安全。心理安全极为重要，尤其是在管理儿科患者时，因为治疗和管理这一人群会涉及一系列独特的心理挑战。为确保这种心理安全，需要有经验的导师，他们能熟练地将复盘作为一种反思工具。此外，HFS 之后应立即进行复盘，而且复盘应紧扣学习目标。学习目标应该是具体的、明确的，在某些情况下应在模拟前的简介期公布。复盘时还应考虑环境，应避免情境案例中的压力因素在复盘过程中分散学员注意力，因此把复盘地点改在一个远离情境模拟环境的地方对学员是有益的。

表 16.4 是一个儿科麻醉临床常见情况的 HFS 案例的范例。这些事件虽不常见，但却威胁生命，需要在时间、资源有限的情况下进行专业、熟练的管理。

如果在逼真的模拟环境中运行表 16.4 所列举的情境案例并进行实时反馈，有助于进行以问题为中心的学习。学员可以在快速变化的临床场景中安全地进行决策训练，而不会对真实患儿造成任何伤害。因为不会给真实患儿带来直接风险，所以也不太可能出现与这种教学法相关的负面情绪反应。通过结构化和指导性的复盘，可以强调基于团队的麻醉危机资源管理(ACRM)技能的重要性，包括预见性、早期求助、领导力和执行力，防止先入为主和其他认知偏见，调动一切可用资源及适当使用助记卡[24-26]。

在每个机构内，HFS 应系统地应用在儿科麻醉的各个亚专业。这样的课程对学员既有普适性，也与儿科麻醉各个亚专业的主题相关。我们对于模拟培训对认知的作用还知之甚少，需要进一步评估。Poling 等用市售设备组件制作了一个 Pierre Robin 综合征的新生儿困难气道模型，这是一个部分任务训练器，该模型准确地再现了特定的困难气道，同时保留了逼真的新生儿外观(图 16.7)[11]。该模型的突出之处在于可以用来模拟"不能插管，不能通气"的儿童困难气道。在此之前，很难找到一个能够再现这一情境的儿童模型。

表 16.4 儿科麻醉情境模拟案例示范

房间环境布置	8 月龄婴儿高级模拟人 手术台调至外科医师要求的高度 在患儿左侧放置装有纱布和手术器械的托盘 手术显微镜置于患儿的右侧
演员角色	巡回护士、耳鼻咽喉科住院医师、洗手护士和开始交接班的麻醉医师
案例简介	患儿，男性，8 月龄，21 三体综合征，行双耳鼓膜置管术。即将开始麻醉诱导，助演仓促地给学员交班
剧情演进	学员接班，按计划进行吸入诱导。诱导开始后 1 分钟，患儿出现心动过缓，心率由 128 次/min 降到 95 次/min，血压稳定在 90/48mmHg。此时，学员应降低吸入麻醉药浓度，以降低严重心动过缓的风险。但无论学员采取何种操作，患儿都将发生喉痉挛；低氧血症随之发生，血氧饱和度降至 75%；随后心动过缓，心率降至 45 次/min，血压降至 50/30mmHg，随后测不出。医护人员应意识到该患儿发生了危及生命的心动过缓，并应根据发布的复苏指南实施胸外按压。而心动过缓的常规治疗无效，如阿托品

续表

解决方案	只有正确的气道管理和心肺复苏才能解决心搏骤停的问题
复盘的学习目标	复盘前与导师一起回顾:

1. 诱导期间进行工作交接是否安全? 在小组中围绕这个话题展开讨论,记住没有绝对的正确或错误
   (1) 口头交接班是否导致了这位患儿的后续问题,有没有更好的方法对麻醉的患儿进行交接班?
   (2) 如果这是一个健康的 8 月龄患儿,情况会有所不同吗?
2. 降低该患儿吸入麻醉药浓度的风险和益处是什么?
3. 预防性应用阿托品在此类(或其他)患儿群体中有作用吗?
4. 对于这位 21 三体综合征患儿,是否应该先建立静脉通路?
5. 在这场危机中,资源是否得到适当利用?
   (1) 学员在手术室里有足够的人手吗? 是否应该打电话求助?
   (2) 在学员工作的环境中有哪些可用的资源?
6. 琥珀胆碱在低氧血症处理中的作用是什么?
   (1) 什么剂量合适?
   (2) 琥珀胆碱有禁忌证吗?
7. 对 21 三体综合征患儿进行侵入性气道装置放置应考虑哪些特殊风险?
   (1) 颈椎不稳
   (2) 困难插管
   (3) 未确诊的肺动脉高压风险增加,对缺氧和高碳酸血症耐受性差
8. 心动过缓的处理是否符合指南?
9. 有无急救助记卡?
   (1) 如果有,是否已经使用?
   (2) 如何使用?
10. 为这位患儿开始胸外按压的阻碍因素是什么?
    (1) 不确定需要这样做
    (2) 手术器械或显微镜造成了阻碍
    (3) 手术台的高度

高仿真模拟用于评价

高仿真模拟(HPS)可以在非常接近真实的情况下评价学员的表现[27]。与笔试或口试不同,除医学知识储备外,还可以评估学员的临床技能和判断力。交互式模拟人和部分任务训练器可以与预先设置的情境案例配合,实现对各种技能的评价。这种评价方法可用于形成性评价和终结性评价,识别不足表现,为各级考试(包括重大考试)作准备。在儿科领域,儿科高级生命支持或许是最常见的模拟测试。美国麻醉医师执业资格认证委员会(ABA)很快将以客观结构化临床考试(OSCE)的形式在其资格认证考试中加入模拟。OSCE 已经出现在其他重大考试中,如以色列的麻醉医师执业资格认证委员会和美国国家医学考试委员会(NBME)组织的考试。利用模拟技术进行评价使得教师们有机会在多种情况下对不同学员的不同技能进行一致的评价,而不会对任何患者造成伤害。模拟也可能有助于依照美国毕业后医学教育认证委员会(ACGME)的要求评价麻醉住院医师和儿科麻醉专科医师在不同领域的表现。随着麻醉学里程碑计划(即分层递进的目标)的实施,不少机构开发了相关模拟课程来评价这些分层递进的目标。临床和职业素养的分层递进的目标都很适合用模拟来进行评价,特别是某些分层递进的目标,教师会因为在日常工作中与住院医师接触较少或不一致而难以作出评价,这时模拟评价尤为适用。

技术、操作、沟通、团队合作和诊断技能领域都可以通过 HPS 进行评价。在评价技术性技能时可使用项目核查表和关键行为清单,如气管插管或建立静脉通路。然而,对于非技术性技能的评价,如团队合作、行为、职业素养和沟通,使用综合评价量表(global rating scale)可能更有用[28]。熟练掌握小儿麻醉的临床知识和技能极具挑战性。在住院

医师培训和专科医师培训中,美国麻醉医师执业资格认证委员会(ABA)规定了儿科麻醉培训的最短周期,形成性模拟培训和基于模拟的表现评价可以作为培训的补充[13]。

评价表现的方法

文献中描述了几种评价学员表现的方法,包括[27,29]:

1. 项目核查表(checklist)。
2. 表现出的关键行为(key actions performed)。
3. 关键行为的时间。
4. 综合评分系统(global scoring system)。

每种评价方法都有各自的优缺点,任何单一的方法都不足以衡量学员表现,因此需要采用多模式方法。虽然综合评分通常用于模拟表现的评价,但这种方法有几个缺点:得分的差异主要是由操作顺序正确与否,以及明确诊断和采取正确处置的速度造成的。综合评分系统是专家根据观察到的情况评价整体表现,专家可以根据学员的大体表现使用评分工具。尽管研究表明该方法是有效和可靠的,但仍有一些缺点,包括评分者之间的差异和主观性[28]。此外,这些评分方法没有评价学员的内在思维过程和依据。

总之,文献中描述的评分系统可以分为显性和隐性两类。显性过程评分包括使用项目核查表或关键行为。这些核查表是基于专家评价的,专家可以使用标准化指南来确定预期的恰当行为/动作。例如,在麻醉诱导期间出现过敏反应的情境案例,对学员表现进行评分中,将对学员采取的每个行为进行评分。而在严重过敏反应时,输注液体和使用肾上腺素这两个关键行为在评分规则中有更高的权重。显性技术的缺点在于不考虑行为的顺序和时机,仅依靠评分者的理解来实现评分者之间的一致性。例如,在"不能插管,不能通气"的情况下,如果一位学员能快速识别情况,正确地完成困难气道管理流程并最终经气管穿刺置管或气管切开,其得分应高于未能在预定时间内识别状况,使患者面临缺氧风险的学员。因此,当几个干预措施不是同时发生时,干预措施的顺序更为重要;但如果几个干预措施差不多同时发生,那么精确的顺序可能不重要。

隐性评分系统可对表现进行整体评价。虽然也有人提出该系统存在评价者间可靠性的问题,但现有文献明确显示,在更复杂的、以团队合作为主

要学习目标的情况下,使用综合评价量表的评分系统可能更有效和有用[28,30]。综合评价量表可以从三个方面评价表现:基础知识、行为和综合表现(表16.5)。知识部分的标准包括通过及时和正确的顺序使用适当的诊断和治疗流程。行为部分的标准包括问题预测、计划、寻求帮助、有效利用团队和资源、确定优先顺序、清晰的闭环沟通和冲突管理。对于这些标准中的每一个,都可以使用综合评价量表。综合表现可以用知识和行为的组合来进行评级。虽然使用多种项目核查表看似是一种客观的评价方法,但对表现的最终评判中评分者的主观性仍然起着重要作用[29]。先前对儿科学员和儿科麻醉学员进行的研究发现评分者间存在高度一致性,表明综合评价量表仍然是评价表现的有效手段[30-31]。其他研究显示,要可靠地评价学员在模拟环境中的管理能力可能需要多个情境案例[29]。虽然很容易识别表现优异或不佳的学员,但问题出现在不属于这两种情况的中间人群。多次进行模拟评价可能有助于克服这个困难。此外,还必须考虑评价的目的是形成性评价还是终结性评价,还是为了提高表现,探索制定标准或达到某一特定胜任力水平。

表 16.5　常见儿科情境模拟案例和评分范例

题干	5 岁患儿,丙泊酚镇静下行 MRI 检查,发生喉痉挛		
评分表			
核查表评分	意识到有问题	是	否
	与 MRI 检查团队沟通,停止扫描	是	否
	呼叫帮助	是	否
	识别喉痉挛的时间:		
	<60 秒	>60 秒	未能识别
	吸入纯氧	是	否
	加深麻醉	是	否
	尝试球囊面罩通气	是	否
	使用肌松药	是	否
	如果需要插管或复苏,考虑将患儿从扫描设备中转移出来	是	否
	口头说明进一步处理的其他选择	是	否
	总分 10 分	**/10**	

综合评分	1. 基础知识(0~5分)
	(1) 收集相关的信息
	(2) 作出诊断
	(3) 开始正确治疗
	(4) 及时进行治疗
	(5) 恰当的任务顺序
	2. 行为(0~5分)
	(1) 呼叫帮助
	(2) 对形势进行再次评估
	(3) 有效利用团队和资源
	(4) 优先顺序恰当
	(5) 使用清晰的闭环沟通
	3. 综合表现(0~5分)

续表

评分者和评估者

在开发综合或整体表现的评价量表时,应该考虑评估者的背景,包括其知识、经验和期望。尽管评价过程难免受评估者主观性的影响,但通过专业的培训,使用质量指标和制定有意义的评分项可以尽量减少判断错误,确保评价的有效性[27]。

任何评价手段都可能提供不准确的信息,作为工具的 HPS 也不例外。尽管 HPS 的真实程度很高,但仍与现实存在差距,学员在真实临床环境中的表现可能比在模拟情境下更好或更差。对复杂情境进行模拟评价时存在一个特殊风险,即后视偏差(hindsight bias)(译者注:事后诸葛亮,指得知结果后夸大结果的可预测性)。导致后视偏差的原因是导师知道情境案例的结局。在真实患者管理中,诊断过程往往并不是一蹴而就的。从临床医师遇到未知病例的角度来看,患者对特定治疗的反应或体格检查中的细微信息可能是明确问题的重要线索。即便是 HPS,模拟真实案例的准确性也是有限的。导师可能会因为学员得出了错误的结论而批评他们,即便他们提出了一个看似合理的诊断。相反,他们也可能会以为学生已经作出了正确的诊断,即使他们的答案源自错误的推理。导师必须记住,学生的目标不是成为模拟专家,而是成为诊治患者的临床专家。模拟只是实现这一目标的手段之一。

多学科团队训练

多学科团队(multidisciplinary team,MDT)训练已经不仅仅是一个热门的词了,它已经演变为一个可能救命的概念。传统情况下,医务人员会花费好几个小时在"没有外人"的环境下学习临床知识技能,要么独坐在图书馆里,要么与同一专业的同事一起学习,如护士和护士、医师和医师等。显而易见,医务人员并不是孤军作战,需要把工作模式转变为临床环境中高效的团队合作。在面对患者的紧急情况时,有效团队合作的重要性变得尤为明显,因为临床医疗团队必须迅速而准确地作出反应,才能成功救治患者或防止病情进一步恶化[32]。

MDT 在 2000 年成为患者安全的重点。当时,医学研究所(IOM)发现,医疗过程中的患者伤害往往是由缺乏 MDT 协作和沟通造成的,并进一步强调,对于风险较高的关键领域,如急诊科、重症监护病房和手术室等,应组织包含危机资源管理技能的团队培训[34]。10 年后,《欧洲赫尔辛基患者安全宣言》进一步强调这些建议,指出人为因素在患者诊疗安全中起到了很大的作用,为了确保医疗安全,手术室团队(手术医师、护士和其他医护人员)必须团结协作[33](译者注:原文标注参考文献 33 与文章中内容不符,《欧洲赫尔辛基患者安全宣言》参见文献"MELLIN-OLSEN J, STAENDER S, WHITAKER DK, et al. The Helsinki Declaration on Patient Safety in Anaesthesiology. Eur J Anaesthesiol 2010,27(7):592-597.")。本章重点讨论小儿麻醉领域多学科培训的重要性。儿科患者群体因自身特点独具挑战,但提供安全的诊疗仍然是模拟的基本目的。理想情况下,模拟培训应该是多学科的,在逼真的模拟临床环境中练习决策制定的能力[34]。

儿科模拟的不同之处

成人模拟通常只需要一个模拟人,而儿科模拟最好使用多个代表不同年龄(从早产儿到青少年)的模拟人。这种多样性增加了工作的复杂程度和成本。成人模拟人中的一些比较复杂的细节可能很难在体型较小的儿童模拟人复制,导致在使用儿童模拟人时仿真度比较低,体验感也不够真实[13]。由于患儿年龄和体型的不同,在模拟过程中也必须有各种配套物资,如气管导管、静脉穿刺用品、监护设备、药物剂量等。这些准备无论对模拟团队还是学员都增加了难度。

模拟训练最重要的价值之一是改进团队的互

动和沟通。在儿科使用模拟进行团队训练有助于克服某些阻碍,使得团队能轻松地处理常见不严重的紧急情况,也能更从容地处置罕见情况。团队成员中可能有人精通成人急救,但这些技能并不总是适用于儿科患者;因此,MDT 培训有助于成员们团结一致地应对紧急情况。

儿科麻醉的工作环境

儿科患者具有挑战性,不仅因为儿童的年龄及体型变化,还因为他们身处不同的诊疗场所。各种手术室外麻醉场所是儿科麻醉的重要组成部分。多学科模拟训练有助于应对这一工作需求,让团队练习针对紧急情况的处置、动员救助和发现医疗系统问题,从而提高资源利用率和流程标准化。因为团队的成员并不常在一起工作,而且可能还不太熟悉工作环境,模拟有助于提高团队危机资源管理的技能,让团队成员无论身处何处都可以有效且高效地应对儿科的紧急情况。

MRI 检查室是常见的小儿麻醉实施地点,因为麻醉医师与患儿之间的物理距离及监测的局限性,所以存在一些特定的问题。患儿出现气道问题和血流动力学问题的风险增加,这可能需要中断检查并快速干预。医护人员若没有适当地移除对磁场敏感物品就无法及时提供帮助,这种延误可能会对患儿造成进一步伤害。另一个难以接近患儿的地点是放射肿瘤治疗室。因为额外的障碍物,如固定头部的头套,导致患儿发生气道和血流动力学问题。在血管介入或心脏介入手术室,可能更方便接近患儿,但是可能缺乏具有儿科患者管理经验的医护人员;即便是具备儿科专业知识的医护人员,也可能会发现在危急情况下很难调动资源。Tofil 等在模拟儿科患者严重造影剂过敏时,展示了放射科住院医师和放射科技师在放射科检查室的 MDT 协作[35]。造影剂反应很罕见,但如果没有迅速和恰当的处置,可能会危及患儿生命。在经历了情境模拟和复盘后,学员的心肺复苏技能及肌内注射肾上腺素治疗方面都有明显改善(住院医师在测试前后的得分分别为 57% 和 82%;技术人员在测试前后的得分分别为 47% 和 72%)。该研究说明原位模拟作为一种工具,可使团队成员采取恰当的预防措施,获得必要的资源,并在紧急情况下协同处理患儿。

儿科手术室外麻醉地点多变,其中儿童镇静涉及多种操作。血液肿瘤诊室通常需要在镇静下进行腰椎穿刺和骨髓采集。其他儿童医院的镇静小组则在麻醉科、儿科危重症或其他院内医师团队的监督下进行。这些团队在照顾儿童患者方面的经验和从容程度可能有所不同。在拥有不同专业背景的医务人员的工作场所,MDT 具有一定的优势。此外,MDT 的优势也体现在麻醉复苏室、儿科和新生儿重症监护病房、急诊科或需要快速响应和急救的儿科住院部等场所。

院内环境

儿童患者不只出现在儿童专科医院,还会在各种非儿童专科医院。这些场所包括成人医院的儿科病房、社区和教学医院、急诊和门诊。不同场所的医务人员经验并不一致,不利于患儿的诊治。美国每年有超过 900 万名儿童因创伤在急诊室接受治疗,其中超过 80% 的儿童在非儿童专科医院接受治疗。在一项以团队为关注点的研究中,107 名医务人员(包括 32 名医生和 75 名非医生)认为儿童创伤诊治的困难在于缺乏诊治的经验,儿童创伤诊治培训不足及对儿童创伤患者的评估缺乏信心。他们希望在现场接受培训,包括在各种模拟情境中提升复苏技能和团队决策能力。高仿真模拟可能是帮助医务人员从容地处置患儿的一种方法[36]。

手术室内多学科培训的对象包括不同领域的专业人员,内容包括团队成员的态势感知、重要沟通和共同制定决策。同时,也需要针对儿童创伤救治开展培训。创伤依然是儿童死亡的主要原因,高水平的儿童创伤管理团队才值得信赖。这些团队中常包含一些不常在一起工作的成员(如外科医师、急诊医师、急诊护士、儿科重症医师、麻醉医师、呼吸治疗师、放射技师和医疗辅助人员)。在辛辛那提儿童医院开展了一项研究,旨在通过 MDT 的教育和模拟对儿童创伤团队进行培训和评估,以改善团队的功能。1 年内,160 人分成 6 个小组进行了 23 次 2 小时的儿童创伤模拟,这 6 个小组由儿外科主治医师、急诊科主治医师、外科和儿科住院医师、护士、重症医学专科医师、医疗辅助人员和呼吸治疗师组成。与早期的团队(最初 4 个月)相比,后期的团队(最后 4 个月)在任务的整体表现和团队表现方面有明显提高[37]。该项目旨在通过培训提高多学科环境中创伤救治的团队表现和沟通,尽管 HPS 只是该项目中的一部分,但这项工作证明了通过多学科模拟改善儿童创伤救治的可行性和实用性。

多学科模拟训练的教育学工具

多种教学工具可以用来强化多学科模拟演练时的技能和思维。为了强化应对紧急情况的必备技能,学员可在发生紧急情况前或后参加培训工作坊。例如,学员可能会参加需要实施胸外按压的情境模拟,可能会发现学员们实施按压的速度和深度有所不同,因此,在情境模拟之后,可以使用部分任务训练器来强化正确的胸外按压技能,包括深度和速度。同样,学员可能不熟悉除颤器的使用,因此需要安排一个工作坊来复习如何动手操作除颤器。通过技能培训发现学员的不足,并结合复盘,有助于技能强化,这样也丰富了模拟课程。经过反复地模拟培训,MDT 逐渐习惯了进行复盘,并逐步将复盘应用到日常的临床工作中,同时也改善了沟通和团队合作。

此外,助记卡,如儿童高级生命支持(PALS)和新生儿复苏流程(NRP)的应急流程卡,有助于应对儿童紧急情况。例如,北卡罗莱纳州立大学的一个术中情境模拟课程使用了助记卡,该局部麻醉药全身毒性反应(LAST)助记卡源自美国儿科麻醉学会危机事件核查表。在该情境模拟案例中,外科医师注射了过量的局部麻醉药导致 LAST。在模拟之前,这些团队成员接受了如何使用助记卡的培训,在模拟演练中提供了该助记卡。模拟可以作为开发和使用助记卡的一种途径,帮助医务人员应对儿科急症中常见的认知超负荷情况(图 16.13)。

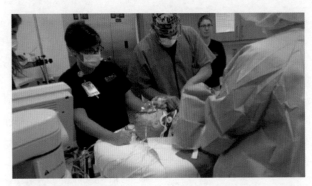

图 16.13　多学科团队(MDT)模拟一位 8 岁囊性纤维化患儿在外周静脉放置外周中心静脉导管(PICC)期间因镇静出现呼吸窘迫

情境模拟案例示范

表 16.6、表 16.7 是一个情境模拟案例示范。一个结构化的规划可以使团队在情境模拟中专注于要提升的团队协作技能。案例内容可以简单或复杂,这取决于情境案例的教学目的和对象。

表 16.6　情境模拟案例工具包

目标	1. 在儿科紧急情况下做到态势感知和系统反应 2. 在儿科紧急情况下改善围手术期工作人员的初期管理表现 3. 改善围手术期工作人员从容应对儿科紧急情况的能力
学员要执行的关键行为	1. 心律变化为心搏骤停及室性心动过速的识别 2. 开始胸外按压 3. 获取抢救车,注意抢救车就位时间 4. 粘贴除颤电极,注意粘贴除颤电极的时间 5. 在除颤器上选择所需的能量 6. 除颤,注意除颤所需的时间 7. 闭环沟通
患儿姓名	Charlie
年龄和性别	2 岁,男孩
体重和身高	15kg,89cm
主诉	慢性中耳炎
既往史	36 周早产儿,胃食管反流病
手术史	包皮环切
过敏史	无
用药史	雷尼替丁,多元维生素
现病史关键项	2 周前感冒,合并上气道咳嗽综合征 学员应意识到有喉痉挛的风险

表16.7　情境案例开发工具

案例背景	患儿拟行双侧鼓膜切开置管术。B医师(麻醉主治医师)与临床麻醉培训一年级住院医师(CA-1)一起对患儿进行麻醉。患儿体健,面罩通气良好,右耳已置管。由于CA-1是儿科麻醉轮转的最后一周,B医师人为让CA-1独自继续管理左耳置管麻醉是安全的,于是离开了手术室。CA-1在置管结束时关闭七氟烷,把氧化亚氮的流量增加至3L/min。此时,患儿进入浅麻醉状态,并出现喉痉挛
进展	通气无效,血氧饱和度从98%急剧下降到60%。CA-1仍然不能通气,患儿因缺氧发生心搏骤停
初步评估	意识水平:格拉斯哥昏迷评分为3分 气道:面罩通气 呼吸:最初腹肌有呼吸动作,但胸廓无上抬
进一步评估	头、耳、眼、鼻、喉检查:闭眼状态 心血管:触诊无脉搏 肺:听诊无呼吸音 腹部:最初腹肌有呼吸动作,后来消失 四肢:湿冷,苍白
实验室检查	无
放射学检查	无
心电图	心动过缓进展为停搏,注射肾上腺素后进一步恶化,出现室性心动过速

病例事件的时间表

情境状态	患儿状态	学员表现
左耳置管时球囊面罩通气	血流动力学平稳	护士记录,洗手护士开始清点器械
左耳置管结束时	喉痉挛	CA-1尝试通气,护士呼救
患儿出现心搏骤停	无脉性室性心动过速	护士去推急救车,台上人员开始胸外按压
	无脉性室性心动过速	建立静脉通路,粘贴除颤电极,打开除颤器电源,调至2J/kg,除颤

这个情境案例需要至少5名学员(外科医师、巡回护士、洗手护士、麻醉住院医师、麻醉主治医师),根据需要可以增加更多人员(医学生、外科住院医师,以及寻求帮助后赶来的其他医务人员等)。因参与者的背景不同,可利用沟通工具和团队建设策略如提高医疗质量和患者安全的团队策略和工具(team strategies and tools to enhance performance and patient safety, TeamSTEPPS)来进行展示、练习和完善,为临床工作中的真实事件做准备。

在模拟环境中进行MDT培训可能有助于改善儿科紧急情况中的团队功能。模拟提供了一种机制来发现知识、技能和系统流程中的不足,这些不足可以通过练习、纠正并使其更熟练,在危机出现时才能更好地救治患儿。关于模拟练习中记录的改善是否可以外推为临床情况下表现的改善,仍存在争议。尽管有相关性的证据,但MDT作为一种工具,确实为医务人员提供了接触儿科罕见事件的机会,并为之提供了更好的应对策略。

课程开发与资源

随着技术的进步,接受复杂手术的患儿年龄越来越小,所以对医务人员开展高强度的培训才能降低围手术期并发症和死亡率。此外,小儿麻醉的工作范围已经从手术室内扩展到手术室外,如MRI、介入放射、介入心脏、放射肿瘤和核医学等。在任何情况下,高超的临床技能、良好的临床判断、果敢的领导力与决策力、高效团队合作和良好沟通技巧等能力对处置患儿危机和确保安全都是必需的。

现行教育制度

根据美国毕业后医学教育认证委员会(ACG-ME)的要求,每位住院医师必须证明自己具备对接受外科操作的 12 岁以下儿童进行麻醉管理的能力。麻醉住院医师儿科麻醉最低管理例数为 100 例,其中 3 岁以下 20 例,3 月龄以下 5 例[38]。

现行教育模式

在儿科麻醉各亚专业轮转期间,麻醉住院医师在主治医师的监督下,通过直接管理儿童患者的临床麻醉获得大部分教育和临床经验。其他教育方法包括讲座、模拟、工作坊、演讲或小组讨论。

需求评价:为什么我们需要模拟课程?

1. 弥补知识的不足 据儿科围手术期心搏骤停(pediatric perioperative cardiac arrest,POCA)注册报告,各医疗机构报道的儿科麻醉心搏骤停发病率为 1.4/1 万 ~ (3.3~4.6)/1 万[39-41]。因为这样的事件非常少见,再加上 ACGME 对工作时长和亚专业轮转的要求,完成培训的住院医师可能遇到此类的危机情况并不多,或还没有充分培训和掌握儿科麻醉危机管理。一项评价麻醉住院医师儿童复苏技能的研究证实,他们在这方面的知识不足[39]。Hunt 等进行的另一项研究表明,在模拟心搏骤停的情况下,儿科住院医师在儿童复苏中出现了延迟和错误[42]。此外,在临床工作中遇到的患儿可能会有各种疾病,其中学员在培训期间可能对一些疾病的接触较少。基于案例的模拟为弥补课程的不足创造了一个独特的机会(译者注:常规课程可能并不包括此类病例管理的知识)。

2. 提升患者安全和满意度 1999 年,《人非圣贤,孰能无过:构筑更安全的健康体系》(*To Err is Human:Building Safer Health System*)一书出版,医学研究所披露了医院内发生医源性不良结局和错误的数据。从那时起,为了提升医疗质量,改善患者满意度和结局,改进患者安全,业界做了大量努力。模拟教育为此提供了一个安全、非评判式、可重复和逼真的环境。在模拟的环境中可以犯错,但不会给患者带来伤害,包括可以演示、练习、实践技能,直到掌握为止。

3. 作为现行教育制度的补充 ACGME 所强调的某些胜任力或分层递进的目标(里程碑)是很难教授和评价的,如人际沟通和职业素养。但这些技能可以使用标准化病人或情境模拟中的助演来进行教授和评价。

课程设计和目标

1. 通过导论性新手入门培训进行预教育。

一些医学专业会对医学本科生和毕业后医师进行导论性新手入门培训,以便让他们能更顺利地适应新的临床角色。该培训的目的是帮助新学员了解临床工作流程和期望,训练操作技能,并让他们接触到可能遇到的常见儿科紧急状况。模拟教育为通过经验学习实现这些目标提供了一个理想平台。有一些医院,如麻省总医院和北卡罗莱纳州立大学,在麻醉住院医师开始小儿麻醉轮转时,开设了一个基于模拟的导论课程[43]。一个类似的、针对小儿麻醉专科医师开设的入门训练营包括教授一些基础的技术性技能,如超声引导下儿童血管通路建立和儿童困难气道管理,使用模拟来训练临床决策、小组互动讨论及危机管理中的团队合作等[44]。

2. 对技术性技能进行介绍和演示。

部分任务训练器可以用来教授和训练复杂的心理运动技能。如上节所述,需要掌握的常规技能,包括基本的气道技能如球囊面罩通气、直接喉镜插管、纤维支气管镜插管、环甲膜切开、在使用或不使用超声的情况下开放外周和中心血管通路、腰椎穿刺、骨髓腔内通路、区域麻醉技术等[13,43]。

3. 在危机管理中展示批判性思维、推理、决策能力、团队合作和领导力。

儿科麻醉的紧急情况可能发生在手术室内,也可能发生在手术室外,如 MRI、介入放射室或麻醉复苏室。在这种情况下,原位模拟对于培训学员管理危机很有价值,因为在发生紧急情况的场所常很难获得熟练的帮助。常见的儿科麻醉紧急情况的模拟包括喉痉挛、支气管痉挛、吸入诱导时心动过缓、大量输血时高钾性心搏骤停、恶性高热的处理、过敏反应、静脉空气栓塞或气管导管意外拔出等[13,30]。

每个情境模拟案例的设计包括:

(1)预先确定的学习目标。

(2)为实现这些目标而预先确定的任务、技能或关键决策要素。这些任务或技能的定义应该基于当前的指南或专家共识。

(3)在情境模拟中,学员有机会展示这些任务和技能,并解释其决策过程。

这些临床情境有助于教学目标的达成,并使学员有机会接触到他们在真正临床工作中可能遇到的罕见高风险状况。这些情境模拟案例也可用于技术性技能和非技术性技能的模拟评价,可用于形成性反馈,并为刻意练习创造了机会。

4. 对教育方法学的补充。

根据 ACGME 的要求,麻醉住院医师必须表现出很强的职业素养和人际沟通能力(表 16.8)。这些能力在临床工作环境中很难教授和评价。标准

化病人是经过培训的模拟演员,他们可以在各种临床情境下扮演患者或家属。他们通常用于教授病史采集、体格检查和沟通技能,如知情同意、困难沟通或告知坏消息(如手术部位错误或神经阻滞部位错误)、已知的并发症如颈内静脉穿刺置管后的气胸、未知的并发症或意外的不良事件,以及临终谈话,给予年轻医师或医学生反馈。

表 16.8   模拟课程与美国毕业后医学教育认证委员会(ACGME)的里程碑和临床胜任力相对应

模拟课程	ACGME 里程碑和临床胜任力	模拟教育方法
导论性新手入门训练营	患者管理 医学知识 基于系统的实践 基于实践的学习和改进 职业素养 人际沟通能力	标准化病人 模拟人 部分任务训练器 混合模拟
技术性技能	患者管理:技术性技能 基于实践的学习和改进	部分任务训练器 模拟人 混合模拟
临床情境(批判性思维、判断和危机资源管理)	患者管理 医学知识 基于系统的实践 基于实践的学习和改进 人际沟通能力 职业素养	模拟人(高仿真模拟) 混合模拟 屏幕模拟,如美国心脏协会的儿童高级生命支持(PALS)认证
非技术性技能	职业素养 人际沟通能力 基于实践的学习和改进 基于系统的实践	标准化病人 混合模拟
评价:核查表、关键行为、综合评价	患者管理 医学知识 基于系统的实践 职业素养 人际沟通能力 基于实践的学习和改进	标准化病人 模拟人(高仿真模拟) 混合模拟 部分任务训练器
补习	患者管理 医学知识 基于系统的实践 基于实践的学习和改进 职业素养 人际沟通能力	模拟人 混合模拟 屏幕模拟 部分任务训练器 标准化病人

5. 作为评价手段。

模拟可用于评价技术性技能和非技术性技能。评价的常用方法包括核查表,关键行为清单,采取关键行为的时间,例如,心搏骤停后开始胸外按压

的时间或诊断为心室颤动后的除颤时间,最后是使用综合评价量表对整体表现进行评价[24,30,45]。模拟评价也被纳入了认证过程。以色列的麻醉医师执业资格认证委员会已采用 OSCE[46-47]。如前所

述,2018年3月起,除将传统的口试作为初始认证外,ABA将启动OSCE,作为考试系列第三阶段和最后阶段的应用考试的一部分[48]。

6. 在学员努力达到下一个分层递进的目标前,评估和纠正他们的不足。

有时,住院医师可能难以在ACGME定义的一个或多个临床胜任力领域中沿着分层递进的目标(里程碑)进步。这些不足可能表现为临床工作中犯错,从而危及患者安全,也同时增加了学员和老师的挫败感和压力,使学员信心受挫产生自我怀疑。模拟提供了一个独特的机会来发现学员的不足,可以制定个性化的教育计划作为补救措施[49-50]。

结语

在儿科领域,多学科团队合作至关重要,团队必须利用彼此的专业知识,克服压力精诚合作。教育者面临的挑战是如何培养不断增多的麻醉医师在紧急情况下管理患儿并熟练地完成各种操作。尽管已证明模拟对于胜任力、专业知识和专业技能的培养是一个必不可少的工具,但模拟在儿科领域依旧面临很多挑战。儿科麻醉的模拟课程可以参照相关认证机构的标准,如ACGME,以帮助学员的核心胜任力达到要求。儿科模拟还相对年轻,在国际儿科模拟协会(International Pediatric Simulation Society,IPSS)和儿科模拟创新、研究和教育国际网络(International Network for Simulation-based Pediatric Innovation,Research,and Education,INSPIRE)等机构的大力帮助下,儿科模拟得到了发展,与其他组织如儿科麻醉学会(Society of Anesthesiology)不断增长的科研合作也促进了儿科模拟的进步。

(翻译 陈怡绮,审校 方利群 徐怡琼 李崎)

参考文献

1. Curran VR,Aziz K,O'Young S,Bessell C. Evaluation of the effect of a computerized training simulator(ANAKIN)on the retention of neonatal resuscitation skills. Teach Learn Med. 2004;16(2):157-64.
2. Lopreiato JO,Sawyer T. Simulation-based medical education in pediatrics. Acad Pediatr. 2015;15(2):134-42.
3. Hamstra SJ,Brydges R,Hatala R,Zendejas B,Cook DA. Reconsidering fidelity in simulation-based training. Acad Med.2014;89(3):387-92.
4. Sawyer T,Strandjord TP,Johnson K,Low D. Neonatal airway simulators,how good are they? A comparative study of physical and functional fidelity. J Perinatol.2016;36(2):151-6.
5. Oriot D,Darrieux E,Boureau-Voultoury A,Ragot S,Scépi M. Validation of a performance assessment scale for simulated intraosseous access. Simul Healthc. 2012;7(3):171-5.
6. Thomas SM,Burch W,Kuehnle SE,Flood RG,Scalzo AJ,Gerard JM. Simulation training for pediatric residents on central venous catheter placement:a pilot study. Pediatr Crit Care Med. 2013;14(9):e416-23.
7. Cheng A,Lang TR,Starr SR,Pusic M,Cook DA. Technology-enhanced simulation and pediatric education:a meta-analysis. Pediatrics. 2014;133(5):e1313-23.
8. Rowe R,Cohen RA.An evaluation of a virtual reality airway simulator. Anesth Analg. 2002;95(1):62-6,table of contents.
9. Binstadt E,Donner S,Nelson J,Flottemesch T,Hegarty C. Simulator training improves fiber-optic intubation proficiency among emergency medicine residents. Acad Emerg Med. 2008;15(11):1211-4.
10. Zaveri PP,Davis AB,O'Connell KJ,Willner E,Aronson Schinasi DA,Ottolini M. Virtual reality for pediatric sedation:a randomized controlled trial using simulation.Cureus. 2016;8(2):e486.
11. Poling S,Blum R,Dodson A,Patel S,Koka R. A better training mannequin for intubating neonates with Pierre Robin sequence.Poster session presented at:International Meeting on Simulation in Healthcare (IMSH),2014 Jan 25-29;San Francisc.
12. Grant VJ,Cheng A. Comprehensive healthcare simulation:pediatrics.Cham:Springer;2016.
13. Fehr JJ,Honkanen A,Murray DJ. Simulation in pediatric anesthesiology.Paediatr Anaesth. 2012;22(10):988-94.
14. Bearnson CS,Wiker KM. Human patient simulators:a new face in baccalaureate nursing education at Brigham Young University. J Nurs Educ. 2005;44(9):421-5.
15. Halamek LP,Kaegi DM,Gaba DM,Sowb YA,Smith BC,Smith BE,Howard SK. Time for a new paradigm in pediatric medical education:teaching neonatal resuscitation in a simulated delivery room environment. Pediatrics. 2000;106(4):E45.
16. Krage R,Erwteman M. State-of-the-art usage of simulation in anesthesia:skills and teamwork. Curr Opin Anaesthesiol.2015;28(6):727-34.
17. Kraiger K,Ford JK,Salas E. Application of cognitive,skill-based,and affective theories of learning outcomes to new methods of training evaluation. J Appl Psychol. Apr 1993;78(2):311-28.
18. Ericsson KA. Summing up hours of any type of practice versus identifying optimal practice activities:commentary on Macnamara,Moreau,& Hambrick (2016). Perspect Psychol Sci.2016;11(3):351-4.
19. Udani AD,Harrison TK,Mariano ER,Derby R,Kan J,Ganaway T,Shum C,Gaba DM,Tanaka P,Kou A,Howard SK,ADAPT(Anesthesiology-Directed Advanced Procedural Training) Research Group. Comparative-effectiveness of simulation-based deliberate practice versus self-guided practice on resident anesthesiologists'acquisition of ultrasound-guided regional anesthesia skills. Reg Anesth Pain Med. 2016;41(2):151-7.
20. Wang JM,Zorek JA. Deliberate practice as a theoretical framework for interprofessional experiential education. Front Pharmacol.2016;7:188.
21. Harder BN,Ross CJ,Paul P. Instructor comfort level in high-fidelity simulation. Nurse Educ Today. 2013;33(10):1242-5.
22. Yelon SL,Ford JK,Anderson WA. Twelve tips for increasing transfer of training from faculty development programs. Med Teach. 2014;36(11):945-50.
23. Rall M,Manser T,Howard S. Key elements of debriefing for simulator training. Eur J Anaesthesiol. 2000;17:516-7.
24. Gaba DM,Howard SK,Fish KJ,Smith BE,Sowb YA. Simulation-based training in anesthesia crisis resource management (ACRM):a decade of experience. Simul Gaming. 2001;32:175-93.
25. Manser T,Harrison TK,Gaba DM,Howard SK. Coordination patterns related to high clinical performance in a simulated anesthetic crisis. Anesth Analg. 2009;108(5):1606-15.
26. Gaba DM. Crisis resource management and teamwork training in anaesthesia. Br J Anaesth. 2010;105(1):3-6.
27. Boulet JR,Murray DJ. Simulation-based assessment in anesthesiology:requirements for practical implementation. Anesthesiology. 2010;112:1041-52.
28. Jepsen RM,Dieckmann P,Spanager L,et al. Evaluating structured assessment of anaesthesiologists' non-technical skills. Acta Anaesthesiol Scand. 2016;60:756-66.
29. Weller JM,Bloch M,Young S,et al. Evaluation of high fidelity patient simulator in assessment of performance of anaesthetists. Br J

Anaesth. 2003；90：43-7.

30. Fehr JJ，Boulet JR，Waldrop WB，et al. Simulation-based assessment of pediatric anesthesia skills. Anesthesiology. 2011；115：1308-15.

31. McBride ME，Waldrop WB，Fehr JJ，et al. Simulation in pediatrics：the reliability and validity of a multiscenario assessment. Pediatrics. 2011；128：335-43.

32. Institute of Medicine (US) Committee on Health Care in America. In：Kohn LT，Corrigan JM，Donaldson MS，editors. To err is human：building a safer health system. Washington，D.C.：National Academies Press (US)；2000.

33. WMA Declaration of Helsinki-Ethical Principles for Medical Research Involving Human Subjects. WMA General Assembly.South Africa. June 1964.

34. Gaba DM. Improving anesthesiologists' performance by simulating reality. Anesthesiology. 1992；76：491-4.

35. Tofil NM，White ML，Grant M，et al. Severe contrast reaction emergencies：high-fidelity simulation training for radiology residents and technologists in a children's hospital. Acad Radiol. 2010；17：934-40.

36. Falgiani T，Kennedy C，Jahnke S. Exploration of the barriers and education needs of non-pediatric hospital emergency department providers in pediatric trauma care. Int J Clin Med. 2014；5：56-62.

37. Falcone RA，Daugherty M，Schweer L，et al. Multidisciplinary pediatric trauma team training using high-fidelity trauma simulation.J Pediatr Surg. 2008；43：1065-71.

38. ACGME Program Requirements for Graduate Medical Education in Anesthesiology [Internet]. Accreditation Council for Graduate Medical Education [February 9，2015]. Available from：https://www.acgme.org/Portals/0/PFAssets/ProgramRequirements/040_anesthesiology_2016.pdf.

39. Howard-Quijano KJ，Steigler MA，Huang YM，et al. Anesthesiology residents' performance of pediatric resuscitation during a simulated hyperkalemic cardiac arrest. Anesthesiology. 2010；112：993-7.

40. Morray JP，Geiduschek JM，Ramamoorthy C，et al. Anesthesia-related cardiac arrest in children. Initial findings of the pediatric perioperative cardiac arrest registry. Anesthesiology. 2000；93：6-14.

41. Morray JP. Cardiac arrest in anesthetized children：recent advances and challenges for the future. Pediatr Anesth. 2011；21：722-9.

42. Hunt EA，Vera K，Diener-West M，et al. Delays and errors in cardiopulmonary resuscitation and defibrillation by pediatric residents during simulated cardiopulmonary arrests. Resuscitation.2009；80：819-25.

43. Mai CL，Szyld D，Cooper JB. Simulation in pediatric anesthesia.In：Cote CJ，Lerman J，Anderson B，editors. Practice of anesthesia for infants and children：Elsevier；2013. p. 1089-96.

44. Ambardekar A，Singh D，Lockman J，et al. Pediatric anesthesiology fellow education：is a simulation based boot camp feasible and valuable. Pediatr Anesth. 2016；26：481-7.

45. Everett TC，Ng E，Power D，et al. The managing emergencies in Paediatric Anaesthesia global rating scale is a reliable tool for simulation-based assessment in pediatric anesthesia crisis management. Pediatr Anesth. 2013；23：1117-23.

46. Berkenstadt H，Ziv A，Gafni N，et al. Incorporating simulation-based objective structured clinical examination into Israeli National Board Examination in anesthesiology. Anesth Analg.2006；102：853-8.

47. Ben-Menachem E，Ezri T，Ziv A，et al. Objective structured clinical examination of regional anesthesia skills：the Israeli National Board Examination in anesthesiology experience. Anesth Analg. 2011；112：242-5.

48. TheABA.org [internet]. The American Board of Anesthesiology：APPLIED (Staged Exams). [cited 2016，Sep 26]. Accessed from：http://www.theaba.org/TRAINING-PROGRAMS/APPLIED-(Staged-Exam)/About-APPLIED-(Staged-Exam).

49. Rosenblatt MA，Abrams KJ. The use of a human patient simulator in the evaluation of and development of a remedial prescription for an anesthesiologist with lapsed medical skills. Anesth Analg.2002；94：149-53.

50. Haskvitz LM，Koop EC. Students struggling in clinical? A new role for the patient simulator. J Nurs Educ. 2004；43：181-4.

17　心胸血管麻醉模拟

Wendy K. Bernstein and David L. Schreibman

引言

多年来，住院医师都是通过在真实患者身上操作练习来积累经验，即在所谓"看一、做一、教一"的监督下练习的模式。随着临床轮转时间增加，学员的胜任力可以逐步增强。临床轮转是为了帮助学员在独立工作之前，提升其处理复杂任务的能力和熟练程度。但是手术室这样的高压环境可能并不适合教学。此外，变化莫测的临床状况阻碍了课程的标准化，导致学员的学习体验很难实现结构化和系统化。因为技能操作有赖于适合的患者，所以并不是每个住院医师都有均等的机会在临床轮转时接触到相似的患者和情况。

虽然这种传统的学徒式教学方法在医学教育中沿用了近 100 年，但强化患者安全的社会压力和培训规则的变化要求对未来医师的培训模式作出改变。2003 年，美国毕业后医学教育认证委员会（ACGME）对住院医师的工作时长作出了限制，以解决因为超时工作和睡眠不足导致住院医师的工作能力下降和对患者诊疗效率低下的问题[1]。这导致本身就无法同质化的临床轮转进一步受限，住院医师累积特定临床病例的经验和操作实践的机会也变得更少。对于一些罕见的病例和操作，住院医师"看一"都很难，更不用说"做"更高级的心血管麻醉操作。因此，必须在培训计划中引入新的、更加注重以胜任力为基础的教学模式[2]。

模拟技术为这一困境提供了解决方案，它在麻醉学领域的广泛应用让学员有反复练习的机会，使培训不再受到限制。以往的学员是以患者作为训练模型学习高级技能，但有了模拟技术后，经验不足的学员给患者带来伤害或将患者置于危险的情况会大大减少[3]。学员可以反复练习临床和操作技能，这样就能为真正的临床实践做好充分准备。

模拟教学还能营造一个可控、低压力的环境，有助于学员和教师的融入。

部分任务训练器的应用和技能习得

临床麻醉工作中所需的很多技能必须通过动手练习才能学到，而不是传统的讲座、问题学习（problem-based learning，PBL）或临床表现考核。心胸血管麻醉需要具备复杂的技能，相应的任务训练器能够成为其床旁教学很好的替代品。部分任务训练器是只对操作过程或系统中的一部分进行复制的模拟技术，是基于计算机模拟的前身。其中一些技能包括中心静脉置管、支气管镜检查、有创监测或复杂心胸血管病例管理中的其他技能。与心胸血管麻醉培训相关的模拟技术有很多，包括麻醉管理软件、血管穿刺模拟器、支气管镜检查模拟器、全尺寸模拟人和体外循环模拟器。

在进行技术性或操作技能培训时，有必要确定所需的能力，回顾执行操作的流程，对步骤的顺序达成共识，确定主要的分层递进的目标（里程碑），确保学员在进入下个阶段的学习前掌握每个步骤的技能，定义常见的并发症，并设计策略以减少错误的发生频率。设计的课程应该可以通过多种方法实现和评估这些方面的胜任力。必须规划和重复具体的学习目标，并在住院医师和专科医师培训期间进行记录和跟踪，以便进行评价和重点学习。此外，重要的是需要认识到如果没有定期反复练习，技能会随着时间的推移而退化[4-5]。模拟练习不应该是一次性的，需要通过课程定期进行，有证据表明通过定期反复练习可以延长技能的保留[6]。

动脉置管

动脉置管用于实时、准确监测心胸血管手术中的动脉血压。在美国,每年会放置大约 800 万根动脉导管[7]。规范的动脉置管操作需要反复练习,在对真实患者进行操作之前,应该利用模型或模拟器进行练习。这样可以减少操作过程中出现已知并发症的可能性,包括出血、血栓形成或动脉夹层,同时减少潜在的患者不适[8]。

目前市售的动脉置管训练器由一个人造上肢和模拟皮肤下面安置的导管组成(图 17.1)。动脉搏动是通过人工挤压球囊或循环泵产生的。这些模型允许多次穿刺,但需要定期更换导管。其成本为 500~900 美元,主要取决于脉搏产生的机制。尽管这些模型具有允许重复练习的优点,但也存在一些缺点。这些模型是独立成套的,很难简单地整合到高仿真情境模拟中,因此常使学员感到不真实。重复使用会导致模型出现明显的磨损,产生明显的穿刺标记,对穿刺过程的解剖定位练习有不良影响。

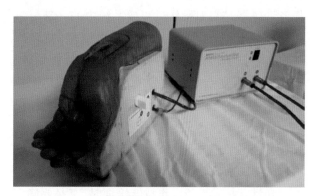

图 17.1　动脉置管模拟器显示左上肢和桡动脉触诊时产生血管搏动的泵

中心静脉置管

在美国,每年中心静脉导管(central venous catheter,CVC)置入患者约 500 万例[9]。以前,中心静脉置管依靠解剖标志,如骨性或肌肉标志及动脉搏动,进行盲探穿刺。研究表明,解剖变异是导致并发症(包括血肿、气胸和误穿动脉)发病率增加的原因[10]。此外,并发症的发病率与操作者的经验呈负相关,在培训的早期阶段,并发症发病率可以高达 15%[11]。

过去 10 年中,由于二维超声(two-dimensional ultrasound)引导的应用,穿刺时并发症的发病率明显降低,置管的成功率得到了提高。有证据表明,二维超声引导的中心静脉置管可以减少穿刺尝试次数、降低术后并发症发病率并缩短操作时间,降低穿刺失败率[12-13]。美国心血管麻醉医师协会(Society of Cardiovascular Anesthesiologists,SCA)的声明指出,成人和儿童的择期手术首选二维超声引导中心静脉置管,在急诊状况下也推荐使用[14]。此外,美国疾病控制和预防中心(Centers for DisE-Ae Control and Prevention,CDC)表示,超声引导中心静脉置管只能由训练有素的人员进行操作,并且应尽可能对需要进行中心静脉置管操作的医师进行培训[15]。这些影响因素、操作人员的经验和超声引导使用率的提高,都明确表明需要利用模拟教学进行中心静脉置管训练。

中心静脉置管模拟器为床旁培训提供了有利的替代方案。通过这项培训,学员可以练习无菌术,掌握包括钢丝引导经皮血管导管置放技术(Seldinger technique)、注射器操作、穿刺针连接、导丝置入、扩张和导管置入在内的动手操作。除此之外,学员还能掌握相应知识,如识别解剖标志,熟悉中心静脉穿刺组件,正确放置监测设备和识别血管的解剖。

市面上有多种可用于训练中心静脉置管技能和熟练度的模型。较便宜的模型可以显著降低培训的成本。这些模型配置了可压缩的静脉和较硬的动脉结构。尽管这些模型在解剖仿真度方面有局限性,但还是很有用的。这些仿真度较低的模型可以让学员熟悉如何使用超声进行引导,帮助学员建立探头频率和穿透深度的概念,并获得更好的图像(图 17.2),同时还有助于练习操作过程中正确的穿刺针放置和手部运动方法。

更高级的模型可以提供更准确的解剖定位,还可以进行颈内静脉和锁骨下静脉置管(图 17.3)。这些模型由包裹在人造肌肉和骨板中的管道、胸骨切迹和锁骨标志组成。血管结构由充满人造血液的囊袋构成。颈动脉的"搏动"可通过手动泵实现。这些模型还可以用超声引导来获得更真实的培训体验。

新模型的设计克服了简单模拟器的局限性,可提供更为"真实"的中心静脉穿刺置管的体验。这些模型需要更高的手眼协调能力,同时要解读连续的生理数据。中心静脉置管训练器通过与全尺寸高仿真模拟人一起工作,可模拟和显示包括中心静

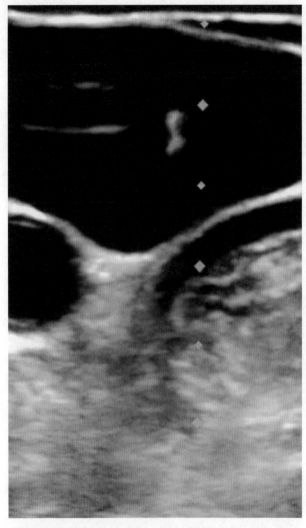

图 17.2　显示穿刺针置入可压缩的静脉结构时的超声影像,相邻的为较硬的动脉结构

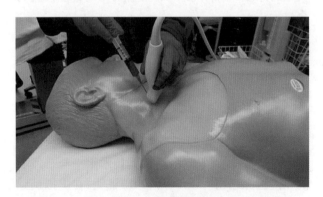

图 17.3　更高级的中心静脉模拟器可以显示更准确的解剖结构,以便进行超声引导下颈内静脉和锁骨下静脉的穿刺练习

脉压、血氧饱和度在内的生理数据。完成中心静脉置管后,可以通过降低心肌收缩力,升高左心室楔压和降低心排血量来模拟左心衰竭,此时需要使用正性肌力药和其他支持措施进行治疗。而且,该模

拟器还配有音频输出,可以模拟非镇静患者在进行中心静脉置管时所出现的不适和疼痛。

　　中心静脉置管的模拟培训已经被证实可以提升学员在临床工作中的表现。一项在重症监护病房进行的针对 103 名住院医师的观察性队列研究证明,模拟培训对住院医师技能的提高有益处。与传统讲授培训组相比,模拟培训组的住院医师穿刺尝试次数和误穿动脉的发生率更低,首次置管的成功率更高。接受模拟培训的住院医师也报告对操作更有信心[16]。进一步研究也提示,模拟培训降低了中心静脉置管的并发症发病率,减少了导管相关血流感染的发病率和相关费用[17-18]。

　　尽管中心静脉置管的模拟培训可以反复练习,没有引起患者不适和影响安全的风险,但对其广泛推广仍然存在阻碍。费用、有限的空间、有无超声设备和师资的短缺等都限制了此类培训模式的推广。此外,目前对于培训后学员的胜任力和熟练度仍然缺乏明确的建议来规范超声引导下中心静脉置管。

肺动脉置管

　　心胸麻醉医师必须会放置肺动脉导管(pulmonary artery catheter,PAC),并能解读其提供的血流动力学信息。利用屏幕模拟器,通过模拟置入导管,并在球囊充气后推进导管可以很容易地完成肺动脉置管模拟(图 17.4)。这种方法可使操作者在放置肺动脉导管时,能同时看到心电图和肺动脉压力波形。学员可以点击屏幕上的"推进"箭头让导

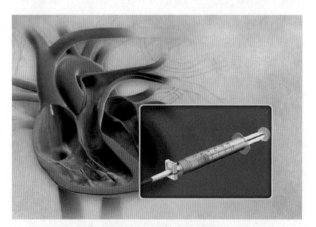

图 17.4　计算机模拟的肺动脉导管(PAC)模型,在导管球囊充气后,可以模拟推进导管至肺动脉。(资料来源:Swan-Ganz pulmonary artery catheter;Edwards Lifesciences LLC,Irvine,CA)

管深入,当导管经过不同心腔时,屏幕上会显示相应的压力波形。当球囊充气的时间过长或退导管时没有抽空球囊时,会出现特定的提示。除正常生理状况外,通过相应波形变化,还能展示不同的病理情况,如急性心肌梗死、肺动脉高压和二尖瓣反流。这种低成本的软件可以让学员按自己的进度学习和掌握肺动脉压力波形的识别。

也可以通过简单的方法创建其他模拟模型,让学员能够真正动手放置肺动脉导管。在中心静脉置管模拟器上放置一个大口径的中心静脉导管(CVC),并在计算机屏幕上同步显示心电图和肺动脉压力波形,可使学员获得宝贵的学习经验,如学习如何在置管区域进行准备和铺巾,了解如何准备压力传感器并排除故障,还能高仿真地体验放置PAC的过程。

用于支气管镜检查和肺隔离的模拟器

随着微创和机器人心脏手术的发展,心脏麻醉医师需要掌握纤维支气管镜检查和肺隔离技术,以获得最佳的手术野暴露,改善气体交换并达到不同侧肺通气的需求[19]。其他需要利用支气管镜完成的操作包括困难气道管理、诊断性支气管镜检查和肺泡灌洗。鉴于上述状况及因为紧急情况需要进行纤维支气管镜检查者并不多见,熟练掌握支气管镜检查已经是心胸麻醉医师的一项关键技能。

纤维支气管镜检查不仅需要熟练的技术,还需要熟悉支气管肺段的解剖。通过反复练习可以达到手眼协调,这是实现最大的可视范围所必需的。此外,操作者能够识别正常及异常解剖也很关键。

支气管镜检查的模拟器有很多种,从简单的到复杂的,这些模拟器价格、复杂程度和教学实用性各有差异。简单的模型包括易于组装的箱式训练器,可以用废弃的纸板箱或有孔的硬质箱式结构制成[20]。在特定的越障训练课程中,利用这种类型的模型让学员用纤维支气管镜进行一系列屈伸和旋转练习,学习内镜的正确定向操控来提高操作技能。通过练习,学员可以提高内镜操作技能和手眼协调能力,从而顺利地过渡到临床应用。Naik证实了应用这样的模型进行模拟培训的学员,其纤维支气管镜的操作技能比接受传统培训的学员更好[21]。与接受讲课形式培训的学员相比,经过模拟培训的一年级麻醉住院医师插管操作更快、成功

率更高。尽管培训有效,但是由于这些模型没有解剖学特征,可实现的培训目标有限,学员缺乏练习的动力。

虚拟支气管镜检查模拟器

先进的计算机硬件和软件通过基于屏幕的虚拟现实模拟技术,营造了更真实的培训环境。AccuTouch by Immersion是一种计算机虚拟现实模拟支气管镜检查产品(图17.5)。它包括一个可弯曲的支气管镜、带有插孔的机械接口、显示器,以及可以将用户操作与显示器上的动态解剖影像结合起来模拟临床纤维支气管镜检查的软件。操作者将支气管镜插入接口,当内镜推进时,屏幕上显示与气道的解剖相一致的图像。其解剖结构是根据美国国家医学图书馆可视人体项目(the National Library of Medicine's Visible Human Project)中计算机三维气道模型的数据生成[22]。当操作者将纤维支气管镜置入气道时,屏幕上的图像会实时变化,对应产生支气管镜在虚拟气道中的运动。这个模型的独特之处是有触觉感知功能,即当内镜开始进入口腔时,操作者会遭遇虚拟患者的反应,如呼吸增快和咳嗽。当模拟全身麻醉下对患者实施支气管镜检查时,这些功能可以禁用。

该模型有四个学习模块,包括支气管镜检查的介绍、支气管肺泡灌洗术、经支气管镜针吸活检术和儿童困难气道。用户可以追踪操作表现,如进入气道的速度、局部麻醉药的用量及支气管镜检查的全过程[23]。

支气管镜检查模拟器已经被证实可以提高纤维支气管镜的操作技能水平并可以转化到临床实际工作中。研究表明,使用这种虚拟现实模拟器可以显著提高初学者的支气管镜检查技术水平[24-25]。Blum证明,与没有接受过培训的初学者相比,经过虚拟纤维支气管镜模拟器培训的学员可以在术中进行更全面的支气管镜检查,其技术水平与有经验的住院医师相当。Colt等(2001)证明,在虚拟训练平台上练习的初学者,其技能水平等同于甚至超过具有多年经验的主治医师[26]。在外科手术训练中,与未接受虚拟现实模拟培训的同伴相比,利用虚拟现实模拟培训可以显著提升住院医师腹腔镜操作的技术水平[27]。这项研究证实了操作技能可以从虚拟现实向手术室转化,并为虚拟现实在评估、培训、减少错误和认证等更复杂方面的应用奠

教授住院医师处理肺隔离并发症方面的有效性[28]。结果发现,模拟培训后,住院医师放置和管理双腔支气管导管及支气管封堵器的自信评分显著提高。

尽管虚拟支气管镜检查模拟器是一个有效、新颖的培训工具,可以改进培训,提高效率,并最终提高患者安全性,但其价格非常昂贵,平均售价约为30 000美元。此外,目前没有建立被广泛认可的、可用于评价支气管镜检查技能的正式指南,也不能进行正式的资格能力评价。

经食管超声心动图模拟器

经食管超声心动图(transesophageal echocardiography,TEE)对心脏麻醉医师来说是一项关键技术,可以在心脏和非心脏手术中诊断和监测患者的血流动力学状况。专业的超声心动图图像采集需要反复练习、精益求精的技术和灵巧的双手。

手术室内的时间有限,相关的外科病例数量变化不定,缺乏有经验和认证的教师等诸多因素,制约了围手术期TEE技能的学习。而且,对于复杂心脏疾病患者的术中管理,即使是有经验的教师也很难在管理患者的同时进行TEE教学。TEE初学者的技能培训需要经专业认证的导师、昂贵的设备和足够的时间,用于对TEE图像进行展示和解释。没有经验的操作者会增加患者食管损伤的风险,也增加了培训的伦理问题。

TEE模拟培训设备是心脏麻醉医师学习和练习该复杂技术的理想教学工具[29]。先进的计算机硬件和软件技术通过基于屏幕的虚拟现实技术,实现了逼真的模拟训练。TEE模拟器可以显示由计算机控制、跳动心脏的三维解剖图像,以及该切面的超声图像和超声探头的位置,能实现经胸和经食管超声心动图的培训功能(图17.6)。CAE公司的Vimedix模拟器是TEE模拟器的一个范例,它收录了各种心脏病理状态,包括心脏压塞、二尖瓣脱垂、主动脉狭窄和心内肿物。当操作者通过操作探头进行各切面的超声心动图检查时,屏幕图像会发生相应的变化。心脏模型可以旋转并可从多个角度观察,因此该系统有利于更好地理解扫查平面。

通过模拟技术,学员可以在没有手术室内时间限制的无压力环境下练习TEE,也可以对学员的探头操控技巧和临床判断进行评估[29]。评判的标准是基于软件内存储的专家采集的标准TEE图像。

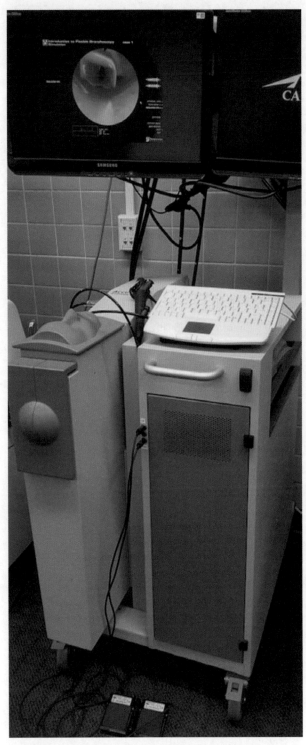

图17.5 虚拟现实支气管镜检查模拟器(AccuTouch),由一个可弯曲的支气管镜、一个带插孔的机械接口和一个装有模拟软件的计算机显示器组成

定了基础。

有趣的是,通过模拟器培训的学员不仅在临床表现更好,他们对自己的能力也感觉更好和更自信。Failor等在一项前瞻性研究中观察了13名麻醉住院医师,评估了使用AirSim支气管模拟器在

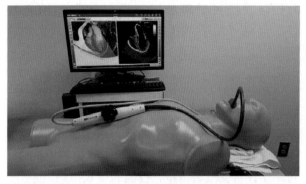

图 17.6　经食管超声心动图模拟器对培训心胸麻醉医师很有价值,有助于麻醉医师学习和掌握在心脏和非心脏手术中诊断、监测患者的血流动力学情况

训练时,学员的任务是结合对心脏解剖的认识和灵活的探头操控,获得与专家采集图像类似的视图。学员采集图像时探头的运动轨迹会被记录、评估,并与之前的表现进行比较,形成图像采集熟练程度的纵向评估[30-31]。

　　证明超声心动图模拟训练益处的研究较少。一些涉及心脏超声模拟器的都是小样本研究,这些研究在模拟培训后采用了计算机评估或自我评估的方式[32-34]。有一项研究比较了模拟培训和传统 TEE 培训的方法,旨在证明模拟培训成果能否转化为术中 TEE 和图像采集的能力[35]。这项研究证明,与传统讲授培训相比,使用模拟人 TEE 训练器进行培训的学员为真实麻醉患者采集标准切面高质量图像的能力得到了提高。目前尚无大型前瞻性、随机研究数据支持 TEE 模拟培训可以改善患者预后或降低不良事件发生率的假设。

　　尽管 TEE 模拟器已经能让学员在对真实患者无害的情况下进行训练,但它作为标准培训工具的应用方面还有提升的空间。但是这类模拟器的高成本可能会限制其在很多机构的使用。

特殊案例管理的模拟器

　　有一些专门的屏幕模拟产品可用于心血管麻醉特殊案例的情境模拟。麻醉模拟顾问(Anesoft,Issaquah,华盛顿州)让学员有机会管理特殊的案例,如二尖瓣和主动脉瓣手术、胸主动脉夹层、颈动脉内膜切除术和腹主动脉瘤修补术等。这些平台都是以计算机为基础,聚焦于某些认知能力包括心胸或血管手术的管理。其显示的内容包括动态的心电图、中心静脉和动脉压力波形、脉搏血氧饱和度监

测、呼气末气体分析、呼气末二氧化碳波形图和药品的输注。屏幕上显示的标签可用于选择患者的监测和用药。通过屏幕上的标签选择应用药物后,会出现相应的生理学变化。这些情境案例也有内置脚本,如果没有给予恰当的处置则会出现并发症。

　　这些屏幕模拟的应用使学员可以在进入手术室前体验和管理病例,当并发症发生时能够更好地进行应对[36]。因此,一些住院医师培训项目将这种学习方式作为培训的必修内容[37]。

心胸麻醉模拟的历史

　　心胸麻醉模拟人已经有 50 多年的历史。复苏安妮标志着将模拟广泛应用于医学培训的开始[38]。这种低成本的模拟人是由挪威玩具制造商 Asmund Laerdal 于 20 世纪 60 年代初设计出来的[39]。复苏安妮支持进行口对口通气的复苏训练,这项技术被证明有利于自主循环恢复(图17.7)[40-41]。通过在胸壁内部增加了一个弹簧后,其可以在高级生命支持(ACLS)培训期间进行心脏按压练习,以及气道管理和通气训练。尽管功能有限,复苏安妮仍然是现代医学模拟器的前身,直到今天仍在使用。

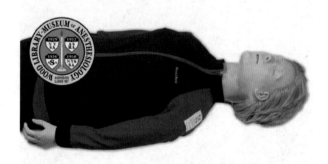

图 17.7　第一个模拟人复苏安妮。可用来进行心肺复苏、气道和复苏技能培训,这种高性价比的培训模型目前仍在使用。(资料来源:图片由 Wood Library-Museum of Anesthesiology, Schaumburg, Illinois 提供)

　　Harvey 模拟人于 1968 年首次展示,可用作患者心血管生理学模拟器(图 17.8)[42-43]。这个模拟人可以显示血压、双侧颈静脉脉搏波形、动脉脉搏和心前区搏动。可以通过血压、呼吸、脉搏和心音的变化模拟多种心脏疾病。

　　Harvey 模拟人已被用于培训各类学员,包括医学和护理专业的学生、实习生、住院医师及接受继续教育的执业医师。Harvey 模拟人作为教学工具

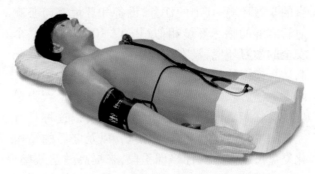

图17.8 心脏病学模拟人 Harvey 是一个针对心脏疾病的部分任务训练器，用来教授有价值的临床心脏查体技能（资料来源：图片由 Laerdal 医疗提供）

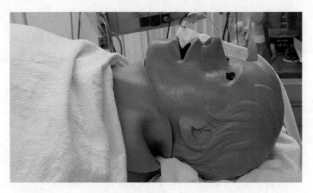

图17.9 METI 公司的全尺寸模拟人 HPS 为临床情境案例的沉浸式学习提供了逼真的训练环境

的有效性研究已广泛开展。在一项研究中，使用 Harvey 模拟人进行培训的四年级医学生技能测试的表现优于仅接触患者的同年级学员[44]。此外，利用 Harvey 模拟人培训的学员在床旁识别和解释临床表现的信心和能力都有所提高[45-46]。多年来，Harvey 模拟人已经发展成为一个更全面的心肺疾病模拟器，其课程涵盖了体格检查、实验室检查和内/外科治疗。

近年来，具有复杂内部结构的高仿真模拟人可以呈现动态血压、心率、呼吸、呼吸音、心音、瞳孔大小变化和四肢运动。这些模拟人可以显示生命体征和参数的各种变化，包括心肺功能和呼吸气体交换，模拟真实患者在生理或药理作用下产生的反应。使用这些模拟人可以营造一个逼真的围手术期环境，为单人或多学科团队进行患者管理训练提供了机会。

全尺寸模拟人

最新的全尺寸模拟人为临床情境案例的沉浸式学习提供了逼真的训练环境。其中包括 Laerdal 医疗的 SimMan 和 METI 公司的 HPS，它们结合了先进的内部机械结构和复杂的软件控制生理学，能更精确地模拟真实患者的生理状况。Laerdal 医疗的模拟人由基于 Windows 的 PC 平台控制；METI 公司的模拟人则同时支持 Windows 和 Apple 平台控制，可根据学员的表现，由操作人员调节或预先编辑程序来操控模拟人出现的生理反应（图17.9）。这两种型号的模拟人都配有药物识别软件、Wi-Fi 连接和超声功能，可进行创伤重点超声评估（focused assessment with sonography for trauma, FAST）。监护仪上显示的生理数据包括脉搏血氧饱和度、呼气末二氧化碳波形、心电图、无创血压、

有创中心静脉及动脉压力波形。

每种模型都为从事心胸和心血管麻醉教学的模拟导师提供了独特的功能。Laerdal 医疗的 SimMan 模拟人有气管支气管树，可以进行简单的支气管镜检查，可置入双腔支气管导管和支气管封堵器。但是，也出现过因左主支气管远端狭窄，左侧双腔支气管导管不能完全到位而未能实现肺隔离的意外情况。通过改变模拟人左肺的内部接头可以实现这种解剖变异，可以保证 35Fr 双腔支气管导管的安全放置。完成插管后，双腔支气管导管的合适位置可以通过听诊或纤维支气管镜检查来验证。然后可以调整生命体征来模拟肺隔离的生理反应。可以模拟临床上的缺氧或支气管阻塞等情况，从而教会学员如何正确处置此类情况。但是，部分学员仍然心存质疑，他们认为体型类似的患者进行肺隔离应该选用更大的双腔支气管导管。

METI 公司的模拟人 HPS 集成了一个软件，该软件所产生并输出的生命体征与真实患者的生理过程非常相似。为了让模拟人对外部的刺激（如给予的药物、人工通气和给氧）产生合适的反应，其生理反应是通过复杂的模型构建的。如果学员对临床困境作出正确的反应，则模拟人的情况就会相应好转。然而，由于 METI 公司的 HPS 具有更高的仿真性，其输出的生理反应是由生理模型驱动的，而不是由操作人员控制的，因此需要对情境案例的演进进行详细规划和测试。METI 公司的 HPS 也可以进行双腔气管插管，但是解剖学上的仿真止于主支气管分叉处，需要对模拟人进行调整以适应这种通气和肺隔离技术。另外，该模拟人对肺隔离作出的生理反应不准确，需要通过软件对呼气末二氧化碳的输出进行调整，或通过机械调控来实现。

由于两种模拟人都能进行生理参数的操控，可以对心血管和胸科麻醉中的各种特定状况进行中等

仿真度的模拟再现。可以针对多种目的设计特定情境案例,包括个人或团队培训,初次使用某种麻醉技术,为了确保疗效和患者安全对新系统的测试,解决有关临床行为的研究问题,以及评价学员表现。

多学科团队培训

多年来,毕业后医学教育者和认证机构一直把培训和评估的重点放在操作性技能和知识上,而很少认识到医学专业团队成员间的沟通技巧和合作的重要性。由于人际交往和认知技能在为患者提供高质量诊疗方面具有关键作用,正如在航空业一样,人为失误和不良沟通也被证实是导致麻醉管理中大多数不良后果的原因[47-48]。

模拟培训对团队合作、领导力和沟通等非技术性技能培训的益处,已经在成人和儿童重症领域得到证实[49]。模拟培训提供了一个参与性强、高仿

真的学习环境,其中的任务、设备和环境都与心胸血管麻醉的临床环境相似(图 17.10)。作为一个安全的学习环境,没有造成患者伤害的风险,基于高仿真模拟的团队培训可以进行即时反馈和最大限度地学习。因为许多医护人员都是以个人为单位接受临床培训,而缺乏团队训练,所以这种具有完善脚本、真实情境的模拟培训,以及之后的结构化复盘可以作为一种培训手段,来提高教学效率,增进课程统一性,达到动态跨学科团队培训的目标[50]。为了让这些课程更有效,设计情境案例时必须以沟通技巧和团队合作为目标[51]。许多研究者提出,利用高仿真模拟人进行培训,可以加强团队合作和沟通能力等非技术性技能[52-53]。研究显示,参与者认为这些经验很有用,可使他们在临床实践中在认知、社会和个人的资源管理技能方面有所改变,包括态势感知、决策制定、沟通、团队合作和领导力(表 17.1)。

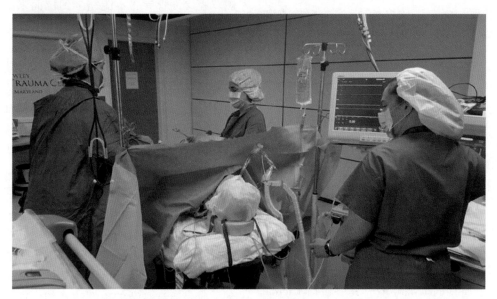

图 17.10　模拟培训提供了多学科团队培训的学习环境,再现了在真实手术室环境中的任务、设备和围手术期状况,图为单肺通气模拟课程的场景,关注点为肺隔离的并发症

表 17.1　心脏外科手术团队进行多学科团队训练的案例,方案中有明确的目标,并定义了为实现这些目标在情境模拟中需要采取恰当的行为

标题:严重鱼精蛋白反应后的紧急体外循环重建

参与者:
心脏麻醉医师、心胸麻醉专科医师、住院医师和注册麻醉护士
心脏外科主治医师、心脏外科专科医师、住院医师
心脏外科技术人员和注册外科助理及学生
执业外科技师、执业外科助理及学生
注册心血管灌注师和灌注学员
手术室注册护士
麻醉技术人员

续表

目标:让一个专业的多学科团队处于紧急的高风险心脏手术情境,使他们能够练习在鱼精蛋白反应后的体外循环重建过程中履行各自的职责

医学知识:对心脏手术患者术中低血压进行鉴别诊断。了解应用鱼精蛋白后可能出现的潜在不良反应

沟通:表现出态势感知能力。识别并沟通患者的低血压状态;对紧急肝素化、再插管和随后的体外循环启动作出适当的反应。使用危机资源管理、提高医疗质量和患者安全的团队策略和工具(TeamSTEPPS)的元素,如回复、闭环交流以确保患者安全

患者管理:针对引起患者低血压的潜在可能原因进行治疗。识别并对患者需要紧急重建体外循环作出反应

职业素养:分享自己的思维过程,展现相互尊重和沟通的原则

案例简介:男性,67 岁,冠心病,刚刚成功地完成了三支血管的血运重建,为左胸廓内动脉(LIMA)至左前降支(LAD),大隐静脉移植(SVG)至钝缘支(OM),SVG 至右冠状动脉(RCA)。患者顺利脱离体外循环且不需要正性肌力药物支持。开始给予鱼精蛋白拮抗肝素

场景布置:心脏外科手术室
患者取仰卧位,在全身麻醉状态下,使用麻醉机和标准的美国麻醉医师协会(ASA)监护,右侧动脉置管,9.0Fr 三腔中心静脉鞘管置入右颈内静脉,鞘内置入肺动脉导管。监测动脉血压、肺动脉压(PAP)、中心静脉压(CVP)、心电图和脉搏血氧饱和度
体外循环机
体外循环氧合器及管道回路
模拟人手术铺巾在位,静脉和动脉插管完整
器械托盘、器械台、心脏手术器械和用品
血液冷却机

状态	患者状态	学员表现	控制人员
初始状态	全身麻醉下的成年患者在手术台上,心脏外科手术团队在相应的位置。暴露手术野。血压 104/64mmHg;NSR 84 次/min;呼吸 12 次/min;AC 潮气量 500ml;100% O₂;PEEP 5cmH₂O;异氟烷 0.8%;氧饱和度 100%;体温 36.5℃;PAS/PAD 38/17mmHg;中心静脉压 8mmHg	患者安全脱机;外科医师要求给予鱼精蛋白,并开始拔除静脉插管	初始状态
拮抗抗凝药物	生命体征平稳	麻醉医师根据外科医师的要求开始给予鱼精蛋白 外科医师和助手控制出血	正常血压和生命体征
拔管	拔除主动脉插管	外科医师询问给了多少鱼精蛋白,并拔除主动脉插管	正常血压和生命体征
鱼精蛋白反应	低血压 收缩压 80~90mmHg,心动过速,心率 110 次/min,PAS/PAD 升至 57/24mmHg	麻醉医师识别低血压,应用液体、升压药进行处理;实验室检查;考虑输血	模拟鱼精蛋白反应,血压降低、心动过速、PAS/PAD 升高
进行性低血压,随后发生心室颤动	收缩压 40~50mmHg	与外科医师就持续的血流动力学不稳定进行沟通	鱼精蛋白反应加重
重建体外循环	心室颤动,开始进行胸内心脏按压	外科医师:决定给患者再次建立体外循环。根据需要进行胸内心脏按压 麻醉医师:完全肝素化 外科医师及助手:右心房及升主动脉再插管;排气并正确连接管路 麻醉医师和灌注师:确认充分抗凝	模拟心搏骤停和血压下降

续表

状态	患者状态	学员表现	控制人员
终点——患者重新开始体外循环,激活全血凝固时间(ACT)处于治疗范围	患者血流和血压稳定;正常体外循环血流动力学指标	开始体外循环	调整血压和心电图参数,模拟正常体外循环

讨论要点:

谁第一个注意到患者病情发生了变化? 大家都意识到问题吗? 问题是如何传达给手术小组其他成员的?

您在紧急重建和启动体外循环期间的角色是什么?

您面临什么挑战? 是有关沟通的吗? 需要特殊设备吗? 是否立即可用?

立即施行体外循环有什么特别的考虑?

可以做些什么来解决这些挑战?

您是否遇到任何安全问题? 如果将来出现问题,如何解决?

学员反馈:

复盘结束后,学员填写评估表以评价他们的模拟学习体验

注:NSR,正常窦性心律;PEEP,呼气末正压;PAS,肺动脉收缩压;PAD,肺动脉舒张压;AC,辅助-控制通气模式。

体验学习为目的的高仿真模拟

模拟为学员提供了一个安全的场景去体验高难度的心胸血管手术情境案例。这些情境模拟案例可以作为一种弥补知识欠缺的机会,能让学员做好准备,以便在第一次面对临床危急情况时能够快速而恰当地作出应对。研究表明,模拟培训可以有效地改善主治医师在心脏外科手术,尤其是在体外循环脱机期间的表现[54]。通过创建标准化的情境案例,多位教育工作者可以在机构内和机构间复制和应用模拟课程。

为了使参与者在与呈现相应生理反应的模拟人互动时产生身临其境的体验,构建一个逼真的情境案例的重要性再怎么强调都不为过。此外,模拟中使用的设备与参与者在临床工作中使用的设备相似,可以最大限度地提高情境案例的仿真度和实用性。有机会参与模拟临床情境的学员,在高仿真的环境、设备和患者生理状态下学习时,其执行得更快且更自信,而在过时的设备、低仿真环境或不真实的患者生理状态下学习时,会使学员感到沮丧,使其认为与临床工作的相关性更差。

为了达到最高的临床仿真度,已经利用生物组织设计了几种心脏和血管模拟手术模型[55]。经特别保存和处理的带有人工血流的猪心模型可以放置在人工纵隔,让心脏外科学员进行心脏插管、心脏停跳和不停跳冠状动脉搭桥、主动脉瓣与二尖瓣置换术等基本技能的学习[56]。Orpheus 体外循环模拟器(ULCO Technologies, Marrickville, 澳大利亚)由液压泵和运行专有软件的电子界面组成。通过使用该设备,心脏外科医师、麻醉医师、灌注师和护士可以参与团队训练[57]。可以通过模拟各种不良事件,如空气栓塞、插管移位、电源故障和鱼精蛋白反应等,为多学科团队提供机会,参与管理临床工作中发生的特殊危机事件。

机器人辅助外科手术系统(robotic-assisted surgical systems)在各种心脏外科手术中得到了广泛应用,包括二尖瓣修复、心外膜起搏器导线放置、全内镜下冠状动脉搭桥术(totally endoscopic coronary artery bypass, TECAB)、心肌血运重建和纵隔肿块切除[58-60]。已经证明,心脏手术中应用达芬奇(da Vinci)机器人(Intuitive Surgical Inc., Sunnyvale, CA)能够缩短体外循环时间、主动脉阻断时间和住院时间[61]。然而,机器人心脏手术陡峭的学习曲线(译者注:指短时间内需要掌握大量知识和技能)仍然是其广泛应用的障碍。机器人心脏手术的模拟在三维虚拟环境中提供了触觉上的交互体验,使学习者有机会体验挑战、陷阱和成功管理潜在并发症的方法[62]。这些计算机辅助的远程操控设备因体积巨大、笨重和昂贵(约 100 万美元),同时缺乏对外科医师的触觉反馈,而限制了其应用[63]。

评价为目的的高仿真模拟

高仿真模拟为在预设的、结构化、标准化的环境中对学员的临床表现进行评价提供了机会。评价指标可以利用简单的核查表,在独立工作前进行表现评价,建立表现和胜任力评价标准。在进行真实能力评价时,选择理想的情境模拟案例和确定与工作最相关的评价指标至关重要[64]。对于任何指定的情境模拟案例,在学员管理的模拟事件中,相应领域的专家需要确定学员展现的最重要的特定行为。对于核查表中列出的这些操作,可以根据其顺序和时机进行加权和评价。有证据表明,这种评价方法优于基于外科手术训练病例数量或时长所预期的胜任力[65-66]。

存在的问题

多年来,尽管模拟中心的运行成本已经大大降低,但对科室来说仍然是巨大的经济负担。成本主要包括高仿真模拟人系统和模拟课程的人力成本。此外,为了模拟教学能够成功、广泛开展,必须为教师提供较高的薪酬。把低年资员工培训为模拟导师,可以在加强住院医师和医学生的教育中发挥作用,同时也为员工的发展提供了途径。最后,尽管与其他学科开展联合培训会带来后勤方面的困难,但这些努力可以为参与者带来更好的体验,改善培训与临床工作的相关性[67]。

结语

随着心胸麻醉学领域复杂性的增加,以及住院医师培训时长和临床培训机会的减少,模拟医学为临床教育提供了一种"填补不足"的方法。医务人员可以学习管理日益复杂的临床案例并练习各种操作技能,使他们的专业在面临挑战的情况下,依旧能培养出高胜任力的临床医师。通过有效性研究已经证实了许多模拟工具的教育效力,即使那些尚未被证实的工具,也为改进培训质量,提高教学效率,改善患者安全(理想情况下)提供了方法。

(翻译 徐怡琼,审校 严俊 张莉莉 李崎)

参考文献

1. Accreditation Council for Graduate Medical Education. Report of the work group on resident duty hours and the learning. Environment. June 11, 2002; http://www.acgme.org.
2. Stodel EJ, Wyand A, Crooks S, et al. Designing and implementing a competency based training program for anesthesiology residents at the University of Ottawa. Anesth Res and Pract. 2015; https://doi.org/10.1155/2015/713038.
3. Morgan PJ, Cleave-Hogg D. A worldwide survey of the use of simulation in anesthesia. Can J Anesthesia. 2002;49:659–62.
4. Wollard M, Whitfield R, Smith A, et al. Skill acquisition and retention in automated external defibrillator (AED) use and CPR by lay responders: a prospective study. Resuscitation. 2004;60:17–28.
5. Jenison EL, Gil KM, Lendvay TS, Guy MS. Robotic surgical skills: acquisition, maintenance, and degradation. JSLS. 2012;16:218–28.
6. Wayne DB, Butter J, Siddall VJ, et al. Mastery learning of advanced cardiac life support skills by internal medicine residents using simulation technology and deliberate practice. J Gen Intern Med. 2006;21(3):251–6.
7. Scheer B, Perel A, Pfeiffer UJ. Clinical review: complications and risk factors of peripheral arterial catheters used for haemodynamic monitoring in anaesthesia and intensive care medicine. Crit Care. 2002;6(3):199–204.
8. Burns SM, Chulay M. Essentials of critical care nursing pocket handbook. American Association of Critical Care Nurses (AACN). New York: McGraw-Hill Companies; 2006.
9. Denadai R, Toledo AP, Bernades DM, et al. Simulation based ultrasound guided central venous cannulation training program. Acta Cir Bras. 2014;29:1678–2674.
10. Abboud PA, Kendall JL. Ultrasound guidance for vascular access. Emerg Med Clin North Am. 2004;22(3):749–73.
11. McGee DC, Gould MK. Preventing complications of central venous catheterization. N Engl J Med. 2003;348:1123–33.
12. Lampert M, Bodenham AR, Pittiruti M, et al. International evidence-based recommendations on ultrasound-guided vascular access. Intensive Care Med. 2012;38(7):1105–17.
13. Dodge KL, Lynch CA, Moore CL, Biroscak BJ, et al. Use of ultrasound guidance improves central venous catheter insertion success rates among junior residents. J Ultrasound Med. 2012;31(10):1519–26.
14. Rupp SM, Apfelbaum JL, Blitt C, et al. American Society of Anesthesiologists Task Force on Central Venous Access. Practice guidelines for central venous access: a report by the American Society of Anesthesiologists Task Force on Central Venous Access. Anesthesiology. 2012;116(3):539–73.
15. O'Grady NP, Alexander M, Burns LA, et al. Healthcare Infection Control Practices Advisory Committee. Guidelines for the prevention of intravascular catheter-related infections. Am J Infect Control. 2011;39(4 Suppl 1):S1–34.
16. Barsuk JH, McGaghie WC, Cohen ER, et al. Simulation-based mastery learning reduces complications during central venous catheter insertion in a medical intensive care unit. Crit Care Med. 2009;37(10):2697–701.
17. Barsuk JH, Cohen ER, Feinglass J, et al. Use of simulation-based education to reduce catheter-related bloodstream infections. Arch Intern Med. 2009; Aug 10;169(15):1420–3.
18. Cohen ER, Feinglass J, Barsuk JH, et al. Cost savings from reduced catheter-related bloodstream infection after simulation-based education for residents in a medical intensive care unit. Simul Healthcare. 2010; Apr;5(2):98–102.
19. Bernstein WK, Walker A. Anesthetic issues for robotic cardiac surgery. Ann Card Anaesth. 2015;18:58–68.
20. Bainton CR. Models to facilitate the learning of fiberoptic technique. Int Anestheiol Clin. 1994;32:47–55.
21. Naik VN, Matsumoto ED, Houston PL, et al. Fiberoptic orotracheal intubation on anesthetized patients: do manipulation skills learned on simple model transfer into operating room? Anesthesiology. 2001;95:343–8.
22. Eason MP. Simulation devices in cardiothoracic and vascular anes-

thesia. Sem Cardiothor Vasc Anesth. 2015;9:309–23.

23. Schaefer JJ III. Simulators and difficult airway management skills. Ped Anesthesia. 2004;14:28–37.

24. Rowe R, Cohen RA. An evaluation of a virtual reality airway simulator. Anesth Analg. 2002;95:62–6.

25. Blum MG, Poers TW, Sundaresan S. Bronchoscopy simulator effectively prepares junior residents to competently perform basic clinical bronchoscopy. Ann Thorac Surg. 2004;78:287–91.

26. Colt HG, Crawford SW, Galbraith OIII. Virtual reality bronchoscopy simulation: a revolution in procedural training. Chest. 2001;120(4):1333–9.

27. Seymour NE, Gallagher AG, Roman SA, et al. Virtual reality training improves operating room performance: results of a randomized, double –blinded study. Ann Surg. 2002;236(4):458–63.

28. Failor E, Bowdle A, Jelacic C, Togashi K. High-fidelity simulation of lung isolation with double-lumen endotracheal tubes and bronchial blockers in anesthesiology resident training. J Cardiothorasc and VascAnesth. 2014;28(4):877–81.

29. Song H, Peng YG. Innovative transesophageal echocardiography training and competency assessment for Chinese anesthesiologists: role of transesophageal echocardiography simulation training. Curr Opin Anaesthesiol. 2012;25(6):686–91.

30. Shakil O, Mahmood F, Matyal R. Simulation in echocardiography: an ever-expanding frontier. J Cardiothorac Vasc Anesth. 2012;26(3):476–85.

31. Matyal R, Bose R, Warraich H, Shahul S, Ratcliff S, Panzica P, et al. Transthoracic echocardiographic simulator: normal and the abnormal. J Cardiothorac Vasc Anesth. 2011;25(1):177–81.

32. Bose RR, Matyal R, Warraich HJ, et al. Utility of a transesophageal echocardiographic simulator as a teaching tool. J Cardiothorac Vasc Anesth. 2011;25:212–5.

33. Weidenbach M, et al. EchoComTEE-A simulator for transesophageal echocardiography. Anaesthesia. 2007;62:347–53.

34. Neelankavil J, Howard-Quijano K, Hsieh TC, et al. Transthoracic echocardiography simulation is an efficient method to train anesthesiologists in basic transthoracic echocardiography skills. Anesth Analg. 2012;115:1042–51.

35. Ferrero NA, Bortsov AV, Arora H, et al. Simulator training enhances resident performance in transesophageal echocardiography. Anesthesiology. 2014;120:149–59.

36. Nyssen A, Larbuisson R, Janssens M, et al. A comparison of the training value of two types of anesthesia simulators: computer screen-based and mannequin-based simulators. Anesth Analg. 2002;94:1560–5.

37. Schwid HA. Graphical anesthesia simulators gain widespread use. APSF.org 1996; http://www.apsf.org/resource_center/newsletter/1996/fall/graphsim.htm.

38. Winchell SW, Safar P. Teaching and testing lay and paramedical personnel in cardiopulmonary resuscitation. Anesth Analg. 1966;45:441–9.

39. Grenvik A, Schaefer JJ. From Resusci-Anne to Sim Man: the evolution of simulators in medicine. Crit Care Med. 2004;32:556–7.

40. Safar P, Escarraga L, Elam J. A comparison of the mouth-to-mouth and mouth-to-airway methods of artificial respiration with the chest-pressure arm lift methods. N Engl J Med. 1958;258:671–7.

41. Safar P. Ventilatory efficacy of mouth-to-mouth artificial respiration. Airway obstruction during manual and mouth-to-mouth artificial respiration. JAMA. 1958;167:335–41.

42. Gordon MS. Cardiology patient simulator: development of an automated manikin to teach cardiovascular disease. Am J Cardiol. 1974;34:350–5.

43. Gordon MS, Ewy GA, Felner JM, et al. Teaching bedside cardiologic examination skills using "Harvey," the cardiology patient simulator. Med Clin North Am. 1980;64:305–13.

44. Cooper JB. Taqueti VR. A brief history of the development of mannequin simulators for clinical education and training. Qual Saf Health Care. 2004;13(suppl 1):11–8.

45. Ewy GA, Felner JM, Juul D, et al. Test of a cardiology patient simulator with students in fourth-year electives. J Med Educ. 1987;62:738–43.

46. Woolliscroft JO, Calhoun JG, Tenhaken JD, et al. Harvey: the impact of a cardiovascular teaching simulator on student skill acquisition. Med Teach. 1987;9:53–7.

47. Schwid HA, O'Donnell D. Anesthesiologists' management of simulated critical incidents. Anesthesiology. 1992;76(4):495–501.

48. Stocker M, Allen M, Pool N, et al. Impact of an embedded simulation team training program in a pediatric intensive care unit: a prospective, single-center, longitudinal study. Intensive Care Med. 2012;38:99–104.

49. Figueroa M. The role of simulation. SCCM. 2015;. Retrieved from: www.sccm.org/Communications/Critical-Connections/Archives/Pages/The-Role-of-Simulation-in-Promoting-Multidisciplinary-Teamwork.aspx.

50. Trehan K, Kemp CD, Yang SC. Simulation in cardiothoracic surgical training: where do we stand? J Thorac Cardiovasc Surg. 2014;147:18–24.

51. McGaghie WC, Issenberg SB, Petusa ER, et al. A critical review of simulation-based medical education research 2003-2009. Med Educ. 2010;44:50–63.

52. Paige JT, Kozmenko V, Morgan B, et al. From the flight deck to the operating room: an initial pilot study of the feasibility and potential impact of true interdisciplinary team training using high-fidelity simulation. J Surg Educ. 2007;64(6):369–77.

53. Paige JT, Kozmenko V, Yang T, et al. High-fidelity, simulation-based, interdisciplinary operating room team training at the point of care. Surgery. 2009;145(2):138–46.

54. Bruppacher HR, Alam SK, LeBlanc VR, Latter D, Naik VN, Savoldelli GL, et al. Simulation-based training improves physicians' performance in patient care in high-stakes clinical setting of cardiac surgery. Anesthesiology. 2010;112:985–92.

55. Feins RH. Expert commentary: cardiothoracic surgical simulation. JTCVS. 2008;135(3):485–6.

56. Feins RH, Burkhart HM, Conte JV, et al. Simulation-based training in cardiac surgery. Ann Thorac Surg. 2016; pii: S0003-4975(16)30773-1. doi:https://doi.org/10.1016/j.athoracsur.2016.06.062.

57. Morris RW, Pybus DA. Orpheus cardiopulmonary bypass simulation system. JECT. 2007;39:228–33.

58. Mierdl S, Byhahn C, Dogan S, et al. Segmental wall motion abnormalities during telerobotic totally endoscopic coronary artery bypass grafting. Anesth Analg. 2002;94:774–80.

59. Yuh DD, Simon BA, Fernandez-Bustamente A, et al. Totally endoscopic robot-assisted transmyocardial revascularization. J Thorac Cardiovasc Surg. 2005;130:120–4.

60. Bodner J, Wykypiel H, Greiner A, et al. Early experience with robot-assisted surgery for mediastinal masses. Ann Thorac Surg. 2004;78:259–66.

61. Jones BA, Krueger S, Howell D, et al. Robotic mitral valve repair. Tex Heart Inst J. 2005;32:143–6.

62. Coste-Maniere E, Adhami L, Mourgues F, Carpentier A. Planning, simulation, and augmented reality for robotic cardiac procedures: the STARS system of the ChIR team. Semin Thorac Cardiovasc Surg. 2003;15:141–56.

63. Talamini MA, Hanly EJ. Technology in the operating suite. JAMA. 2005;293:863–6.

64. Boulet JR, Murray DJ. Simulation based assessment in anesthesiology: requirements for practical implementation. Anesthesiology. 2010;112:1041–52.

65. Seymour NE, Gallagher AG, Roman SA, et al. Virtual reality training improves operating room performance: results of a randomized, double-blinded study. Ann Surg. 2002;236:458–63.

66. Ahlberg G, Enochsson L, Gallagher AG, et al. Proficiency-based virtual reality training significantly reduces the error rate for residents during their first 10 laparoscopic cholecystectomies. Am J Surg. 2007;193:797–804.

67. Fann JI, Feins RH, Hicks GL, et al. Evaluation of simulation training in cardiothoracic surgery: the senior tour perspective. J Thorac Cardiovasc Surg. 2012;143:264–72.

18 产科模拟

Erik Clinton and Rebecca D. Minehart

引言

产科麻醉基本技能的掌握和基础胜任能力的提高在现代医学中颇具挑战。由于受过良好教育、信息资源丰富的患者群体日益壮大，积极参与自己诊疗过程的患者也越来越多，影响着医护人员的诊疗工作，也对医护人员的经验要求越来越高。患者往往健康地来到产房，在院期间意识清醒还能进行互动。麻醉医师不仅要面对周围环境的压力，还要面对患者和胎儿带来的医疗压力[1]。

回顾历史，医学胜任力可以被看作师徒培训模式下医学技能日积月累的自然发展产物。学员在学习技能到临床胜任的过程中可能造成患者伤害，这在现代医学中成为了一个医学伦理问题[2]。产科麻醉模拟训练提供了一个更有益于技能习得的环境，且对真实患者不会造成伤害[2]。对于技能习得，可以刻意练习的模拟医学教育要优于传统的临床教育[3]。本章将回顾可以帮助学员在技能、团队合作和态度方面提升胜任力的模拟策略，讨论产科麻醉中与模拟相关的难点和挑战，并探讨实施模拟的过程。

分娩模拟

产科患者病情轻重缓急各异、临床需求多样，使得产科成为一个复杂的诊疗系统。一个孕产妇的诊疗可能涉及多个专业、学科、工作班次、医院楼层和诊疗单元。协调这样跨区域的诊疗工作需要多层次交接班，设备、人员、信息的交接和转运[4]。此外，在产科急诊中，迅速协调多个学科之间的工作，识别和沟通母亲和新生儿的需求，才能提供有效的诊疗服务[5-6]。在这种环境下，需要转变沟通模式，以满足安全有效沟通和诊疗协作。医护人员之间的语言交流模式可能不尽相同，使患者的诊疗协作变得更加复杂[7]。跨专业模拟可以重现真实的医疗环境和挑战，让参与者在一个复杂的环境中培养团队合作技能，避免对真实患者造成伤害。有研究已经证明产科跨专业模拟培训可以提高学员的自我效能、团队效能和团队作用[8]。

技能习得

虽然师徒模式仍然是麻醉学培训的一个重要组成部分，也是技能习得必不可少的部分，但学员的受训时长不再作为其临床胜任力的评判标准。现代医学教育的观点认为临床胜任力是对行医所需的知识、技能和态度的客观评价。基于临床胜任力的临床教育实践已经日益成为住院医师培训和专科培训的重点；然而，大多数直接观察性评价方法尚未得到有效性验证[9]。

对临床胜任力的评价很复杂，尽管某种评价工具（如术中血压管理、产妇出血时的血容量补充和术后并发症的处理）可能很适用于临床技能的评价，但如何将它用于评价更精细的技能，还有待更多研究证实。在椎管内麻醉技术领域，临床胜任力评价已被证明在技能习得转化方面的有效性。这直接适用于产科麻醉，因为椎管内麻醉是产科麻醉中最常见的操作之一[2]。

在过去的 20 年中，随着椎管内麻醉技术的迅速发展，全球发布了多个椎管内麻醉指南。而与之相匹配的评价技能习得的临床胜任力评价工具却极为有限。创建一个动手操作效率分析系统虽然有其客观性，但代价不菲[10]。Delphi 法是通过一系列问卷和反馈，从一组专家中收集和筛选知识点的结构化过程。知识框 18.1 展示了使用 Delphi 法提炼设计的超声引导下区域麻醉的项目核查表[10]。

知识框 18.1　超声引导下区域麻醉评价核查表对所有任务进行评分，分为"未执行""执行不佳"或"执行良好"

1. 患者体位合适
2. 根据患者位置，正确摆放超声设备，便于观察患者和超声图像
3. 正确选择超声探头
4. 正确选择深度、增益和焦点
5. 正确握持探头（3 根手指握住探头和 1 根手指接触患者）
6. 理解或确认屏幕方向（即探头方向与屏幕一致）
7. 扫描和正确地辨识解剖结构
8. 如果需要，使用多普勒超声排除血管结构
9. 穿刺针与超声平面对齐
10. 进针过程中持续显示针尖
11. 能有效重显针尖位置（PART 手法）
    ［译者注：P 为加压（pressure），A 为对齐（alignment），R 为旋转（rotation），T 为倾斜（tilting）］
12. 如需神经刺激，能正确选择合适电流强度
13. 确保电流不小于 0.2mA（如果使用电流）
14. 要求开始注射前回抽，防止血管内误注
15. 注射前能看到针尖位置
16. 要求首次注射 1~2ml 以排除神经内和血管内注射
17. 询问患者或关注患者疼痛或不适的征象
18. 每注射 5ml，要求回抽一次
19. 再次确认针尖位置是否正确
20. 根据情况适当调整针尖位置

注：资料来源于 Cheung 等[10]。

关于硬膜外麻醉、脊髓麻醉和腰硬联合麻醉技术最有效的教学方法仍存在严重分歧，因为人们普遍认为这些是最难掌握的麻醉操作技能。越来越多的证据表明，模拟设备的成本与技能的获得可能没有直接的相关性[11]。此外，有证据表明，一个复杂的模拟系统可能会制约初学者的表现。低仿真度和高仿真度这两个经常使用的术语并没有很好地从技术或成本角度进行定义，制约了对模型优劣的比较和既往研究结果的实际应用。触觉反馈常成为创建理想模型的焦点；然而，有证据表明，在引导下进行心理意象（mental imagery）练习（译者注：想象和体验眼前并没有的场景和感受）对于帮助初学者获得硬膜外定位技能可能同样有效[12]。初学者脊髓麻醉的技能训练指南见知识框 18.2。有各种逼真的部分任务训练器[13]（有各种功能，可用于椎管超声或椎管内麻醉）可供购买，也有报道使用土豆、香蕉或其他水果、材料自制模型，每种都有独特的优点[14-18]。

知识框 18.2　麻省总医院麻醉科、重症医学科和疼痛科开发的脊髓麻醉核查表[19]

1. 患者在床上处于坐位或侧卧位。如果坐位，患者的手臂应放于一支撑物上。鼓励患者处于背部前屈的姿势（身体向前弯曲）
2. 监测无创血压、脉搏血氧饱和度和心电图
3. 如有需要，吸氧和镇静
4. 准备物品（脊髓麻醉包、脊髓麻醉药物、特殊针头、无菌标签和无菌手套等），将垃圾桶放在附近，打开手术室内灯光，调整患者体位以便清楚显示患者的背部
5. 打开穿刺包前戴帽子和口罩，并确认周围的人都佩戴帽子和口罩
6. 从外层塑料包装中取出穿刺包
7. 打开穿刺包，建立无菌区域
8. 打开无菌物品，如药物和针头，在无菌区内放置
9. 打开无菌手套
10. 摘下戒指、手表或首饰
11. 用含酒精的消毒洗手液做好手卫生
12. 戴无菌手套，处于无菌状态
13. 找到消毒物品［如碘伏或氯己定（洗必泰）］，并将穿刺包的其他部分单独放置（例如，将塑料板置于托盘顶部作为屏障）
14. 如果使用碘伏，在包装上撕一个小口，向托盘倒入少许
    （1）将剩余的碘伏扔进垃圾桶
    （2）碘伏消毒背部（3 次，以背部穿刺点为中心，由内向外螺旋式消毒）
    （3）待碘伏干燥（大约 3 分钟）
    （4）在碘伏干燥前不要擦掉，否则会使其杀菌作用失效。如果碘伏未干透，可以用无菌海绵或纱布吸附
15. 如果使用氯己定（新文献推荐作为一线用药）
    （1）通过挤压两翼启用涂抹器，海绵涂抹器勿接触未消毒区域
    （2）让氯己定浸透海绵（根据消毒的范围，可能需要两个涂抹器——请检查包装以了解细节）
    （3）擦拭清洁背部 30 秒（根据需要，使用涂抹器重复数次）
    （4）待背部干燥
16. 将无菌洞巾铺在腰部，确保手套处于无菌状态。推荐使用无菌铺单保护手指免受污染（此项通过操作演示比描述更容易）
17. 丢弃所有剩余的准备用品，防止污染穿刺包的其余部分
18. 将脊髓麻醉包其余部分的塑料盖取下
19. 找到局部麻醉药（通常是 1% 利多卡因），打开安瓿，抽取 3ml。在注射器上连接 25G 针头并贴标签

20. 找到脊髓麻醉注射器，打开脊髓麻醉药品，用注射器抽取合适的剂量（通常是一个 5ml 的磨砂玻璃注射器）。使用过滤针或过滤吸管吸取脊髓麻醉药，将装有脊髓麻醉药的注射器贴好标签

21. 找到脊髓麻醉针和引导针（如使用）。检查脊髓麻醉针和针芯，以避免穿刺针相关的失误

22. 如果消毒剂已干，进一步在患者背部定位穿刺间隙（可通过触诊或使用椎管超声进行确认）

23. 使用局部麻醉药进行表面麻醉，并找到相关的标志（如棘突）

24. 等几秒待局部麻醉药起效，用针尖接触患者背部来测试患者的麻木程度，同时询问"您能感觉到刺痛吗？"如果患者尚未麻木，则增加药物剂量或等待更长时间，必要时重复进行

25. 使用引导针确定进针方向

26. 将脊髓麻醉针置入椎间隙，根据需要调整方向尝试

27. 在脊髓麻醉针的针芯未到位的情况下，不要推进脊髓麻醉针

28. 检测到阻力变化后（偶尔会感觉到"噗"的一声或落空感），取下针芯

29. 确认是否有脑脊液流出。如果没有脑脊液流出，则放入针芯并进一步进针

30. 连接脊髓麻醉注射器，轻轻回抽，确认脑脊液流出通畅，留意双折射（birefringence）现象（如果使用重比重药物）

31. 注射脊髓麻醉药，在注射过程中和给药完毕时回抽确认

32. 取下洞巾

33. 将患者置于有利于脊髓麻醉药扩散的最佳体位（通常选择仰卧位，但有时无用或不需要）

34. 接触监护仪/设备前，需摘下手套（当脑脊液和血液接触到监护仪/设备时会导致污染）

产科团队原位模拟

产科麻醉中的原位模拟是指在实际临床环境中进行的模拟。已证明跨专业或跨学科的模拟培训可以提升医护人员从容应对产科急症的能力[20]。尽管大多数涉及产科麻醉团队的模拟都发生在产房，但也可能发生在任何孕产妇或产后患者诊疗的场所，如急诊室、产后或产前病房、手术室。与在模拟中心的模拟相比，原位模拟具有一定的优势，如发现潜在的系统错误；然而，在进行这种模拟时，也会面临一些特殊的问题[21]。产科团队原位

模拟培训的设计应在不增加患者或参与者风险的情况下使教学效果最大化。

产科原位模拟面临的挑战

协调与安排模拟空间和参与模拟的人员绝非易事。患者数量或危重程度的变化，或临床上需要使用预定用作教学的空间，都会增加原位模拟被取消的风险。如果模拟参与者同时还直接肩负患者的诊疗任务，取消模拟演练的风险可能会更高[21-22]。全天 24 小时中，患者数量和危重程度可能随时变化，这使得模拟导师及参与者在制定计划和实施计划方面颇为受挫。此外，安装、移动和清理设备所需的时间和资源很容易超过大多数模拟团队的工作负荷。模拟导师的时间规划要得当，还要有灵活性，这样有助于解决实施模拟中出现的一些问题。

原位模拟的另一个常见挑战是为参与者维持一个安全的学习环境[22]。任何模拟过程，在同行或同事的注视下，参与者都会承受很大的学习压力。原位模拟中，参与者在他们社交舒适度的边缘尽量展现最佳的临床专业水准，这会使演练更真实，让所有参与者都能从原位模拟中获益。但是，在原位模拟中参与者常会将自己置于表现不佳的情形下，与在临床环境相比，在单独或远离临床环境的模拟中心显然更为舒适[23]。由于学员可能担心同事、非参与人员和附近患者的看法，原位模拟可能会对学员的融入带来阻碍。学员的心理安全对学习至关重要，只有当参与者心里感到安全，心理不再设防，能够表达自己的真实想法时，才有助于学习[24]。通常，产房是封闭的，但患者和家属可以在其中自由活动。在多数情况下，向所有相关人员告知即将进行的原位模拟活动有助于减少意外事件发生。

原位模拟的时间压力并非仅限于孕产妇相关的情境，还因为产程和分娩情况固有的不可预测性，所以可能会带来一些特殊的挑战。

以下是对于产科原位模拟团队培训的一些策略和建议：

1. 原位模拟课程要安排在固定的时段。但要更准确地跟踪患者病情的危重程度、临床人员配置、模拟资源等潜在问题，可通过调整课程以适应临床的实际情况（时间和空间）。

2. 安排好参与者，而不是进行自发的模拟。

这有助于确保小组的所有成员都能到场。

3. 确保复盘时间(复盘结构详见第4章)。巩固学习点,让参与者在模拟结束后能更好地理解主要的知识点。

4. 仅限预先安排的人员参与模拟活动。自愿参与者和观摩者可能会影响安全的学习氛围,并可能在临床范围内造成混乱。

5. 通知患者、医务人员和其他参与学员开展医学模拟的时间、地点和人员。

6. 在指定的模拟活动时间内调动资源时,使用安全短语,如"这是模拟"或"这不是模拟"。这有助于在需要关注真实需求时,避免混淆。

7. 模拟中设置的人员角色可以模仿产房常见的情况进行安排。

沟通

沟通不畅已被证明会导致医疗差错[25]。产科团队的沟通障碍可能会导致团队表现不佳,并且在紧急情况下可能导致产妇死亡,尤其是在大出血的情况下[26]。全面的团队培训课程有助于建立团队成员之间的熟悉程度,有证据表明,团队成员之间的熟悉程度与诊疗改善相关[27-29]。"直言不讳"可定义为要求阐明或澄清质疑,或纠正与任务相关的决定或流程。当团队成员觉得无权分享他们的想法,或当分享想法后被同事断然拒绝时,闭口不谈是一种常见的不当沟通形式[30]。担心惩罚或担心"犯错"相关的恐惧、职业礼貌和对等级制度的顺从、过分熟悉或不熟悉都可能是导致沟通障碍的因素[31]。鉴于外部声音的目的是希望可以帮助团队提供最好的临床服务,产科模拟团队培训可能是践行这一举措的关键部分[32]。相互尊重是有效团队沟通的基础,允许医务人员以促进相互理解的方式交换信息,最终才更有可能达成共识并完成行动计划[33]。

课程创建

围产期医疗中的教育举措和模拟培训已被证明可以减少医疗事故索赔[34]。哈佛医疗机构管理基金会股份有限公司(风险控制保险公司)(Controlled Risk Insurance Company,CRICO)为哈佛教学机构提供医疗事故保险,在促进跨专业模拟培训方面发挥了重要作用。在过去的20年,他们的目标之一是关注高风险专业从业人员的周期性教学和培训。产科和麻醉科是这些培训计划的两个特殊目标,因此,哈佛医学院麻醉科和妇产科开发了越来越多的跨专业课程。麻省总医院已经创建了一个课程,来激励跨专业团队进行联合模拟。作为参与团队模拟的一项优惠,医务人员可以获得由CRICO提供的医疗事故保险费减免(详见第9章)。

CRICO承保的医院医疗事故保险费减免课程以2年或3年为一个周期。产科医务人员每年交替参与1小时的模拟活动或4~6小时的模拟课程。麻醉科和外科医务人员的模拟要求以3年为周期进行轮换;第1年的要求是参加4~6小时的模拟课程,另外2年的要求是参加1小时的"强化"教育,其中之一必须是跨专业模拟课程。在麻省总医院,1小时模拟活动通常为原位模拟,包括产科医师、麻醉医师和护理人员的跨专业、跨学科模拟。表18.1列出了这些模拟活动中使用的情境案例。

表18.1　目前麻省总医院跨专业团队培训课程

产科跨专业团队培训的可用情境模拟案例
肩难产
高位脊髓麻醉(high spinal)
过敏反应和困难/外科气道
产后出血
高血压危象/子痫
脐带脱垂
子宫破裂
产妇心搏骤停与濒死期剖宫产
医院灾难性紧急情况(火灾)
胎盘早剥需要即刻剖宫产分娩
妊娠期创伤伴有内脏损伤

原位模拟可能会尽量避免需要多个团队、众多参与者、涉及其他科室和非专业人员参与的医学场景。为解决这一难题,同时最大限度地提高协调更复杂的模拟场景的能力,一些团队可能会选择在模拟中心进行一些模拟活动。在麻省总医院风险控制保险公司的医疗事故保险费减免模式下,其4.5小时的跨专业模拟课程可在麻省总医院模拟中心进行。学员在这段时间内不会被安排临床工作。模拟中心允许更大、不同专业的医疗组参与,而无须面对团队原位模拟的挑战,也没有将教学活动外包给院外模拟中心的额外成本。表18.2和表18.3列出了模拟病例和参与人员的范例。

表18.2   基于情境模拟案例需要为参与者考虑的事项

产科情境模拟案例	参与者团队
大出血/剖宫产子宫切除术 潜在学习目标:大量输血方案,使用新的出血救治方案,团队沟通,决定进行手术治疗,团队角色和协作	产科医师、母胎医学临床医师、麻醉医师、新生儿医师、妇科肿瘤医师、注册助产士、注册外科技师、产科护士、手术室护士、患者诊疗协调员、血库工作人员、警察和保安、麻醉技师、重症医师
孕产妇创伤 潜在学习目标:组织和共同领导多学科团队,在有限的时间内协调资源,对多种危机处理的先后顺序进行动态调整,大量输血方案,使用紧急启用的物品和应急设备	产科医师、母胎医学临床医师、麻醉医师、创伤外科医师、新生儿医师、注册助产士、注册外科技师、产科护士、手术室护士、患者诊疗协调员、血库人员、急诊医师、麻醉技师、重症医师
羊水栓塞致产房内产妇心搏骤停 潜在学习目标:心搏骤停和治疗的决策,多团队协作	产科医师、母胎医学临床医师、麻醉医师、新生儿医师、注册助产士、产科护士、医院心搏骤停救治团队、心内科医师、其他会诊医师
产房出现持枪歹徒 潜在学习目标:对医务人员和患者安全的伦理考虑,根据持枪歹徒制定决策,封闭单元的潜在缺点,具有挑战性的沟通	产科医师、母胎医学临床医师、麻醉医师、新生儿医师、注册助产士、产科护士、患者诊疗协调员、警察和保安、为员工提供支持帮助的人员(如心理医师、精神科医师、社会工作者)

表18.3   模拟提纲

人物角色	过程	生命体征	
I 高位脊麻 1. 患者(模拟人) 2. 主诊注册护士 3. 主诊医师 时间 0:00—2:00 分钟	32 岁,健康,孕 2 产 1,孕 39 周临产,状态:刚刚完成硬膜外置管	血压 110/60mmHg 心率 90 次/min 呼吸频率 20 次/min 脉搏血氧饱和度(SpO₂)98% 吸空气	[]诊治患者 []评估疼痛或不适
II. 以上人员基础上,增加麻醉医师, 产科医师备班, 第二位注册护士 协助护士 时间 2:00—4:00 分钟	患者开始感到焦虑,呼吸困难	血压 100/60mmHg, 在 2 分钟内降至 60/40mmHg 心率 110 次/min,在 2 分钟内降至 45 次/min 呼吸频率在 2 分钟内上升到 30 次/min SpO₂ 88% ~ 98% 胎儿晚期减速	[]患者诉不适 []呼叫帮助/备班 []描述低血压、低氧血症 []针对关键事件进行沟通 []应急手册 []告知团队成员检查结果和生命体征 []关闭硬膜外泵 []开始治疗低血压、低氧血症
III. 以上人员基础上,增加额外的注册护士支援 第二位麻醉医师 第二位产科医师 任何可用的额外帮手 时间 4:00—8:00 分钟	患者无反应,无意识事件暂停并讨论情况(迷你复盘)以确保正确治疗(可选)	血压 55/30mmHg 心率 45 次/min,未处置则降至 30 次/min 当收缩压降到 60mmHg 以下时,呼吸频率降到 0 SpO₂ 88%,如果未进行球囊面罩通气并随后插管,则迅速下降到 40% 胎儿心率持续减慢	[]低血压/过敏的抢救套包 []球囊和通气 []通气支持/输注肾上腺素或其他适当可用的 α/β 受体激动剂处理低血压 [](向团队)告知患者无意识 []口述胎儿不耐受低血压 []明确负责人 []探讨意识丧失的可能原因并立即启动治疗计划 []抢救车、除颤器 []应急手册
IV. 所有团队成员 时间 8:00—10:00 分钟	在支持治疗下恢复	血压 90/60mmHg 心率 70 次/min 随着母亲生命体征的恢复,胎儿状况也恢复	椎管内麻醉效果消退时,以复苏和支持/重症监护治疗计划结束情境案例

产科模拟中的复盘

复盘是任何产科模拟学习中的关键环节[35]。复盘的细节和基本原理详见第 4 章。产科团队培训时,无论在临床工作环境还是在模拟中心进行复盘都并非易事。需要归还设备并让医护人员回归临床工作岗位,都会导致复盘时间被缩减或省略,这不仅会牺牲重要的学习机会,还会让学员感到沮丧、愤怒和受骗,或经历许多负面情绪。还可能会对后续的患者诊疗,以及摩尔战略三角(Moore's strategic triangle)中描述的模拟项目的开展和支持方面产生负面影响(图 18.1)。

与单一导师的复盘相比,协同复盘有很多优点。当复盘导师来自产科、护理和产科麻醉等不同学科时,鉴于他们独特的培训和背景,自然会以不同视角观察及关注临床场景。这种方法有助于吸引不同角色群体的学员,面对共同的临床情况时能

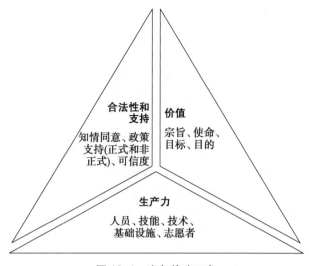

图 18.1　摩尔战略三角

以不同的视角作出类似的处理。产科团队培训中的协同复盘导师也可以互相帮助,以应对困难复盘,这在较大的团队和跨专业模拟培训中尤为突出[36](表 18.4)。

表 18.4　产科情境案例范例

标题:剖宫产时高位脊麻

学员:麻醉住院医师

目标	医学知识:识别高位脊髓麻醉的症状和体征
	患者管理:高位脊髓麻醉的诊断和处理
	沟通:利用团队资源管理技能处理临床紧急情况

案例简介:Jones 女士,32 岁,健康孕妇,孕 2 产 1,孕 39 周。5 分钟前,放置了硬膜外导管行分娩镇痛

场景布置:产房,产妇硬膜外置管后子宫处于左倾位。硬膜外导管贴在产妇肩部,开始输注硬膜外药物

监测产妇无创血压、脉搏血氧饱和度、体外胎心监测和宫缩监测

医务人员:1 名责任护士和产科医师作为助演

状态	产妇状况	学员表现
初始状态	良好 心率 90 次/min;呼吸频率 20 次/min;血压 110/60mmHg;脉搏血氧饱和度(SpO₂)98%(吸空气);Ⅰ类胎心监护	学员向产妇和医疗团队进行自我介绍 评估产妇的疼痛或不适
焦虑和呼吸困难	出现焦虑和呼吸困难 (如果超过 2 分钟未治疗) 心率 45 次/min;呼吸频率 30 次/min;血压 65/45mmHg;SpO₂ 88%(吸空气);胎心晚期减速	鉴别诊断 与在场的团队成员沟通关注的问题 呼叫帮助/备班医护 停止硬膜外药物输注 针对缺氧/低血压启动支持治疗
无反应	无意识/无反应 (如果超过 2 分钟未治疗) 心率 30 次/min;呼吸频率 0;血压 55/30mmHg;SpO₂ 40%;胎心延长减速	正压通气和/或气管插管 使用肾上腺素或其他药物来处理低血压 与团队沟通关注的问题 识别胎儿窘迫并制定胎儿支持计划
恢复	无意识/无反应 (开始支持治疗 2 分钟后) 心率 70 次/min;控制呼吸;血压 90/60mmHg;SpO₂ 99%;胎心恢复到基础状态	在椎管内阻滞平面逐渐消退的同时,制定支持性/重症监护计划

讨论要点:分娩产妇急性低氧血症和低血压的鉴别诊断、胎儿宫内复苏、产房团队资源管理

发展计划

计划-实施-研究-行动（plan-do-study-act，PDSA）循环可用于提高医疗服务的质量和安全性。在医学模拟中，PDSA循环可用于情境案例开发，以及课程和活动的规划与实施[37]。尽管PDSA循环提供了一个启动模拟计划的框架，然而，坚持和遵守PDSA周期性评价并做出改变依旧困难重重。有综述报道，只有20%的PDSA文章报道了产生变革的循环周期，表明仅根据一个循环周期的学习通常不能预示未来是否会改变[37]。当应用于开发模拟项目和课程时，应严格遵循PDSA循环以优化改进。

在开发基于团队的产科模拟项目时，摩尔战略三角（图18.1）通常有助于向目标发展和取得成功。该模型概述了三个相互关联的概念[38]。在制定跨学科的产科团队培训计划时，需要部门领导、科室主任和医院管理者的认同以便使其"合规"。模拟课程开发中的"公共价值"通常与医务工作者的教育、积极的医疗文化变革和改善患者安全相关。"运行能力"可能与创建或维持模拟团队、领导力培养和设备相关。对战略三角的任何一部分的投入都可能推动模拟进展，反之，削弱战略三角的任何一部分都可能对模拟项目的整体成功产生严重的负面影响。

科特变革八步模型（Kotter's eight-step model）已被用来有效促进组织的实践变革（包括医疗卫生系统）[39-40]。尽管该模型有助于实施变革，但事实证明，确定最关键步骤极具挑战。有证据表明，并非所有步骤都有助于推动医疗变革，提示某些步骤在特定情况下更为关键[41]。科特变革八步模型的使用应根据当地的机构文化和价值观进行调整，以实现项目倡议的目标（图18.2）[42]。

结语

产科诊疗本质上是以团队为基础的，模拟培训提供了巨大的机会，不仅可以对罕见的情况进行演练，还可以通过危机资源管理培训、质量改进举措及创造尊重和支持的文化氛围来改善患者的诊疗。尽管在产房统一实施扎实的模拟培训计划仍面临诸多挑战，但应用审慎的、经过时间检验的模式来进行持续改进已经势在必行。

（翻译　权翔，审校　蒋小娟　徐怡琼

刘宇燕　胡灵群　李崎）

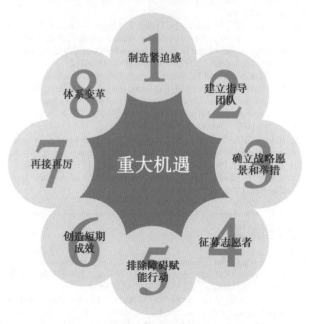

图18.2　用于实施变革的科特变革八步模型[43]

参考文献

1. Wenk M, Pöpping DM. Simulation for anesthesia in obstetrics. Best Pract ResClin Anaesth. 2015;29(1):81–6. https://doi.org/10.1016/j.bpa.2015.01.003.
2. Chin M, Lagasse RS. Assessment of competence: developing trends and ethical considerations. Curr Opin Anaesth. 2017;30(2):236–41. https://doi.org/10.1097/ACO.0000000000000431.
3. WC MG, Issenberg SB, Cohen ER, Barsuk JH, Wayne DB. Does simulation-based medical education with deliberate practice yield better results than traditional clinical education? A meta-analytic comparative review of the evidence. Acad Med. 2011;86(6):706–11. https://doi.org/10.1097/ACM.0b013e318217e119.
4. Austin N, Goldhaber-Fiebert S, Daniels K, Arafeh J, Grenon V, Welle D, Lipman S. Building comprehensive strategies for obstetric safety: simulation drills and communication. Anesth Analg. 2016;123(5):1181–90. https://doi.org/10.1213/ANE.0000000000001601.
5. Daniels K, Lipman S, Harney K, Arafeh J, Druzin M. Use of simulation based team training for obstetric crises in resident education. Simul Healthc. 2008;3(3):154–60. https://doi.org/10.1097/SIH.0b013e31818187d9.
6. Eason M, Olsen ME. High spinal in an obstetric patient: a simulated emergency. Simul Healthc. 2009;4(3):179–83. https://doi.org/10.1097/SIH.0b013e31819543e8.
7. Minehart RD, Pian-Smith MCM, Walzer TB, Gardner R, Rudolph JW, Simon R, Raemer DB. Speaking across the drapes: communication strategies of anesthesiologists and obstetricians during a simulated maternal crisis. Simul Healthc. 2012;7(3):166–70. https://doi.org/10.1097/SIH.0b013e31824e73fb.
8. Egenberg S, Øian P, Eggebø TM, Arsenovic MG, Bru LE. Changes in self-efficacy, collective efficacy and patient outcome following interprofessional simulation training on postpartum haemorrhage. J Clin Nurs. 2017;26(19–20):3174–87. https://doi.org/10.1111/jocn.13666.
9. Blum RH, Boulet JR, Cooper JB, Muret-Wagstaff SL. Simulation-based assessment to identify critical gaps in safe anesthesia resident performance. Anesthesiology. 2014;120(1):129–41. https://doi.org/10.1097/ALN.0000000000000055.
10. Cheung JJ, Chen EW, Darani R, McCartney CJL, Dubrowski

A, Awad IT. The creation of an objective assessment tool for ultrasound-guided regional anesthesia using the Delphi method. Reg Anesth Pain Med. 2012;37(3):329–33. https://doi.org/10.1097/AAP.0b013e318246f63c.

11. Friedman Z, Siddiqui N, Katznelson R, Devito I, Bould MD, Naik V. Clinical impact of epidural anesthesia simulation on short- and long-term learning curve: high- versus low-fidelity model training. Reg Anesth Pain Med. 2009;34(3):229–32. https://doi.org/10.1097/AAP.0b013e3181a34345.

12. Lim G, Krohner RG, Metro DG, Rosario BL, Jeong JH, Sakai T. Low-fidelity haptic simulation versus mental imagery training for epidural anesthesia technical achievement in novice anesthesiology residents: a randomized comparative study. Anesth Analg. 2016;122(5):1516–23. https://doi.org/10.1213/ANE.0000000000001260.

13. Vaughan N, Dubey VN, Wee MYK, Isaacs R. A review of epidural simulators: where are we today? Med Eng Phys. 2013;35(9):1235–50. https://doi.org/10.1016/j.medengphy.2013.03.003.

14. Moens Y, Lehmann H. The 'Epibox': a simple tool to train epidural injection technique in small animals. Vet Anaesth Analg. 2017;44(3):690–1. https://doi.org/10.1016/j.vaa.2016.06.010.

15. Leighton B. A greengrocer's model of the epidural space. Anesthesiology. 1989;70(2):368–9.

16. Paw HGW. A trainer for identification of the epidural space. Anaesthesia. 1995;50(10):914. https://doi.org/10.1111/j.1365-2044.1995.tb05871.x.

17. Tuckey J. The epidural potato! Anaesthesia. 1998;53(12):1232. https://doi.org/10.1046/j.1365-2044.1998.0716h.x.

18. van den Berg AA, Liao D. Teaching neuraxial analgesia: identification of loss of resistance (epidural) and intrathecal (spinal) placement of needles—avoid "making a lemon" of yourself. Anesth Analg. 2013;117(2):533–4. https://doi.org/10.1213/ANE.0b013e318296b956.

19. Charnin J, Kamdar BB, Minehart RD. Steps for placing a spinal anesthetic. Department of Anesthesia, Critical Care and Pain Medicine, Massachusetts General Hospital, last revised 11/8/2018.

20. Lutgendorf MA, Spalding C, Drake E, Spence D, Heaton JO, Morocco KV. Multidisciplinary in situ simulation-based training as a postpartum hemorrhage quality improvement project. Military Med. 2017;182(3):e1762–6. https://doi.org/10.7205/MILMED-D-16-00030.

21. Bajaj K, Minors A, Walker K, Meguerdichian M, Patterson M. "No-go considerations" for in situ simulation safety. Simul Healthc. 2018;13(3):221–4. https://doi.org/10.1097/SIH.0000000000000301.

22. Patterson MD, Blike GT, Nadkarni VM. In situ simulation: challenges and results. In: Henriksen K, Battles JB, Keyes MA, Grady ML, editors. Advances in patient safety: new directions and alternative approaches (Vol 3: Performance and tools). Agency for Healthcare Research and Quality (US): Rockville; 2008.

23. Rudolph JW, Raemer DB, Simon R. Establishing a safe container for learning in simulation: the role of the presimulation briefing. Simul Healthc. 2014;9(6):339–49. https://doi.org/10.1097/SIH.0000000000000047.

24. Palaganas JC, Fey M, Simon R. Structured debriefing in simulation-based education. AACN Adv Crit Care. 2016;27(1):78–85. https://doi.org/10.4037/aacnacc2016328.

25. Arbous MS, Grobbee DE, van Kleef JW, de Lange JJ, Spoormans HH, Touw P, Werner FM, Meursing AE. Mortality associated with anaesthesia: a qualitative analysis to identify risk factors. Anaesthesia. 2001;56(12):1141–53.

26. Jacobs PJ. Using high-fidelity simulation and video-assisted debriefing to enhance obstetrical hemorrhage mock code training. J Nurses Prof Dev. 2017;33(5):234–9. https://doi.org/10.1097/NND.0000000000000387.

27. Joshi K, Hernandez J, Martinez J, AbdelFattah K, Gardner AK. Should they stay or should they go now? Exploring the impact of team familiarity on interprofessional team training outcomes. Am J Surg. 2018;215(2):243–9. https://doi.org/10.1016/j.amjsurg.2017.08.048.

28. Kurmann A, Keller S, Tschan-Semmer F, Seelandt J, Semmer NK, Candinas D, Beldi G. Impact of team familiarity in the operating room on surgical complications. World J Surg. 2014;38(12):3047–52. https://doi.org/10.1007/s00268-014-2680-2.

29. Finnesgard EJ, Pandian TK, Kendrick ML, Farley DR. Do not break up the surgical team! Familiarity and expertise affect operative time in complex surgery. Am J Surg. 2018;215(3):447–9. https://doi.org/10.1016/j.amjsurg.2017.11.013.

30. Kolbe M, Burtscher MJ, Wacker J, Grande B, Nohynkova R, Manser T, Spahn DR, Grote G. Speaking up is related to better team performance in simulated anesthesia inductions: an observational study. Anesth Analg. 2012;115(5):1099–108. https://doi.org/10.1213/ANE.0b013e318269cd32.

31. Raemer DB, Kolbe M, Minehart RD, Rudolph JW, Pian-Smith MC. Improving anesthesiologists' ability to speak up in the operating room: a randomized controlled experiment of a simulation-based intervention and a qualitative analysis of hurdles and enablers. Acad Med. 2016;91(4):530–9. https://doi.org/10.1097/ACM.0000000000001033.

32. Okuyama A, Wagner C, Bijnen B. Speaking up for patient safety by hospital-based health care professionals: a literature review. BMC Health Serv Res. 2014;14(1):61. https://doi.org/10.1186/1472-6963-14-61.

33. Klipfel JM, Carolan BJ, Brytowski N, Mitchell CA, Gettman MT, Jacobson TM. Patient safety improvement through in situ simulation interdisciplinary team training. Urol Nurs. 2014;34(1):8.

34. Riley W, Meredith LW, Price R, Miller KK, Begun JW, McCullough M, Davis S. Decreasing malpractice claims by reducing preventable perinatal harm. Health Serv Res. 2016;51:2453–71. https://doi.org/10.1111/1475-6773.12551.

35. Rudolph JW, Simon R, Dufresne RL, Raemer DB. There no such thing as "nonjudgmental" debriefing: a theory and method for debriefing with good judgment. Simul Healthc. 2006;1(1):49–55.

36. Cheng A, Palaganas J, Eppich W, Rudolph J, Robinson T, Grant V. Co-debriefing for simulation-based education: a primer for facilitators. Simul Healthc. 2015;10(2):69–75. https://doi.org/10.1097/SIH.0000000000000077.

37. Taylor MJ, McNicholas C, Nicolay C, Darzi A, Bell D, Reed JE. Systematic review of the application of the plan-do-study-act method to improve quality in healthcare. BMJ Qual Saf. 2014;23(4):290–8. https://doi.org/10.1136/bmjqs-2013-001862.

38. Moore M, Khagram S. On creating public value: what business might learn from government about strategic management. Corporate Social Responsibility Initiative Working Paper No. 3. Cambridge, MA: John F. Kennedy School of Government, Harvard University; 2004.

39. Ellsbury DL, Clark RH, Ursprung R, Handler DL, Dodd ED, Spitzer AR. A multifaceted approach to improving outcomes in the NICU: the Pediatrix 100 000 babies campaign. Pediatrics. 2016; 137(4): e20150389–e20150389. https://doi.org/10.1542/peds.2015-0389.

40. Small A, Gist D, Souza D, Dalton J, Magny-Normilus C, David D. Using Kotter's change model for implementing bedside handoff: a quality improvement project. J Nurs Care Qual. 2016;31(4):304–9. https://doi.org/10.1097/NCQ.0000000000000212.

41. Chappell S, Pescud M, Waterworth P, Shilton T, Roche D, Ledger M, Slevin T, Rosenberg M. Exploring the process of implementing healthy workplace initiatives: mapping to Kotter's Leading Change model. J Occup Environ Med. 2016;58(10):e341–8. https://doi.org/10.1097/JOM.0000000000000854.

42. Baloh J, Zhu X, Ward MM. Implementing team huddles in small rural hospitals: how does the Kotter model of change apply? J Nurs Manag. 2018;26(5):571–8. https://doi.org/10.1111/jonm.12584.

43. Kotter JP. Leading change: why transformation efforts fail. Harv Bus Rev. 1995;73:59–67.

推荐阅读

Palaganas JC, Epps C, Raemer DB. A history of simulation-enhanced interprofessional education. J Interprof Care. 2014;28(2):110–5. https://doi.org/10.3109/13561820.2013.869198.

Navedo A, Pawlowski J, Cooper JB. Multidisciplinary and interprofessional simulation in anesthesia. Int Anesth Clin. 2015;53(4):115–33. https://doi.org/10.1097/AIA.0000000000000077.

19 跨学科疼痛医学模拟

Jesse T. Hochkeppel and Jordan L. Newmark

引言

在开发跨学科疼痛医学的课程时,都应明确学员的学习目的和目标。这一原则对模拟和沉浸式学习同样适用。对学员来讲,一个全面的学习方法需要着眼于跨学科疼痛医学的以下三个方面:①患者与医疗团队之间的高质量互动;②掌握侵入性(介入)操作技能;③良好的危机管理协调能力。这三个方面能力的培养需要将基础知识、团队合作、职业素养及诊疗技术融合在一起。当前可采用的模拟形式多种多样,包括解剖模型或尸检、任务训练器、模拟人、标准化病人、计算机模拟、高仿真模拟(HFS)及多种形式的混合模拟。

在开发跨学科疼痛医学模拟课程时,有一些特殊因素需要考虑。首先是疼痛专业学员的教育背景可能不同,他们来自不同的专业,包括但不限于麻醉学、内科学、康复医学、神经病学及精神病学。其次,安排学习计划时,需要考虑到模拟是一种昂贵的教学形式,在培训过程中,除培训经费的支出外,还会面临临床收入的降低。最后,目前尚不清楚在跨学科疼痛医学的教学中,哪种模拟最可靠。这些因素要求在开发疼痛模拟课程时,必须对其有效性和可能产生的结果作出可信的评估。

在大部分参考文献中,疼痛医学模拟课程及方法的差异较大。本章将回顾文献,并对模拟在跨学科疼痛医学教学中的应用现状和未来发展进行阐述。

患者互动模拟

慢性疼痛专科医师的大部分工作时间都在与患者进行面对面的沟通。这种沟通不仅涉及患者,还包括患者家属、陪护及其他医务人员。沟通的内容通常涉及具有挑战性的情况,如告知患者及家属

坏消息,讨论临终关怀的方案与目的,或管理有攻击性的患者[1]。此外,慢性疼痛患者的主诉有时也会包含心理健康问题,同样需要医师关注并治疗。医师对患者的诊疗时间有限,使医患之间的顺畅沟通变得更具挑战性。因此,想要针对与疼痛相关的困难情况进行清晰、高效并且感同身受的讨论需要进行培训和练习[2]。

尽管与疼痛患者的沟通具有挑战性,但目前除了随机遇到的病例外,还没有针对这些情况的正式培训或要求。在一项由 171 名儿科肿瘤及重症的专科医师参与的问卷调查中,接受过角色扮演和困难医患沟通模拟培训者分别仅占总数的 20% 和 13%。该调查认为,模拟培训可以帮助医务人员为困难医患沟通做好准备[3]。此外,使用模拟演员(标准化病人)进行困难医患沟通培训,对加强医师的病史采集、体格检查及沟通技巧都有裨益。

标准化病人

使用标准化病人对困难沟通进行模拟培训在疼痛医师中已得到了广泛应用(图 19.1)。该领域内最新的研究综述提供了采用标准化病人的疼痛诊疗情境模拟案例范例与模板[1],并强调复盘过程对学习至关重要[1]。培训结束后,学员在进行自我评价时也表示,在处理困难沟通时他们的自信心有了明显提高[1]。另外,来自 Kentucky 大学的一个跨学科小组也开发了一个 2 小时的结构化临床教学课程(structured clinical instruction module,SCIM):癌性疼痛 SCIM,用于培训临床技能和人际互动技巧。该课程有 8 个与标准化病人互动的工作站,包括患者病史采集与体格检查,以及医患之间对镇痛治疗方案的选择、物理治疗的注意事项、癌痛综合征和放射治疗等方面的沟通技巧练习[4]。虽然这门课程只是针对三年级医学生开设的,但也为疼痛诊疗

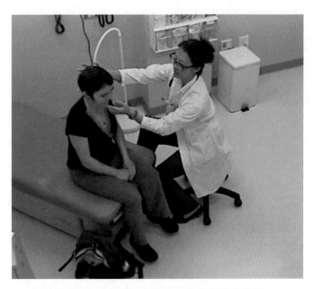

图 19.1　基于标准化病人的疼痛诊疗模拟

相关的不同层次、不同专业的从业人员提供了一份结构化、应用广泛的综合模板。

在采用客观结构化临床考试（OSCE）的针对疼痛医学从业人员和学员的重大考试中，标准化病人的价值已得到了证实。有文献报道，疼痛诊疗相关的 OSCE 有助于评价学员在临床疼痛病例中进行困难沟通的能力，如与姑息性治疗相关的病例[5-6]。一些研究发现采用 Jefferson 共情量表（scale of empathy）进行评价时，学员对自身同理心的评价与标准化病人对学员的评价的相关性很差[5-6]。虽然这些范例都支持将标准化病人用于疼痛医学培训的评价体系中，但也必须承认，包括同理心评价在内的个人素质评价是非常复杂的。

虚拟患者

虚拟患者是指基于计算机和/或互联网的患者，在模拟培训中有逐步取代标准化病人的趋势。虚拟患者项目一旦研发成功，模拟将会变得更廉价、更标准化，此外，还可以省去对标准化病人的指导与培训。不同于工作坊中的模特需要事先安排好时间，虚拟患者的优点在于任何时间都可以为参与者提供访问权限，因此可以用在正在进行的课程中[7]。基于计算机模块的虚拟患者的使用形式多种多样，包括从低仿真的二维动画和文字到高仿真的真实病例的复制视频[8]。

文献表明，虚拟患者在临床培训中发挥着重要的作用。Triola 等比较了虚拟患者和标准化病人在初级保健医师（primary care physician）继续教育课程中的应用。研究发现，接受两种不同模式培训的医师，课后的临床技能表现没有显著差异。这说明与标准化病人相比，虚拟患者同样可以在临床培训中发挥重要作用[9]。Haglund 等发现在神经外科医师的规范化培训过程中缺少医患沟通课程。为了满足这一培训需求，他们以标准化病人医患沟通范例录像为模板，利用虚拟患者开设了正式的基于网络的课程模块。作为神经外科新入人员基础培训项目的一部分，经过该模块学习的学员，无论是与患者沟通的自信心还是沟通技能都有了显著提高[10]。

虚拟患者也被用于训练学员进行临床评估和理解影响临床决策的患者因素。虚拟患者模块结合面部成像软件可用于复制不同程度的疼痛表情[11]。虚拟患者的人口统计学特征，如年龄、性别、民族、职业及经济地位等，已被证明可以影响临床决策。此外，也可以比较不同类型的学员及不同的治疗方案[11-14]。通过这种方式，虚拟患者不仅可以给学员提供练习的机会，还可以将收集到的数据用于对偏差和决策进行反思。

介入手术技能模拟

疼痛相关的介入技术是疼痛医学培训中的精髓。文献已经充分报道了新手医师通过真实患者来学习和培养技能所带来的伦理难题[15]。除显而易见的患者安全因素外，也应考虑学员的健康因素，如长时间暴露于辐射中[16]。普外科、神经外科、麻醉、重症、机器人手术及血管腔内介入治疗都是从以操作为基础的模拟培训中获益的专业[17-18]。通过反复和多样化的练习，模拟培训可以加速临床技能的习得，而这些在真实患者身上是不太容易实现的，是因为在临床上遇到类似的真实病例较少。

应用模拟进行介入技能培训需要了解学员技能的掌握情况[19]。疼痛治疗介入操作要求非常熟悉解剖、穿刺技术、超声引导、X 射线透视（fluoroscopy）技术及外科开放手术技能。下面将分别对当前和将来可能用到的上述这些重要技能的模拟教学形式进行讨论。

疼痛相关解剖学

对解剖学的全面理解是安全实施疼痛介入治疗的基础。学习解剖学的两种主要模拟形式分别是可重复使用的解剖模型和基于计算机的解剖程序。基础解剖模型容易获得且性价比高。除基本的解剖结构复制品外，此类模型还包括高度仿真的产品。常用的与疼痛相关的结构模型包括脊柱、骨骼肌肉系统、外周与中枢神经系统和颅骨。近年来，高仿真解剖结构复制品是基于患者的 CT 影像采用 3D 打印技术制作而成[20]。低仿真解剖模型是培训初学者最有效的物品，作为任务训练器，它允许初学者练习穿刺技术并使用其他的介入器械。

基于计算机的人机交互式解剖程序可以在任何时候进行远程学习和自主学习，这种学习方式具有巨大的优势。一项研究评估了初学者使用虚拟脊柱成像平台进行超声引导下的椎管内操作[21]。结果发现，在临床操作前独立应用该程序 2 周，可以明显提高初学者在操作过程中对于解剖结构的辨识度和操作敏锐度[21]。进一步开发基于计算机的模拟程序并将其运用到包括透视技术在内的疼痛介入治疗，对疼痛医学领域的从业人员大有裨益。

穿刺技术

安全高效的穿刺技术对疼痛相关的介入治疗至关重要。如果没有模拟培训，穿刺训练只能局限于临床实践，不仅效率低，而且无法进行反复和刻意练习。为了加速学习进程，Chen 等探索了在腰椎穿刺模型上进行 30 分钟练习来提高住院医师的穿刺技术和信心的效果。结果发现学员在培训后即刻进行穿刺操作，不论是信心还是准确性都有明显提高[22]。尽管该研究只证明了"热身"教学法对穿刺技术是有效的，但这种教学法可能不只对穿刺技术的训练有益。

超声

超声引导技术在疼痛介入领域的应用正在迅速增多。主要原因是采用超声引导技术时无须将患者和医务人员暴露在放射线中，也能实时显示穿刺针的位置和重要的解剖结构。最近一项研究采用问卷来调查 97 家美国的和 4 家加拿大的疼痛医学中心，其中 31 家作出了回复，数据显示 84% 的中心对专科医师进行了超声技术的培训[23]。

超声技术应用的迅速增多促使美国区域麻醉与疼痛医学协会、欧洲区域麻醉与疼痛治疗协会及亚洲与大洋洲联合疼痛协会共同发布了针对超声引导下的疼痛诊疗操作进行教育和培训的联合建议，特别是针对专科医师级别的培训，建议先进行网上学习，然后在自己或同事身上学习超声扫查技术，再利用任务训练器和尸体进行穿刺练习[24]。

鉴于尸体并不容易获取，因此，橡胶模型被广泛用于非人体超声训练。蓝模（Blue Phantom）（CAE 公司，西雅图，华盛顿州）由弹性橡胶制成，不仅可以提供触觉反馈，还可以避免反复穿刺留下的痕迹[25]。这种模型的缺点是价格昂贵且背景回声低，与在人体内相比，目标更容易被识别。

这些培训设备对于高风险操作的初步练习具有很高价值。有研究采用弹性橡胶模型分别对初学者和专家进行超声引导下肋间神经阻滞和星状神经节阻滞的训练[26]。结果表明，经过培训，初学者的技术水平与操作安全性都有了明显提高[26]。另外一项研究探讨了基于高仿真超声模拟人开展远程模拟对远程训练的作用[27]。结果表明，远程模拟提升了远程学员访问的便利性，可使他们获得更多与疼痛相关的模拟训练机会[27]。

透视引导下的介入性操作

透视成像是众多疼痛介入操作的标志性技术，但许多初学者运用该项技术的经验有限。当前，关于疼痛诊疗中透视技术的模拟培训非常有限。随着高仿真透视模拟器的开发及其在其他领域的应用，如泌尿外科经皮肾镜手术，透视技术未来的发展极具潜力[16]。

未来的发展方向可能包括专门用于疼痛相关透视技术的计算机程序，能够与患者、手术室操作台、C 臂及相应成像系统进行交互的高仿真虚拟现实模拟。另一个需要发展的领域是兼容透视技术模拟人的应用（图 19.2）[28]。在使用

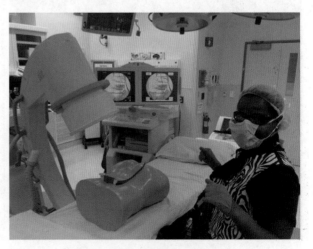

图 19.2　透视腰椎任务训练器

C 臂的手术中或在有 C 臂的手术室中使用这些模拟人可以实现高仿真模拟成像,但其应用可能会受到成本、空间资源及辐射暴露等因素的影响。

经皮手术

大多数疼痛介入治疗是通过经皮手术进行的,治疗目标包括周围神经、关节与关节囊、交感神经节、脊髓及其他与疼痛相关的解剖结构。而这些操作多在配备有成像设备的治疗室中进行。模拟此类操作的有效方法包括使用部分任务训练器、部分标准化病人及虚拟现实技术[19]。

任务训练器可以模拟经皮手术,如椎管内和超声引导下神经阻滞。虽然它们不是由计算机控制的,但是本体感受反馈和精准的解剖结构使它们有更高的仿真度,这些训练器对不是很复杂的治疗培训十分有益[29]。在疼痛医学中应用更广泛的任务训练器是 AR315 Adam Rouilly 疼痛治疗模拟人(AR315 Adam Rouilly Pain Relief Manikin)(图 19.3)。它能兼容透视和超声,可以被用于颈椎与腰椎关节突关节阻滞、三叉神经节阻滞、各节段硬膜外阻滞、腰椎交感神经阻滞、腹腔和胃上神经丛阻滞及骶髂关节注射等多种治疗[28]。多项研究表明,便宜的低仿真任务训练器同样有效[30]。这种低仿真部分任务训练器甚至可以"自制",即将不透光的材料涂抹在便宜的解剖模型上,然后将其包埋入自制的塑料铸模、明胶模具或记忆棉枕头中。Lerman 等介绍了一个采用上述方式制成的颈段硬膜外注射模型[31]。该研究的局限性在于没有评估培训后学员的技能是否转化到真实患者或临床决策中,在这些方面,提高模型仿真度可能是有益的[31]。

理论上讲高仿真虚拟现实模拟器有益于疼痛专业从业人员的操作技能培训,但其使用却受设备和成本的限制。1996 年,Stredney 等研发了第一台计算机控制的触觉反馈硬膜外模拟器[28]。从此,结合触觉与各种影像来源的虚拟现实模拟器便得到了不断发展。其中一个例子是 Touch of Life 技术公司的公共平台医学技能训练器(common platform medical skill trainer,CPMST),它为超声引导下神经阻滞提供了一个沉浸式高仿真的培训平台。医学模拟公司(Medical Simulation Corporation)的 SimSuite 神经刺激模拟器是另一种新颖的虚拟现实技术。它独特地整合了一系列功能,如可通过透视技术对穿刺针进行三维跟踪,可进行 C 臂操作,可设置并发症和选择疼痛映射部位等,因此,可以训练放置脊髓刺激器(spinal cord stimulator,SCS)的技能。创建介入技能培训的高仿真环境涉及模拟的操作室,其中要配备可调节的手术台和控制面板、集成 C 臂和虚拟现实模拟设备,这些已在相关文献中有介绍,并已成功应用于多个专业[32]。

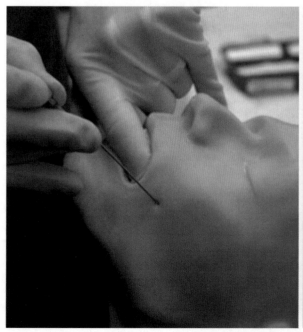
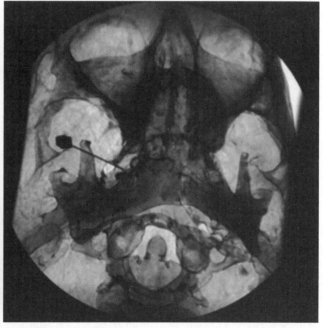

图 19.3 AR351 Adam Rouilly 疼痛治疗模拟人

外科开放手术

疼痛治疗的外科开放手术变得越来越普遍,其中最常见的是置入脊髓刺激器和鞘内药物输注系统(统称为神经调控技术)。随着神经调控技术的发展,未来对开放手术技能的要求也会不断提高。但是,由于这些操作在疼痛医学的临床实践和培训项目中分布不均等,学员会面临培训机会不均等的挑战[33],而模拟训练在满足此类培训需求上具有独特优势[15]。

目前,最常见的神经调控技术模拟培训项目是在尸体实验室或外科技能工作坊完成的。主要原因是很多慢性疼痛从业人员没有手术培训背景。所以,在开发课程时应该包括外科操作技能,如缝合和外科设备的识别。猪皮模型具有高仿真性(类似于人的皮肤)、成本低、易获取等优点,是练习缝合技术的常用模型[34]。用于腹腔镜缝合技术的虚拟现实模拟器已被证明对技能培训非常有益,而用于开放式缝合技能培训的虚拟现实技术尚不成熟,目前只在文献中有描述[35]。为了学习和掌握神经调控技术所需要的其他手术技能,如切皮、通过皮下隧道放置电极或导管及创建软组织植入袋等,尸体实验室仍然是最合适的训练场所。但是,这种有限的资源只会偶尔出现在工作坊,不适用于长期的技能训练。

危机资源管理训练

虽然疼痛治疗中危机事件的发生率很低,但各种治疗导致的急性并发症和突发紧急状况仍可能存在。疼痛医师参加过不同医学专业的培训,具有一定的危机管理知识、技术和技能。很多培训疼痛医师的专科医师培训项目或医院认证的执业医师都要求取得基本生命支持(BLS)和高级生命支持(ACLS)的认证证书。此外,经美国毕业后医学教育认证委员会(ACGME)认可的疼痛医学项目都要求进行基础气道管理与静脉穿刺置管的培训。模拟培训是疼痛医师进行危机管理培训的常用形式[36-39]。另外,研究表明,疼痛治疗中的不良事件会对当事医师产生巨大的心理压力。而模拟培训和复盘可以帮助医师缓解这些压力[40]。

最近,有文献报道已有专门针对疼痛治疗中如何处理严重不良事件的课程。Brenner 等描述的疼痛医学课程包括以下三个方面:紧急危机事件管理、紧急事件中的伦理决策及医疗事故的处理。在2004—2010 年,他们采用高仿真模拟模型联合计算机控制的模拟人、标准化医务人员及标准化病人等方式开设了 15 节实验性课程,结果显示 68 名参与者中有 66 名对该课程评价为"优",并且建议疼痛专科医师每 6 个月接受 2 次这样的课程[41]。

Hoelzer 等也描述了类似的疼痛医学高仿真模拟培训课程的开发。他们主要聚焦于两种类型的模拟培训:医疗事故的处理和困难医患沟通。在两类病例中,一些关键技能,如事件识别、团队合作、ACLS流程、沟通技巧及资源管理等作为培训的主要目的[1]。情境模拟案例包括过敏性休克、星状神经节阻滞后癫痫、鞘内泵补充药物导致的呼吸暂停、阿片类药物与三环类抗抑郁药相互作用导致的 5-羟色胺综合征、高血压急症、肋间神经阻滞后气胸、使用镇静药后出现低氧血症及腹腔神经丛阻滞后的低血压。值得一提的是,无论是 Brenner 团队还是 Hoelzer 团队都认为模拟后的复盘非常重要。这两个采用高仿真混合模拟模型来培训疼痛医师的危机管理的研究可以作为将来疼痛医学培训课程的范例或模板。

跨学科团队训练

理想的慢性疼痛治疗应有跨学科团队成员的参与。这包括但不仅限于疼痛医师、其他专业医师、技师、护士、医疗助理、疼痛心理学家、物理治疗师、职业治疗师及行政人员。整个团队在努力争取最好结果的同时也可能受到危机事件的负面影响。研究发现,在团队层面上,导致医疗事故的因素包括团队协作不良、缺乏沟通、压力导致的决策失误、设备原因、工作量的压力及不敢表达意见等,这些都是影响团队正确应对危机事件的例子[42]。现已证明,这些危机事件会对团队成员的情绪产生长期影响,无论是对个人还是工作[43](表 19.1)。

使用高仿真模拟来解决跨学科团队危机事件管理已经是一种成熟的方法[43]。疼痛医学专业的两个关键领域是管理困难患者和紧急情况。由于团队中的多位成员都与患者有互动,这些情境有助于团队成员参与跨学科团队的培训[2]。Brenner 等强调了在情境模拟中让治疗团队的所有成员共同参与的重要性,并且指出相较于单一专业的学员,跨学科团队可以使复盘时的讨论内容更加丰富[41]。这种应用高仿真混合模拟模型并着重于跨学科复盘的模拟培训有可能改善团队合作和沟通,提高团队成员的能力,让成员熟悉应急预案流程,促进"压力免疫",从而为后续真实的紧急情况做好准备。

表 19.1 疼痛介入治疗情境模拟案例范例(附带学习目标和相关表现要点)

主题:星状神经节阻滞期间发生失代偿

对象:疼痛专科医师、麻醉住院医师

目标

医学知识:识别星状神经节阻滞可能的并发症

患者管理:治疗星状神经节阻滞期间的生理紊乱

沟通:在治疗室与同事们讨论相关的临床情况,使用闭环沟通的方式分派任务

案例简介:中年患者,既往体健,有上肢的复杂区域疼痛综合征(CRPS),拟行星状神经节阻滞。患者目前无特殊用药、无过敏史、无麻醉并发症史、无相关家族史。计划安排低年资住院医师在学员的指导下进行此治疗,但是低年资住院医师在无人监管的情况下仓促地实施了操作,导致了并发症。学员需要处理星状神经节阻滞并发症所致的失代偿

场景布置:患者平卧于治疗室(手术室、麻醉复苏室或配备有相关监护设备的房间)的手术床或平车上,除颈部外,其余部位都覆盖手术单。患者经鼻导管吸氧,通过静脉通路输注生理盐水。监护包括心电图、无创血压及脉搏氧饱和度。治疗室抢救车备有气道设备、诱导药物、血管活性药、脂肪乳及除颤器。床头侧的器械托盘上有脊髓麻醉穿刺包,其中局部麻醉药、用于皮肤局部麻醉的注射针、3.5inch(1inch=2.45cm)长 25G 脊髓麻醉针、布比卡因及地塞米松等阻滞用药。

状态	患者状态	学员表现	
初始状态	清醒,警觉,可应答,定向力可,生命体征平稳[心率 60 次/min,正常窦性心律,呼吸频率 9 次/min,血压 120/82mmHg,SpO$_2$ 100%(鼻导管吸氧)]	护士与低年资住院医师向学员交接患者:患者体位,完成铺巾,已签署知情同意书,准备接受星状神经节阻滞	如果学员在 60~90 秒内没有自我介绍,护士将开始并完成身份介绍
星状神经节阻滞	护士将学员叫到一旁询问技术性问题(分散其注意力)。在这期间,低年资住院医师在无人监管的情况下实施星状神经节阻滞,并告诉学员操作已经完成 生命体征与上一阶段类似,由于疼痛,血压和心率略有升高(心率 85 次/min,正常窦性心律,呼吸频率 9 次/min,血压 133/89mmHg,SpO$_2$ 100%)	学员询问低年资住院医师操作过程及用药情况	
呼吸停止与意识消失	呼吸停止,患者对指令与疼痛刺激无反应(如刺激胸骨) 生命体征:失代偿表现(心率 39 次/min,窦性心动过缓或室性期前收缩,呼吸频率 0,血压 70/35mmHg,SpO$_2$ 81%)	学员对呼吸衰竭进行鉴别诊断。如果没有管理气道,则生命体征继续恶化。学员应通过球囊面罩、喉罩或气管插管进行辅助通气,并考虑给予血管活性药(如肾上腺素或阿托品)。如果需要分派任务,学员应采用闭环沟通	如果学员没有发现生命体征恶化,护士和低年资住院医师可以询问学员为什么生命体征有明显变化
稳定	在给予气道管理及血管活性药支持后,生命体征逐渐改善(心率 94 次/min,正常窦性心律,呼吸频率根据学员的处理决定,血压 135/90mmHg,SpO$_2$ 98%	学员分析可能的原因 预见下一步的临床问题及如何处置患者	

复盘和讨论要点:

星状神经节阻滞期间呼吸停止的鉴别诊断(鞘内注射所致高位脊髓麻醉、气胸、局部麻醉药入血、直接气道损伤)。

哪些临床症状和体征有助于明确诊断?

这位患者为什么和怎样发生的失代偿?这种情况的正确处理方案是什么?抢救后应该如何继续治疗?

在治疗室的护士或低年资住院医师意识到患者的临床状况了吗?

护士和低年资住院医师应该如何协助抢救复苏?学员在分派任务时可以采用哪些有效的沟通技巧?

总体来讲,你觉得哪些方面处理得好,哪些方面还可以提高?

注:资料来源于 Brenner 等,2013[41]。

结语

在疼痛医学的培训中使用模拟可以丰富学习环境，培养特定技能，增加医师接触各种主要的疼痛相关事件的机会，促进团队合作并提高沟通技巧，特别是针对医患沟通、介入技能及危机管理等特殊的挑战。通过采用混合情境模拟案例，结合多种模拟形式，可以为学员营造一个可融入的、沉浸式的学习体验。经验丰富的老师和专业的复盘环节是疼痛模拟培训的关键所在。

（翻译 李清，审校 杨希　徐怡琼　李崎）

参考文献

1. Hoelzer BC, Moeschler SM, Seamans DP. Using simulation and standardized patients to teach vital skills to pain medicine fellows. Pain Med. 2015;16(4):680–91.
2. Marken PA, Zimmerman C, Kennedy C, Schremmer R, Smith KV. Human simulators and standardized patients to teach difficult conversations to interprofessional health care teams. Am J Pharm Educ [Internet]. 2010 [cited 2016 Sep 14];74(7). Available from: https://www-ncbi-nlm-nih-gov.laneproxy.stanford.edu/pmc/articles/PMC2972514/.
3. Kersun L, Gyi L, Morrison WE. Training in difficult conversations: a national survey of pediatric hematology–oncology and pediatric critical care physicians. J Palliat Med. 2009;12(6):525–30.
4. Plymale MA, Sloan PA, Johnson M, LaFountain P, Snapp J, Sloan DA. Cancer pain education: the use of a structured clinical instruction module to enhance learning among medical students. J Pain Symptom Manage. 2000;20(1):4–11.
5. Parikh PP, Brown R, White M, Markert RJ, Eustace R, Tchorz K. Simulation-based end-of-life care training during surgical clerkship: assessment of skills and perceptions. J Surg Res. 2015;196(2):258–63.
6. Grosseman S, Novack DH, Duke P, Mennin S, Rosenzweig S, Davis TJ, et al. Residents' and standardized patients' perspectives on empathy: issues of agreement. Patient Educ Couns. 2014;96(1):22–8.
7. Leung JYC, Critchley LAH, Yung ALK, Kumta SM. Evidence of virtual patients as a facilitative learning tool on an anesthesia course. Adv Health Sci Educ. 2014;20(4):885–901.
8. Critchley L, Leung JY, Kumta SM, Yung AL. Introduction of virtual patients onto a final year anesthesia course: Hong Kong experience. Adv Med Educ Pract. 2011;71.
9. Triola M, Feldman H, Kalet AL, Zabar S, Kachur EK, Gillespie C, et al. A randomized trial of teaching clinical skills using virtual and live standardized patients. J Gen Intern Med. 2006;21(5):424–9.
10. Haglund MM, Rudd M, Nagler A, Prose NS. Difficult conversations: a national course for neurosurgery residents in physician-patient communication. J Surg Educ. 2015;72(3):394–401.
11. Boissoneault J, Mundt JM, Bartley EJ, Wandner LD, Hirsh AT, Robinson ME. Assessment of the influence of demographic and professional characteristics on health care providers' pain management decisions using virtual humans. J Dent Educ. 2016;80(5):578–87.
12. Wandner LD, Heft MW, Lok BC, Hirsh AT, George SZ, Horgas AL, et al. The impact of patients' gender, race, and age on health care professionals' pain management decisions: an online survey using virtual human technology. Int J Nurs Stud. 2014;51(5):726–33.
13. Hirsh AT, Hollingshead NA, Bair MJ, Matthias MS, Kroenke K. Preferences, experience, and attitudes in the management of chronic pain and depression: a comparison of physicians and medical students. Clin J Pain. 2014;30(9):766–74.
14. Hollingshead NA, Meints S, Middleton SK, Free CA, Hirsh AT. Examining influential factors in providers' chronic pain treatment decisions: a comparison of physicians and medical students. BMC Med Educ [Internet]. 2015 [cited 2016 Sep 12];15(1). Available from: http://www.biomedcentral.com/1472-6920/15/164.
15. The Use of Computers for Perioperative Simulation in Anesthesia, Critical Care, and Pain Medicine – ClinicalKey [Internet]. [cited 2016 Sep 13]. Available from: https://www-clinicalkey-com.ezproxy.stanford.edu/#!/content/playContent/1-s2.0-S1932227511000437?returnurl=null&referrer=null.
16. Veneziano D, Smith A, Reihsen T, Speich J, Sweet RM. The SimPORTAL fluoro-less C-arm trainer: an innovative device for percutaneous kidney access. J Endourol. 2014;29(2):240–5.
17. Niazi AU, Peng PW, Ho M, Tiwari A, Chan VW. The future of regional anesthesia education: lessons learned from the surgical specialty. Can J Anesth Can Anesth. 2016;63(8):966–72.
18. Edrich T, Seethala RR, Olenchock BA, Mizuguchi AK, Rivero JM, Beutler SS, et al. Providing initial transthoracic echocardiography training for anesthesiologists: simulator training is not inferior to live training. J Cardiothorac Vasc Anesth. 2014;28(1):49–53.
19. Grantcharov TP, Reznick RK. Teaching procedural skills. BMJ. 2008;336(7653):1129–31.
20. Javan R, Bansal M, Tangestanipoor AA. Prototype hybrid gypsum-based 3-dimensional printed training model for computed tomography–guided spinal pain management. J Comput Assist Tomogr. 2016;40(4):626–31.
21. Niazi AU, Tait G, Carvalho JCA, Chan VW. The use of an online three-dimensional model improves performance in ultrasound scanning of the spine: a randomized trial. Can J Anesth Can Anesth. 2013;60(5):458–64.
22. Chen H, Kim R, Perret D, Hata J, Rinehart J, Chang E. Improving trainee competency and comfort level with needle driving using simulation training. Pain Med. 2016;17(4):670–4.
23. Conway JA, Adhikary SD, Giampetro D, Stolzenberg D. A Survey of Ultrasound Training in U.S. and Canadian Chronic Pain Fellowship Programs. Pain Med. 2015;16(10):1923–9.
24. Narouze SN, Provenzano D, Peng P, Eichenberger U, Lee SC, Nicholls B, et al. The American Society of Regional Anesthesia and Pain Medicine, the European Society of Regional Anaesthesia and Pain Therapy, and the Asian Australasian Federation of Pain Societies Joint Committee Recommendations for Education and Training in Ultrasound-Guided Interventional Pain Procedures. Reg Anesth Pain Med. 2012;37(6):657–64.
25. Kim YH. Ultrasound phantoms to protect patients from novices. Korean J Pain. 2016;29(2):73.
26. Brascher A-K, Blunk JA, Bauer K, Feldmann R, Benrath J. Comprehensive curriculum for phantom-based training of ultrasound-guided intercostal nerve and stellate ganglion blocks. Pain Med. 2014;15(10):1647–56.
27. Burckett-St.Laurent DA, Cunningham MS, Abbas S, Chan VW, Okrainec A, Niazi AU. Teaching ultrasound-guided regional anesthesia remotely: a feasibility study. Acta Anaesthesiol Scand. 2016;60(7):995–1002.
28. Vaughan N, Dubey VN, Wee MYK, Isaacs R. A review of epidural simulators: where are we today? Med Eng Phys. 2013;35(9):1235–50.
29. Siddiqui NT, Arzola C, Ahmed I, Davies S, Carvalho JCA. Low-fidelity simulation improves mastery of the aseptic technique for labour epidurals: an observational study. Can J Anesth Can Anesth. 2014;61(8):710–6.
30. Gonzalez-Cota A, Chiravuri S, Stansfield RB, Brummett CM, Hamstra SJ. The effect of bench model fidelity on fluoroscopy-guided transforaminal epidural injection training: a randomized control study. Reg Anesth Pain Med. 2013;38(2):155–60.
31. Lerman IR, Souzdalnitski D, Narouze S. A low-cost, durable, combined ultrasound and fluoroscopic phantom for cervical transforaminal injections. Reg Anesth Pain Med. 2012;37(3):344–8.
32. Lonn L, Edmond JJ, Marco J, Kearney PP, Gallagher AG. Virtual reality simulation training in a high-fidelity procedure suite: operator appraisal. J Vasc Interv Radiol. 2012;23(10):1361–1366.e2.
33. Johnson T. Counterbalancing clinical supervision and independent practice: case studies in learning thoracic epidural catheter insertion. Br J Anaesth. 2010;105(6):772–6.

34. DiMaggio PJ, Waer AL, Desmarais TJ, Sozanski J, Timmerman H, Lopez JA, et al. The use of a lightly preserved cadaver and full thickness pig skin to teach technical skills on the surgery clerkship—a response to the economic pressures facing academic medicine today. Am J Surg. 2010;200(1):162–6.

35. Choi K-S, Chan S-H, Pang W-M. Virtual suturing simulation based on commodity physics engine for medical learning. J Med Syst. 2010;36(3):1781–93.

36. Gaba DM, DeAnda A. A comprehensive anesthesia simulation environment: re-creating the operating room for research and training. Anesthesiology. 1988;69(3):387–94.

37. Blum RH, Raemer DB, Carroll JS, Sunder N, Felstein DM, Cooper JB. Crisis resource management training for an anaesthesia faculty: a new approach to continuing education. Med Educ. 2004;38(1):45–55.

38. Small SD, Wuerz RC, Simon R, Shapiro N, Conn A, Setnik G. Demonstration of high-fidelity simulation team training for emergency medicine. Acad Emerg Med Off J Soc Acad Emerg Med. 1999;6(4):312–23.

39. Stevens L-M, Cooper JB, Raemer DB, Schneider RC, Frankel AS, Berry WR, et al. Educational program in crisis management for cardiac surgery teams including high realism simulation. J Thorac Cardiovasc Surg. 2012;144(1):17–24.

40. Aasland OG, Førde R. Impact of feeling responsible for adverse events on doctors' personal and professional lives: the importance of being open to criticism from colleagues. Qual Saf Health Care. 2005;14(1):13–7.

41. Brenner GJ, Nemark JL, Raemer D. Curriculum and cases for pain medicine crisis resource management education. Anesth Analg. 2013;116(1):107–10.

42. Sexton JB, Thomas EJ, Helmreich RL. Error, stress, and teamwork in medicine and aviation: cross sectional surveys. BMJ. 2000;320(7237):745.

43. Bognár A, Barach P, Johnson JK, Duncan RC, Birnbach D, Woods D, et al. Errors and the burden of errors: attitudes, perceptions, and the culture of safety in pediatric cardiac surgical teams. Ann Thorac Surg. 2008;85(4):1374–81.

20 危重症医学模拟

David L. Schreibman and Wendy K. Bernstein

引言

危重症医学的定义是指当危重疾病或损伤严重损害了一个或多个重要器官系统,且很有可能恶化并危及患者生命时所采取的复杂治疗措施。重症监护病房(ICU)内实施的此类治疗是在一个多学科参与的环境中进行的,需要综合决策、诊疗规划,以及各种技术和操作来评价、处置和支持衰竭的重要器官。麻醉学与危重症医学的发展关系密切,美国麻醉医师执业资格认证委员会(ABA)在1986年提出危重症医学是一个专业的领域,该领域中危重症医师与其他各专业的医师们共同组成患者管理团队,在ICU使用各种措施来支持患者受损的多个系统[1]。多年以来,危重症医学的指南和规范越来越多,包含大量复杂的操作技术,并要求实施这些操作的临床医师必须训练有素。

危重症医师的培训不仅包括理解危重疾病的复杂病理生理和掌握操作技能,还包括按照任务的轻重缓急进行合理安排,在时间紧迫的情况下作出快速决策,评价和评估多个的临床数据及在面对患者病情剧烈波动时,仍能作为多学科危重症团队中的一员高效工作。就像在手术室一样,麻醉医师在ICU并不是独自工作。不同专业、不同训练背景、不同沟通技能的医师们必须在ICU中共同工作。除医师/护士以外,许多其他专业人员也会参与同一位患者的治疗过程,包括但不限于药剂师、呼吸治疗师、物理治疗师、职业治疗师、语音语言病理学家、营养学家、护士助理、社会工作者及病例管理人员。已有研究证明,在这样的高风险、高压力环境中,多学科医疗团队可以提高患者的医疗质量并降低死亡率[2-3]。

毫无疑问,住院医师或专科医师培训项目所提供的临床训练仍然是专业培训的基础,但从逻辑上讲,要确保所有受训者均能充分接触多种临床情况仍然是所有培训项目面临的难题[4]。患者对治疗的反应不同、混杂的不确定因素与多种疾病或治疗等同时发生,以及所需的紧急反应带来的压力,使得现实生活中ICU很难营造一个良好的学习环境[5]。在临床危机发生时,通常都是更有经验的医师接管患者,而学员只能旁观,很难进行讲解教学。仅掌握知识是不够的,现今的学习者必须熟练掌握所需的技术性技能和非技术性技能。传统的"看一,做一,教一"的床旁教学模式已不再是一种公认的做法,因为学员的临床工作时间有限,在其遇到的所有案例中,很难去评价哪些病例和特殊临床情况适合于教学。

就危重症医学的特点而言,很适合将模拟作为一种主要的教育方式。但模拟只能作为辅助而不能取代涉及真实患者和真实临床环境的教学。模拟已被用于常规技能培训、危机事件训练及能力评价,可再现各种高风险场景来促进学习和实践,并在不给患者带来风险的情况下帮助学员掌握必要的临床相关技能。基于真实患者的培训常导致教育目的不一致和教学质量的不稳定,而模拟可让学员在不损害真实患者医疗安全的情况下,反复通过目的明确、可控的临床情境案例(包括不常见的事件)学习如何应对困难情况[6]。模拟患者管理的情境案例可以用来培训各个ICU具体的诊疗规范、项目核查表、胜任力和必要的操作,从而提高学员的技术水平,为高风险的临床决策提供支持,并培养高效的危重症多学科团队。模拟训练可以促进成人进行主动学习,而非被动学习,其可重复性使临床医师的技能得到锻炼,并通过刻意练习使其总体经验得到维持。模拟培训的这些特点不仅仅让学员个人得到了教育,还有助于提高ICU的整体诊

217

疗质量并改进安全措施。熟悉或舒适的模拟环境似乎不会对临床医师的表现产生重大影响,这是模拟教育的一个优点。使用高仿真模拟训练提高了学员在演练中的参与度,与未接受培训的对照组相比,干预组学员的反应更快、更少违背指南,在处理危机情况时表现更好[7]。

模拟的类型

正如本书的前几章所述,模拟是一种交互式教育方式,它通过复制现实场景,让医务人员能进行沉浸式的体验学习。模拟医学旨在模拟真实患者、局部解剖或临床任务,来还原现实中的医疗服务过程[8]。危重症医学教育中特别有价值的模拟类型包括标准化病人、部分任务训练器、带或不带虚拟现实的计算机软件及高仿真模拟。

标准化病人

如第 10 章所述,标准化病人是经过培训的演员,可以标准一致地模仿特殊患者或家属。危重症专业人员需要良好的沟通能力、人际交往能力和职业素养,才能在高压力的环境中与患者、家属及其他专业人员进行有效互动。使用标准化病人来代替高仿真模拟人,以展现不同的临床情境,并允许患者和危重症专业人员进行更真实的互动。除此之外,也可以使用标准化病人来模拟患者家属,并针对一些临床情况的难点(包括致命的疾病、医疗差错或死亡)与危重症专业人员进行互动讨论。最后,标准化病人可以用来与医疗团队中的其他专业人员就临床治疗进行模拟交流,以提高沟通技巧、职业素养及解决冲突的能力。将标准化病人用在情境模拟中是一种确保医务人员临床胜任力的有效方法,用来教授、评估和完善沟通、职业素质及基于医疗系统开展工作的能力[9]。

部分任务训练器模拟

如第 11 章所述,部分任务训练器是与真人身体各部位一样大小的模型,用来教授特定的技能,利用此类解剖模型可以强化特定技能的手眼协调

能力。临床技能的学习、掌握和胜任力培养是危重症医学模拟培训中必不可少的部分。模拟可以让临床医师学习某些操作中的技能,而这些操作是他们在独立工作时所必需的。危重症医学中适合采用部分任务训练器进行练习的操作包括建立中心静脉[10]和动脉血管通路、气道管理和气管插管[11]、胸腔引流管置入、支气管镜检查、胸腔穿刺术[12]、穿刺引流术、心包穿刺术及经皮气管造口术。集合了基于计算机的学习、任务训练器和高仿真模拟的多种学习策略,可以让学员掌握某些操作的基本概念和技术,而这些操作会用于 ICU 患者[13]。使用模拟不仅可以培养需要重复练习的操作技能所需的视觉和空间技能,也可以远离床边来进行无风险的刻意练习。经过模拟培训的住院医师在临床上进行真正的中心静脉穿刺时,表现得更自信,并且所需穿刺次数更少[14],最终使中心静脉导管感染率下降和患者在 ICU 停留时间缩短,进而使因临床质量改进而节约的医疗花费远超过培训的成本[10]。当在模拟和现实中进行的操作有差别时,必须向学员说明,避免将模拟中某些"简化"步骤错误地用于真实工作[15]。

计算机程序或虚拟现实模拟

计算机程序模拟对于危重症医学是非常有用的,计算机可以显示患者的症状和数据,可用于辨别和评估学员所作的诊断和治疗性干预措施。基于计算机的屏幕模拟可以整合危重症的病理生理模型来呈现临床情况,如美国心脏协会在培训高级生命支持(ACLS)或基本生命支持(BLS)时所使用的认证课程。这种类型的计算机模拟允许学员与模拟患者进行互动,借助各种监测设备和诊断报告来制定治疗方案并观察疗效,从而锻炼学员独立评估和管理临床案例的能力。传统的 ACLS 培训已被证明不如基于模拟的刻意练习有效,后者可以提高指南的遵从率并改善复苏的整体质量[16]。

虚拟现实计算机模拟是利用三维图像和虚拟设备,如超声或支气管镜,来演示如何使用该设备,可作为在真实临床环境下应用设备的补充。在危重症医学中使用支气管镜对患者进行诊治时需要

灵活的手部操作和全面了解支气管和肺的解剖。先进的支气管镜训练器包括一根复制的镜体,该镜体具有触觉反馈功能和先进的虚拟现实图形算法,可根据学员的选择呈现逼真的临床场景,从而为学员提供了一个逼真的支气管镜操作机会。计算机程序模拟可以让学员独立地复习知识和练习技能,增强知识和技能的保留。与多年的临床实践一样,使用支气管镜模拟器来进行教授和练习也能让新手学员掌握高级专业技能[17]。

超声在危重症医学中最基本的功能是辅助中心静脉和动脉通路的建立,引导有创操作,如胸腔穿刺、穿刺引流、心包穿刺及胸腔引流管放置,从而减少相关并发症[18]。床旁超声(point-of-care ultrasonography,POCUS)是评估心血管、肺和腹部时用途最广的诊断手段之一,在危重症医学中的应用迅速增多。POCUS 可以辅助临床检查,为患者提供快速、准确、无创的评估,协助病情不稳定患者的复苏和救治。不同于其他专业的医师针对单一解剖区域的细致检查,危重症超声通常用于复杂的疾病状态而非单一器官,需要对多个系统进行准确和及时的全面扫查[19]。POCUS 已被用于辅助体格检查,如通过经胸超声心动图评估血流动力学和利用非心脏超声诊断急性病理状态。为期 3 个月的危重症超声课程提高了学员的相关技能,包括超声知识、图像采集、病理图像的解读,可使学员从容地应用超声技术,促进了超声在临床实践中的使用[20]。经胸超声心动图可以评估下腔静脉直径和相关心室功能或诊断肺部疾病(如胸腔积液或气胸),这些都有助于评估容量状态。危重症医师可以在基于计算机的虚拟现实超声设备上进行反复练习,避免因练习减少导致能力下降,紧跟科技和各种操作技术持续发展的步伐[19]。

经胸超声心动图检查(TTE)和经食管超声心动图检查(TEE)在重症监护中的应用越来越普遍,可用于评估心脏解剖和功能状态、血流动力学和精细调整正性肌力药物的使用。标准经胸超声心动图切面包括胸骨旁长轴切面、胸骨旁短轴切面、心尖四腔心切面、肋下四腔心切面及下腔静脉切面,这些扫查可以在 ICU 中实现心脏功能的快速评估。计算机模拟已经发展到可将三维解剖切面与 TTE 和 TEE 图像相关联。TTE 模拟的重点扫查训练可以提高有效获取高质量图像和更好地辨识心脏解剖结构的能力[21],使接受较少训练的危重症医师也能准确地评估左心室功能[22]。超声检查和超声心动图检查对图像的采集和解读的能力已有大体要求,但如何实现对这部分能力的教育、培训和评估仍未达成共识[23-24]。

高仿真模拟

如第 11 章所述,使用高仿真模拟人可以让危重症医务人员组成的多学科团队获得在 ICU 环境下管理患者的经验。将模拟人放在一个真实的临床环境中,并配备适当的资源,如监护仪、设备和工作人员,以提高学习效果[25]。通过将监护仪和呼吸机放置在床旁和 ICU 对应的位置,准备一个在 ICU 中使用的类似物品车,并按 ICU 中发生紧急事件时参与的人员类别将学员进行分组,可以尽可能地模拟真实的 ICU 来营造一个学员工作的危重症环境(图 20.1)。医师可以在模拟人上进行有创操作,如气管插管、建立血管通路、心肺复苏和除颤。在设计剧本时,要求学员必须进行实际操作,而不能只是口述。如果学员需要建立静脉通路或进行有创监测,不是马上就提供一个通路,而是提供一个模拟人配件让学员进行这些操作。这样可使学员感受到该任务对团队的人力和时间都有影响。该中心静脉配件可使用超声引导技术,也可以使用 Seldinger 技术(图 20.2)。必须清晰、准确地再现临床场景中的生理变化,避免学员被误导而偏离该案例的主要学习目标。例如,模拟人的"肺"容量小,导致气道压力高,常被学员误认为案例中发生了生理变化,但这并不在案例计划中。使用高仿真模拟人或标准化病人来代替真实患者的原位模拟已经在真正的危重症病房中开展。已有研究表明,接受过高仿真模拟人培训的麻醉医师在处置危机情况时反应更快,指南违背率更低,表现更好[7]。

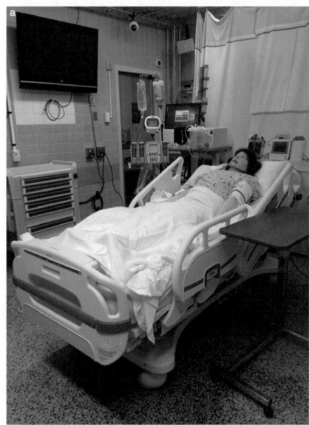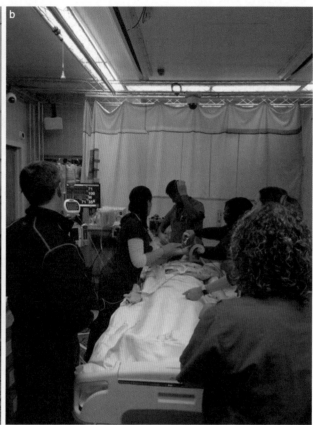

图 20.1 危重症模拟中的环境因素

a.房间的所有设备,包括重症监护病房物资供应车、监护仪、模拟患者、桌子、氧气和吸引器。走廊有急救车、呼吸机、插管箱、视频喉镜和麻醉急救包(包含用于插管和/或有创气道的各种气道管理设备)。b.展示如何将一个空房间变成一个危机事件中忙乱的重症监护病房。

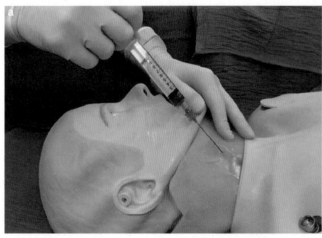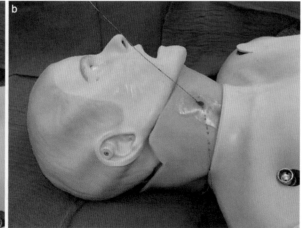

图 20.2 增强模拟的真实感

为了增强情境案例的真实感和理解任务对人力和时间的影响,使用模拟人的中心静脉置管配件让学员可以在情境模拟中放置中心静脉导管,该配件可以进行超声引导并使用 Seldinger 技术。

通过模拟提高危重症患者安全

仅靠技术性技能的培训并不足以实现最大限度的安全[26]。危重患者常要接受多种治疗、住院时间更长，更可能因医疗差错而受到严重伤害[27]。重症环境中的常见错误包括给药错误、沟通失败和监测不足，这些错误与临床知识或技术无关，而与其他非技术性问题有关[28]。团队合作低效的原因包括沟通不畅，缺乏共同目标、态势感知、分工明确、领导与协调能力、相互尊重及事后复盘等，这些都与院内感染、药物不良事件和风险调整后死亡率增加相关[29]。临床团队的表现涉及不同背景、学科、知识、技能和态度的多位成员之间的动态互动。非技术性技能（态势感知、决策、团队合作、领导力及任务管理）的缺陷会增加错误的机会，不良事件也会随之增加，而良好的非技术性技能可以降低错误发生的可能性[30]。长期以来，麻醉医师一直倡导应用源自航空业的危机资源管理（CRM）方法，来促进重症监护病房的患者管理与安全。Gaba 将领导力、解决问题的能力、态势感知、沟通技能和资源管理确定为有效进行 CRM 的关键要素[31]。由于病情危重、不稳定及经常需要高风险的措施干预和药物治疗，危重患者更容易受到医源性伤害。医源性伤害最常发生在以下时段：治疗和操作时，下达医嘱或使用药物时，沟通或报告临床信息发生错误时，以及未遵从已制定的诊疗规范时[32]。危重症环境中，不同专业的学科专家们的互动受益于 CRM 模拟技术。模拟培训后，危重症医师对医护合作感到更满意，然而护士则反映她们的意见没有被很好地接收，很难对关键决策发表意见[33]。多学科团队的危重症模拟培训让医护人员能更紧密地互动，让他们学习如何更好地进行沟通，重视团队中每个成员的贡献，从而增进团结和凝聚力[34]。必须指出的是，危重症环境中的患者管理与航空公司的驾驶舱操作是不同的。在危重症诊疗团队中，临床判断不是简单的流程，需要多学科团队同时对多个患者实施不同的操作，处理问题并进行监测，因此团队和任务管理的技能对于避免或管理紧急情况更为重要[35]。临床危机期间，危重症团队中每个成员的工作对于患者结局的优化都很重要。虽然 ICU 的医护人员来自不同的专科，各自接受不

同的培训，很少有人接受团队合作培训，但他们在 ICU 工作时却很有凝聚力。通过模拟培训，医护人员团队合作的指标有显著改善，特别是领导力、团队协调和沟通，并且 3 个月后，参训人员的这些技能仍然保留[36]。日常工作安排通常是不同时间段有不同的工作人员，因此不论现场有哪些人，都应当用这些培训资源来促进构建一个有凝聚力的团队合作氛围。

美国医疗卫生质量委员会认为，医疗卫生机构应该采用经过验证的方法，如在航空领域中使用的机组资源管理技术（包括模拟），为危重症领域的工作人员建立团队培训课程。人们在团队合作时所犯错误会更少。当流程有规划和标准时，每个成员都知道自己和队友的职责，成员间互相"照应"，在造成事故之前就能发现错误。在一个有效的跨学科团队中，成员们信任彼此的判断并关注彼此所担心的问题[37]。为了应对突发事件，许多高可靠性组织的工作人员要进行密集的训练和模拟。当异常事件很危险或在真实系统中不可能进行练习或成本太高时，模拟尤为重要。

TeamSTEPPS®[38]（提高医疗质量和患者安全的团队策略和工具）课程体系是由美国医疗卫生研究与质量局和美国国防部合作开发，旨在加强医疗团队合作，提高医疗服务的质量、安全和成本效益。该课程涉及领导力、态势感知、相互支持和沟通技巧四个关键部分。

沟通指团队成员之间清晰、准确地交换信息的过程，强调"发出（callout）"和"核对（check-back）"的重要性。在"发出"重要或关键信息的同时通知所有团队成员，也便于他们预测下一步，并将任务委派给特定的个人去执行；"核对"是使用闭环沟通来确保信息清楚地传达给了接收者并被理解。研究表明，TeamSTEPPS®课后团队合作和安全态度如期望的那样有所改进，另外成员沟通、合作行为、临床流程、依从性、效率和在各种医疗环境下的整体表现都有提高。在 ICU 中，医务人员对团队的表现和坦诚沟通有正面的看法，但持续的行为强化对于维持流程的持续改进仍然是十分必要的[39]。

除个人学习和团队表现外，模拟教育还可用于改善特定临床机构的系统功能。模拟的主要用途是为学习者提供一个刻意练习的机会，让他们可以

在一个安全的环境中犯错误,从这些错误中学习,并通过达到预先设定的标准达到熟练[40]。危重症治疗的复杂性为创造改进医疗质量和患者安全的新方法提供了一个机会。重要的是,应确定需要改进的部分,建立改进临床结果的方法,并对分析和测量这些变化的临床有效性的方法进行评估。项目核查表、诊疗规范及交接都是用于提高 ICU 医疗质量的策略[41]。项目核查表是把重点行为按项目或分类进行系统排布的列表,可以在不引导使用者得出一个特定结论的情况下验证任务的完成情况,这对防止认知偏差很重要[42]。诊疗规范是涉及治疗或操作的详细计划,其中包含为达到预期的结果而必须完成的项目。交接指患者在诊疗活动转换期间所涉及的信息、责任和权限的移交,其中可能包括各种医务人员、班次及楼层或病房的变更。

项目核查表的最终目标是通过提高对最佳实践(指南)的遵从率减少错误的发生,尤其是在压力状态下。使用一个简单的床旁核查表已经被证明可以降低导管相关血流感染的发病率[43],有助于评价患者是否适合脱离机械通气[44],并且使用每日治疗目标核查表能更好地了解当日的诊疗目标[45]。笔者的医院建立了外科气道后的紧急气道管理流程培训项目(手术改变了气道的原有结构),培训工作人员针对气管造口术和喉切除术之间的区别,制作了标牌(图 20.3)来标明外科气道的类型,以建立一个系统的方法来紧急处理外科气道发生的移位或脱落。该项目旨在确保工作人员具备处理外科气道后紧急情况的知识,在紧急情况下床旁有适当的设备,气道移位时可以立即使用管理流程助记卡。以下是一个高仿真情境案例,以进一步培训 ICU 工作人员对移位的气管造口管进行处理(表 20.1)。该情境案例在实施后,还帮助发现了一些最初未曾预料的问题:重要设备在紧急情况下无法使用,因为它已经被人从密封包中拿走还未补充替换;这个处理流程很少被使用,因为没有强调它可在紧急情况下用作助记卡的重要组成部分;紧急情况下,如果气管造口管是被缝在气管造口处,不论哪个级别的医务人员都不愿意去移除气管造口管。

诊疗规范有可能降低不同医务人员在管理类似患者时方案的不一致性,可以减少差错并改进患者安全和预后[46]。诊疗规范并不能千篇一律地用于所有人,它是协助医务人员处理复杂疾病的一些基本原则,目的是能让治疗更有计划,避免不必要的检查和治疗,最大限度地提高资源利用率和降低整体医疗花费[46]。在危重症医学中使用指南有助于实现循证实践。诊疗规范如《拯救脓毒症运动:脓毒症和脓毒症休克管理国际指南(2016)》[47]和《成人急性呼吸窘迫综合征机械通气》[48],可以减

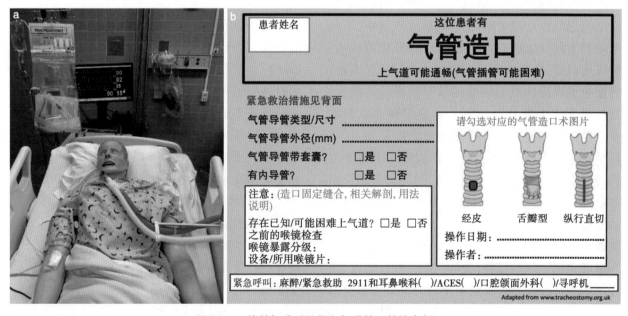

图 20.3　外科气道后的紧急气道管理情境案例
a. ICU 房间布置:病床上方显示气管造口标牌,患者气管造口连接呼吸机;b. ICU 所使用的气管造口标牌,该标牌可以识别外科气道的类型,并可立即获得相关信息。

c

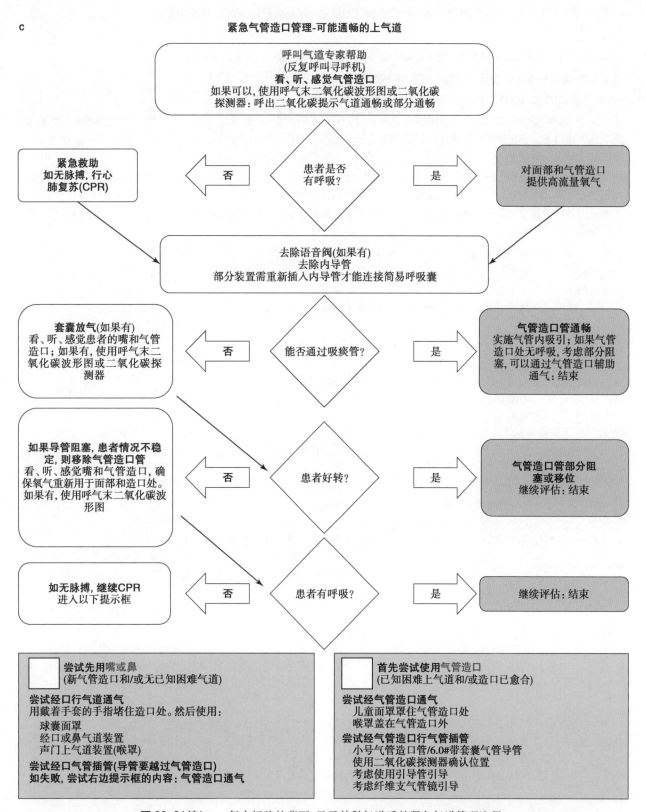

紧急气管造口管理-可能通畅的上气道

呼叫气道专家帮助
(反复呼叫寻呼机)
看、听、感觉气管造口
如果可以, 使用呼气末二氧化碳波形图或二氧化碳
探测器: 呼出二氧化碳提示气道通畅或部分通畅

紧急救助
如无脉搏, 行心
肺复苏(CPR)

否 ← 患者是否
有呼吸? → 是

对面部和气管造口
提供高流量氧气

去除语音阀(如果有)
去除内导管
部分装置需重新插入内导管才能连接简易呼吸囊

套囊放气(如果有)
看、听、感觉患者的嘴和气管
造口; 如果有, 使用呼气末二
氧化碳波形图或二氧化碳探
测器

否 ← 能否通过吸痰管? → 是

气管造口管通畅
实施气管内吸引; 如果气管
造口处无呼吸, 考虑部分阻
塞, 可以通过气管造口辅助
通气: 结束

**如果导管阻塞, 患者情况不稳
定, 则移除气管造口管**
看、听、感觉嘴和气管造口, 确
保氧气重新用于面部和造口处。
如果有, 使用呼气末二氧化碳波
形图

否 ← 患者好转? → 是

**气管造口管部分阻
塞或移位**
继续评估: 结束

如无脉搏, 继续CPR
进入以下提示框

否 ← 患者有呼吸? → 是

继续评估: 结束

尝试先用嘴或鼻
(新气管造口和/或无已知困难气道)

尝试经口行气道通气
用戴着手套的手指堵住造口处。然后使用:
球囊面罩
经口或鼻气道装置
声门上气道装置(喉罩)
尝试经口气管插管(导管要越过气管造口)
如失败, 尝试右边提示框的内容: 气管造口通气

首先尝试使用气管造口
(已知困难上气道和/或造口已愈合)

尝试经气管造口通气
儿童面罩罩住气管造口处
喉罩盖在气管造口外
尝试经气管造口行气管插管
小号气管造口管/6.0#带套囊气管导管
使用二氧化碳探测器确认位置
考虑使用引导管引导
考虑纤维支气管镜引导

图 20.3(续) c.每个标牌的背面,显示外科气道后的紧急气道管理流程。

表 20.1　使用既定标识和助记卡(核查表)的危重症多学科情境案例范例

标题:备用气道安全项目:气管造口堵塞或导管移位

学员:危重症医务人员(专科医师、护士)、麻醉住院医师、重症监护病房(ICU)护士、呼吸治疗师

目标

医学知识:了解备用气道安全项目,特别是对导管移位的护理和相关助记卡(核查表)的使用

患者管理:危重症患者的新建气管造口堵塞和导管移位的管理

沟通:利用 CRM 和 TeamSTEPPS 方法来管理危重患者的气道问题

案例简介:男性,55 岁,外院转入,意识水平下降 4 天,需要行气管插管。既往病史:高血压、高脂血症。患者于 2 天前接受了气管造口术。你在患者的房间,呼吸机开始报警,气道压力升高。经检查,气管造口周围有少量血液。患者颈部造口的缝合处用胶带固定

场景布置:ICU 内,患者已建立气管造口,正接受呼吸机治疗。输液泵通过左臂 20G 静脉通道输注液体。患者已有的监测包括心电图、无创血压、脉搏氧饱和度和呼气末二氧化碳(ETCO$_2$)。床旁静脉输液杆上有"气管造口"标牌和物资包。走廊有急救车和紧急气道箱。麻醉住院医师已备好紧急气道管理包(包含各种气管插管和/或侵入性气道管理设备)和视频喉镜

状态	生命体征	患者反应/触发事件	学员预期行为
气道高压 呼吸机报警	血压 140/60mmHg 心率 70 次/min 脉搏血氧饱和度(SpO$_2$)94%	ETCO$_2$ 消失 吸气压力升高 患者无呼吸	检查患者 　看、听、感觉造口处 　胸部听诊 注意血性分泌物 升高 FiO$_2$ 至 100% 呼叫呼吸治疗师
氧饱和度下降	血压 160/90mmHg 心率 60 次/min SpO$_2$ 88%	呼吸治疗师到场 注意到生命体征变化 气道顺应性下降/阻力升高 (球囊通气时高阻力) 无胸廓起伏	沟通 用 100%氧气尝试球囊面罩通气 胸部听诊 呼救 　上级医师 　麻醉医师 　外科团队
诊断	血压 160/90mmHg 心率 50 次/min,有期前收缩 SpO$_2$ 85%	上级医师 血氧饱和度下降 气管造口导管无法通过吸痰管 气道顺应性下降/阻力升高 无自主呼吸 无 ETCO$_2$	沟通 放置吸痰管 更换内导管 再次放置吸痰管 套囊放气 检查 ETCO$_2$ 移除气管造口管
治疗	血压 100/60mmHg 心率 40 次/min SpO$_2$ 80%	麻醉医师到场 血氧饱和度下降 气管造口导管无法通过吸痰管 气道顺应性下降/阻力升高 无自主呼吸 无 ETCO$_2$	沟通 球囊面罩通气 　用戴手套的手指堵住气管造口 球囊对气管造口通气 　用儿童面罩罩住气管造口处 　喉罩盖在气管造口外
控制气道	血压 60/40mmHg 心率 30 次/min SpO$_2$ 70%	气道顺应性下降/阻力升高 无自主呼吸 成功控制气道后 ETCO$_2$ 出现	气管插管 　经口:封堵气管造口 　经气管造口:选用小号气管 导管或造口管(通过以下方法 直接暴露气管): 　　造口处直视 　　引导管 　　纤维支气管镜引导

续表

状态	生命体征	患者反应/触发事件	学员预期行为
恶化	主支气管插管 气胸 纵隔气肿 皮下气肿	氧饱和度下降 有 ETCO$_2$ 右肺有呼吸音	胸部听诊 检查 ETCO$_2$ 安排胸部 X 线检查
	心搏骤停 血压 0/0mmHg(如行胸外按压 则 40/20mmHg) 心率 30 次/min(PEA) SpO$_2$ 0	无脉性电活动(PEA)	检查无脉搏 心肺复苏 每 3~5 分钟给予肾上腺素 1mg 继续尝试通气并控制气道 胸部听诊 监测二氧化碳浓度
稳定	成功地控制气道 血压 160/80mmHg 脉搏 90 次/min SpO$_2$ 升至 100%	如果是 PEA 则恢复自主呼吸 循环 如果气道控制后无 PEA,则 SpO$_2$ 和心率改善	控制气道 使用呼吸机 安排胸部 X 线检查

注:CRM,危机资源管理;TeamSTEPPS,提高医疗质量和患者安全的团队策略和工具。

少诊疗过程中的不一致,减少医疗差错与伤害,从而提高患者安全,改善患者结局[46]。在情境案例中演练诊疗规范可以使多学科医务人员更好地融入特定临床事件并执行任务。表 20.2 参考脓毒症国际指南创建了一个脓毒症休克诊断和治疗的危重症情境案例。遵从脓毒症国际指南可以改进医务人员的诊疗行为并降低死亡率,并且越早实施越明显[49]。采用此类情境案例进行模拟培训能让学员体验指南中的重要部分,并显示早期实施可显著降低死亡率的目标导向治疗的重要性[50]。参与模拟培训的学员可以立即看到他们的决策和治疗的效果。在模拟中,允许学员犯错直至造成相应不良后果,而在临床真实环境中,主管医师必须及时进行干预,防止对患者造成进一步伤害[51]。在临床工作中循证指南的遵从率并不高,有以下原因:诊疗过程中难以及时获取指南;医务人员因为个人经验的原因,不同的患者人群和生理差异影响他们的临床判断和决策,导致医务人员未根据患者的特点对诊疗方案进行调整;核查表太多让人应接不暇[42]。

表 20.2　强化指南使用的多学科团队培训情境案例示范

标题:使用脓毒症和脓毒症休克管理国际指南(2016)对脓毒症患者进行诊断和治疗
学员:危重症医师(专科医师、住院医师)、危重症上级医师、重症监护病房(ICU)护士、呼吸治疗师、药剂师
目标——医学知识:针对严重脓毒症和脓毒症休克的复杂患者,多学科危重症团队的成员能够诊断疾病并早期使用目标导向治疗方案来管理患者
患者管理:脓毒症是一种由感染引发的严重免疫反应所导致的临床紧急情况,需要立即治疗和复苏。识别脓毒症休克并启动脓毒症复苏救治规范,治疗潜在感染和保证器官最大限度地灌注。经验性静脉使用第四代广谱抗生素,需要尽快识别或排除需要紧急控制的感染源的特定解剖部位。启动复苏方案治疗脓毒症导致的低灌注状态,反复评估血流动力学状态并维持平均动脉压(MAP)>65mmHg。输注晶体溶液后,开始使用去甲肾上腺素,联合应用血管升压素或肾上腺素以达到目标 MAP
沟通:展现态势感知能力。确认并传达患者的低血压/低氧状态。确定必要的人员,快速、正确地进行诊断并开始对患者进行治疗。使用 CRM 和 TeamSTEPPS 课程体系中的要素,如反馈和闭环沟通,来展现共享心智模式(mental model)(译者注:心理逻辑,即行为背后的心理原因)、相互尊重和沟通原则,确保患者安全
案例简介:男性,67 岁,体重 95kg,高血压、高脂血症和糖尿病,右侧全髋关节置换术后 1 周,右髋关节红肿、疼痛伴精神状态改变,从康复机构入院。被手术医师直接收入 ICU
场景布置:ICU,患者在床上呻吟。采用输液泵经左臂的 20G 静脉通道泵注晶体溶液,速度 100ml/h,鼻导管吸氧 3L/min,已行心电图、无创血压和脉搏血氧饱和度监测。走廊有急救车和紧急气道箱。麻醉住院医师已备好紧急气道管理包(包含各种气管插管和/或侵入性气道管理设备)和视频喉镜

续表

状态	生命体征	患者反应/触发事件	学员表现
初始状态	血压 90/45mmHg，心率 115 次/min，脉搏血氧饱和度(SpO₂)91%，呼吸频率 30 次/min	无意识地呻吟 右髋红肿 肺部听诊干啰音	评估患者 　连接监护仪 开始入院医嘱 　开具实验室检查 呼叫必要的人员 　上级医师 　呼吸治疗师
起始变化	血压 80/40mmHg，心率 120 次/min，SpO₂ 88%，呼吸频率 30 次/min，体温 38.5℃	无意识呻吟 低血容量加重伴低血压、心动过速、呼吸急促直至干预	检查生命体征，包括体温 增加吸入气氧浓度 加快静脉输液速度 呼叫医师
诊断脓毒症	血压 70/40mmHg，心率 125 次/min，SpO₂ 85%，呼吸频率 35 次/min	无意识呻吟 低血容量加重伴低血压、心动过速、呼吸急促直至干预	获取实验室检查结果:骨形成蛋白(BMP)、血常规、凝血、乳酸 开具微生物培养检查:血液、痰、尿 留置尿管
启动脓毒症复苏治疗方案	血压 75/35mmHg，脉搏 125 次/min，SpO₂ 93%，呼吸频率 35 次/min，体温 38.5℃	目标 平均动脉压(MAP)>65mmHg 心率<90 次/min 乳酸<4mmol/L 呼吸频率<20 次/min SaO₂>92% Hb>7g/dl	动脉置管测压 放置中心静脉导管 考虑气管插管 开始机械通气，潮气量<6ml/kg 查动脉或静脉血气 输注 1L 晶体溶液 开始经验性使用广谱抗生素
治疗结果		根据学员的静脉液体输注速度和正性肌力药物的使用剂量调整血压/脉搏(MAP>65mmHg) 根据学员采用的吸入气氧浓度和机械通气情况调整SpO₂(SpO₂>92%)	给予 30ml/kg 晶体溶液 评估容量状态: 　床旁超声，中心静脉压，尿量，ScvO₂，脉压变异率，乳酸清除情况 考虑正性肌力药物，去甲肾上腺素，血管升压素(0.03U/min)、肾上腺素 考虑氢化可的松 联系骨科医师处理感染灶
终点	MAP > 65mmHg，心率 < 100 次/min，ScvO₂>70%，SpO₂>92%	血流动力学稳定 通气/供氧充足	静脉液体按计划速度输注 持续使用正性肌力药物 已经开始使用抗生素 已经进行机械通气

注:CRM,危机资源管理;TeamSTEPPS,提高医疗质量和患者安全的团队策略和工具;ScvO₂,中心静脉血氧饱和度。

在危重症患者的诊疗中有频繁交接,每次交接都可能发生沟通错误,因此标准化的交接对于提高患者安全非常重要。成功的交接需要克服有效沟通的障碍才能实现,如时间压力、患者病情的危重程度和同时需要完成多个任务[52]。现已证明应用模拟能有效改善交接的质量,特别是人与人之间的语言技巧方面,而非实际的具体行为(即检查呼吸机设置或监护仪)[53]。手术团队术后与 ICU 团队的交接场景中,采用特定的标准化模板(即 SBAR[54],iPASS[55])可以让信息沟通规范简洁[译者注:

SBAR 和 iPASS 都是标准化信息沟通模板。SBAR指:患者目前最紧要的状况(situation,S),患者的病史背景(background,B),我(交班者)对患者目前状况的判断(assessment,A),我(交班者)针对患者目前状况的处置建议(recommendation,R)。iPASS指:患者病情的严重程度(illness,i),患者病史总结(patient summary,P),尚需完成的任务清单(action list,A),可能的紧急情况与应急预案(situation awareness and contingency planning,S),接班者总结复述(synthesis by receiver,S)],降低重要信息缺失的风险,减少医务人员交接时被打断或被干扰的可能性,这样可以改进患者交接中沟通的质量[56]。采用模拟培训课程中的标准化交接过程可以改善沟通方面的人际语言技巧;然而,它并没有改变实际的具体行为,如检查监护仪或呼吸机[53]。通过模拟进行练习并积极采用能保证患者安全的措施,如项目核查表、诊疗规范和交接,可以对诊疗流程进行分析,但不会干扰患者的实际救治。在模拟后的复盘中进行反思,有助于评估流程的有效性,发现可以改进的部分,并探讨将必要的行为改变应用到今后的个人临床实践。随着危重症团队成员对高仿真模拟环境越来越熟悉,他们的非技术性技能的重要性也变得越来越突出。团队最初有点安静,而团队的领导深深地沉浸在剧情中,他善于调动其他人完成各自的任务,在他的指挥下大家履行各自的职责。在领导清晰明确的指令下,团队的沟通越来越多,团队成员之间交流讨论重要的决定并反馈已完成的任务,并假设这些进步会延续到日常的临床工作中。

危重症中开展模拟的优点

危重症医学开展模拟培训有很多优点(表20.3)。长期以来,危重症医学一直依赖于经典的学徒式培训。传统的危重症教学模式,如查房和预先准备的讲座,很难还原 ICU 的高压力环境,致使学员被动地获取知识。学员在轮转期间常连基本的危重症诊治机会都很少,导致学员的教育培训可能不足。危重症诊疗培训的挑战在于患者诊疗复杂,管理患者需要大量医学知识,以及需要同时为多名患者进行快速决策。模拟为学员提供了学习高风险紧急事件的机会,甚至是一些罕见事件。模拟以一种不被干扰的聚焦方式呈现病例,学员评估患者症状时要承受时间和逻辑的双重压力,培养批判性思维来解决出现的临床问题,确定优先级以便及时提供恰当的干预措施,管理患者对各种治疗措施产生的反应,并根据学员的决策来评估预期的临床结果,这些都是为了营造一个可以体验真实事件的环境,实现练习、学习、评估和测试的目的,或是为了了解医疗系统的运行规律或人的行为[57]。这些情境案例可以以体验特定的临床事件为目标进行标准化设计,重复呈现内容并满足交互式学习的需要[58]。与临床实践相比,高仿真模拟训练可以增强学员在练习中的参与度,使学员反应更敏捷,对指南的遵从率更高,处理危机时表现更好[7]。在

表 20.3 模拟培训的优点

1. 为患者和学员提供一个无风险的环境,学员可以犯错直至导致相应不良后果

2. 不受限制地暴露于各种场景,包括复杂、罕见和/或重要的临床事件

3. 可以创造和规划培训机会,而不是等待临床情况发生

4. 通过精准地重现临床场景,提供可重复的标准学习体验,逐步提高学员的表现

5. 促进学习和掌握临床技能和非技术性技能,并鼓励学员针对临床问题进行刻意练习,作为临床经验的补充

6. 对所采用的多种学习策略都能适应

7. 允许参与模拟的人员使用特殊重症监护病房(ICU)设备

8. 在住院医师工作时长减少的时候,可以灵活安排培训时间

9. 可以为学员提供实时反馈,实现内省和反思

10. 情境案例可以摄录,方便回顾和反馈

11. 提供危机资源管理/团队训练的机会,可以增强临床安全

注:资料来源于参考文献[5,57,60]。

危重症环境中使用模拟,可以通过熟悉设备、人员、诊疗计划和临床情况来提高学员在工作场所的团队合作能力。模拟可以对危重症诊疗系统作出评估,通过模拟展现平时的工作方式,揭示系统的局部错误并改进现有的诊疗系统。模拟能让参与者从临床的不同角度了解他们的工作环境和流程。医学中的潜在安全隐患(latent safety threats, LST)被定义为医疗系统对患者安全带来的威胁,可以发生在任何时候,医务人员以前并未认识到,但可因时间压力、人手不足、疲劳、设备和经验不足、监管不足和沟通错误等因素累积后突发。模拟培训可以发现 LST,通过对团队合作和沟通技能进行刻意练习,可提供多种机会来提高患者的安全[59]。

如何创建一个目标明确的情境案例

创建临床情境案例的第一步是确定 ICU 的培训需求(表20.4)。情境案例创建可以基于已发生的危重事件、新的或现有的诊疗规范(如脓毒症和交接)、常见事件或疾病、该 ICU 的教育需求或临床工作所需的能力。下一步需要确定情境案例的目标,如诊断病情和开始治疗、医务人员必须实施的技术性操作任务、有效的团队互动,或遵从该 ICU

表20.4   创建一个目标明确的重症监护病房(ICU)情境案例

1. 确定危重症的教学需求	短时间内设置:两个临床事件作为刺激点即可
已发生的危机事件	允许多种解决方案成功处置案例
已有的诊疗规范,如脓毒症、交接	5. 创建一个情境案例的故事(剧本)模板
"常见"事件:临床上的疾病	确定事件的触发条件
满足该ICU明显的需求:临床工作所涉及的内容	描述预期的事件进展
危机资源管理,TeamSTEPPS课程体系	待诊断的危重事件:强化识别方法
2. 明确教学目标	剧情的终点
病情诊断和开始治疗	6. 复盘
技术性操作	开放性地讨论:"事情是如何进展的?"
有效的团队互动	识别遇到的问题并制定处置计划
遵从ICU的诊疗规范或标准	对行动进行反思,体验式学习
3. 确定教学的成果:预期的教学效果	将模拟中的行动与日常工作相关联
确定学员目前的知识储备	为实现更有效的管理,进行团队合作
通过情境模拟要学到什么	7. 学员对模拟演练的评价
技术	确认教学目标
临床内容	明确模拟对日常工作的价值
团队培训	模拟演练(剧本)的优点
情感管理	需要改进的部分
传递特定的信息	8. 评价模拟对诊疗质量的影响
4. 营造一个逼真的学习环境	是否影响临床诊疗:学员运用教学目标所传授的内容的情况
模拟真实事件:逼真的病理/生理状态	采用的评价方法
危重症环境:模拟人、设备、监护仪	自我评价
模拟的规则	问卷调查
如果你不做,那就不会完成	小组讨论
这里发生的事情,请留在这里(译者注:保密)	直接观察
简单一些	审查表现

的诊疗规范或标准。在确定学员现有的知识储备后,就可以明确该案例中学员的预期教学目标。这些目标可以是技术、临床内容、团队培训、情感管理或需要传递的特定信息。模拟的设计应能实现的教学目标,包括领导力或等级制度、态势感知、结构化沟通技巧(如闭环沟通与交接班)、共享心智模式、团队成员的专业知识,以及能进一步促进团队内人际沟通和合作所需的相互依赖(详见第3章)。

一定要确定案例中必需的物理环境(如ICU、模拟人、监护仪和人员)、具有逼真病理和生理特征的患者、学员可用的设备与物资,以及案例开始时患者的状态等。为了在模拟中营造一个逼真的学习环境,建议学员遵守一个简单的模拟规则,即"如果你不做,那就不会完成"。仅仅口述诊疗措施是不够的,药物必须真给,操作必须真做。应该有一段时间让学员适应环境和患者。情境案例开始时要简单,短时间内通过一两个临床事件让学员融入剧情,这是很重要的。当学员与模拟人互动时,特定的临床触发事件发生,推动剧情发展,要求学员做特定的动作和行为。这些事件可以是患者状态发生改变、发现新的临床变化、环境的改变或由学员(助演)引发的情况。助演通常是指知道案例详细情况的教辅人员(参与情境并扮演某个角色),

可以用来传递信息或发起行为,以促使案例中临床团队的成员采取进一步的行动。情境案例设计的关键在于产生一系列新状况、需要评价新数据,或其他需要学员按照期望的方式作出反应的变化。随着剧情进展,必须有一个明确的临床终点与教学点匹配,教学点包括患者的实际结局、新操作、诊疗方案或循证实践。最好的情境案例是学员的行为引发环境或模拟人的正确临床反应(如使用阿托品导致持续心动过速),而不是按预先设计的简单地演变为一个 ACLS 剧本。这样可使情境案例显得更加真实,也让学员有更多的机会成功。创建情境案例的最终目的是临床团队的行为决定了临床案例的最终结局。如果情境案例设计巧妙,学员们能很好地参与其中,积累经验,针对工作中面临的类似情况培养正确的心智模式(培训的转化),在应对类似情况时信心更强,记忆力增强能更好地回忆起模拟中的解决方案,从而能更好更快地制定决策[61]。复盘是任何体验式学习模拟技术中一个必需的部分(详见第 4 章)。反馈是模拟医学教育所有重要特征中最重要的,因为它能延缓学员已获得技能的退步,让学员能自我评价,监控他们在技能习得和维持方面的情况[62]。复盘的目的是通过回顾学员对所发生事情的理解,并让其反思这个情境案例如何与现实中的危重症情况相关联,来强化体验式学习。学员发表自己的观点时应感到安全,不用担心剧情中其他人员的评判,应该明确指出,参与复盘的人应对讨论的所有内容保密,即"这里发生的事情,请留在这里"。成功复盘的要点包括营造一个友好的氛围,采用开放式提问,促进自我反思、强化正面的部分,对患者管理进行开诚布公的讨论,指出导致误解/错误的根本原因,使用助记卡,提供替代方案,强调每个人都可能犯错,专注关键的学习点并强调积极的方面[63]。重要的是要让危重症多学科团队的所有成员明确他们在情境案例中的角色和责任。复盘中给予反馈时先要让学员进行自我评价,以使其提供正面和纠正性的反馈,然后制定一个改进行动计划。这种方法允许结合学员的观点,避免进行评判,并促进自我反思。复盘中必须让学员对关键错误有一个清晰的理解,否则学员会把这些错误带回到真正的临床工作,危害患者安全[64]。模拟复盘应该为学员营造一个安全的环境,使其能从容地讨论错误。在复盘中讨论学员在模拟过程中的情绪体验,使其在面对可能发生令人不安的事件时,可以在一个可控和安全的环境中应对。这样可以让学员在临床工作中更加自信,培养学员在面对临床患者真实的情况时应对这些情绪体验的策略[65]。对现实中的危机事件进行复盘也有益处,可让学员能更好地通过即时反馈进行反思[66]。情境模拟完成后,得到学员对模拟演练的评价是非常重要的。评价应包括确认教学目标及实现的目标,明确情境案例对日常工作的价值、案例的优点和需要改进的部分。

在模拟中不可能完全精确地还原 ICU 的环境和氛围。模拟教学中学员不满意的主要原因是对模拟环境不熟悉和模拟人失真。常见的抱怨包括环境和用物与"我的 ICU"不一样(特别是模拟不是在原位而是在其他地点实施时),以及在模拟中期望得到的帮助的质和量与实际得到的不匹配。学员常认为模拟人的行为与真人并不完全相同。但当剧情推进,生命体征和环境的变化与模拟人更协调时,这种看法通常会发生变化。模拟演练中遇到的另一个问题是学员会重点关注某个特定的问题,而该问题并不是情境案例中有意设计的一部分。这时有必要使用一些干扰(与实际案例无关的信号)来阻止学员关注非计划的特定事件。幸运的是学员对模拟环境的熟悉程度或从容程度似乎对其表现并未造成明显影响。在营造的 ICU 环境或真实的 ICU(原位)进行模拟培训可以提高真实感,学员能够利用自己的环境和设备,围绕与该团队相关的特定操作和诊疗规范进行练习[67]。培训后,建议就模拟培训对 ICU 工作的影响进行评价,并包括模拟培训对临床诊疗的影响,以及学员使用教学中所教授的内容的情况。评价模拟培训的方法包括自我评价、问卷调查、小组讨论、直接观察和审查学员的表现。

成功利用模拟的关键是将模拟本身贯穿在危重症课程体系中,通过练习让医务人员随着时间的推移能达到专业水准。仅凭借个人所学的知识,不足以成功地完成诊疗方案,这是因为还需要团队合作和沟通能力[68]。在真实的临床事件中,很难识别和纠正团队合作和沟通中的错误。培养临床胜任力的关键是刻意练习,而不仅仅是临床环境中获得的经验[62]。

结语

模拟培训在危重症医学中的应用提供了一种无法在讲授教学(如讲座、查房和讨论)中复制的学习模式。模拟培训给临床医师带来了更好的教育，能培养技术性技能、危机资源管理与团队合作，以及评估 ICU 的临床工作和流程[69]。当然，模拟并不能完全取代传统的临床教学，而应该作为一种适当的补充，让学员知道如何为危重患者提供最佳的临床服务。通过模拟技术，真实世界的危重症情境案例和环境可以让学员能更好地思考如何完成任务并将这些进步长期维持，缩短反应时间，更好地遵照循证标准进行实践。

（翻译 郭娜 郭隽英，审校 徐怡琼
方利群 李崎）

参考文献

1. Hanson CW 3rd, Durbin CG Jr, Maccioli GA, et al. The anesthesiologist in critical care medicine: past, present, and future. Anesthesiology. 2001;95:781–8.
2. Kim MM, Barnato AE, Angus DC, Fleisher LA, Kahn JM. The effect of multidisciplinary care teams on intensive care unit mortality. Arch Intern Med. 2010;170:369–76.
3. Baggs JG, Schmitt MH, Mushlin AI, et al. Association between nurse-physician collaboration and patient outcomes in three intensive care units. Crit Care Med. 1999;27:1991–8.
4. Murray DJ. Clinical simulation: technical novelty or innovation in education. Anesthesiology. 1998;89:1–2.
5. Hammond J. Simulation in critical care and trauma education and training. Curr Opin Crit Care. 2004;10:325–9.
6. Cooke JM, Larsen J, Hamstra SJ, Andreatta PB. Simulation enhances resident confidence in critical care and procedural skills. Fam Med. 2008;40:165–7.
7. Chopra V, Gesink BJ, de Jong J, Bovill JG, Spierdijk J, Brand R. Does training on an anaesthesia simulator lead to improvement in performance? Br J Anaesth. 1994;73:293–7.
8. Scalese RJ, Obeso VT, Issenberg SB. Simulation technology for skills training and competency assessment in medical education. J Gen Intern Med. 2008;23(Suppl 1):46–9.
9. Levine AI, Swartz MH. Standardized patients: the "other" simulation. J Crit Care. 2008;23:179–84.
10. Cohen ER, Feinglass J, Barsuk JH, et al. Cost savings from reduced catheter-related bloodstream infection after simulation-based education for residents in a medical intensive care unit. Simul Healthcare: J Soc Simul Healthcare. 2010;5:98–102.
11. Nishisaki A, Nguyen J, Colborn S, et al. Evaluation of multidisciplinary simulation training on clinical performance and team behavior during tracheal intubation procedures in a pediatric intensive care unit. Pediatric Crit Care Med: J Soc Crit Care Med World Feder Pediatric Intens Crit Care Soc. 2011;12:406–14.
12. Wayne DB, Barsuk JH, O'Leary KJ, Fudala MJ, McGaghie WC. Mastery learning of thoracentesis skills by internal medicine residents using simulation technology and deliberate practice. J Hosp Med. 2008;3:48–54.
13. Lammers RL, Davenport M, Korley F, et al. Teaching and assessing procedural skills using simulation: metrics and methodology. Acad Emerg Med Off J Soc Acad Emerg Med. 2008;15:1079–87.
14. Barsuk JH, McGaghie WC, Cohen ER, Balachandran JS, Wayne DB. Use of simulation-based mastery learning to improve the quality of central venous catheter placement in a medical intensive care unit. J Hosp Med. 2009;4:397–403.
15. Maran NJ, Glavin RJ. Low- to high-fidelity simulation - a continuum of medical education? Med Educ. 2003;37(Suppl 1):22–8.
16. Wayne DB, Didwania A, Feinglass J, Fudala MJ, Barsuk JH, McGaghie WC. Simulation-based education improves quality of care during cardiac arrest team responses at an academic teaching hospital: a case-control study. Chest. 2008;133:56–61.
17. Colt HG, Crawford SW, Galbraith O 3rd. Virtual reality bronchoscopy simulation: a revolution in procedural training. Chest. 2001;120:1333–9.
18. Mercaldi CJ, Lanes SF. Ultrasound guidance decreases complications and improves the cost of care among patients undergoing thoracentesis and paracentesis. Chest. 2013;143:532–8.
19. Neri L, Storti E, Lichtenstein D. Toward an ultrasound curriculum for critical care medicine. Crit Care Med. 2007;35:S290–304.
20. Dinh VA, Giri PC, Rathinavel I, et al. Impact of a 2-day critical care ultrasound course during fellowship training: a pilot study. Crit Care Res Prac. 2015;2015:675041.
21. Neelankavil J, Howard-Quijano K, Hsieh TC, et al. Transthoracic echocardiography simulation is an efficient method to train anesthesiologists in basic transthoracic echocardiography skills. Anesth Analg. 2012;115:1042–51.
22. Melamed R, Sprenkle MD, Ulstad VK, Herzog CA, Leatherman JW. Assessment of left ventricular function by intensivists using hand-held echocardiography. Chest. 2009;135:1416–20.
23. Frankel HL, Kirkpatrick AW, Elbarbary M, et al. Guidelines for the appropriate use of bedside general and cardiac ultrasonography in the evaluation of critically ill patients-part I: general ultrasonography. Crit Care Med. 2015;43:2479–502.
24. Levitov A, Frankel HL, Blaivas M, et al. Guidelines for the appropriate use of bedside general and cardiac ultrasonography in the evaluation of critically ill patients-part II: cardiac ultrasonography. Crit Care Med. 2016;44:1206–27.
25. Gaba DM, DeAnda A. A comprehensive anesthesia simulation environment: re-creating the operating room for research and training. Anesthesiology. 1988;69:387–94.
26. Gaba DM. Structural and organizational issues in patient safety: a comparison of health care to other high-hazard industries. Calif Manag Rev. 2000;43:83–102.
27. Weingart NS, Wilson RM, Gibberd RW, Harrison B. Epidemiology of medical error. BMJ. 2000;320:774–7.
28. Fletcher G, Flin R, McGeorge P, Glavin R, Maran N, Anaesthetists PR. Non-Technical Skills (ANTS): evaluation of a behavioural marker system. Br J Anaesth. 2003;90:580–8.
29. McGaghie WC, Issenberg SB, Petrusa ER, Scalese RJ. A critical review of simulation-based medical education research: 2003–2009. Med Educ. 2010;44:50–63.
30. Flin R, Patey R, Glavin R, Maran N. Anaesthetists' non-technical skills. Br J Anaesth. 2010;105:38–44.
31. Gaba DM, Fish KJ, Howard SK. Crisis management in anesthesia. New York: Churchill Livingstone; 1994.
32. Rothschild JM, Landrigan CP, Cronin JW, et al. The critical care safety study: the incidence and nature of adverse events and serious medical errors in intensive care. Crit Care Med. 2005;33:1694–700.
33. Thomas EJ, Sexton JB, Helmreich RL. Discrepant attitudes about teamwork among critical care nurses and physicians. Crit Care Med. 2003;31:956–9.
34. Enhancing nurse-physician collaboration using pediatric simulation. J Contin Educ Nurs. 2015;46:243.
35. Reader TW, Flin R, Cuthbertson BH. Team leadership in the intensive care unit: the perspective of specialists. Crit Care Med. 2011;39:1683–91.
36. Frengley RW, Weller JM, Torrie J, et al. The effect of a simulation-based training intervention on the performance of established critical care unit teams. Crit Care Med. 2011;39:2605–11.
37. Kohn LT, Corrigan JM, Donaldson MS, editors. To err is human: building a safer health system. Washington (DC); 2000.
38. https://www.ahrq.gov/teamstepps/instructor/index.html.
39. Mayer CM, Cluff L, Lin WT, et al. Evaluating efforts to optimize TeamSTEPPS implementation in surgical and pediatric intensive care units. Jt Comm J Qual Patient Saf. 2011;37:365–74.
40. Aggarwal R, Mytton OT, Derbrew M, et al. Training and simulation for patient safety. Qual Saf Health Care. 2010;19(Suppl 2):i34–43.
41. Bauman KA, Hyzy RC. ICU 2020: five interventions to revolutionize quality of care in the ICU. J Intensive Care Med. 2014;29:13–21.
42. Hales BM, Pronovost PJ. The checklist--a tool for error management and performance improvement. J Crit Care. 2006;21:231–5.
43. Berenholtz SM, Pronovost PJ, Lipsett PA, et al. Eliminating catheter-related bloodstream infections in the intensive care unit. Crit Care Med. 2004;32:2014–20.
44. Walsh TS, Dodds S, McArdle F. Evaluation of simple criteria to

predict successful weaning from mechanical ventilation in intensive care patients. Br J Anaesth. 2004;92:793–9.

45. Pronovost P, Berenholtz S, Dorman T, Lipsett PA, Simmonds T, Haraden C. Improving communication in the ICU using daily goals. J Crit Care. 2003;18:71–5.

46. Chang SY, Sevransky J, Martin GS. Protocols in the management of critical illness. Crit Care. 2012;16:306.

47. Rhodes A, Evans LE, Alhazzani W, et al. Surviving sepsis campaign: international guidelines for management of sepsis and septic shock: 2016. Crit Care Med. 2017;45:486–552.

48. Fan E, Del Sorbo L, Goligher EC, et al. An Official American Thoracic Society/European Society of Intensive Care Medicine/Society of Critical Care Medicine Clinical Practice Guideline: Mechanical Ventilation in Adult Patients with Acute Respiratory Distress Syndrome. Am J Respir Crit Care Med. 2017;195:1253–63.

49. Gu WJ, Wang F, Bakker J, Tang L, Liu JC. The effect of goal-directed therapy on mortality in patients with sepsis - earlier is better: a meta-analysis of randomized controlled trials. Crit Care. 2014;18:570.

50. Nguyen HB, Jaehne AK, Jayaprakash N, et al. Early goal-directed therapy in severe sepsis and septic shock: insights and comparisons to ProCESS, ProMISe, and ARISE. Crit Care. 2016;20:160.

51. Gaba DM. Anaesthesiology as a model for patient safety in health care. BMJ: Br Med J. 2000;320:785.

52. Slagle JM, Kuntz A, France D, Speroff T, Madbouly A, Weinger MB. Simulation training for rapid assessment and improved teamwork-lessons learned from a project evaluating clinical handoffs. Proceedings of the Human Factors and Ergonomics Society Annual Meeting. 2007;51:668–72.

53. Berkenstadt H, Haviv Y, Tuval A, et al. Improving handoff communications in critical care: utilizing simulation-based training toward process improvement in managing patient risk. Chest. 2008;134:158–62.

54. Eberhardt S. Improve handoff communication with SBAR. Nursing. 2014;44:17–20.

55. Starmer AJ, Spector ND, Srivastava R, Allen AD, Landrigan CP, Sectish TC. I-pass, a mnemonic to standardize verbal handoffs. Pediatrics. 2012;129:201–4.

56. Dunlap E, Talley D, Silverman D, et al. 1105: Improving patient safety with a formalized postoperative handoff in the ICU. Crit Care Med. 2016;44(12):Supplement:352.

57. Eppich WJ, Adler MD, McGaghie WC. Emergency and critical care pediatrics: use of medical simulation for training in acute pediatric emergencies. Curr Opin Pediatr. 2006;18:266–71.

58. Steadman RH, Coates WC, Huang YM, et al. Simulation-based training is superior to problem-based learning for the acquisition of critical assessment and management skills. Crit Care Med. 2006;34:151–7.

59. Patterson MD, Geis GL, Falcone RA, LeMaster T, Wears RL. In situ simulation: detection of safety threats and teamwork training in a high risk emergency department. BMJ Qual Safety. 2013;22:468–77.

60. Grenvik A, Schaefer JJ, DeVita MA, Rogers P. New aspects on critical care medicine training. Curr Opin Crit Care. 2004;10:233–7.

61. Salas E, Wilson KA, Burke CS, Priest HA. Using simulation-based training to improve patient safety: what does it take? Jt Comm J Qual Patient Saf. 2005;31:363–71.

62. Issenberg SB, McGaghie WC, Petrusa ER, Lee Gordon D, Scalese RJ. Features and uses of high-fidelity medical simulations that lead to effective learning: a BEME systematic review. Med Teach. 2005;27:10–28.

63. Rall M, Manser T, Howard SK. Key elements of debriefing for simulator training. Eur J Anaesthesiol. 2000;17:516–7.

64. Rudolph JW, Simon R, Dufresne RL, Raemer DB. There's no such thing as "nonjudgmental" debriefing: a theory and method for debriefing with good judgment. Simul Healthcare: J Soc Simul Healthcare. 2006;1:49–55.

65. Henneman EA, Cunningham H. Using clinical simulation to teach patient safety in an acute/critical care nursing course. Nurse Educ. 2005;30:172–7.

66. Savoldelli GL, Naik VN, Park J, Joo HS, Chow R, Hamstra SJ. Value of debriefing during simulated crisis management: oral versus video-assisted oral feedback. Anesthesiology. 2006;105:279–85.

67. Allan CK, Thiagarajan RR, Beke D, et al. Simulation-based training delivered directly to the pediatric cardiac intensive care unit engenders preparedness, comfort, and decreased anxiety among multidisciplinary resuscitation teams. J Thorac Cardiovasc Surg. 2010;140:646–52.

68. Mah JW, Bingham K, Dobkin ED, et al. Mannequin simulation identifies common surgical intensive care unit teamwork errors long after introduction of sepsis guidelines. Simul Healthcare: J Soc Simul Healthcare. 2009;4:193–9.

69. Lighthall GK, Barr J. The use of clinical simulation systems to train critical care physicians. J Intensive Care Med. 2007;22:257–69.

21 区域麻醉模拟

Amanda H. Kumar and Ankeet D. Udani

缩写

ACGME	Accreditation Council for Graduate Medical Education	毕业后医学教育认证委员会
ASRA	American Society of Regional Anesthesia and Pain Medicine	美国区域麻醉和疼痛医学会
AV	atrioventricular	房室
CAD	coronary artery diseae	冠心病
CNS	central nervous system	中枢神经系统
CPR	cardiopulmonary resuscitation	心肺复苏
ECG	electrocardiogram	心电图
ESRA	European Society of Regional Anaesthesia and Pain Therapy	欧洲区域麻醉和疼痛治疗学会
IV	intravenous	静脉注射
LAST	local anesthetic systemic toxicity	局部麻醉药全身毒性反应
OSCE	objective structured clinical examinations	客观结构化临床考试

引言

模拟教学在医学教育和麻醉培训中的作用日益凸显,随着区域麻醉应用范围的不断扩大,医学模拟训练成为学员进行练习和尝试的必要手段。麻醉培训中,模拟医学教育的需求越来越高。美国毕业后医学教育认证委员会(ACGME)要求住院医师每年都要参与模拟的临床实践[1],美国麻醉医师执业资格认证委员会(ABA)推荐在麻醉医师执业资格认证维持(MOCA)过程中要有模拟部分[2],美国区域麻醉和疼痛医学会(ASRA)、欧洲区域麻醉和疼痛治疗学会(ESRA)联合委员会意识到超声引导区域麻醉的应用范围正在不断扩大,应鼓励所有从业者,无论学员还是执业医师,使用模拟课程来培训技能[3]。

区域麻醉模拟教育的需求日益增长,对各种区域麻醉模拟训练方法有效性的验证还在不断进行。有研究表明,在区域麻醉操作技能培训中,学员的学习曲线各不相同。据估计,对于一个特定的阻滞操作,初学者需要在监督下进行 28 次尝试,才能掌握超声引导下阻滞针显影技术[4]。

区域麻醉的目标是将局部麻醉药精准地注射到重要结构(如血管、胸膜和器官等)附近,同时还要避免发生神经内注射,因此需要细致的操作技术。Sites 等指出,在模拟过程中,在经验不足的麻醉学员中观察到的一个常见错误就是阻滞针在没有准确显影的情况下推进,导致进针过深,这一错误在真实临床实践中可能导致医源性伤害[5]。区域麻醉模拟允许学员在学习过程中不断重复操作技能,同时得到即时反馈,有效避免了潜在的患者损伤。模拟环境也可以为学员提供一些低发生率的临床事件的模拟训练(如局部麻醉药全身毒性反应、"错边"阻滞等)。

部分任务训练器和技能习得

成功的区域阻滞依赖于局部麻醉药在靶神经结构周围的适当分布。使用超声引导可以直接显示神经及其周围的解剖结构,从而直接或间接显示局部麻醉药的扩散[6]。熟练的区域麻醉技术不仅要求操作者具备良好的超声解剖学知识,也需要操作者掌握阻滞针显影技巧。在持续动态进针的情况下,操作超声探头时需要手眼协调,以呈现最佳的显影效果。

通过使用模拟器进行部分任务训练,学员可以练习手眼协调能力。通过与真实患者的临床阻滞成功率比较,发现麻醉住院医师使用低仿真的非生物组织任务训练器进行 1 小时模拟训练,成功率高于没有接受模拟训练的对照组[7]。另一项随机对照试验将麻醉住院医师随机分为两组来学习蛛网膜下腔阻滞,一组学员在任务训练器上接受基于模拟的刻意练习,另一组在没有模拟的情况下进行基础课程教学[8]。采用项目核查表来评价两组学员的表现,经过模拟训练的小组得分优于对照组,但两组学员对真实患者实施蛛网膜下腔阻滞的时间没有显著性差异。这两项研究尽管有局限性,但都证实了即使在低仿真模拟器上进行训练,也可以使学员的区域阻滞技能得到提升。

与仅模拟训练 1 小时或未进行模拟训练的学员相比,使用琼脂模型培训的麻醉住院医师训练 2 小时后的操作更快,技术缺陷更少,表明技能提升程度与训练量成正相关[9]。一项采用数学模型计算超声初学者学习曲线的研究显示,缺乏超声经验的学员使用简单的体模(phantom)进行 5 次连续练习就可以改善手眼协调能力,找到目标神经[10]。以上研究支持这样的结论:模拟可以提高阻滞这项临床关键技能的有效率。

考虑到对教学机构财政、临床和管理的要求,在引入模拟课程时,资源配置常是一个备受关注的问题。一项研究显示,麻醉住院医师利用低仿真或高仿真模型学习放置硬膜外导管的技能成绩相近,提示低仿真模型性价比更高,可能产生的效果与使用高仿真模型相近[11]。事实上,对三种不同的低成本体模进行比较也证实无论使用哪种,每增加一次模拟练习,初学者的错误次数和完成任务的时间都会减少[12]。

考虑到学习者的需求和现有的资源,许多模拟工具均可用于超声引导区域麻醉的部分任务训练。非生物组织制作的也称为体模,无论是解剖模型还是非解剖模型,都可以通过商业渠道获得并可重复使用。然而这些模型往往缺乏真实的触感和触觉反馈,也不允许注射液体溶液(图 21.1、图 21.2)。它的一个优势是普通的手术室材料就可以用于非生物组织模型的制作[13]。超声解剖学非生物组织模型另外一个优势就是可以模拟真实的解剖结构,从而提升学习效果[14]。这些模型可能是教授操作步骤、探头放置、目标识别和确认阻滞针位置的理想工具。

除非生物组织部分任务训练器外,还可以使用生物组织模型为操作技能提供类似的重复训练(图21.3)。目前使用的生物组织模型包括牛肉、猪里脊肉、猪肩肉和火鸡胸。这些生物组织模型提供了更真实的触觉反馈,并可注射溶液(甚至放置导管);但是它们往往容易腐烂,每次训练后都必须更换。

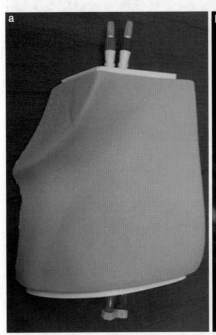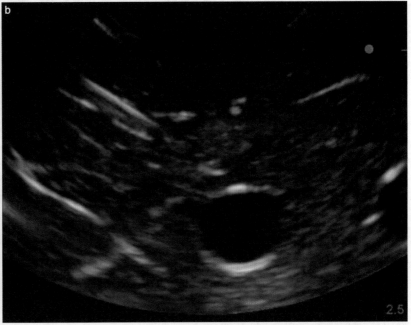

图 21.1 图 a 示用于超声引导区域阻滞部分任务模拟的非生物组织解剖模型;图 b 示超声样图

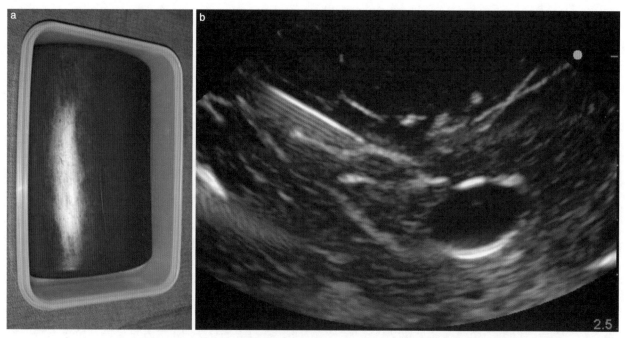

图 21.2 图 a 示用于超声引导的区域麻醉部分任务模拟的非生物非解剖琼脂模型;图 b 示超声样图

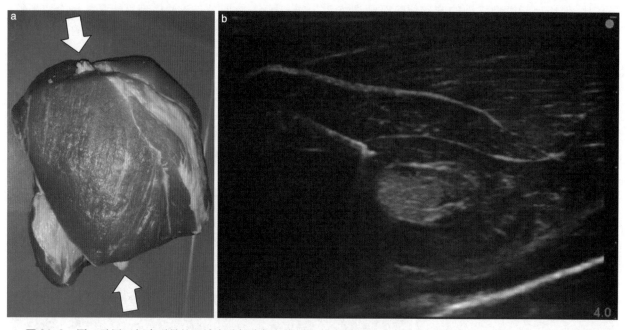

图 21.3 图 a 示用于超声引导的区域麻醉部分任务模拟的猪肉标本作为生物组织模型,箭头示插入的牛腱代表目标"神经";图 b 示超声样图

此外,体模技术的应用还受到进一步的限制。阻滞针的可见度取决于针和周围物质的相对回声。例如,明胶有非常低的背景回声,阻滞针更容易显影,这可能导致学员对阻滞针显影技术产生错误判断。

尸体也可以用于模拟训练,未经防腐处理的尸体组织与活体组织最相似。尸体可以展示最真实的静态和动态解剖结构,还保留了肢体运动的自然

解剖特点[15]。然而,使用尸体在血管解剖方面也有一定的局限性,因为尸体的血管通常是塌陷的[16]。

其他的新型部分任务训练器设计包括虚拟现实(virtual reality,VR)模型和机器人辅助模型。VR模型利用磁共振成像创建灵活动态的学习环境进行虚拟神经阻滞[17]。已证明,三维 VR 动画可以提高有一定经验的从业者对周围神经阻滞相关解剖学和技术原理的理解[18]。Morse 等的研究表明,与

传统动手操作相比,模拟中使用机器人辅助技术进行阻滞的一致性更高,学习曲线更短[19]。

通过高仿真模拟积累经验

高仿真模拟使学生仿佛沉浸在一个真实的临床环境中。这种模拟可以用来对操作流程进行教学,同时这种高仿真模拟状态也可以兼顾学员对患者的管理和熟悉真实的临床环境(如病区、手术室、术前门诊等)。在某些更复杂的模拟环境中,还可以向学员呈现罕见和危急的情况。许多麻醉医师完成区域阻滞培训后,可能没有机会遇到像局部麻醉药全身毒性反应(LAST)这样的危机事件。然而,能够迅速恰当地诊断和治疗这些危及生命的情况是成为执业医师必备的素质。利用高仿真模拟提供罕见和突发事件的训练对患者的整体管理具有正面的、积极的作用。表 21.1 展示了一个情境案例范例。

表 21.1　区域麻醉情境模拟案例范例

标题	腘窝坐骨神经和隐神经阻滞并发局部麻醉药全身毒性反应(LAST)		
学员	麻醉学员,麻醉医师		
目标	医学知识	列举 5 种周围神经阻滞可能发生的并发症 展示 LAST 的临床处理	
	患者管理	展示正确的腘窝坐骨神经和隐神经阻滞操作	
	沟通	运用危机资源管理要点;进行有效的闭环沟通	
	职业素养	运用危机资源管理要点;明确角色并指定领导者	
案例简介	女性,74 岁,体重 45kg。有冠心病(CAD)病史,10 年前行经皮冠状动脉介入治疗后服用阿司匹林,有缺血性心肌病,射血分数 30%,用普鲁卡因胺治疗心房颤动,有高血压,2 型糖尿病控制不佳,足和小腿的坏疽伤口需要进行清创治疗。考虑到严重的合并症,手术和麻醉团队决定进行区域阻滞。学员已经学过如何实施正确的神经阻滞		
场景布置	患者仰卧于推床上 麻醉推车上配备局部麻醉药和急救药物 麻醉推车上摆放用于单次周围神经阻滞的物品(例如,神经阻滞针和 2 支装有 20ml 0.5% 布比卡因的注射器) 监护仪可用,但未与患者连接		

状态	患者状态	学员表现	反应
操作开始前	患者舒适地躺在推床上	选择合适的阻滞 选择合适的局部麻醉药和剂量 患者知情同意 监护患者 给氧 确保静脉通路开放	
阻滞	患者呈阻滞体位 心率 70 次/min,正常窦性心律(NSR),呼吸频率 10 次/min,血压 120/70mmHg,鼻导管吸氧 2L/min,脉搏血氧饱和度(SpO₂)100%,体温 36.5℃	进行阻滞前三方核查 在体模上进行超声引导下指定神经的阻滞操作	如果学员选择阻滞的区域范围不够,则患者会抱怨对应区域(未阻滞区域)的不适
阻滞后	患者呈舒适的休息状态,昏昏欲睡,阻滞效果良好 心率 80 次/min,NSR,呼吸频率 8 次/min,血压 140/90mmHg,鼻导管吸氧 2L/min,SpO₂ 97%,体温 36.5℃	阻滞完成后,确保由另一名麻醉医师或护士监护患者	学员被叫到另一个房间接听电话,了解关于同楼层另一名患者的情况

续表

状态	患者状态	学员表现	反应
癫痫发作	患者躁动不安然后癫痫发作 心率 110 次/min,窦性心动过速(ST),呼吸频率 3 次/min,血压 170/100mmHg,鼻导管吸氧 2L/min,SpO₂ 92%	呼救 用 100% 吸入气氧浓度进行通气以改善氧合 给予苯二氮䓬类药物来控制癫痫发作	如果 2 分钟内给予苯二氮䓬类药物,则氧饱和度稳定 如果 2 分钟内未给予苯二氮䓬类药物,则患者的 SpO₂ 降至 79%,需要插管
低血压	患者出现无反应、心动过缓、低血压,心电图出现复杂的宽 QRS 波,心率 40 次/min,窦性心动过缓(SB),呼吸频率 10 次/min,血压 80/50mmHg,面罩给氧(FM),SpO₂ 96%	静脉补液并给予血管收缩药进行循环支持 气管插管 输注脂肪乳	如果学员在 5 分钟内给予脂肪乳,则恢复平稳 如果学员未能在 5 分钟内给予脂肪乳,则启动应急反应系统
心搏骤停	患者发生心室颤动	呼叫急救团队 开始心肺复苏(CPR) 输注脂肪乳 给予小剂量肾上腺素 考虑体外循环	进行 5 轮 CPR,并给予脂肪乳和小剂量肾上腺素后,恢复稳定
稳定	患者已行气管插管 心率 90 次/min,NSR,血压 100/70mmHg,SpO₂ 96%	与外科医师和团队讨论鉴别诊断及 LAST	外科医师询问发生了什么情况
讨论要点	局部麻醉药合适的最大剂量是多少? 请注意,如果学员使用了适量的 0.5% 布比卡因,可以说注射器错装了 3% 的甲哌卡因让故事合情合理		
	为什么必须停止癫痫发作? 癫痫会导致高碳酸血症和酸中毒,会加重毒性反应		
	什么是停止癫痫的理想药物? 苯二氮䓬类药物。循环不稳定患者应避免使用丙泊酚。LAST 发生时,丙泊酚不能发挥脂质库的作用		
	脂肪乳的合适剂量是多少? 静脉推注 20% 脂肪乳剂 1.5ml/kg,可重复推注 1~2 次,用于顽固性心力衰竭。开始以 0.25~0.5ml/(kg·min)速率进行静脉输注,循环稳定后至少持续输注 10 分钟。应该按照理想体重计算脂肪乳的用量。推荐使用上限:第一个 30 分钟 10ml/kg。请注意,严重的冠心病会降低脂肪乳剂的疗效		
	LAST 发生时避免使用哪些药物? 钙通道阻滞剂、β 受体阻滞剂、局部麻醉药、血管升压素、苯妥英钠。ACLS 药物剂量需减少:肾上腺素单次剂量<1μg/kg		
	LAST 的典型症状是什么? 症状可以是多种多样的。神经系统症状包括耳鸣、头晕、视力模糊、口周麻木、有金属味、中枢神经系统(CNS)抑制和昏迷。心血管症状包括 PR 间期延长、QRS 波增宽、窦性心动过缓、房室传导阻滞、停搏和室性心律失常。患者通常先出现心动过速和高血压,然后发展为心动过缓和低血压		
	LAST 的发病率是多少? 大约 1/1 000[20]		
	如何将 LAST 的风险降至最低? 对最大非中毒剂量限值有一个清楚的认识,并给予较低的剂量,在每次给药之前都应回抽,逐步增加剂量。神经阻滞后,对患者持续监护至少 30 分钟		
	如何改进以系统为基础的实践? 常备急救设备,并且知道脂肪乳的放置位置		

区域麻醉医师的执业范围远远超出了神经阻滞。高仿真模拟能够给学员和执业医师们提供持续训练的机会,从而提高其危机资源管理的能力,完善技术性技能和非技术性技能。尽管这类模拟还处于初始阶段,但很多情境案例包括与患者的困难沟通(如老年痴呆患者髋关节骨折)、罕见事件、团队管理等都可以进行模拟。

超声引导下区域麻醉是一项刚兴起的技术,因此,无论是正在接受培训的麻醉学员,还是在该技术兴起之前就已经完成培训的临床医师,都需要进行全面的培训。观看教学视频并参与计算机交互模拟的麻醉医师和麻醉学员与观看对照视频(非教学视频)的学员相比,前者在随后的笔试中超声解剖学知识水平明显提高,并且更有信心[21]。然而,超声引导下真人模特扫查或目标神经定位的动手实操方面并没有改善,表明基于计算机的模拟有助于传授图形知识,而对超声操作技能的提高仍需寻求其他方法。另一项研究表明,接受光盘的电子培训和真人模拟培训的麻醉护理学员,与只接受单一教学模式的学员相比,前者超声扫查技能表现更佳[22]。总之,由于缺乏有效的比较,区域麻醉培训中关于模拟有效性的证据仍然有限[23]。

模拟评价

在教学环境中,模拟让评价变得一致、可重复。在真实的临床环境中,没有两个患者或情况是完全相同的,而模拟在这方面存在显著优势。在某些研究中,已经开始利用区域麻醉技能评价工具来衡量操作技能[21-22]。在完成包括解剖学工作坊、真人模特扫查、使用高仿真模拟人进行复杂情境模拟和客观结构化临床考试(OSCE)等非传统教学法在内的综合课程后,各级别住院医师的技能都有所提高[24]。

模拟也可以用来改进形成性评价中发现的技术缺陷。Sites 等明确了影响区域阻滞质量的五种行为模式[25]。该研究表明,在模拟环境中可以对以下五个方面进行有针对性的练习:阻滞针成像的连续性,确保局部麻醉药的正确扩散,观察针尖在肌肉内的位置,减少无意的探头移动,以及确认正确的超声探头方向。

目前正在进行的工作是创建经过验证的情境案例,用于对受训者进行终结性评价。以色列麻醉学执业资格认证考试委员会将 OSCE 纳入以色列的执业资格考试,并取得了长足进步,其中包括一个区域麻醉情境案例,要求学员掌握相关体表解剖、进针位置、进针方向和局部麻醉药剂量等方面的知识[26]。标准化病人可展示各种由操作引起的并发症,促使学员对危机事件作出反应。类似的评价模式可能很快就会引入其他机构和认证委员会。根据目前的文献和实践,模拟导师表示,在确定保障措施到位前,广泛使用模拟对学生进行终结性评价仍需谨慎[27]。

多学科团队训练

已证实使用模拟教学课程向非麻醉医师教授超声引导下神经阻滞后,这些医师进行区域麻醉操作时技术更娴熟、更自如。课程也提升了这些医师使用神经阻滞作为疼痛治疗辅助手段的意愿[28]。然而,效果似乎是短暂的,课程结束 1 个月后不再有显著影响。这表明有必要对来自所有专业的治疗急性疼痛的医师进行持续或维持培训。这可能有助于将区域麻醉的范围扩大到其他亚专科领域,从而更好地实现以患者为中心、多模式的围手术期疼痛管理。

围手术期患者管理并不只是某一位医师的职责。对危机和复杂事件的有效应对,需要所有医务人员(包括医师、实习生、护士和技术人员)进行有效的团队合作。高仿真的临床情境模拟能够以多学科团队的形式训练危机资源管理和解决问题的能力。基于多学科团队的复盘可以改进临床表现、伦理决策和人际沟通[29]。

利用模拟环境进行测试

模拟临床环境和模拟患者已成为评估周围神经阻滞技能的新方法。这是因为与真实临床环境相比,模拟环境具有可重复性和一致性。对新医疗器械已经使用了模拟进行评估,包括阻滞针置入引导器、非 Luer 接头、超声显影阻滞针和导管[30-34]。区域阻滞新技术,如用于神经周围导管尖端定位的"空气测试(air test)"和单一操作人员在没有辅助的情况下实施阻滞的"手持注射器(hand-on-syringe)"技术,也已通过模拟方式进行了严格评估[35-37]。

模拟在进一步开发区域麻醉领域的危机资源管理工具方面也发挥了关键作用。Neal 等评估了 ASRA 项目核查表在处理 LAST 中的应用[38]。在他们的情境模拟案例中,与没有使用 ASRA 项目核查表的学员相比,使用该核查表的麻醉学员在处理 LAST 过程中完成了更关键的步骤。在 2 个月后的评估中,他们的知识也保留得更多。

结语

模拟技术在区域麻醉领域已经显示出巨大的前景,与之相关的研究正持续进行,包括验证模拟教育方法,分析新技术和新设备,创建和实施多学科团队培训课程等。模拟教育在区域麻醉中的独特价值在于能够为学员提供一种不会对患者造成伤害的培训手段,允许重复练习,还可以让学员体验罕见事件并立即获得反馈。在模拟环境中有足够的时间进行开诚布公的复盘和讨论,这在繁忙的临床工作中是不可能或不合适的。在开发模拟课程时,也必须要考虑在区域麻醉中使用模拟技术的潜在弊端。模拟课程需要大量的设备方面的投资,同时培训教师和学员也需要投入大量的时间。针对这些潜在的限制,有多种解决方案,如使用低成本的部分任务训练器,使用这些模型仍然可以实现模拟练习的基本目标。迄今为止的研究结果是令人鼓舞的,尽管仍有局限性,但在诸多方面都凸显优势。

(翻译 魏莱,审校 龚亚红

严俊 徐怡琼 李崎)

参考文献

1. ACGME. ACGME program requirements for graduate medical education in anesthesiology. 2015 Feb [cited 2016 July 25]. Available from: https://www.acgme.org/Portals/0/PFAssets/ProgramRequirements/040_anesthesiology_2016.pdf.
2. The American Board of Anesthesiology. Simulation Education: American Society of Anesthesiologists. [cited 2016 July 25]. Available from: http://www.theaba.org/MOCA/About-MOCA-2-0.
3. Sites BD, Chan VW, Neal JM, Weller R, Grau T, Koscielniak-Nielsen ZJ, et al. The American Society of Regional Anethesia and Pain Medicine and the European Society of Regional Anaesthesia and Pain Therapy Joint Committee Recommendations for education and training in ultrasound-guided regional anesthesia. Reg Anesth Pain Med. 2010;35:S74–80.
4. Barrington MJ, Wong DM, Slater B, Ivanusic JJ, Ovens M. Ultrasound-guided regional anesthesia: how much practice do novices require before achieving competency in ultrasound needle visualization using a cadaver model. Reg Anesth Pain Med. 2012;37(3):334–9.
5. Sites BD, Gallagher JD, Cravero J, Lundberg J, Blike G. The learning curve associated with a simulated ultrasound-guided interventional task by inexperienced anesthesia residents. Reg Anesth Pain Med. 2004;29(6):544–8.
6. Marhofer P, Greher M, Kapral S. Ultrasound guidance in regional anaesthesia. Br J Anaesth. 2005;94(1):7–17.
7. Niazi AU, Haldipur N, Prasad AG, Chan VW. Ultrasound-guided regional anesthesia performance in the early learning period: effect of simulation training. Reg Anesth Pain Med. 2012;37(1):51–4.
8. Udani AD, Macario A, Nandagopal K, Tanaka MA, Tanaka PP. Simulation-based mastery learning with deliberate practice improves clinical performance in spinal anesthesia. Anesthesiol Res Pract. 2014;2014:659160.
9. Baranauskas MB, Margarido CB, Panossian C, Silva ED. Simulation of ultrasound-guided peripheral nerve block: learning curve of CET-SMA/HSL anesthesiology residents. Rev Bras Anestesiol. 2008;58(2):106–11.
10. Kim SC, Hauser S, Staniek A, Weber S. Learning curve of medical students in ultrasound-guided simulated nerve block. J Anesth. 2014;28(1):76–80.
11. Friedman Z, Siddiqui N, Katznelson R, Devito I, Bould MD, Naik V. Clinical impact of epidural anesthesia simulation on short- and long-term learning curve: high- versus low-fidelity model training. Reg Anesth Pain Med. 2009;34(3):229–32.
12. Liu Y, Glass NL, Glover CD, Power RW, Watcha MF. Comparison of the development of performance skills in ultrasound-guided regional anesthesia simulations with different phantom models. Simul Healthc. 2013;8(6):368–75.
13. Liu Y, Glass NL, Power RW. Technical communication: new teaching model for practicing ultrasound-guided regional anesthesia techniques: no perishable food products! Anesth Analg. 2010;110(4):1233–5.
14. Rosenberg AD, Popovic J, Albert DB, Altman RA, Marshall MH, Sommer RM, et al. Three partial-task simulators for teaching ultrasound-guided regional anesthesia. Reg Anesth Pain Med. 2012;37(1):106–10.
15. Kessler J, Moriggl B, Grau T. Ultrasound-guided regional anesthesia: learning with an optimized cadaver model. Surg Radiol Anat. 2014;36(4):383–92.
16. Hocking G, Hebard S, Mitchell CH. A review of the benefits and pitfalls of phantoms in ultrasound-guided regional anesthesia. Reg Anesth Pain Med. 2011;36(2):162–70.
17. Grottke O, Ntouba A, Ullrich S, Liao W, Fried E, Prescher A, et al. Virtual reality-based simulator for training in regional anaesthesia. Br J Anaesth. 2009;103(4):594–600.
18. Lim MW, Burt G, Rutter SV. Use of three-dimensional animation for regional anaesthesia teaching: application to interscalene brachial plexus blockade. Br J Anaesth. 2005;94(3):372–7.
19. Morse J, Terrasini N, Wehbe M, Philippona C, Zaouter C, Cyr S, et al. Comparison of success rates, learning curves, and inter-subject performance variability of robot-assisted and manual ultrasound-guided nerve block needle guidance in simulation. Br J Anaesth. 2014;112(6):1092–7.
20. Mulroy MF. Systemic toxicity and cardiotoxicity from local anesthetics: incidence and preventive measures. Reg Anesth Pain Med. 2002;27(6):556–61.
21. Woodworth GE, Chen EM, Horn JL, Aziz MF. Efficacy of computer-based video and simulation in ultrasound-guided regional anesthesia training. J Clin Anesth. 2014;26(3):212–21.
22. Gasko J, Johnson A, Sherner J, Craig J, Gegel B, Burgert J, et al. Effects of using simulation versus CD-ROM in the performance of ultrasound-guided regional anesthesia. AANA J. 2012;80(4):S56–S9.
23. Udani AD, Kim TE, Howard SK, Mariano ER. Simulation in teaching regional anesthesia: current perspectives. Local Reg Anesth. 2015;8:33–43.
24. Garcia-Tomas V, Schwengel D, Ouanes JP, Hall S, Hanna MN. Improved residents' knowledge after an advanced regional anesthesia education program. MEJ Anesth. 2014;22(4):419–27.
25. Sites BD, Spence BC, Gallagher JD, Wiley CW, Bertrand ML, Blike GT. Characterizing novice behavior associated with learning ultrasound-guided peripheral regional anesthesia. Reg Anesth Pain Med. 2007;32(2):107–15.
26. Berkenstadt H, Ziv A, Gafni N, Sidi A. Incorporating simulation-based objective structured clinical examination into the Israeli National Board Examination in Anesthesiology. Anesth Analg. 2006;102(3):853–8.
27. Wen LY, Gaba DM, Udani AD. Summative assessments using simulation requires safeguards. Anesth Analg. 2017;124(1):369.
28. Bretholz A, Doan Q, Cheng A, Lauder G. A presurvey and postsurvey of a web- and simulation-based course of ultrasound-guided nerve blocks for pediatric emergency medicine. Pediatr Emerg Care. 2012;28(6):506–9.
29. Brenner GJ, Newmark JL, Raemer D. Curriculum and cases for pain medicine crisis resource management education. Anesth Analg. 2013;116(1):107–10.
30. Whittaker S, Lethbridge G, Kim C, Keon Cohen Z, Ng I. An ultrasound needle insertion guide in a porcine phantom model. Anaesthesia. 2013;68(8):826–9.
31. Gupta RK, Lane J, Allen B, Shi Y, Schildcrout JS. Improving needle visualization by novice residents during an in-plane ultrasound nerve block simulation using an in-plane multiangle needle guide. Pain Med. 2013;14:1600–7.
32. Cook TM, Payne S, Skryabina E, Hurford D, Clow E, Georgiou A. A simulation-based evaluation of two proposed alternatives

to Luer devices for use in neuraxial anaesthesia. Anaesthesia. 2010;65(11):1069–79.

33. Kilicaslan A, Topal A, Tavlan A, Erol A, Otelcioglu S. Differences in tip visibility and nerve block parameters between two echogenic needles during a simulation study with inexperienced anesthesia trainees. J Anesth. 2014;28(3):460–2.

34. Mariano ER, Yun RD, Kim TE, Carvalho B. Application of echogenic technology for catheters used in ultrasound-guided continuous peripheral nerve blocks. J Ultrasound Med. 2014;33(5):905–11.

35. Johns J, Harrison TK, Steffel L, Howard SK, Kim TE, Kou A, et al. A pilot in vitro evaluation of the "air test" for perineural catheter tip localization by a novice regional anesthesiologist. J Ultrasound Med. 2014;33(12):2197–200.

36. Kan JM, Harrison TK, Kim TE, Howard SK, Kou A, Mariano ER. An in vitro study to evaluate the utility of the "air test" to infer perineural catheter tip location. J Ultrasound Med. 2013;32:529–33.

37. Johnson B, Herring A, Stone M, Nagdev A. Performance accuracy of hand-on-needle versus hand-on-syringe technique for ultrasound-guided regional anesthesia simulation for emergency medicine residents. West J Emerg Med. 2014;15(6):641–6.

38. Neal JM, Hsiung RL, Mulroy MF, Halpern BB, Dragnich AD, Slee AE. ASRA checklist improves trainee performance during a simulated episode of local anesthetic systemic toxicity. Reg Anesth Pain Med. 2012;37(1):8–15.

22　原位肝移植模拟

Alan Julius Sim，Jeron Zerillo，Daniel Katz，Sang Kim，and Bryan Hill

缩写

ABA	American Board of Anesthesiology	美国麻醉医师执业资格认证委员会
ACGME	Accreditation Council for Graduate Medical Education	毕业后医学教育认证委员会
ACRM	anesthesia crisis resource management	麻醉危机资源管理
CA-1	Clinical Anesthesia Year 1	临床麻醉培训一年级
CA-2	Clinical Anesthesia Year 2	临床麻醉培训二年级
CA-3	Clinical Anesthesia Year 3	临床麻醉培训三年级
CPR	cardiopulmonary resuscitation	心肺复苏
CRM	crisis resource management	危机资源管理
ECG	electrocardiography	心电图
GRS	global rating scale	综合评价量表
HFS	high-fidelity simulation	高仿真模拟
ICU	intensive care unit	重症监护病房
IV	intravenous	静脉注射
MDT	multidisciplinary team training	多学科团队训练
NBME	National Board of Medical Examiners	美国国家医学考试委员会
OPTN	Organ Procurement and Transplantation Network	器官采集和移植网络
OR	operating room	手术室
PACU	post anesthesia care unit	麻醉复苏室
TeamSTEPPS	team strategies and tools to enhance performance and patient safety	提高医疗质量和患者安全的团队策略和工具
UNOS	United Network for Organ Sharing	器官共享联合网络

引言

接受原位肝移植（orthotopic liver transplantation，OLT）手术患者的围手术期治疗给麻醉医师和手术团队带来了各种挑战。外科手术本身是一个复杂的过程，包括仔细地处理游离组织并切除患者自身患病的肝脏，大量血管、胆管之间的吻合，以及血液、液体和电解质紊乱导致的严重血流动力学不稳定[1]。此外，终末期肝病（end-stage liver disease，ESLD）患者的生理功能紊乱也会导致严重的血流动力学异常、止血困难和代谢紊乱[1-3]。因此，麻醉管理可能对麻醉医师的技术和决策能力带来挑战。在关键的手术阶段（如无肝期及再灌注期），大量血液制品的输注、维持内环境稳定、术中加强监护及有效的沟通，不仅需要经验丰富的麻醉医师具备相应的知识并进行判断，还需要进行多学科合作。

OLT患者围麻醉期管理的专业知识的发展仍

然主要是基于少数机构的一线经验,这些机构的临床病例管理经验有利于进行专业化的培训。虽然移植中心的数量有所增加,但也导致每个机构实施的平均移植病例数量减少,机构间也存在巨大差异[4]。这就导致不同机构的麻醉住院医师对肝移植麻醉管理的体验大相径庭。肝移植麻醉管理很复杂,但鉴于肝移植临床病例的偶发性和有限性,美国麻醉医师执业资格认证委员会(ABA)或美国毕业后医学教育认证委员会(ACGME)在麻醉学住院医师培训计划中并不要求让住院医师管理此类病例[5]。不同培训机构的麻醉住院医师培训计划中,利用现场患者模拟、高仿真模拟和部分任务训练器,有助于提供更同质的培训体验[6]。这种基于模拟的培训有两个目标:学习相关的技术性技能,如更复杂的动脉和静脉通道建立、床旁超声(POCUS)、基本的经食管超声心动图检查(TEE);从识别术中常见问题并进行有效处置的经验中建立一种模式识别(pattern recognition)(译者注:根据事物的特征,对事物进行类别划分),在这个过程中锻炼在 OLT 期间识别和管理关键问题的能力和相关临床技能。本章将阐述模拟教学在教授和评价 OLT 麻醉管理中所需的技能及肝移植围手术期团队成员进行高效合作等方面的作用。

部分任务训练器和技能学习

OLT 患者会遭受巨大的外科手术打击。结合 ESLD 生理学,麻醉医师必须做好应对术中低血压和血流动力学不稳定的准备,其原因包括腹水引流时大量液体转移、大出血及无肝期阻断下腔静脉。因此,麻醉医师必须熟练掌握建立粗大外周静脉通道、中心静脉通道、动脉及肺动脉导管等有创监测技术。此外,还必须精通基本的床旁超声技术,无论是指导建立有创动脉或中心静脉通道,还是利用 TEE 监测来评估血流动力学状态并指导液体复苏。

ESLD 患者和 OLT 所具有的几个特点可能会给还处于学习操作技能阶段的学员带来挑战(表22.1)。有几款部分任务训练器可以帮助学员练习技能并达到精湛水平,对于经验丰富的人员也能帮助他们维持技能。

因肝硬化和门静脉高压而接受手术的 ESLD 患者会有独特的生理和解剖学变化。这些患者伴有腹水、腹围增加和食管静脉曲张。此外,考虑到

表 22.1　终末期肝病(ESLD)患者原位肝移植(OLT)管理所需技能和注意事项

技能类型	终末期肝病(ESLD)患者原位肝移植(OLT)管理的注意事项
气道	由于腹水和未禁食导致饱胃 凝血功能障碍和脆弱的黏膜导致口咽出血 功能残气量减少导致氧饱和度迅速下降 非酒精性脂肪性肝炎(NASH)患者的体重指数可能增高,气道风险加大
通气管理	腹水或放置手术牵引器导致气道峰压增高 肝肺综合征 腹水引起的胸腔积液
静脉通路	凝血功能障碍可能导致血肿形成 门静脉高压和液体超负荷可能会增加通路放置过程中的出血 快速输液系统需要大孔径通路
中心静脉置管和有创监测	出血和血胸的风险 血液透析或静脉-静脉转流术可能需要在颈部放置多根导管 对凝血功能障碍患者进行超声引导穿刺,以降低动脉穿刺和多次穿刺的风险
复苏	熟悉快速输液系统 熟悉各种血管升压药输注的剂量 高血钾管理 高级生命支持和心肺复苏期间的团队合作 应用经胸和经食管超声心动图诊断和治疗血流动力学不稳定的情况
区域麻醉技术	熟悉超声引导下的躯干阻滞,如肝胆外科中常用的腹直肌鞘阻滞和腹横肌平面阻滞

大多数移植手术的特点是少见和非计划性的,患者在手术前可能没有达到足够的禁食时间,从而肺部误吸的风险大大增加。脾大导致的血小板减少、门静脉高压、内脏血管网扩张、液体超负荷和严重的凝血功能障碍使患者在中心和外周静脉置管过程中有血肿形成和大量出血的风险。麻醉诱导、气管插管、中心静脉置入和有创监测都必须熟练且操作迅速,以减少器官的冷缺血时间。在治疗合并丙型肝炎或艾滋病的患者时,针刺伤的风险进一步提高了掌握此类技术的重要性,模拟中心可以提供一个对患者和医务人员来说都是安全的环境,这样有助

于学员学习并熟练掌握这些操作技能。

熟悉快速输液系统、静脉-静脉转流术和大量输血策略对于在移植手术中成功挽救患者生命至关重要。在肝移植手术中,低血压和高血钾所导致的心搏骤停并不罕见。在模拟手术室,通过情境模拟和反复演练,麻醉医师可以练习、提高并维持高级生命支持和团队合作的能力。

虽然在 OLT 中很少使用区域麻醉技术进行术后疼痛管理,但这种减少使用全麻药物的技术可能有助于促进术后恢复或早期气管拔管。躯干神经阻滞如腹直肌鞘阻滞和腹横肌平面阻滞已经被证明在肝脏切除及其他肝胆外科手术中具有显著效果,可以纳入大型腹部手术的麻醉方案。

部分任务训练器可用于培训从业人员学习和掌握上述技能。虽然仿真度低,无法完全复制临床真实的患者,但它们为在脱离临床、无风险的环境中练习技能提供了条件,通过反复练习并结合老师的反馈,学员在实施这些技术时才能迅速、准确。

部分任务训练器

血管通路:中心静脉置管和动脉置管

OLT 的麻醉管理复杂,所需技术要求高,因此大多数麻醉受训者要在完成至少 1 年的临床麻醉培训后才会接触此类病例。即便受训者以前有放置中心静脉和动脉导管的经验,但为 OLT 做准备的部分任务模拟培训的要求会更高。这些要求包括了解静脉-静脉转流术或连续性静脉-静脉血液滤过的血管通路、中心静脉放置的部位选择及相关风险,以及凝血功能障碍患者的独特风险。重点是操作托盘的准备、患者的准备、超声引导解剖标志的识别及导管正确位置的确认。

通常,血管通路的部分任务训练器被设计为充满液体的模型,可以或不能呈现超声引导时的视觉影像。有些任务训练器与模拟人相结合,可以提供解剖标志和更真实的置管体验。使用彩色液体或超声影像能够从视觉上确认血管通路的建立。有些训练器是特定的静脉或动脉通路模型,通过使用泵或马达模拟搏动血流来提供视觉(如超声影像中血管可压瘪或搏动)或触觉反馈。模拟皮肤的触觉仿真度因所用的材料而异。这些训练器与包含标准手术室设备的模拟环境相结合,可以发现需要额外增加或删减的步骤,以提高建立血管通路的速度和效率,同时降低发生相关感染或医护人员针刺伤的风险。

经食管和经胸超声心动图模拟器

经食管超声心动图检查(TEE)在 OLT 中的使用正在增加,TEE 可以监测和指导液体治疗,或用作诊断心脏压塞、肺动脉栓塞、空气栓塞和右心衰竭等危重症的一种手段。鉴于放置肺动脉导管的已知风险,TEE 可以作为 OLT 中有创压力监测相对安全的替代措施,但其应用受到培训、专业化和非心脏手术基本 TEE 认证等的限制。

TEE 和 TTE 的虚拟现实模拟器可以作为一种获得经验的方法,不依赖手术或临床相关病例数量。该模拟器允许教师或软件提供反馈,因为实时获得的解剖图像的质量取决于探头的放置位置和旋转角度。这种模拟学习体验让学员有机会培养必要的动作技能,以便在 OLT 期间肝移植前就学会如何获取有用的心脏超声图像。许多市售的 TEE 和 TTE 模拟器可提供正常和病理情况的情境案例,可以更好地模拟在 OLT 中看到的特定病理状态,如肺动脉高压、肺栓塞和右心功能不全。通过使用这些模拟器,可能将达到熟练使用 TEE 的时间缩短,培训可以标准化。

原位肝移植管理的高仿真模拟

管理终末期肝病(ESLD)患者 OLT 麻醉的经验只能通过真实的临床病例才能获得。最近的一项研究表明,麻醉医师的 OLT 麻醉管理病例数量与 OLT 结果显著相关[7]。然而,由于全美国移植中心中的肝移植病例数量分布不均,麻醉医师接受 OLT 麻醉培训和管理的病例数量必然不均衡。随着肝移植中心数量的持续增加,不论之前移植病例数量的多少,各个移植中心的 OLT 病例数量都在进一步减少。2015 年,20 个病例数量最多的移植中心平均每年完成 136 例肝移植手术,而其他 119 个中心平均每年只有 37 例。鉴于此,根据 2013 年的一项调查[8],只有 26% 的麻醉住院医师参加了结构化的 OLT 相关教育培训就不足为奇了。即便在规模较大的移植中心,同样会发现在住院医师培训中很难将这类高度复杂病例的培训和临床轮转标准化。Aggerwal 等研究了一个为期一天的教育课程,该课程将基于模拟人的模拟和课堂讲授相结合。另一个研究小组报道了一系列基于猪模型的肝移植模拟,旨在通过演示 OLT 期间发生的生理变化来提高麻醉医师的表现[9]。通过评估模拟学习前、后的认知和任务能力指标,两项研究都证明培训后的学员具有更好的表现。学员参与 OLT 的情境模拟培训有助于将课程标准化,同时增强学员的医学知识、临床能力及面对 OLT 管理时的信心。

　　有效的高仿真 OLT 模拟课程包括准确地呈现临床事件,让学员更好地了解肝移植手术的一般流程。理想情况下,这将有助于医护人员识别常见问题,以便使其更好地预测和应对术中可能发生的复杂事件。例如,无肝前期或病肝切除阶段由于腹水引流、失血和低钙血症会出现明显的低血压,再灌注阶段则通常因为高钾血症、肺栓塞或移植物无功能而出现低血压。这些临床情况有不同的表现,医护人员必须理解不同的体征和症状,才能给予正确的诊断和治疗。情境模拟案例范例见表 22.2。

表 22.2　肝移植麻醉情境模拟案例

场景设置	高仿真模拟人 手术室常见的麻醉场景设置 麻醉机 高仿真监护仪 [心电图(ECG)、血压、中心静脉压(CVP)、动脉血压(ABP)、肺动脉压(PAP)、脉搏血氧饱和度(SpO_2)、呼气末二氧化碳($ETCO_2$)、体温] 快速输液系统 TEE 探头/机器 超声设备 带器械的手术托盘 中心静脉穿刺包
需要的人员	患者、巡回护士、移植外科医师和麻醉医师
案例简介	男性,50 岁,合并酒精性肝硬化和终末期肝病,接受原位肝移植。病史包括多次自发性细菌性腹膜炎发作和腹水。实验室检查显示贫血、血小板减少和终末期肝病模型(MELD)评分>30 分
剧情的进展	学员必须在手术环境中管理这位危重患者。在完成术前评估并适当回顾实验室检查和其他术前检查后,学员开始进行麻醉诱导,并经历移植手术的各个阶段:无肝前期、试阻断、完全血管离断和无肝期、再灌注期和再灌注后期。每个阶段都有该阶段的常见问题(例如,无肝前期的大量失血、下腔静脉阻断导致严重低血压、无肝期的低钙血症、再灌注时的高钾血症/酸中毒)
解决方案	剧情将根据学员开始治疗/治疗失败而演进。治疗失败可能导致心搏骤停和死亡
复盘时的学习目标	复盘简介之前与导师一起回顾: 1. 术前评估可以获得哪些信息,以便更好地为手术做好准备? 　(1) 门静脉高压的体征? 　(2) 是否存在解剖分离困难和大量失血? 　(3) 血液制品预处理? 2. 麻醉诱导会出现哪些问题? 3. 在诱导前或诱导后需要放置哪些有创监测或血管通路? 4. 无肝前期术中低血压的常见原因是什么? 5. 应监测哪些实验室指标,以及哪些指标需要纠正? 　(1) 解读实时检验结果,如血栓弹力图。 　(2) 体外循环灌注师或血库可以提供哪些资源? 6. 在无肝期之前,试阻断在评估容量状态方面的作用是什么? 　(1) 在继续手术之前,什么样的血压才合适? 　(2) 需要启动静脉-静脉转流术吗? 7. 无肝状态会产生什么特殊情况? 　(1) 低钙血症。 　(2) 凝血功能减弱。 　(3) 阻断时心排血量及静脉回流减少。 8. 什么措施可以降低高钾性心搏骤停的风险? 9. 是否请求了适当的帮助? 　(1) 如果是,是什么样的帮助? 　(2) 学员是否有效地调配了资源? 10. 本案例的沟通障碍是什么? 　(1) 不熟悉病例资源。 　(2) 与不友好的外科医师一起工作时的焦虑。

这样的情境模拟案例有助于突出肝移植围手术期的常见问题,同时对肝移植进行大概介绍。它还可以减少因为移植手术的随机性导致的临床轮转不能同质化,同时提供机会来获得必备的基本知识和经验以有效地管理此类患者。

针对 OLT 培训的一种可能有前途的教学模式是"严肃游戏(serious game)",但尚未开展研究。严肃游戏是一种互动式的、基于屏幕的数字应用程序,利用视频游戏的自我激励元素来传授知识或技能[10]。在医学教育中,严肃游戏的使用一直在稳步增长[11]。研究人员设计并成功地使用严肃游戏来改进中心静脉导管置入的技术和安全性[12-13],传授应急管理[14]和态势感知(situation awareness)技能[15],增强医疗决策[16-17],甚至提高介入放射科医师的超声技能[18]。

美国 ISMMS 医学院的患者安全和专业研究中心的人体模拟、教育、评估实验室(HELPS)开发了自己的严肃游戏。"OLT 培训器"是一个低成本、适用于多种操作系统的游戏和应用程序。这款游戏呈现了一个线性的、按时间顺序进展的临床过程,游戏者通过这个过程进行术前评估,在整个手术期间管理患者,直至转送患者到重症监护病房结束(表 22.3、图 22.1)。游戏者从信用银行开始,他们可以"花钱"获得各种"资产"(图 22.1),包括各种术前检查、有创血管通路选项、血液制品的获取和输血、进行术中监测或用药。如果游戏者的表现不符合医疗标准(如不必要的检查)或使患者处于危急状态(如低血压或严重贫血),则信用积分会随着时间的推移不断扣减。下面将讨论如何确定此类评分元素。如果游戏者在任何时候信用积分到 0 分,游戏结束时会显示反馈界面,其中可以看到加分或扣分的关键操作(如适当的输血,未能除颤)。然后,游戏者可以选择重新开始或返回到最后一个界面,并使用在开始该阶段之前的信用总积分,以尝试解决错误。重试的次数没有限制。同样,一旦游戏完成,游戏者可以用新的信用积分重新开始该案例,并尝试在后续的剧情中使用更多的信用积分来完成游戏。

OLT 的特点非常适合严肃游戏这样的教学模式。例如,住院医师在培训过程中,即使在移植手术量大的移植中心,肝移植轮转也存在固有的不确定性。手术病例分布不均为住院医师的培训带来了挑战,由于轮转科室按月轮换,住院医师对某个特定亚专业学科的接触是有限的。严肃游戏可以

表 22.3 原位肝移植(OLT)严肃游戏的各阶段(流程表)

案例选择	
术前评估	病史 手术史 体格检查 实验室和有创检查 评估测验 反馈
诱导	诱导前监测的规划 预氧 快速顺序诱导的应用 诱导步骤迷你游戏
血管通路	静脉通路类型、管径和位置 动脉通路类型、管径和位置 反馈
肺动脉导管(PAC)	"漂浮"PAC 的各个阶段 肺动脉高压评估 反馈
输血需求	选择快速输液器 选择自体血液回收装置 反馈
切皮前核查	手术前三方核查
解剖游离阶段	腹水引流 大量失血 反馈
无肝前期和无肝期	试阻断时的血流动力学管理 无肝期生理学的管理 反馈
再灌注	再灌注的准备 再灌注时的容量和电解质管理 反馈
总结	案例 1 总结 信用总分

减少体验上的差异性,确保学员都有机会管理模拟案例,为所有学员提供相似的基本教育和接触机会。该游戏还可以用于翻转课堂[19],从而将学习焦点从传统的教师(麻醉主治医师)转移到学员身上。在这种教学模式中,学员在与教师进行传统教学或临床实践之前就独立掌握了核心内容,并且利用所有可用的资源来调整课程以满足其学习的需求。然后,教室/讲座/手术室的教学时间可用来对已经获得的核心知识进行应用和解决更高级的问题。

事实证明,这种教学模式在各种医学教育活动中是有效的[20-23]。当临床上因各种原因导致管理的病种不足时,严肃游戏可以作为临床学习的一种

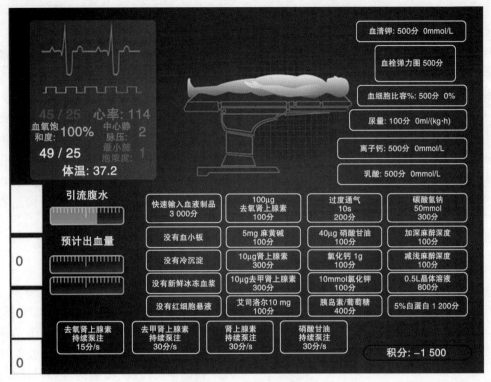

图 22.1 肝移植游戏截图

补充。例如,学员通宵完成 OLT 麻醉之后比较疲惫,可以在第二天睡醒后使用严肃游戏来强化手术室中遇到的情况。关于工作疲劳的文献表明,夜班工作后麻醉住院医师的学习和记忆能力均下降,这也可以为教师提供一种策略[24]。能够完全、不受约束地访问基于平板电脑的 OLT 游戏让用户可以获得和维持相关知识。除这些潜在的好处外,ISMMS 的 HELPS 中心还发现,这款游戏在推出后使用率非常高,不需要教师大力鼓励学生使用。

OLT 游戏还可以作为在手术前更新知识和技术的热身工具,尤其是在病例数量较少的中心接触此类手术有限的医护人员。相关研究结果表明,模拟作为外科手术前热身的一种方法能够提高相关人员在手术室的表现[25-26]。此外,鉴于从 OLT 配型到手术通常还有相当长的一段时间,受训人员可以在等待捐赠器官和受体到来的同时,通过严肃游戏重新熟悉手术过程中的关键问题。

将标准的高仿真模拟和临床体验相结合,可以丰富住院医师的肝移植课程和培训,改进学员的表现,同时促进有经验的医护人员的再培训和技能维持。

用于评估的高仿真模拟

高仿真模拟能够强化学员的模式识别能力,并

提供体验肝移植期间常见危重情况的机会。它可以作为在现实工作中积累临床经验的一种辅助工具,或作为积累经验的主要工具;但是,将其用作临床经验积累的替代品还有争议,需要进一步研究。Nguyen 等研究了正式的肝移植麻醉临床轮转对住院医师应对高仿真模拟高钾性心搏骤停等危机事件能力的影响[27]。该研究表明,有肝移植麻醉临床经验的住院医师应对模拟的高钾血症危机的反应速度比没有临床经验的住院医师更快。

虽然可以在模拟环境中教授肝移植麻醉的管理,但肝移植麻醉的临床轮转可能会对受训者的危机资源管理能力产生积极影响。高钾血症、大出血和血流动力学不稳定是肝移植过程中常见的危急情况,但上述危急情况也可能发生在常规手术的麻醉管理中。要求所有的麻醉医师能够有效处理这些事件似乎是合理的。Nguyen 等的研究结果支持使用基于模拟的临床技能评估,用于评价肝移植危机事件中麻醉住院医师的表现。

美国所有住院医师培训项目均受 ACGME 的指导,通过评估和报告各种基于胜任力的分层递进的目标(里程碑)来记录住院医师在培训期间技能的进步。及时应对和管理手术室危急情况的能力对于任何称职的麻醉医师都至关重要,并反映在 ACGME 确定和描述的分层递进的目标中。高仿真

模拟可以用于客观评估临床实践中的这些能力[28]。例如,对接受 OLT 的 ESLD 患者进行重点术前评估而得出的标准化评分(表 22.4),可以根据住院医师在模拟术前评估中获得的信息更好地证明其临床判断和批判性思维能力。对模拟过程进行回顾、复盘和分析,住院医师在模拟中的表现可以反映其与临床实践的差异。这些可以作为评估麻醉住院医师培训过程中分层递进的目标的有价值的工具。

表 22.4　肝移植麻醉术前评估情境模拟案例和评分示例

案例主干	一例 50 岁酒精性肝硬化患者接受原位肝移植
评分表	
项目核查表评分	**术前评估** 　自我介绍 　完整和有针对性的病史 　全面和有针对性的体格检查 　　评估门体分流性脑病(PSE) 　　　既往诊断? 　　　现有意识障碍 　　　治疗脑病的药物 　　评估门静脉高压 　　　静脉曲张? 　　　食管出血史? 　　　腹水? 腹水引流频次? 　　评估游离切除困难的征象 　　　上/中腹部手术史 　　　自发性细菌性腹膜炎(SBP)病史 　　评估肿瘤 　　评估误吸风险 　　评估肾功能 　**实验室** 　　血常规 　　血生化 　　PT/PTT,血小板,容易淤血/出血 　　血型、交叉配血和备好血液制品 　　　开始手术前确定血液制品的类型 　　　确定和开具医嘱取其他药物/液体 　　　　5% 白蛋白 　　　　去氨加压素 　**影像** 　　TTE 或应激测试,运动耐量(MET,代谢 　　　当量单位) 　　心电图 　　如果肺动脉压力升高,右心导管检查/ 　　　如果可疑的心肺功能储备下降,应激 　　　测试,右心室收缩压检测 　**总分 10 分**

多学科团队培训

肝移植术前评估或移植术中患者的诊疗总是离不开多学科团队(MDT)。这涉及各个领域的医务人员如肝病专家、肾病专家、传染病专家、社会工作者、移植协调员、外科医师、麻醉医师和重症医师,其中有多个协调节点,必须协调不同领域团队之间的沟通和合作,以确保治疗最优化。在 OLT 患者的整个围手术期,从术前优化到术后并发症,模拟都可以在关键时期起到改善沟通和资源管理的作用。

情境模拟案例示范

下面是一个情境模拟案例的例子(表 22.5、表 22.6),设计用于提高沟通能力和态势感知,涉及多个不同培训背景的医护人员。一个结构化的计划可以让小组在演练中专注于特定技能和目标的表现。根据学员构成、案例内容和目标技能的不同,这些演练可以很简单,也可以复杂。

这个简单案例包括主要参与者(外科医师、巡回护士、洗手护士、麻醉住院医师、麻醉主治医师),

表 22.5　情境模拟案例工具包

目标	1. 移植手术出现紧急状况时,形成态势感知和系统化的反应 2. 在移植手术中遇到紧急情况时,改进围手术期手术工作人员在初始管理步骤中的表现 3. 提高围手术期工作人员应对移植术后的紧急情况的能力 4. 鼓励辅助人员和医师之间更好地进行沟通
参与者要执行的关键操作	1. 从通气参数监测中识别通气改变引起的低血压 2. 启动高级生命支持 3. 获取急救车。注意将急救车推进房间所用的时间 4. 连接除颤贴片。注意放置贴片所用的时间 5. 识别中心静脉置管后的气胸。注意识别气胸所花的时间 6. 实施穿刺减压 7. 与心胸外科医师沟通 8. 启动大量输血方案。注意获取血液制品所花的时间 9. 应用闭环沟通

表22.6　情境模拟案例的开发工具

故事背景	患者将接受原位肝移植术。A医师是麻醉主治医师,与一名临床麻醉培训三年级(CA-3)住院医师开始实施麻醉。诱导无特殊,中心静脉导管放置完成。之后,患者出现心动过缓、低血压和气道峰压升高
剧情进展	通气变得困难,氧饱和度迅速从98%下降到88%。目前有显著的低血压和心动过缓,伴随呼气末二氧化碳降低
初步检查	气道:气管导管在位 呼吸:右侧胸部无起伏,单侧膨隆
进一步检查	头部、耳、眼、鼻、喉检查:闭眼 心血管:无脉搏 肺:右侧听不到呼吸音 四肢:苍白、发凉
检验结果	血细胞比容最初为30%,现在为22%
放射学	无
心电图	心动过缓进展到心搏骤停,最终出现心室颤动

事件时间表

情境状态	患者状态	参与者要执行的操作
最初的诱导和气管插管	血流动力学稳定	洗手护士与巡回护士开始清点物品,并记录
缝线固定中心静脉导管	氧饱和度下降和气道峰压升高	尝试听诊左右侧呼吸音,外科医师在床旁,护士呼救
患者进展到心搏骤停	心跳停止	巡回护士去推急救车,洗手护士开始胸外按压,胸部超声检查显示气胸
	无脉性室性心动过速	建立新的静脉通路,针头穿刺减压显示血气胸

还可以扩展包括一名灌注师、心胸外科住院医师,需要时还可有其他帮忙的人员。重点应放在处理危机时的团队培训和沟通上。

课程开发与资源

为学员们创建肝移植麻醉的课程可能比较困难。有多个因素会影响住院医师的培训,包括案例

数量、教师专业化、教育资源和时间。ACGME、UNOS和OPTN等监管机构对于受训人员达到足够的专业水平所需的时间和临床麻醉轮转病例数量提供了一些有限的指导。目前,肝移植麻醉尚未成为被ACGME承认的亚专业。在几个临床容量较大的中心,麻醉住院医师可以参加肝移植麻醉轮转来获得临床经验。但是,ACGME要求每位麻醉住院医师必须证明自己有管理20例复杂、处于立即危及生命病理状态的患者麻醉的能力。这可以是接受大血管开放或腔内手术的患者,包括颈动脉、胸腔内、腹腔内或外周血管。虽然ACGME没有特别要求轮转OLT麻醉,但此类病例的麻醉管理显然符合复杂且立即威及生命的病理状态的定义。

UNOS/OPTN要求肝移植单位指定一名在肝移植患者围手术期诊疗方面具有专家水平的肝移植麻醉主任,并担任团队其他成员的指导教师。肝移植麻醉主任必须是ABA的会员(或持有同等的外国认证),并应符合以下标准之一:

(1)完成危重症医学、心脏麻醉或肝移植的专科训练,具备至少10例肝移植患者的围手术期管理经验。

(2)过去5年内,在手术室至少拥有20例肝移植患者围手术期管理的经验,但不包括在毕业后住院医师培训期间获得的经验[29]。

完善的课程和任何肝移植麻醉轮转的基础在于直接接触肝移植和肝胆手术。这种接触最好在教师的监督下进行,此类教师应该是通过了正式的专科医师培训并且精通肝移植麻醉管理,或拥有管理20例以上OLT患者经验的麻醉主治医师。但是,对住院医师工作时长的限制使讲座、阅读材料和模拟等替代方法有机会成为零星的临床轮转的补充措施。ISMMS医学院麻醉科目前的课程是在住院医师开始肝移植轮转时采用基于模拟人的高仿真模拟。在轮转前1周,向住院医师提供当代肝移植文献库并鼓励他们在临床轮转前熟悉这些材料。每位住院医师都要参加1小时基于模拟人的模拟培训,包括情境模拟后的复盘(表22.2)。轮转的住院医师在两名指导教师(肝移植麻醉组成员和模拟教育组成员)的带领下完成从术前评估到转入重症监护病房的每个阶段。在完成每个情境模拟案例后都会进行标准化的复盘,根据住院医师的表现提供反馈,并以ISMMS(该医学院是第四级医疗中心,每年完成超过110例肝移植手术)肝移植麻醉小组采用的具体做法为框架。

结语

对受训的麻醉医师来说,肝移植麻醉复杂、充满挑战和机会,模拟可以提供同质化的肝移植麻醉培训。在安全和可复制的环境中,利用部分任务训练器培训可以帮助学员学习、掌握、实施安全和有效诊疗所需的多种操作技能。通过经食管和经胸超声心动图的模拟培训,相关的知识与技能可以帮助学员识别在肝移植过程中可能发生的危及生命的病理状况。肝移植期间的常见事件有高钾血症、大出血和心搏骤停等,包含此类内容的高仿真模拟或严肃游戏可以培训和评价受训者的能力和阶段性成就。模拟培训还可以为肝移植诊疗所涉及的多学科间的沟通和团队合作培训提供一个平台。最后,尽管资源有限,但模拟可以营造一个标准化的学习环境,为临床肝移植课程固有的挑战提供解决方案。

(翻译 仲巍,审校 方利群 安海燕 李崎)

参考文献

1. Hall TH, Dhir A. Anesthesia for liver transplantation. Semin Cardiothorac Vasc Anesth. 2013;17(3):180–94. https://doi.org/10.1177/1089253213481115.
2. Schumann R, Mandell MS, Mercaldo N, et al. Anesthesia for liver transplantation in United States academic centers: intraoperative practice. J Clin Anesth. 2013;25(7):542–50. https://doi.org/10.1016/j.jclinane.2013.04.017.
3. Steadman RH. Anesthesia for liver transplant surgery. Anesthesiol Clin North America. 2004;22(4):687–711. https://doi.org/10.1016/j.atc.2004.06.009.
4. Organ Procurement and Transplantation Network. OPTN: Organ Procurement and Transplantation Network. 2015. http://optn.transplant.hrsa.gov/latestData/rptData.
5. American Board of Anesthesiology. Residency program requirements. Available at: https://www.acgme.org/acgmeweb/tabid/128/ProgramandInstitutionalAccreditation/HospitalBasedSpecialties/Anesthesiology.aspx. Accessed 1 Dec 2016.
6. Aggarwal S, Bane BC, Boucek CD, Planinsic RM, Lutz JW, Metro DG. Simulation: a teaching tool for liver transplantation anesthesiology. Clin Transpl. 2012;26(4):564–70. https://doi.org/10.1111/j.1399-0012.2011.01570.x.
7. Hofer I, Spivack J, Yaport M, et al. Association between anesthesiologist experience and mortality after orthotopic liver transplantation. Liver Transpl. 2015;21(1):89–95. https://doi.org/10.1002/lt.24014.
8. Mandell MS, Pomfret EA, Steadman R, et al. Director of anesthesiology for liver transplantation: existing practices and recommendations by the United Network for Organ Sharing. Liver Transpl. 2013;19(4):425–30. https://doi.org/10.1002/lt.23610.
9. Martín-Cancho MF, Calles C, Celdrán D, Sánchez-Margallo FM. Experimental training in anaesthesia management during hepatic transplant. Med Educ. 2011;45(11):1147. https://doi.org/10.1111/j.1365-2923.2011.04121.x.
10. Bergeron B. Developing serious games. Hingham: Charles River Media; 2006.
11. Wang R, DeMaria S, Goldberg A, Katz D. A systematic review of serious games in training health care professionals. Simul Healthc. 2016;11(1):41–51. https://doi.org/10.1097/SIH.0000000000000118.
12. Dong Y, Suri HS, Cook DA, et al. Simulation-based objective assessment discerns clinical proficiency in central line placement: a construct validation. Chest. 2010;137(5):1050–6. https://doi.org/10.1378/chest.09-1451.
13. Katz D, Goldberg A, Khanal P, Kahol K, DeMaria S. Using serious gaming to improve the safety of central venous catheter placement: a post-mortem analysis. IJGCMS. 2015;6(4):34–45.
14. Dankbaar MEW, Roozeboom MB, Oprins EAPB, et al. Preparing residents effectively in emergency skills training with a serious game. Simul Healthc. 2016; https://doi.org/10.1097/SIH.0000000000000194.
15. Graafland M, Bemelman WA, Schijven MP. Appraisal of face and content validity of a serious game improving situational awareness in surgical training. J Laparoendosc Adv Surg Tech A. 2015;25(1):43–9. https://doi.org/10.1089/lap.2014.0043.
16. Lagro J, van de Pol MHJ, Laan A, Huijbregts-Verheyden FJ, Fluit LCR, Olde Rikkert MGM. A randomized controlled trial on teaching geriatric medical decision making and cost consciousness with the serious game GeriatriX. J Am Med Dir Assoc. 2014;15(12):957.e1–6. https://doi.org/10.1016/j.jamda.2014.04.011.
17. Diehl LA, Souza RM, Alves JB, et al. InsuOnline, a serious game to teach insulin therapy to primary care physicians: design of the game and a randomized controlled trial for educational validation. JMIR Res Protoc. 2013;2(1):e5. https://doi.org/10.2196/resprot.2431.
18. Chan W-Y, Qin J, Chui Y-P, Heng P-A. A serious game for learning ultrasound-guided needle placement skills. IEEE Trans Inf Technol Biomed. 2012;16(6):1032–42. https://doi.org/10.1109/TITB.2012.2204406.
19. Prober CG, Heath C. Lecture halls without lectures–a proposal for medical education. N Engl J Med. 2012;366(18):1657–9. https://doi.org/10.1056/NEJMp1202451.
20. Bonnes SL, Ratelle JT, Halvorsen AJ, et al. Flipping the quality improvement classroom in residency education. Acad Med. 2016;92:101. https://doi.org/10.1097/ACM.0000000000001412.
21. Lew EK. Creating a contemporary clerkship curriculum: the flipped classroom model in emergency medicine. Int J Emerg Med. 2016;9(1):25. https://doi.org/10.1186/s12245-016-0123-6.
22. Morton DA, Colbert-Getz JM. Measuring the impact of the flipped anatomy classroom: the importance of categorizing an assessment by Bloom's taxonomy. Anat Sci Educ. 2016;10:170. https://doi.org/10.1002/ase.1635.
23. Rose E, Claudius I, Tabatabai R, Kearl L, Behar S, Jhun P. The flipped classroom in emergency medicine using online videos with interpolated questions. J Emerg Med. 2016;51(3):284–291.e1. https://doi.org/10.1016/j.jemermed.2016.05.033.
24. Chang LC, Mahoney JJ, Raty SR, Ortiz J, Apodaca S, De La Garza R. Neurocognitive effects following an overnight call shift on faculty anesthesiologists. Acta Anaesthesiol Scand. 2013;57(8):1051–7. https://doi.org/10.1111/aas.12120.
25. Calatayud D, Arora S, Aggarwal R, et al. Warm-up in a virtual reality environment improves performance in the operating room. Ann Surg. 2010;251(6):1181–5. https://doi.org/10.1097/SLA.0b013e3181deb630.
26. Chen CCG, Green IC, Colbert-Getz JM, et al. Warm-up on a simulator improves residents' performance in laparoscopic surgery: a randomized trial. Int Urogynecol J. 2013;24(10):1615–22. https://doi.org/10.1007/s00192-013-2066-2.
27. Nguyen D, Gurvitz-Gambrel S, Sloan PA, et al. The impact of exposure to liver transplantation anesthesia on the ability to treat intraoperative hyperkalemia: a simulation experience. Int Surg. 2015;100(4):672–7. https://doi.org/10.9738/INTSURG-D-14-00279.1.
28. Schwid HA, Rooke GA, Carline J, Steadman RH, Murray WB, Olympio M, et al. Evaluation of anesthesia residents using mannequin-based simulation: a multi-institutional study. Anesthesiology. 2002;97(6):1434–44.
29. Organ Procurement and Transplantation Network. Attachment I to Appendix B of the OPTN bylaws. http://optn.transplant.hrsa.gov/policiesandBylaws2/bylaws/OPTNByLaws/pdfs/bylaw_162.pdf. Accessed Dec 2012.

23 创伤/高级生命支持模拟

Cesar Padilla and Michaela Kristina Farber

引言

创伤和高级生命支持麻醉模拟训练的目标是通过使用部分任务训练模式和高仿真模拟所复制的现实生活场景,提高执行所需特定任务的熟练程度,同时强化个人和团队的表现。创伤/高级生命支持模拟可以让多学科团队通过练习提高处置低发生率、高风险事件所需的协调和沟通能力。本章将重点讨论上述内容及其与麻醉医师进行创伤和高级生命支持复苏培训的相关性。

部分任务训练器与技能习得

部分任务训练聚焦于将一项复杂的任务分为若干部分,并对这些单独的部分进行重点强化。部分任务操作技能与创伤/高级生命支持有关,如在人体模型上放置胸腔引流管或在肢体模型上置入静脉通路。与高仿真模拟相比,部分任务训练器的优点包括成本低、便携、重点培养特定操作技能所需要的手眼协调能力[1]。美国毕业后医学教育认证委员会(ACGME)对住院医师的工作时长进行了限制,而这一限制引发了对年轻医师群体的操作技能经验欠缺的担忧。科室领导层也感觉到新培养的医师操作技能不足和患者管理的技能欠佳[2]。部分任务模拟训练可以让住院医师在一个安全的环境中练习操作技能,并对其动作技能的掌握情况进行反馈[3]。部分任务模拟训练已被证明可以有效提高结直肠外科住院医师的操作技能,但操作技能还不属于资格认证过程中需要评价的部分[4]。随着对操作技能评价的日渐重视,部分任务训练可能会在未来的培训计划中发挥更大的作用。

熟练掌握一项操作技能需要一系列复杂的行为改变。运动技能的习得可通过以下三个步骤实现:认知、整合和自动化(不假思索地执行)[5]。认知涉及对任务的理解,整合涉及协调机械技能,而自动化涉及执行任务的速度和效率[5]。有研究表明,学员完成操作的能力可以从部分任务模拟或低仿真模拟转移到高仿真模拟。因此,可以使用部分任务训练器来改善其在紧急情况下执行陌生操作的精神压力和不稳定性,从而有助于为创伤/高级生命支持培训打下基础。模拟课程中把创伤/高级生命支持的部分任务技能(如气管插管、环甲膜切开和静脉通路建立)与完整模拟相结合,已被证明可以提高医学生在执行这些任务时的信心[3]。创伤/高级生命支持中与麻醉学相关的部分任务训练技能包括气管插管、环甲膜切开、中心和外周血管置管,以及胸外按压[6]。

气管插管

在高级生命支持或创伤救治的过程中,气管插管对于保护气道和提供足够的通气至关重要。紧急状况下的气管插管需要有基本的熟练度。可以使用气道专用部分任务训练器(Laerdal 气道管理训练器)(图 23.1)来评估医护人员挑起会厌的力量、尝试插管的次数、插管时长及握持喉镜的手法是否正确[7]。使用视频喉镜来教授喉镜技能可能比使用标准喉镜的传统教学更有效。接受过视频喉镜培训,并体验过在模拟的正常气道(Laerdal 气道管理训练器)和困难气道(SimMan)条件下插管的学员在插管时尝试的次数和调整手法的操作更少,更自信,并且对气道的解剖知识掌握得更好[8]。此外,建议在高级生命支持胸外按压的过程中使用视频喉镜进行实时气道建立,以便缩短胸外按压中断的时间,快速完成气管插管,目标是在不中断胸外按压或暂停按压 5 秒以内完全控制气道[9]。利用模拟人进行研究,比较创伤/高级生命支持场景下使用不同工具来建立气道,此类研究的结果可能并不适用于真实的临床情况。一项随机交叉研究

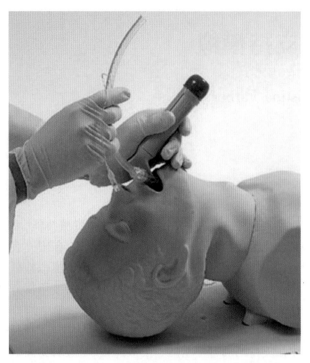

图 23.1 Laerdal 气道管理训练器(资料来源:Laerdal Medical)

利用模拟人来评估气管插管时按压中断的时间,结果显示在容易插管的条件下,经验丰富的操作者使用视频喉镜并无帮助[10]。进一步的研究可能会证明视频喉镜在创伤/高级生命支持场景下的价值,特别是对于困难气道和气道管理经验不足的操作者。此外,在急诊科的真实患者中,视频喉镜的使用效果优于直接喉镜,使用前者可以在无须中断胸外按压的情况下完成插管[11]。这些差异很可能反映了在真实场景下可以影响紧急插管的各种因素,包括血液、呕吐物、组织/食物碎片或分泌物对气道暴露的不利影响,解剖上的挑战,患者的体位及噪声等干扰因素,都可能使真实的创伤/高级生命支持场景下的喉镜暴露更加困难[12]。

　　气道损伤是导致创伤患者死亡的首要原因,一旦无法有效通气或插管,则应立即进行环甲膜切开术以挽救患者生命。只有不到 1% 的创伤患者需要接受这项措施,因此限制了临床上接触和练习该操作的机会。建立紧急气道的技能培训有助于提升对解剖标志的认识,也有助于提高手术技巧。制作价格实惠、低仿真度的环甲膜切开模型的相关细节可以在参考文献中查询[13]。

建立静脉通路

　　对病情不稳定的患者建立静脉通路是一个挑战。不同入路的模拟训练方法已经在前文进行了相应介绍。在上胸部创伤等情况下,上腔静脉回流可能受阻,此时为确保下腔静脉回流,膈肌以下静脉通路的建立就显得至关重要[14]。对未经训练的人员来说,在下肢建立静脉通路是一项陌生又较困难的任务。美国外科医师协会的高级创伤生命支持分支机构建议对于疑似失血性休克或严重创伤的患者,应开放两路大口径静脉通路(16G或更大)[14]。

　　对血流动力学不稳定或某些特定创伤(如烧伤或骨折)的患者建立静脉通路充满挑战性。一项系统综述评估了模拟训练对放置中心静脉导管(CVC)的影响和操作结局,结果发现,接受模拟训练的群体在此过程中成功率更高,尝试次数更少[15]。超声辅助中心静脉置管所表现出的安全性和有效性也凸显了学员具备超声应用能力的重要性[16](图 23.2)。

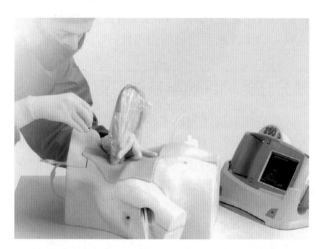

图 23.2 Kyoto Kagaku 公司生产的用于中心静脉穿刺置管的中心静脉穿刺模型(资料来源:Kyoto Kagaku)

　　另一种建立血管通路的方法是骨髓腔内通路。当来不及或无法建立外周通路时,可以通过这种方法使用复苏药物,挽救患者生命。作为一个部分任务训练模拟器,Stat 成人高级生命支持模拟人配有骨髓腔内注射腿部训练模型,已被用于比较救护人员使用 3 种不同装置来建立骨髓腔内通路的成功率[17]。对急诊室的真实患者使用两种不同的骨髓腔内通路建立装置获得了同样的成功率[18]。随着这种通路的普及,任务训练模拟教学将变得非常重要,可以确保在创伤和高级生命支持期间骨髓腔内通路的正确使用和安全。

胸外按压

最早的心肺复苏模拟人定义了医学领域内部分任务模拟的模式。复苏安妮(Resusci-Annie™)开发于1960年。此前 Eram 和 Safar 首次证明了口对口通气可以提供足够的氧气,并排出二氧化碳[19]。Safar 委托玩具商 Asmund Laerdal 制作了第一个逼真的心肺复苏模型。虽然这种模拟人缺乏更高仿真度模拟器的触觉反馈,但它仍然是评估部分任务操作表现和技能习得的有力工具。如今的复苏安妮(复苏安妮 QCPR)(图 23.3)使用位移传感器测量胸部按压深度和频率,并带有记录系统。

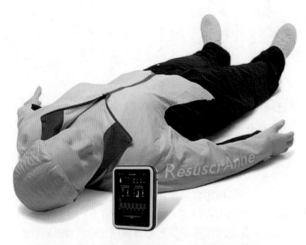

图 23.3　复苏安妮 QCPR 成人心肺复苏模拟人,配备有指示正确按压位置的传感器、可表现出胸廓起伏的通气系统、通过线缆连接的 SimPad SkillReporter,或无线连接的 Resusci Ann Wireless SkillReporter(资料来源:Laerdal Medical)

在心肺复苏过程中对胸外按压的持续评估和立即改进仍然是高级生命支持模拟中部分任务训练的重点。Pozner 等证明对心肺复苏的反馈改进了胸外按压的质量[20]。带有内置加速测量仪的智能手机结合应用程序可以对胸外按压进行反馈,有助于心肺复苏培训[21]。与人工反馈相比,使用机械化的视听设备(采用 Q-CPR 技术的监护仪/除颤器)进行反馈时,医学生在心肺复苏期间胸外按压的质量相近[22]。一项模拟产妇心搏骤停的研究证明运送患者时胸外按压质量发生恶化。该研究使用了部分任务心肺复苏模拟人,在心肺复苏过程中进行转运时,92% 的病例发生了心肺复苏中断,而固定位置复苏组只有 7% 观察到按压中断,但在按压的深度、按压位置和胸廓回弹方面都有明显的缺陷[23]。心肺复苏是一项体力活动,救援者的表现随着时间的推移会迅速变差。一个心肺复苏的情境模拟案例比较了三种心肺复苏反馈技术和没有反馈时心肺复苏的质量,发现任何心肺复苏反馈设备都不能改善有效按压,而且这些设备实际上可能会导致心肺复苏的启动延迟[24]。智能手机和其他综合技术不断进步,并整合在心肺复苏模拟人中。使用此类模拟人进行部分任务训练将继续在技术验证和提高医师表现两方面发挥核心作用。

高仿真模拟培训

高级生命支持

在过去的 20 年中,用于高级生命支持培训的高仿真模拟在质量和技术上都有了明显的提高[25-27]。所谓高仿真模拟是指与真实世界的事物或情境相似的事物或经历。利用高级生命支持和创伤场景的案例已经对高仿真模拟开展了广泛的研究。部分任务模拟的重点是学习、掌握完成特定任务的必要技能,而高仿真模拟的重点则是关注受训者的整体体验,强调团队合作、人际沟通能力和临床决策。与低仿真模拟培训组相比,接受高级生命支持高仿真模拟训练的学员在技能、知识和胜任力方面的得分更高[28]。与接触传统课程的学生相比,接受高仿真高级生命支持模拟课程的三年级医学生在管理任务时准备程度更高、更自信,并且表现出更好的团队领导能力[29]。目前,尚不清楚学员在医学院期间接受高仿真模拟培训是否能提高其在住院医师阶段的临床能力。然而,Wayne 等证实,与完成美国心脏协会高级生命支持施救者课程的人相比,接受过高仿真高级生命支持情境模拟的住院医师在模拟训练后的临床表现有所提高,其高级生命支持基础知识的得分更高[30]。

创伤

据报道,创伤后 25% 的死亡是可以避免的。因此,使用高仿真模拟对医务人员进行创伤复苏培训是很有价值的[31]。基于大规模人口模型的研究表明,推行创伤救治流程可以降低可避免的死亡发生率[32]。通过创伤情境模拟进行团队训练也被证明可以改善团队合作和人际沟通[30]。

有研究比较了使用简单模拟人和标准化病人进行创伤团队培训[31]。参与者表示,无论是使用标准化病人还是使用简单模拟人的情境模拟,教育质量都很高,具有相同的可信度和真实感。尽管该研究的参与者更喜欢使用标准化病人的情境模拟,但这两种模式都能有效地实现领导力、合作和沟通的教育目标。这项研究强调了在高影响力团队培训过程中使用模拟人的价值。

创伤和高级生命支持救治的特点是它们属于低频高危事件。这种事件的不可预知性会引起压力应激。因此需要强调统一的多学科团队管理的重要性。基于模拟的团队培训课程提高了由护士、医师和呼吸治疗师组成的医疗团队在高死亡率创伤情境模拟案例中模拟人的存活率[33]。这项研究的作者强调了模拟训练对危机团队整体效率的益处,重点聚焦于团队的沟通和功能,而不是个人的技术和贡献。情境模拟范例参见表23.1。

表23.1　创伤/高级生命支持情境模拟范例

标题:机动车事故后意识丧失

学员:麻醉科住院医师

目标	医学知识:识别不稳定创伤患者的症状和体征
	患者管理:创伤后心搏骤停的诊断和管理
	沟通:利用危机资源管理技能来处置一例创伤急诊患者

案例简介:男性,41岁,经历了一场机动车事故,疑似肝脏钝性伤

场景设置:急诊室内,患者仰卧在担架上。他刚遭遇了一场机动车事故

为患者监测了无创血压、脉搏血氧饱和度(SpO₂)和心电图。静脉输液用品已准备好,并悬挂待用。1名急诊室护士和1名医师担任助手。患者是一个复苏安妮QCPR成人心肺复苏模型,配备有指示正确按压位置的传感器,可表现出胸廓起伏的通气系统,通过线缆与SimPad SkillReporter软件连接

状态	患者状态	学员表现
初始状况	轻微嗜睡的急性创伤患者,其他方面正常 心率112次/min,呼吸频率20次/min,血压89/40mmHg,SpO₂94%(吸空气时) 创伤重点超声评估(FAST)发现右上腹有游离液体	学员向患者和护理团队自我介绍 评估患者的定向力和意识水平 优先考虑建立快速静脉通路,并进行液体管理 优先考虑启动大量输血治疗方案
焦虑烦躁	两次尝试建立静脉通路失败 出现焦虑和烦躁(>1分钟),心率131次/min,呼吸频率30次/min,血压65/45mmHg,SpO₂90%(吸空气时)	进行鉴别诊断 对关注的问题与团队沟通 寻求帮助/后备医疗支持(外科团队) 为可能的骨髓腔内通路做准备 启动对缺氧/缺血的支持性治疗
无反应	无意识 呼气末二氧化碳(ETCO₂)10mmHg	识别无脉电活动(PEA)并启动高级生命支持 胸外按压频率和深度足够,通气,建立静脉或骨髓腔内通路 静脉或骨髓腔内注射肾上腺素1mg 启动大量输血治疗方案 与团队就需要关注的问题进行沟通;排查5H和5T所对应的病因 麻醉医师非技术性技能体系中的态势感知
复苏	经过高级生命支持和早期复苏,患者恢复意识(开始支持性治疗2分钟以后)心率110次/min,呼吸频率15次/min,血压90/60mmHg,SpO₂99%	在通知手术室团队的同时,为支持性治疗/重症监护治疗及转运制定计划

讨论要点:急性创伤后心搏骤停的鉴别诊断;建立快速输液静脉或骨髓腔内通路,并启动大量输血治疗方案;正确的高级生命支持操作;急诊室危机资源管理,识别外科急诊患者

注:5H包括hypoxia(低氧)、hypovolemia(低血容量)、hydrogen[(氢离子)酸中毒]、hyper/hypokalemia(高钾或低钾血症)和hypothermia(低体温);5T包括tension pneumothorax(张力性气胸)、tamponade(心脏压塞)、thrombosis(冠状动脉/肺动脉栓塞)、trauma(外伤)和tablets(药物)。

高仿真模拟评价

通过高级生命支持和创伤的高仿真情境模拟对麻醉医师的表现进行评估已经变得日渐成熟。Gaba 等通过使用一个特定的基于分数的项目核查表系统,在录制好的心搏骤停和恶性高热情境模拟案例中,对学员的技术和行为表现分别进行评价,结果显示出了良好的评价者间信度和可行性[34]。该研究对非技术表现的评分分别安排在关键事件之前和之后两个时段进行。此外,该研究指定了评价非技术表现的具体时点,提高了评价者间信度。这种更为精确的评分方法也被 Mudumbai 等[35]所采纳。有人主张采用综合评价量表来取代基于项目核查表的评估方法,对高仿真情境模拟中创伤/高级生命支持的复杂行为表现进行评分。有研究使用一种包含 3 个评价维度(知识、行为和总体表现)的综合评价量表来评估麻醉医师处置心搏骤停和其他危急医疗状况时的表现,结果显示该评估系统具有良好的评价者间信度[36]。随着美国麻醉医师执业资格认证委员会(ABA)将基于模拟的培训作为麻醉医师执业资格认证维持(MOCA)中执业表现的改进和评估的一个组成部分,人们开始对模拟评估中的得分与其他能力指标之间的关系越来越感兴趣。使用多个情境模拟案例进行评分,采用多次观察,接触不同的患者,以及同时对非技术和技术性技能进行评估,才有可能达到最佳的评分效度[37]。根据技术性技能(使用一组关键临床技能)和非技术性技能(使用经过验证的 ANTS 评价系统),在多个短场景和一个长场景中对即将毕业的麻醉住院医师进行评估[35],这项综合研究发现,模拟评估中的分数和其他能力指标之间有中度相关性,这些指标包括美国执业医师资格考试(USMLE)成绩、ABA 在训考试成绩及医院内麻醉主治医师和手术室护士对学员的综合表现进行的排位定级(译者注:手术室工作人员根据住院医师在临床工作中的综合表现,把住院医师按 1~5 级进行划分,最优秀为 1 级,最差为 5 级)。

多学科团队培训

有效的多学科团队合作和沟通是处理临床危机事件的关键。在真实的临床环境中,原位模拟可能是团队训练的最佳方法。在一项针对一级创伤中心急诊科的观察研究中,通过评估理论讲授和原位创伤模拟演练前后的表现[38],发现虽然该项目改善了团队合作和沟通,但在演练停止后效果并不持久。因此,需要让多学科团队再次进行原位模拟培训,以避免团队合作能力退化,但再培训的频率尚未确定。

在危机管理期间,确定每个团队成员的角色分工可能会改善团队的表现。对 16 个跨专业手术室团队在心搏骤停原位模拟中的表现进行评估发现,无论是否使用定义角色的认知辅助工具(cognitive aid for role definition,CARD),团队的表现差异无统计学意义[39]。

在危机管理中每个团队成员都要有明确的角色分工,同时团队成员之间的沟通可能更重要。在危机期间把对目前状况的评估说出来有助于协调任务管理,也可以用最少的时间分配任务,关注任务质量,使团队协作更好[40]。一个由两人组成的麻醉团队进行恶性高热的高仿真模拟,当其中一人未向另一人口头分享规划时,团队的表现得分最低[40]。一项关于孕产妇危机管理的高仿真模拟研究发现医务人员(麻醉医师和产科医师)之间存在沟通不足,包括麻醉医师询问产科医师的计划,以及共同建立合作管理计划方面[41]。当认识到医务人员之间的沟通存在缺陷时,可以把应对此类缺陷的策略植入情境模拟案例的内容设计和复盘中。

课程开发和资源

技术性技能的评价

一套原本用来评价 12 个术中情境模拟场景的评分系统,也可以用来区分培训初期的住院医师和经验更丰富的麻醉医师之间的技术水平差异[42]。

Mudumbai 等建议使用多个高仿真情境模拟短场景来评价技术性技能[35]。

非技术性技能的评价

由 Fletcher 等开发的麻醉医师非技术性技能(ANTS)评价系统被认为是接受度最高、效度最佳的评分系统,可用于评价模拟过程中麻醉医师的非技术性技能[43]。麻醉医师非技术性技能评价系统对团队合作、态势感知、任务管理和决策制定这四个维度分别使用了一个 4 分制的李科特量表(Likert scale)进行评价。它可以在模拟中的特定时点应用,以避免任务表现因观察时点的不同而发生变化的问题[34]。Mudumbai 等描述了在特定时点评价特定非技术要素的 ANTS 应用实例[35]。

Doumouras 等描述并评价了一个专注于非技术表现的创伤团队试验性培训课程[44]。创伤抢救中的缺陷往往是由于团队领导不力、成员之间沟通不规范、态势感知缺乏或任务优先顺序不恰当所导致的。前面提及的课程对这些内容进行了强化。一套针对创伤的非技术性技能评价量表（T-NO-TECHS）可用于多学科创伤复苏过程中对团队合作能力进行教学和评价，经过验证，该量表可用于创伤情境模拟案例中 ANTS 的临床评级[45]。

结语

麻醉医师能够有效执行关键任务，识别危机情况，通过有效沟通和各种技术性操作协调多学科团队，这些能力都需要大量的实践。麻醉医师接触低频高危事件（如不稳定的创伤或心搏骤停）的机会有限。低仿真或高仿真模拟将继续作为有意义的培训手段，让麻醉医师有机会接触到此类情况，从而优化个人和团队的表现。

（翻译　严俊，审校　徐怡琼
安海燕　方利群　李崎）

参考文献

1. Stirling ER, Lewis TL, Ferran NA. Surgical skills simulation in trauma and orthopaedic training. J Orthop Surg Res. 2014;9:126.
2. Crosson FJ, Leu J, Roemer BM, Ross MN. Gaps in residency training should be addressed to better prepare doctors for a twenty-first-century delivery system. Health Aff (Millwood). 2011;30:2142–8.
3. Shukla A, Kline D, Cherian A, et al. A simulation course on life-saving techniques for third-year medical students. Simul Healthc. 2007;2:11–5.
4. de Montbrun SL, Roberts PL, Lowry AC, et al. A novel approach to assessing technical competence of colorectal surgery residents: the development and evaluation of the Colorectal Objective Structured Assessment of Technical Skill (COSATS). Ann Surg. 2013;258:1001–6.
5. Reznick RK, MacRae H. Teaching surgical skills--changes in the wind. N Engl J Med. 2006;355:2664–9.
6. Sahu S, Lata I. Simulation in resuscitation teaching and training, an evidence based practice review. J Emerg Trauma Shock. 2010;3:378–84.
7. Garcia J, Coste A, Tavares W, Nuno N, Lachapelle K. Assessment of competency during orotracheal intubation in medical simulation. Br J Anaesth. 2015;115:302–7.
8. Low D, Healy D, Rasburn N. The use of the BERCI DCI video laryngoscope for teaching novices direct laryngoscopy and tracheal intubation. Anaesthesia. 2008;63:195–201.
9. Berg RA, Hemphill R, Abella BS, et al. Part 5: adult basic life support: 2010 American Heart Association guidelines for cardiopulmonary resuscitation and emergency cardiovascular care. Circulation. 2010;122:S685–705.
10. Schuerner P, Grande B, Piegeler T, et al. Hands-off time for endotracheal intubation during CPR is not altered by the use of the

11. Kim JW, Park SO, Lee KR, et al. Video laryngoscopy vs. direct laryngoscopy: which should be chosen for endotracheal intubation during cardiopulmonary resuscitation? A prospective randomized controlled study of experienced intubators. Resuscitation. 2016;105:196–202.
12. Helm M, Hossfeld B, Schafer S, Hoitz J, Lampl L. Factors influencing emergency intubation in the pre-hospital setting – a multicentre study in the German Helicopter Emergency Medical Service. Br J Anaesth. 2006;96:67–71.
13. Pettineo CM, Vozenilek JA, Wang E, Flaherty J, Kharasch M, Aitchison P. Simulated emergency department procedures with minimal monetary investment: cricothyrotomy simulator. Simul Healthc. 2009;4:60–4.
14. Bourgeois SL Jr. Central venous access techniques. Atlas Oral Maxillofac Surg Clin North Am. 2015;23:137–45.
15. Madenci AL, Solis CV, de Moya MA. Central venous access by trainees: a systematic review and meta-analysis of the use of simulation to improve success rate on patients. Simul Healthc. 2014;9:7–14.
16. Ball RD, Scouras NE, Orebaugh S, Wilde J, Sakai T. Randomized, prospective, observational simulation study comparing residents' needle-guided vs free-hand ultrasound techniques for central venous catheter access. Br J Anaesth. 2012;108:72–9.
17. Kurowski A, Timler D, Evrin T, Szarpak L. Comparison of 3 different intraosseous access devices for adult during resuscitation. Randomized crossover manikin study. Am J Emerg Med. 2014;32:1490–3.
18. Leidel BA, Kirchhoff C, Braunstein V, Bogner V, Biberthaler P, Kanz KG. Comparison of two intraosseous access devices in adult patients under resuscitation in the emergency department: a prospective, randomized study. Resuscitation. 2010;81:994–9.
19. Cooper JB, Taqueti VR. A brief history of the development of mannequin simulators for clinical education and training. Qual Saf Health Care. 2004;13(Suppl 1):i11–8.
20. Pozner CN, Almozlino A, Elmer J, Poole S, McNamara D, Barash D. Cardiopulmonary resuscitation feedback improves the quality of chest compression provided by hospital health care professionals. Am J Emerg Med. 2011;29:618–25.
21. Song Y, Oh J, Chee Y. A new chest compression depth feedback algorithm for high-quality CPR based on smartphone. Telemed J E Health. 2015;21:36–41.
22. Pavo N, Goliasch G, Nierscher FJ, et al. Short structured feedback training is equivalent to a mechanical feedback device in two-rescuer BLS: a randomised simulation study. Scand J Trauma Resusc Emerg Med. 2016;24:70.
23. Lipman SS, Wong JY, Arafeh J, Cohen SE, Carvalho B. Transport decreases the quality of cardiopulmonary resuscitation during simulated maternal cardiac arrest. Anesth Analg. 2013;116:162–7.
24. Zapletal B, Greif R, Stumpf D, et al. Comparing three CPR feedback devices and standard BLS in a single rescuer scenario: a randomised simulation study. Resuscitation. 2014;85:560–6.
25. Conlon LW, Rodgers DL, Shofer FS, Lipschik GY. Impact of levels of simulation fidelity on training of interns in ACLS. Hosp Pract (1995). 2014;42:135–41.
26. Adams AJ, Wasson EA, Admire JR, et al. A comparison of teaching modalities and fidelity of simulation levels in teaching resuscitation scenarios. J Surg Educ. 2015;72:778–85.
27. O'Brien G, Haughton A, Flanagan B. Interns' perceptions of performance and confidence in participating in and managing simulated and real cardiac arrest situations. Med Teach. 2001;23:389–95.
28. Rodgers DL, Securro S Jr, Pauley RD. The effect of high-fidelity simulation on educational outcomes in an advanced cardiovascular life support course. Simul Healthc. 2009;4:200–6.
29. Ko PY, Scott JM, Mihai A, Grant WD. Comparison of a modified longitudinal simulation-based advanced cardiovascular life support to a traditional advanced cardiovascular life support curriculum in third-year medical students. Teach Learn Med. 2011;23:324–30.
30. Wayne DB, Butter J, Siddall VJ, et al. Mastery learning of advanced cardiac life support skills by internal medicine residents using

simulation technology and deliberate practice. J Gen Intern Med. 2006;21:251–6.

31. Wisborg T, Brattebo G, Brinchmann-Hansen A, Hansen KS. Mannequin or standardized patient: participants' assessment of two training modalities in trauma team simulation. Scand J Trauma Resusc Emerg Med. 2009;17:59.

32. Esposito TJ, Sanddal TL, Reynolds SA, Sanddal ND. Effect of a voluntary trauma system on preventable death and inappropriate care in a rural state. J Trauma. 2003;54:663–9. discussion 9–70.

33. DeVita MA, Schaefer J, Lutz J, Wang H, Dongilli T. Improving medical emergency team (MET) performance using a novel curriculum and a computerized human patient simulator. Qual Saf Health Care. 2005;14:326–31.

34. Gaba DM, Howard SK, Flanagan B, Smith BE, Fish KJ, Botney R. Assessment of clinical performance during simulated crises using both technical and behavioral ratings. Anesthesiology. 1998;89:8–18.

35. Mudumbai SC, Gaba DM, Boulet JR, Howard SK, Davies MF. External validation of simulation-based assessments with other performance measures of third-year anesthesiology residents. Simul Healthc. 2012;7:73–80.

36. Weller JM, Bloch M, Young S, et al. Evaluation of high fidelity patient simulator in assessment of performance of anaesthetists. Br J Anaesth. 2003;90:43–7.

37. Kogan JR, Holmboe ES, Hauer KE. Tools for direct observation and assessment of clinical skills of medical trainees: a systematic review. JAMA. 2009;302:1316–26.

38. Miller D, Crandall C, Washington C 3rd, McLaughlin S. Improving teamwork and communication in trauma care through in situ simulations. Acad Emerg Med. 2012;19:608–12.

39. Renna TD, Crooks S, Pigford AA, et al. Cognitive Aids for Role Definition (CARD) to improve interprofessional team crisis resource management: an exploratory study. J Interprof Care. 2016;30:582–90.

40. Manser T, Harrison TK, Gaba DM, Howard SK. Coordination patterns related to high clinical performance in a simulated anesthetic crisis. Anesth Analg. 2009;108:1606–15.

41. Minehart RD, Pian-Smith MC, Walzer TB, et al. Speaking across the drapes: communication strategies of anesthesiologists and obstetricians during a simulated maternal crisis. Simul Healthc. 2012;7:166–70.

42. Murray DJ, Boulet JR, Avidan M, et al. Performance of residents and anesthesiologists in a simulation-based skill assessment. Anesthesiology. 2007;107:705–13.

43. Fletcher G, Flin R, McGeorge P, Glavin R, Maran N, Patey R. Anaesthetists' Non-Technical Skills (ANTS): evaluation of a behavioural marker system. Br J Anaesth. 2003;90:580–8.

44. Doumouras AG, Keshet I, Nathens AB, Ahmed N, Hicks CM. Trauma Non-Technical Training (TNT-2): the development, piloting and multilevel assessment of a simulation-based, interprofessional curriculum for team-based trauma resuscitation. Can J Surg. 2014;57:354–5.

45. Steinemann S, Berg B, DiTullio A, et al. Assessing teamwork in the trauma bay: introduction of a modified "NOTECHS" scale for trauma. Am J Surg. 2012;203:69–75.

24 耳鼻咽喉科与气道操作模拟

Christine Lan Mai, Maricela Schnur, and Adam I. Levine

引言

随着麻醉亚专科的发展,为了应对其特有的挑战,高质量的教学和培训逐步提上日程。技术的进步确保了患者不论在传统手术室内还是手术室外,其临床安全、医疗质量和周转效率均能达到比以往更高的标准。其中许多外科学科均受益于团队合作,但耳鼻咽喉科独特的学科特征决定了只有特定的跨学科合作才可以让患者获得最优的临床结局[1]。麻醉医师和耳鼻咽喉科医师合作,关注点和操作部位都有重合。头颈部手术患者的气道解剖因病理状况或以前手术的干预而发生了改变,极易导致灾难性事件。因此,两个专业都受益于对彼此工作的全面理解。

目前大多数耳鼻咽喉科(ENT)模拟教育文献都集中在提高操作性技能或亚专科培训,而且这些内容都是单独为外科医师或麻醉医师准备的[2-3]。显然,这样的教学内容对于预防或管理高压力的危机情况是不够的。在危机时刻,跨学科的沟通和危机资源管理技能可以影响患者的预后。高质量的耳鼻喉麻醉模拟教学应该为临床医师提供的内容包括操作性技能的刻意练习和/或熟悉设备及其故障的处理,与耳鼻咽喉科患者及手术相关的一般事件和危机事件的管理。头颈部手术期间的跨学科危机资源管理技能包括压力状态下的决策制定和任务分配,复盘、反思和有价值的反馈[3]。本章将回顾当前的模拟技术,并描述如何将其整合至教育过程中以提高技术性和非技术性技能。最后,将以一个完整的气道着火情境案例结束,并列出其他可以用于麻醉专业培训或与外科和护理人员一起参与的多学科培训情境案例。

气道相关操作设备的综述

虽然针对所有麻醉医师的基本和高级气道管理培训十分常见,但耳鼻咽喉科麻醉中因患者人群和特定的手术步骤,更需要熟练掌握各种无创和有创气道管理技术。根据每种技术的特点和临床课程的需求,可以选择不同的设备[4]。模拟设备分为部分任务训练器和整体任务训练器。部分任务训练器是指让学员练习临床技能和任务的模型;这些模型是为了学习或练习特定操作(如面罩通气、喉镜检查、环甲膜穿刺)而设计的简单设备。其他结合计算机和人机交互的复杂设备可以增强模拟器的物理和视觉性能,用于练习更复杂的操作(如支气管镜检查和内镜检查)。这些设备对于操作性技能的培训很有用,不依赖于特定的临床场景。例如,在部分任务训练器上进行环甲膜切开术训练时,不用考虑临床场景或适应证(如气道失控、血管性水肿、烧伤、梗阻性肿块或出血)。部分任务训练器也可以是临床背景和复杂程度分层递进的复杂模拟的一部分。对新手来说,将任务简化到最基本的内容可能更有利于学习。通过模拟手段简化和优化学习环境可以降低学员应对的难度,提高成功的机会[5]。值得注意的是,部分任务训练器的目的通常不是也不能将新手培训为专家。这些设备的作用是为学习者提供练习和掌握技能的平台。因此,在多模式沉浸式模拟环境中使用部分任务训练器有利于老师的指导和学员的练习[6]。

高仿真模拟人是一种可以呈现生命体征和各种气道状况(如舌肿胀和喉痉挛)、呼吸模式和呼吸音(上呼吸道梗阻导致的组织凹陷、哮鸣音和气胸)、心血管特征(如心音和周围脉搏减弱或消失)和其他相关临床征象(如腹鸣、腹胀和囟门膨出)的全尺寸模拟人,如 Laerdal 医疗的 SimMan 和 SimBaby,以及 CAE 公司的 HPS[4]。将这些模拟人放在一个配备了各种医疗设备和医务人员团队的环境中,为学员营造一个高度真实的模拟的临床环境,并提供现实感,有助于提高学员的参与度。下文将回顾一些用于气道相关情境案例的不同类型模拟技术。更多详细信息详见本书第 11 章。

部分任务训练器：气道训练器

气道训练器开发于 20 世纪 70 年代早期，是第一批可用于医疗技能训练的部分任务训练器之一[7]。活体动物（如猫、雪貂、兔子、猪）是传统的气道任务训练器；然而，成本和伦理考虑限制了这些方法的应用[8-9]。除动物模型外，人造模型和尸体模型也被用于气管切开术和环甲膜切开术的模拟[2]。如今，各种虚拟现实模拟器和人体模型气道设备有助于了解气道解剖，练习气道管理和相应技术。这些模型对于以下技能的教学尤为有效，包括基本气道技能（如面罩通气、声门上通气设备的置入）、侵入性和罕见操作（如紧急环甲膜切开术）、需要重复训练的复杂操作技能（如纤维支气管镜引导的清醒气管插管），或相对简单但会增加学习者或患者及家属焦虑感的技能（如新生儿插管）等。气道任务训练器，如 Laerdal 的成人气道模型，可以用于练习如何正确地进行面罩通气，放置口咽通气道，插入气管导管或喉罩（图 24.1）。这些部分任

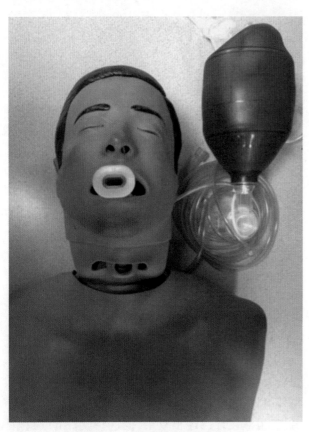

图 24.1 气道部分任务训练器

务训练器通常有解剖标志，如胸骨、甲状软骨和胸骨切迹。值得注意的是，Laerdal 的模拟人中除Pedi（儿童）模型外，SimMan 3G（成人）和 Junior（少年）模型均能用于气道训练。

除标准的气道部分任务训练器外，还有一些气道任务训练器可以通过可充气气囊来模拟困难气道[5]。这种模型可以模拟困难通气、困难插管的情况，此时必须实施纤维支气管镜引导的清醒气管插管或环甲膜穿刺。一些模型即使没有电动装置也能实现复杂功能，如颈部屈曲受限、舌体和咽后壁手动充气或张口受限，来模拟困难气道[8]。一些模型增加了高仿真电动装置，可以远程控制气道难度。例如，舌体可以实时充气以模拟气道水肿，声带可以关闭以模拟喉痉挛，模拟器还能发出提示气道梗阻的喘鸣声[8]。

气道任务训练器的优点包括学员能够在各种类型的"患者"身上尽可能多地练习技能，而不会对真正患者造成潜在伤害。学员在导师指导下进行刻意练习，并有机会在一个安全的学习环境中分享有价值的反馈[6]。使用直接喉镜和视频喉镜进行气管插管对新手或专家可能都会有难度。研究发现，新手在气道任务训练器的帮助下，可以熟练掌握这些具有挑战性的技能[7-10]。Kennedy等在 2014 年对使用模拟技术进行气道管理训练的文献进行系统回顾发现，与不进行干预相比，模拟训练可以提高知识和技能水平，但不能改善学员行为或患者的结果[10]。与非模拟的干预相比，模拟培训可以提高学员满意度、技能和改善患者结果，但不能提高学员知识水平[10]。这些结果的可能原因是模拟模型的仿真度可能影响学员的学习体验。例如，与人类气道柔滑的软组织相比，模拟人头部僵硬和缺乏分泌物等缺点可能会增加新学员管理气道的复杂程度。减少这些缺陷的方法如使用硅酮喷雾剂、模拟黏液、市售血液和呕吐物，都可能有助于气道装置的置入并提高仿真度[11]。

支气管镜检查训练设备

麻醉医师经常遇到有挑战性的气道，使用可弯曲的支气管镜进行可视化操作来确保气道安全是麻醉医师的一项基本技能。虽然视频喉镜的使用减少了受训者使用支气管镜进行插管的病例数量，但支气管镜仍然是困难气道管理的金标准[12]。

这项技能在临床上实践的机会较少，因此，支气管镜检查模拟训练比以往任何时候都更有必要。支气管镜气道训练设备（如 GI-BRONCH Mentor™）是重要的训练工具，它允许学员在处理临床患者前练习如何正确地握持和操控支气管镜。根据目前已有的设备模拟的真实程度不同，价格也有差别。

第一选择也是最经济有效的是自制能模拟弯曲和转弯的迷宫或模型，新手可以将其用于手眼协调训练[12]。这种模型可以利用螺纹管简单自制，也可以购买商业制造的静态纤维支气管镜任务训练器。值得注意的是，在简单或复杂的模型上进行手眼协调训练，效果并没有任何区别[12]。

随着技术的不断改进，"虚拟"支气管镜训练器面世。它有一个静止的口腔、对应的支气管镜控制器和可用屏幕来显示的气道（图 24.2）。这种支气管镜训练器不仅可以用于麻醉技能训练，也可以用于外科医师的内镜技能训练。这些设备很有用，它可以追踪学员技能学习的进展情况，还可以演示多种临床情境，如阻塞气道的肿物或大量分泌物。根据 Samuelson 等的报道，虽然虚拟支气管镜训练器不能放置气管导管，不能模拟完整的气管插管任务，但新手麻醉住院医师经过短暂培训后，对真实患者进行支气管镜检查时手眼协调的技能得到了改善[13]。

有创和外科气道

除用于训练气管插管和喉罩置入外，部分任务训练器还可用于外科气道的操作练习。例如，在人体模型的中空颈部钻一个小孔可用于练习气管切开装置的置入和固定[7]。此外，猪气管等动物模型已被用于模拟成人气道，兔气管已被用于模拟儿童气道的经皮环甲膜切开术[8-9]。英国皇家麻醉学院和困难气道协会的 NAP4 项目（the 4th National Audit Project）表明，虽然实施环甲膜切开术是困难气道管理流程的一部分，但在实际的紧急气道情况下，麻醉医师实施这一操作的失败率很高，因此建议麻醉医师尽量避免这一操作。然而在实际的临床工作中，还是建议有机会时应该将这项技能练习至熟练[14]。环甲膜切开术可以通过商业化的头颈部任务训练器进行练习。有研究已经使用这些模型来分析该技能的学习速度、有效性和维持情况[15-16]。

整体气道任务训练器：高仿真模拟人

全尺寸的模拟人是一个具有整个身体的人体模型，通常由塑料和金属制成，没有骨骼框架。虽然在 20 世纪 90 年代才开始逐步流行起来，但早在 20 世纪 60 年代，南加州大学便开发出第一个基于人体模型的模拟人（Sim One）用于医学教育和培训[17]。与传统训练相比，麻醉住院医师通过使用 Sim One 进行训练更快地掌握了气道管理技能。成人全尺寸模拟人在 20 世纪 90 年代初上市。1999年，推出了第一个高仿真儿科模拟人。METI 公司的儿科模拟人适用于模拟 5~7 岁的儿童。2005年，两个婴儿模拟人开始投入使用，即 METI 公司的 BabySIM 和 Laerdal 医疗的 SimBaby。这些模型可以展现出标准的生命体征和可变的气道特征（如舌体肿胀和喉痉挛）、不同的呼吸模式和呼吸音（如上呼吸道梗阻导致的组织凹陷、哮鸣音和气胸）、心血管特征（如心音和周围脉搏减弱或消失）和其他相关的临床表现（如腹鸣、腹胀和囟门膨出）。虽然设计已经很复杂，但这些设备的气道解剖仿真度的教学效果仍然受到质疑[18-20]。通过高

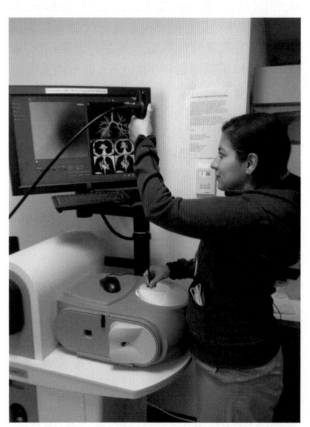

图 24.2　学员在虚拟支气管镜训练器上练习

仿真模拟人,学员能够将利用部分任务训练器所获得的知识与临床情境结合起来。几项研究均表明,这些整体气道任务训练器可用于麻醉初学者急诊手术室情境的教学[21-22]。

沉浸式跨专业团队培训中多模式模拟的应用

跨专业教育(interprofessional education, IPE)是指两个或多个医疗专业的人相互了解与学习,以实现有效合作和改善医疗结局的目标[23]。IPE的主要目标之一是组建一支训练有素、有凝聚力的团队,提供以合作为导向、以患者为中心的医疗服务[24]。在耳鼻咽喉科麻醉培训中,麻醉医师和耳鼻咽喉科医师之间的跨专业学习显得尤为重要,因为这促进了两个专业之间的合作实践和互动。沉浸式模拟可以结合标准化病人(真人演员)、模拟患者(模拟人)和混合模拟器,以提供适当水平的真实感和仿真度来吸引学员。在创建这些跨专业模拟时,重要的是要有来自麻醉、外科和护理模拟教育者的代表,以便创建一个有利于多学科团队的学习环境。为了进行有效的跨专业团队培训,模拟情境和复盘必须满足项目中所有参与者的需求,并覆盖所有专业角色的小组成员。为了满足不同群体的需求,培训目标必须设置明确并与各方相关[24]。

研究发现,在IPE培训中使用模拟是一种高效、低风险的模式,不仅可以帮助学习者提高临床技能,还可以帮助学习者提高非技术和危机资源管理技能(如沟通、团队合作和领导力),而这些能力对患者安全至关重要[25-26]。医疗系统中的某些错误正是由于沟通不良、对技术过分依赖、人力资源有限和其他人为因素所致[27]。这些人为因素在临床情境模拟案例中会得到关注,强调模拟过程中需要注意团队合作、有效沟通和情境压力等因素对团队的影响[24]。TeamSTEPPS®是一个基于证据的课程体系,该课程可以提高医务人员之间的沟通和团队合作技能。因此,由不同专业背景的参与者参加的沉浸式模拟可以提供跨学科反思的机会,从而深入了解其他学科所关注和关心的问题,而这些机会在接受单一专业的培训时并不会出现。下文将回顾如何利用模拟技术来创建多学科团队培训的技巧和临床情境案例。

整合

部分任务训练器在跨专业团队培训中的应用

如前所述,已有多种市售的气道部分任务训练器可用于某些亚专科培训,也可以将这些设备引入跨专业技能培训,以丰富麻醉科和耳鼻咽喉科学员的共同经验。麻醉科和耳鼻咽喉科医师共同参与的气道管理技能培训包括气道异物的处理、鼻出血的控制及需要外科手段干预的困难气道管理。在气道模型的口咽或气管中放入玩具弹珠或食物等异物即可制造气道异物模型。麻醉科和耳鼻咽喉科的学员可以在这些气道异物模型上练习这种情况的处理并进行气道管理。两个专业的学员都可以练习使用适当的器械来处理气道及在模拟的气道危机中相互协作[28]。鼻出血的处理是麻醉医师和耳鼻咽喉科医师必须合作管理气道的另一个例子。助教可以通过粘在模拟人鼻内部的管道控制"血液"流动来模拟出血[8,29]。有几种市售的气管切开部分任务训练器能够模拟"不能通气,不能插管"的情况,但这些模型一般用于对麻醉科和耳鼻咽喉科学员进行单独培训。一种新颖的方法是将麻醉和外科住院医师的气道培训课程整合起来开展,促进双方共同对处理困难气道的细微差别进行反思和评价。其中一些模拟人的颈部有解剖标志,这些位置被手术刀切到会导致出血,出现阻力和水肿[30]。由于麻醉学员通常不会进行这种切开操作,他们可以借此机会与外科住院医师一起学习、讨论和反思一个角色组的行动如何直接影响另一个角色组的任务和造成挑战。

耳鼻咽喉科跨专业团队培训和医疗系统改进的原位情境模拟

跨专业团队合作培训可以帮助学员识别潜在的错误并降低对患者安全的威胁。原位模拟是在真正的临床工作场所中实施的,是发现系统问题、不合理的工作流程、系统集成错误及新设备引入所带来的挑战的有效方法。例如,将刚行气管切开术的患者从手术室转运到重症监护病房的情境案例可以为麻醉、护理和耳鼻咽喉科学员提供跨学科的教学点。辛辛那提儿童医院医疗中心的Patterson研究发现,急诊科通过原位模拟进行的跨专业培训所发现的潜在系统错误是在模拟中心的7倍[31]。

约翰·霍普金斯医院建立了一个跨学科的困难气道反应小组,负责管理全院范围的紧急气道处理。在这个项目中,原位模拟被证明是测试系统,识别资源配置和流程缺陷,以及制定改进策略的可靠工具[32]。波士顿儿童医院的教师开设了高仿真原位模拟课程,用于培训耳鼻咽喉科住院医师、麻醉学员和手术室护理学员的团队合作、危机资源管理及处理高风险、低频率的气道紧急情况时的决策能力[33]。

虽然原位模拟是进行培训、测试和改进系统的有力工具,但该技术并不是没有困难和风险。开展原位模拟会占用实际的临床资源(如手术室和急诊室),这会影响真正患者的诊疗。因此,实施者必须仔细设计和安排培训课程的时间和实施流程,以避免上述影响。此外,学员希望尽可能多地使用来自实际临床环境的物品来检测系统环境的有效性,但仍然会使用用于模拟和"仅限用于模拟"的物品,如药物、静脉用液体、血液制品及设备。2014年,纽约市卫生局发出警告称,有两名患者被注射了"仅限用于模拟"的静脉用液体,导致败血症和弥散性血管内凝血,尽管尚不清楚这些教学物品是如何被带入临床环境的[34]。因此,对"仅限用于模拟"的物品进行明确标记、分类编码并从实际医疗环境中移除是至关重要的。

下文将讨论为麻醉、耳鼻咽喉科和护理学员设计的沉浸式团队模拟培训的临床情境案例。

气道着火模拟

在美国每年有数百名患者发生气道着火,此类事件可能导致相关并发症甚至死亡率显著增加[35]。许多手术的手术部位都靠近气道,并且可能涉及激光和电凝装置的使用,因此很大一部分气道着火发生在接受耳、鼻、喉手术的患者。ASA在1993年更新了手术室火灾的实践指南,推荐常规和定期开展手术室消防演习,该推荐的证据等级为B级[36]。模拟可以为手术室工作人员提供培训,使其在发生这种罕见事件时能够掌握正确的手术室操作流程[37](表24.1)。在设计气道着火情境案例时,需要明确"火灾三要素"或"火灾三角"的关键特征:①氧化剂;②火源;③可燃物[35-37]。学习要点包括识别增加火灾风险的因素,如在氧源附近应用激光或电灼,酒精消毒皮肤后干燥时间不足,以及在涉及头颈部的手术过程中吸入高流量氧气等。降低风险的因素包括在术前三方核查时识别火灾风险,避免吸入高流量氧气,消除氧化剂聚集,避免在潜在火源附近使用湿的消毒纱布(含酒精),以及使用抗激光气管导管等。这些因素在复盘中均应予以讨论。此外,复盘内容还应包括术中和术后的管理步骤。

表24.1 气道着火情境案例范例(有明确的学习目标,并专门为实现这些目标而为学员制定的特定行为)[36-38]

标题:气道着火
学员:麻醉住院医师,麻醉护士,见习麻醉护士,耳鼻咽喉科住院医师
目标——医学知识: 1. 识别气道着火的征象 2. 识别"火灾三要素" 3. 阐述气道着火的处理 4. 一旦气道重新建立,为气道损伤的患者制定合适的术后管理计划
患者管理:识别并处理在模拟手术室中发生的气道着火
沟通:在气道着火期间展示恰当的领导力和与手术团队的沟通能力,如在火灾发生前、火灾期间和火灾之后与外科医师和巡回护士保持沟通
案例简介:女性,25岁,患有中度阻塞性睡眠呼吸暂停,拟行扁桃体和腺样体切除术,偶尔吸烟,轻度哮喘,必要时需吸入沙丁胺醇控制 既往史:无手术史 过敏史:不详 体重60kg,身高160cm 生命体征:血压115/60mmHg,心率70次/min;呼吸频率12次/min;体温36.5℃;右上肢脉搏血氧饱和度100% 全身麻醉诱导后,插入7.0#气管导管,插管深度21cm 术中呼吸参数设置:容量控制模式;潮气量500ml;PEEP 5cmH$_2$O,FiO$_2$ 100%

场景布置：

配备有麻醉机、手术床、手术单、mayo 器械台和外科设备的全景模拟手术室

麻醉诱导药物、气道设备和麻醉机处于待用状态

可实施气道内手术的模拟人

模拟人为仰卧位,插入 7.0#气管导管(气管导管尖端呈黑色烧焦状),一条静脉通路,生理盐水静脉滴注,心电图、脉搏血氧饱和度和袖带血压监测

手术床以 180°的角度远离麻醉机,耳鼻咽喉科医师站在床头

便携式烟雾制造机

烟雾/火灾报警器的剪辑音频(可选)

手术套件:6.0#加强气管导管,6.0# Shiley 式气管切开套件,剪刀,Yankauer 吸引器,胶带或市售 ETT 固定装置

状态	患者状态	麻醉学员表现	外科学员表现
初始状态	全身麻醉,气管插管状态,机械通气 窦性心律,心率 90 次/min;呼吸频率 10 次/min;血压 110/80mmHg;血氧饱和度 100%	交接班后,向外科医师和巡回护士自我介绍,检查静脉通路、监护仪和药物使用情况	向麻醉医师自我介绍
手术开始	外科医师提示正在口咽部烧灼切除扁桃体并止血 窦性心动过速,心率 110 次/min;呼吸频率 10 次/min;血压 120/90mmHg;血氧饱和度 100%	学员应发现 FiO_2 为 100% ,并降低 FiO_2 ,使其小于 50%(理想情况<30%)	学员应该与麻醉团队沟通降低 FiO_2
气道着火开始	外科医师说看到气道里出现烟雾 助演开启便携式烟雾制造机 窦性心动过速,心率 120 次/min;呼吸频率 10 次/min;血压 130/95mmHg;血氧饱和度 95%	学员应意识到气道着火 确认并向外科医师和护士告知发生气道着火 停止供应氧气 与外科医师沟通用生理盐水冲洗手术区域 拔除气管导管	学员应意识到气道着火 与麻醉和护理人员进行沟通 用生理盐水冲洗手术区域 拔除气管导管
恶化	如果尝试重新插管,将启动模拟人的气道阻塞和舌体肿胀功能,使喉镜暴露失败,面罩通气困难,需要外科医师行气管切开术来建立确切的气道 窦性心动过速,心率 130 次/min;呼吸频率 20 次/min;血压 150/98mmHg;血氧饱和度 88%	学员应与外科医师沟通目前困难气道的特点,并建议建立外科气道 讨论类固醇的使用 在外科医师进行气管切开期间,用喉罩(LMA)或面罩维持通气	学员应该认识到需要建立外科气道,并开始气管切开术 讨论行支气管镜检查评估气管的必要性
气道状况稳定	外科医师完成了气管切开术,呼吸回路连接到 Shiley 导管上。氧饱和度有所回升 窦性心律,心率 90 次/min;呼吸频率 12 次/min;血压 120/80mmHg;血氧饱和度 98%	学员应与外科医师讨论术后诊疗计划,包括转入重症监护病房(ICU)、使用类固醇、使用支气管镜行气道检查,并向家人告知患者的状况	学员应与麻醉医师讨论术后诊疗计划,包括转入 ICU、使用类固醇、使用支气管镜行气道检查,并向家人告知患者的状况

讨论要点：

1. 讨论手术室内的火灾三要素及常见例子

2. 识别某些高风险因素

3. 讨论利用 ASA 实践指南降低风险的策略

4. 讨论根据 ASA 实践指南处理气道着火的流程

5. 在耳鼻咽喉科手术中手术床通常会旋转 180°,讨论发生气道着火时每个成员在处理过程中所扮演的角色

6. 找到最近的二氧化碳灭火器,并复习灭火器的"PASS"使用流程[拔(point)、瞄(aim)、压(squeeze)和扫(sweep)]

7. 讨论气道着火后建立外科气道的可能性及其设备的摆放位置

8. 讨论气道烧伤患者的术后管理方案

扁桃体切除术后出血模拟

扁桃体切除术后出血(post-tonsillectomy hemorrhage,PTH)是一种严重的并发症,但比较罕见,占所有扁桃体切除术的5%左右[38]。PTH有原发性和继发性两种类型。原发性出血是指术后24小时内发生的出血。继发性出血是指扁桃体切除术后几天发生的出血,通常因为血凝块脱落所致[39-41]。研究发现了一些与患者和手术相关的可以预测术后出血的危险因素。虽然不是所有导致PTH的因素都已被阐明,但一些不影响PTH的因素包括采用的外科技术、非甾体抗炎药(NSAID)的使用或围手术期抗生素的使用[40]。而年龄大于11岁、慢性扁桃体炎或多动症病史及社会经济条件较差的患者出现PTH的风险增加[40]。

PTH被认为是一种气道紧急情况。气道水肿和出血会给外科医师和麻醉医师带来挑战。PTH的结局可能危及生命,包括咯血、误吸、气道水肿,甚至低血容量[41]。麻醉医师和耳鼻咽喉科医师可以通过团队模拟培训来应对这种罕见但有潜在灾难后果的情境(表24.2)。

更多耳鼻咽喉科临床情境案例的范例见表24.3。

表24.2　扁桃体切除术后出血情境案例[39-41]

状态	患者状态	麻醉学员表现	外科学员表现

标题:扁桃体切除术后出血(PTH)

学员:麻醉住院医师,麻醉护士,见习麻醉护士,耳鼻咽喉科住院医师

目标——医学知识:
1. 识别PTH的类型
2. 阐述增加PTH风险的因素
3. 阐述PTH的术中管理
4. 制定适当的拔管和术后管理计划

患者管理:在模拟手术室中对PTH的患者进行管理

沟通:在PTH期间展示恰当的领导力和与手术团队沟通的能力,如与外科医师保持沟通,在适当的时候请求人员帮助

案例简介:男性,12岁,有反复发作的扁桃体炎和阻塞性睡眠呼吸暂停病史,行扁桃体切除术和腺样体切除术。转入麻醉复苏室(PACU)约2小时后,患者开始吐血,紧急送回手术室

既往史:湿疹

手术史:鼓膜切开置管术

过敏史:青霉素过敏性荨麻疹

体重50kg,身高140cm

生命体征:血压95/47mmHg;心率110次/min;呼吸频率20次/min;体温36.5℃;右上肢SpO_2 100%

场景布置:
配备有麻醉机、手术床、手术单、mayo器械台和外科设备的全景模拟手术室
麻醉诱导药物(包括非去极化类和去极化类肌松药)、气道设备和麻醉机处于备用状态
可以模拟气道水肿的模拟人
模拟人为仰卧位,一条静脉通路静脉滴注生理盐水,心电图、脉搏血氧饱和度和袖带血压监测
模拟人口唇周围有血迹,伴随哭喊
手术床床头朝向麻醉机
手术套件:6.0#加强气管导管,6.0# Shiley式气管切开套件,剪刀,Yankauer吸引器,胶带或市售ETT固定装置

状态	患者状态	麻醉学员表现	外科学员表现
麻醉诱导前	呼吸急促 心动过速,心率120次/min;呼吸频率20次/min;血压90/52mmHg;血氧饱和度100%	检查静脉通路、监护仪和吸引器、药物准备情况 开始对患者预氧 如需要,准备其他物品并向手术室工作人员自我介绍	向麻醉团队自我介绍
诱导	外科医师宣布这是一个紧急病例 提示严重失血 窦性心动过缓,心率125次/min;呼吸频率10次/min;血压88/48mmHg;血氧饱和度100%	学员应确定快速顺序诱导的正确药物,并在出现心动过缓时使用适量预备的阿托品吸引装置和探条置于触手可及的位置	实施环状软骨加压 确保紧急气道的设备触手可及

续表

状态	患者状态	麻醉学员表现	外科学员表现
恶化	窦性心动过缓,心率 40 次/min;呼吸频率 0;血压 75/32mmHg;血氧饱和度 85% 在插管期间,患者开始恶化为心动过缓,随后出现低血压 气道水肿,经验丰富的操作者直接喉镜暴露分级为 3 级	学员应先尝试使用直接喉镜和适当型号的 ETT 进行插管。如果失败,应使用探条,并用可视喉镜和/或困难气道车 同时识别气道水肿并通知外科医师 正确使用探条或可视喉镜进行插管	外科学员应该知道对患者开始行心肺复苏的标准
拔管	患者应病情稳定 术中无并发症 窦性心律,心率 95 次/min;呼吸频率 20 次/min;血压 117/93mmHg;血氧饱和度 98%	当患者能抬头,意识清醒时,学员应与外科医师沟通拔管计划 应给予患者预防恶心的措施 应探讨术后镇痛问题	尽管有呛咳的风险,学员应认识到患者需要完全清醒,气道反射完全恢复后才能拔管 拔管前应彻底止血
术后管理	外科医师发起关于患儿在 PICU 的管理方案的讨论 窦性心律,心率 90 次/min;呼吸频率 12 次/min;血压 120/80mmHg;血氧饱和度 98%	学员应与外科医师讨论术后诊疗计划,包括转入 PICU、使用类固醇和术后镇痛计划	学员应与麻醉医师讨论术后诊疗计划,包括转入 PICU、使用类固醇和术后镇痛计划 外科学员应在手术结束后向患者家属交代病情

讨论要点:

1. 讨论扁桃体切除术后原发性出血和继发性出血之间的差异及潜在因素
2. 识别 PTH 的危险因素
3. 讨论 PTH 相关常见并发症
4. 讨论预防并发症的麻醉和手术技术
5. 结合儿科患者特殊的液体管理要求,讨论使用液体和血液制品对患儿进行容量复苏

表 24.3　更多的耳鼻咽喉科情境案例

Ⅰ. 术后气道出血

1. 12 岁患者扁桃体切除术后立即或延迟出血
2. 45 岁女性患者甲状腺切除术后在麻醉复苏室(PACU)出现喘鸣
3. 78 岁男性患者喉全切除术和气管切开术后出现前哨出血,推断可能发生了气管无名动脉瘘

Ⅱ. 血管性水肿

48 岁病态肥胖患者使用赖诺普利治疗高血压危象后出现血管性水肿

Ⅲ. 气道异物

5 岁患者有三凹征和喘鸣,行急诊内镜检查

Ⅳ. 气管造口术患者

1. 68 岁男性患者,舌部分切除术、游离皮瓣移植和气管切开术(含 Jackson 导管)3 年后,现接受上消化道内镜检查
2. 83 岁女性患者,呼吸机依赖,8 个月前行喉全切除术后出现急性肺炎,吸引时气管造口套管脱落
3. 58 岁男性患者,经口腔机器人手术,1 小时前行颈部气管切开术,吸引时气管造口套管脱落

Ⅴ. 冠状动脉药物洗脱支架植入术后患者行人工耳蜗植入术

1. 73 岁男性患者,既往有高血压、2 型糖尿病和冠心病病史,多次植入药物洗脱冠状动脉支架(最近一次为 3 个月前),已停用氯吡格雷和阿司匹林
2. 该患者最后一次植入药物洗脱支架为 13 个月前,现已停用阿司匹林
3. 该患者人工耳蜗植入术后在准备转出 PACU 时突然神智改变(急性冠脉综合征,从无 ST 段抬高进展到 ST 段抬高心肌梗死,室性心动过速,再到心室颤动,最后恢复自主循环)
4. 该患者在等待去导管室行介入治疗,他的儿子很生气,因为得知他们的父亲表示不想依靠"机器"活着

Ⅵ. 喷射通气系统

37 岁女性患者,特发性声门下狭窄,拟行喉镜检查和气管扩张或切除(喷射通气、激光、通气暂停技术)

结语

总之,耳鼻咽喉科麻醉是独特的麻醉亚专科,需要学习、掌握和维持出色的技术性技能,同时因为手术部位接近气道,需要麻醉医师和手术医师共同关注,所以非技术性技能的培养和维持同样重要。团队模拟培训可以有效辅助培训麻醉医师气道管理的技术性技能。跨学科的团队模拟为外科、护理和麻醉学员提供了一个丰富的环境来练习沟通和团队合作,以及通过检验医疗系统资源的有效性来改进工作系统。

（翻译 周志强,审校 李清
安海燕 方利群 李崎）

参考文献

1. Levine A, DeMaria S, Govindaraj S. Anesthesiology and otolaryngology. Chapter 1: working side by side: the important relationship between anesthesiologists and otolaryngologists. 1st ed. New York: Springer; 2013.
2. Musbahi O, Aydin A, Omran YA, Skilbeck CJ, Ahmed K. Current status of simulation in otolaryngology: a systematic review. J Surg Ed. 2017;74(2):2013–215.
3. Park CS. Simulation and quality improvement in anesthesiology. Anesthesiol Clin. 2011;29(1):13–28. Epub 2010 Dec 16.
4. Schaefer JJ. Simulators and difficult airway management skills. Paediatr Anaesth. 2004;14(1):28–37.
5. Torsher L, Craigo P. The comprehensive textbook of healthcare simulation. Chapter 17: simulation in anesthesiology. New York: Springer; 2014.
6. Ericsson KA. Deliberate practice and acquisition of expert performance: a general overview. Acad Emerg Med. 2008;15(11):988–94.
7. Howells TH, Emery FM, Twentyman JE. Endotracheal intubation training using a simulator. An evaluation of the Laerdal adult intubation model in the teaching of endotracheal intubation. Br J Anaesth. 1973;45:400–2.
8. White ML, Ades A, Shefrin AE, Kost S. Comprehensive healthcare simulation: pediatrics. Chapter 11. Task and procedural skills training. Switzerland: Springer International Publishing; 2016.
9. Frommer M, Graf BM, Kwok P, Metterlein T, Sinner B, et al. Emergency cricothyrotomy in infants—evaluation of a novel device in an animal model. Paediatr Anaesth. 2011;21:104–9.
10. Kennedy CC, Cannon EK, Warner DO, Cook DA. Advanced airway management simulation training in medical education: a systematic review and meta-analysis. Crit Care Med. 2014;42:169–78.
11. Merica BJ. Medical moulage: how to make your simulations come alive. Philadelphia: F.A. Davis Company; 2012. (Chapter 3: Blood, p32–43; Chapter 7: Drainage and Secretions, p 74–81; Chapter 27: Vomit, p. 32–43).
12. Yang D, Wei YK, Xue FS, Deng XM, Zhi J. Simulation-based airway management training: application and looking forward. J Anesth. 2016;30(2):284–9.
13. Samuelson ST, Burnett G, Sim AJ, et al. Simulation as a set-up for technical proficiency: can a virtual warm-up improve live fibre-optic intubation? Br J Anaesth. 2016;116(3):398–404.
14. RCoA, DAS. NAP 4 (airway complications).; 2012.
15. Deransy R, Dupont H, Duwat A, Hubert V, Mahjoub Y, et al. Effect of simulation training on compliance with difficult airway management algorithms, technical ability, and stills retention for emergency cricothyrotomy. Anesthesiology. 2014;120:999–1008.
16. Boet S, Borges BC, Bould MD, Chandra D, Joo HS, Naik VN, Riem N, Siu LW, et al. Complex procedural skills are retained for a minimum of 1 year after a single high-fidelity simulation training session. Br J Anaesth. 2011;107:533–9.
17. Rall M, Gaba DM. Patient simulators. In: Miller RD, editor. Miller's anesthesia. 6th ed. Philadelphia: Elsevier; 2005. p. 30–78.
18. Schebesta K, Hüpfl M, Rössler B, Ringl H, Müller MP, Kimberger O. Degrees of reality: airway anatomy of high-fidelity human patient simulators and airway trainers. Anesthesiology. 2012;116(6):1204–9.
19. Schebesta K, Spreitzgrabner G, Hörner E, Hüpfl M, Kimberger O, Rössler B. Validity and fidelity of the upper airway in two high-fidelity patient simulators. Minerva Anestesiol. 2015;81(1):12–8.
20. Schebesta K, Hüpfl M, Ringl H, Machata AM, Chiari A, Kimberger O. A comparison of paediatric airway anatomy with the SimBaby high-fidelity patient simulator. Resuscitation. 2011;82(4):468–72.
21. Schwid HA, Rooke GA, Carline J, Steadman RH, Murray WB, Olympio M, Tarver S, Steckner K, Wetstone S. Anesthesia Simulator Research Consortium. Evaluation of anesthesia residents using mannequin-based simulation: a multi-institutional study. Anesthesiology. 2002;97(6):1434–44.
22. Murray DJ, Boulet JR, Avidan M, Kras JF, Henrichs B, Woodhouse J, Evers AS. Performance of residents and anesthesiologists in a simulation-based skill assessment. Anesthesiology. 2007;107(5):705–13.
23. Freeth D, Hammick M, Reeves S, Koppel I, Barr H. Effective interprofessional education: development, delivery and evaluation. Oxford: Blackwell Publishing; 2005.
24. O'Brien RP, Mould J. Interprofessional education, Manual of simulation in healthcare: Oxford University Press; 2016.
25. Bradley P, Postlethwaite K. Setting up a clinical skills learning facility. Med Educ. 2003;37(1):6–13.
26. Robertson J, Bandali K. Bridging the gap: enhancing interprofessional education using simulation. J Interprof Care. 2008;22(5):499–508.
27. Institute of Medicine. Crossing the quality chasm: a new health system for the 21st century. Washington, DC: National Academy Press; 2001.
28. Deutsch ES. High-fidelity patient simulation manikins to facilitate aerodigestive endoscopy training. Arch Otolaryngol Head Neck Surg. 2008;134:625–9.
29. Deutsh ES, Javia LR. The comprehensive textbook of healthcare simulation. Chapter 13: simulation in otolaryngology. New York: Springer; 2013.
30. John B, Suri I, Hillermann C, Mendonca C. Comparison of cricothyroidotomy on manikin vs. simulator: a randomized cross-over study. Anaesthesia. 2007;62(10):1029–32.
31. Patterson MD, Geis GL Falcone RA, et al. In situ simulation: detection of safety threats and teamwork training in a high risk emergency department. BMJ Qual Saf. 2013;22:468–77.
32. Mark LJ, Herzer KR, Cover R, et al. Difficult airway response team: a novel quality improvement program for managing hospital-wide airway emergencies. Anesth Analg. 2015;121:127–39.
33. Volk MS, Ward J, Irias N, Navedo A, Pollart J, Weinstock PH. Using medical simulation to teach crisis resource management and decision-making skills to otolaryngology housestaff. Otolaryngol Head Neck Surg. 2011;145(1):35–42.
34. https://apps.health.ny.gov/pub/ctrldocs/alrtview/postings/Notification_17915.pdf. Website accessed 4-13-2017.
35. Mullen L, Byrd D. Using simulation training to improve perioperative patient safety. AORN J. 2013;97(4):419–27.
36. Apfelbaum JL, Caplan RA, Barker SJ, Connis RT, Cowles C, Ehrenwerth J, et al. Practice advisory for the prevention and management of operating room fires: an updated report by the American Society of Anesthesiologists Task Force on Operating Room Fires. Anesthesiology. 2013;118(2):271–90.
37. DeMaria S Jr, Schwartz AS, Narine V, Yang S, Levine AI. Management of Intraoperative Airway Fire. Simul Healthc. 2011;6:360–3.
38. Roger ML, Nickalls RW, Brackenbury ET, Salama FD, Beattie MGH, Perks AG. Airway fire during tracheostomy: prevention strategies for surgeons and anaesthetists. Ann R Coll Surg Engl. 2001;83:376–80.
39. Lane JC, Dworkin-Valenti J, Chiodo L, Haupert M. Postoperative tonsillectomy bleeding complications in children: a comparison of three surgical techniques. Int J Pediatr Otorhinolaryngol. 2016;88:184–8.
40. Spektor Z, Saint-Victor S, Kay DJ, Mandell DL. Risk factors for pediatric post-tonsillectomy hemorrhage. Int J Pediatr Otorhinolaryngol. 2016;84:151–5.
41. Fields RG, Gencorelli FJ, Litman RS. Anesthetic management of the pediatric bleeding tonsil. Paediatr Anaesth. 2010;20(11):982–6.

25　神经外科麻醉模拟

Michelle Lee Humeidan, Rashmi Vandse, and January Kim

缩写

AH	autonomic hyperreflexia	自主神经反射亢进
ACLS	advanced cardiac life support	高级生命支持
BP	blood pressure	血压
CN	cranial nerves	脑神经
CVP	central venous pressure	中心静脉压
ECG	electrocardiogram	心电图
$ETCO_2$	end-tidal carbon dioxide	呼气末二氧化碳
HTN	hypertension	高血压
ICP	intracranial pressure	颅内压
IV	intravenous	静脉注射
MAC	monitored anesthesia care	监护麻醉
NAD	no apparent distress	无明显窘迫
NSR	normal sinus rhythm	正常窦性心律
PEA	pulseless electrical activity	无脉性电活动
PERRL	pupils equal round reactive to light	瞳孔等大等圆、有对光反射
RRR	regular rate and rhythm	规则的节律及频率
RSI	rapid sequence induction	快速顺序诱导
SSEP	somatosensory evoked potential	体感诱发电位(全称为躯体感觉诱发电位)
VAE	venous air embolism	静脉空气栓塞

引言

神经外科病例可能包含广泛的围手术期并发症,需要对有严重生理障碍的患者进行管理。神经内科的病例也会出现多种并发症。一些急症发生时需要专注于患者的处理,可能没机会进行教学。但麻醉医师必须精通如何处理各类神经外科手术麻醉和神经内科的急症,基于模拟的教学为受训医师提供了一个"安全环境",使他们体验并实践如何处理这类临床紧急情况。在神经外科麻醉中,基于模拟的教学可以提供高效的体验式学习,从而帮助受训医师在相对安全的手术室环境中,接触及处

理各类复杂、危重的病例。在目前麻醉教师短缺的背景下[1],模拟教学显得尤为重要。对住院医师及专科医师进行脑外科和脊柱外科的专科麻醉培训在不同医院和培训项目之间差别很大。因此,模拟教学对管理神经内、外科患者的麻醉医师来说都是一种重要的培训方法,它可以让受训医师有机会实践此类患者独特的麻醉管理策略,体验管理各类困难、罕见的临床情况。

目前,国际上已有正规的专用于神经外科麻醉的模拟培训课程。在剑桥和Sussex设立的神经外科麻醉模拟培训课程NeuroSim利用高仿真模拟人,让学员能够体验神经外科患者围手术期紧急事

件及临床疑难病例的管理。学员在麻醉医师、神经外科医师及重症医师的指导下管理模拟案例,然后参与复盘,内容包括生理学、药理学及临床管理等相关知识。该课程中的情境案例经调整以适应神经外科麻醉课程的需要,并得到英国皇家麻醉医师学院继续教育项目的再认证。课程开发者声称因为 NeuroSim 课程很好地将理论与具体实践经验相结合,与直接阅读教科书相比,学员更容易记住知识点。英国牛津大学和澳大利亚的 Macquarie 大学也有类似的神经外科麻醉模拟课程[2]。

神经外科麻醉的专科模拟培训课程主要在国外,但美国本土的一些大学,包括俄亥俄州立大学、加州大学圣地亚哥分校、加州大学洛杉矶分校和纽约州立大学石溪分校等也将模拟教学纳入住院医师的神经外科麻醉培训课程。其中加州大学圣地亚哥分校在讨论神经生理学、麻醉药的神经药理学、颅脑病理生理、复发疾病的管理及特殊神经外科手术处理等内容时,其教学和/或评价方法中均包含一些模拟手段[3]。模拟教学已成为麻醉学培训和教育的重要组成部分,因此美国麻醉医师执业资格认证委员会(ABA)将其用作麻醉医师执业资格认证维持(MOCA)项目,并考虑将其作为初级执业资格认证的一个新的组成部分[4]。

神经外科麻醉模拟培训可以在不伤害患者的前提下,让学员体验成功或犯错误,而这些经历结合导师的结构性反馈,有助于提高学员在临床工作中处理问题的能力。此外,这类模拟培训还可以让学员在安全的环境下处理罕见的临床状况,而此类临床状况在学员的日常培训中通常很少见。若处置不当,这些状况可能会导致很严重的后果,因此训练住院医师从容应对此类情况至关重要。而且,模拟教学还可以让学员依照自己的节奏进行个性化学习,减少对老师的依赖[1]。本章将列举 3 个基于高级模拟人的情境模拟案例[静脉空气栓塞(VAE)、颅内动脉瘤及自主神经反射亢进(autonomic hyperreflexia,AH)]。模拟教学越来越多地被业界所推崇,并将逐渐成为神经外科麻醉教学的一个标准。

情境模拟案例 1:静脉空气栓塞

此模拟案例的教学目标是让学员掌握全身麻醉患者突发空气栓塞时如何进行全面、系统地处理(表 25.1、表 25.2)。虽然临床上这种情况很罕见,

表 25.1 情境模拟案例 1 设置:静脉空气栓塞

监护设备	其他设备	视听设备	文书资料
配备起搏/除颤器的急救车	麻醉机(已通过环路自检) 备有呼气末二氧化碳(ETCO$_2$)监测	心前区多普勒音频的播音麦克风(正常及水车轮样杂音)	患者术前病历资料
五导联心电图	气道设备(喉镜、气管导管、10ml 空注射器)	计算机或可显示影像和声音的智能平板电脑,供复盘讨论时	静脉空气栓塞(VAE)的复盘讲义
无创血压监测,有创动脉监测(若要求)	输血管路连接两袋 1 000ml 的液体袋		将近期的 VAE 相关文献分发给学员
脉搏血氧饱和度,呼气末二氧化碳波形图	各类药品(按需提供):丙泊酚、依托咪酯、氯胺酮、琥珀胆碱、维库溴铵、咪达唑仑、芬太尼、阿托品、麻黄碱、去氧肾上腺素、肾上腺素、去甲肾上腺素、血管升压素、新斯的明、格隆溴铵、美托洛尔、艾司洛尔、地塞米松、硝普钠、甘露醇、瑞芬太尼		心前区多普勒音频文件 MP3(水车轮样杂音)
测量体温探头	Yankauer 吸引器		
中心静脉压(若要求)	麻醉记录单(计算机或记录纸)		
心前区多普勒(若要求,模拟设备)	导尿管(100ml 黄色尿液) 心前区多普勒超声音效 麻醉机回路及 ETCO$_2$ 采样管路 麻醉药微量输注泵 模拟体感诱发电位监测(备有导线) 中心静脉置管(右颈内静脉),可回抽出血液和气体混合物(50ml) 模拟神经外科手术的外科器械及铺单		

表 25.2 情境模拟案例 1：静脉空气栓塞

标题：静脉空气栓塞（VAE）

学员：麻醉住院医师、患者、外科医师、巡回/洗手护士

目标——医学知识：描述 VAE 的病理生理、监测手段、演示治疗步骤

　患者管理：对颅后窝肿瘤切除术患者术中出现的 VAE 进行处理，包括对患者实施麻醉诱导、插管及危机处理

　沟通：应用危机资源管理技能，成功处理围手术期危机情况

案例简介：TC，男性，60 岁，拟行颅后窝肿瘤切除术。2 周前出现共济失调及眩晕症状，昨日 MRI 提示上述部位肿瘤。既往病史为轻度高血压及 2 型糖尿病，无麻醉并发症史。你的任务是为该患者制定麻醉诱导、插管及危机处理方案。患者已禁食 10 小时，你可询问其他相关问题

场景布置：（表 25.1）

患者右手留置 18G 静脉通路，对其进行心电图、无创血压、脉搏血氧饱和度及体温监测

麻醉机与患者头部呈 180°（位于患者足侧），诱导药物及气道设备备用

状态	患者状态	学员表现	
基础状态	清醒、紧张、反应迟钝、左侧瞳孔大 心率 88 次/min，正常窦性心律，呼吸频率 12 次/min，血压 125/80mmHg，Sat 98%，呼气末二氧化碳（ETCO₂）待测，中心静脉压（CVP）5mmHg，体温 37℃	麻醉机远离患者头部，制定平稳的麻醉诱导插管方案，同时维持颅内压（ICP）平衡。学员应该寻求另一位学员的帮助 与外科医师沟通体位/监测的相关问题，建立额外的静脉通路及其他监测手段，如有创动脉血压、中心静脉压、心前区多普勒监测等	若学员顺利完成气管插管，则进入麻醉维持阶段
麻醉维持	麻醉、肌松状态，机械通气，心率 95 次/min，正常窦性心律，机控呼吸频率，血压 107/54mmHg，Sat 98%（FiO₂ 40%），ETCO₂ 30mmHg，CVP 5mmHg（大于 1 分钟），体温 37℃	插管完毕，外科医师要求头高 30°，患者进行体感诱发电位（SSEP）监测，若学员应用高浓度吸入麻醉药（>0.7MAC），则将被告知 SSEP 监测信号弱，并被要求输注右美托咪定、丙泊酚及瑞芬太尼。外科医师在切硬脑膜前提前告知学员。学员须调整麻醉，维持脑灌注并满足 SSEP 监测条件	当外科医师切开硬膜时，进入静脉空气栓塞阶段
静脉空气栓塞	麻醉、肌松状态，机械通气，心前区多普勒出现"水车轮样杂音"（若进行了该监测），迅速进展到失代偿状态（大约 30 秒），心率 120 次/min，窦性心动过速，机控呼吸频率，血压 107/54mmHg，Sat 94%（FiO₂ 40%），ETCO₂ 20mmHg，CVP 10mmHg，体温 37℃	外科医师继续手术，除非学员告知暂停手术 学员与外科医师沟通可能发生 VAE，呼救。增加 FiO₂ 至 100%，生理盐水冲洗手术野，如有中心静脉导管应抽吸气体，头低位，压迫双侧或左侧颈内静脉，应用正性肌力药维持血压	若学员选择正确的干预措施，则患者情况好转，反之，患者病情恶化
进一步恶化	麻醉、肌松状态，机械通气，心率 130 次/min，窦性心动过速，ST 段压低，机控呼吸频率，血压 65/32mmHg，Sat 85%（FiO₂ 100%），ETCO₂ 15mmHg，CVP 22mmHg，体温 37℃	在接下来的 1 分钟，病情恶化，外科医师关注到恶化状态，停止手术 若学员不能找到病因，则将发生无脉性电活动（PEA），病例运行结束	若学员选择正确的干预措施，则患者情况好转，反之，患者病情恶化，发生 PEA
恢复	麻醉、肌松状态，机械通气，心率 95 次/min，正常窦性心律，机控呼吸频率，血压 107/54mmHg，Sat 98%（FiO₂ 40%），ETCO₂ 30mmHg，CVP 5mmHg，体温 37℃	患者进行 SSEP 监测，若学员应用>0.7MAC 的吸入麻醉药，则被告知监测信号弱，学员将被要求应用右美托咪定、丙泊酚及瑞芬太尼输注。学员须调整麻醉用药，维持脑灌注并满足 SSEP 监测条件	结束病例
无脉电活动（PEA）	患者发绀，心率 50 次/min（维持 2 分钟以上），PEA，机控呼吸频率，血压 0/0，Sat 0，ETCO₂ 10mmHg，CVP 0，体温 35℃	针对 PEA 实施适当的高级生命支持，识别 PEA 的原因	结束病例

复盘：模拟教学结束后立即进行复盘是学习过程中的一个重要环节，复盘从询问学员的感受开始，引导学员总结病例处理中满意及需要改进之处。可向学员简要介绍 VAE 的病理生理、围手术期监测及处理步骤。复盘过程中，学员应该对情境模拟中的表现不断反思，这样有助于发现学员在临床处理过程中的优点与不足。导师可以向学员提供关于 VAE 的最新文献，强化本模拟病例中的知识要点，并鼓励学员对此内容进行深入学习[5]

但需要快速识别。该情境案例能让学员在高仿真模拟环境下熟悉急性空气栓塞的体征和临床表现。模拟案例将从颅后窝肿瘤切除术患者的全身麻醉诱导、气管插管及体位摆放开始。患者侧卧位头抬高 30°，并转向一侧，头部与麻醉机呈 180°（即患者半坐卧位，麻醉机在患者脚侧）。学员需确定监测计划（如有创动脉压监测、心前区多普勒超声及中心静脉压监测）、液体通路、麻醉维持[体感诱发电位（SSEP）监测]。外科医师切开硬脑膜时，患者出现呼气末二氧化碳（$ETCO_2$）和血压急剧下降，中心静脉压（若监测）上升，要求学员寻找原因并进行正确处理。这一情境模拟案例的终点可以是学员

与外科医师沟通，阻断空气进一步入血，启动和升级支持性治疗。若学员采取以上措施，患者生命体征恢复平稳（导师调控）；若未采取以上措施，则患者状况恶化，出现无脉性电活动（PEA）。病例运行结束后，将由导师引导学员进行复盘。若时间有限，导师可以假设患者已经完成了全身麻醉诱导插管，摆放好了体位，已经建立了有创动脉及中心静脉压监测，让学员直接管理病例。病例运行几分钟后，患者因为 VAE 出现生命体征失代偿，病例运行的终点同前。开始运行病例时，学员被带入模拟手术室，简单熟悉环境及病例信息，患者的病史资料在模拟培训前分发给学员（图 25.1）。

患者，男性，60岁，拟行颅后窝肿瘤切除术。2周前出现共济失调及眩晕症状，昨日MRI提示上述部位肿瘤。既往病史为轻度高血压及2型糖尿病，既往无麻醉并发症。患者右手置入了18G的静脉通路。你的任务是为该患者制定麻醉诱导、插管及危机处理方案。患者已禁食10小时，你可以询问其他相关问题。

一般情况：
　　姓名：TC
　　年龄：60岁
　　体重：62kg
　　身高：175cm
　　生命体征：心率88次/min，血压122/80mmHg，呼吸频率14次/min，脉搏血氧饱和度 (SpO_2)98%

患者病史：
　　现病史：有症状的颅后窝肿瘤
　　过敏史：否认
　　药物：胰岛素、赖诺普利
　　既往史/手术史：腹股沟疝修补术(无并发症)
　　出入量：置入导尿管

症状：
　　主诉：共济失调及眩晕
　　病程：2周
　　症状加重原因：运动
　　疼痛程度：无

系统回顾：
　　中枢神经系统：紧张，反应迟钝，共济失调及眩晕
　　心血管系统：正常，无胸痛
　　肺：活动后轻度呼吸困难，无喘鸣，咳嗽
　　腹部：结果在正常范围内

体格检查：
　　气道：Mallampati分级Ⅰ级，甲颏间距、颈部活动及张口度正常
　　胸部：心率正常，心律规律，无杂音，轻度弥漫性啰音
　　腹部：在正常范围内
　　神经系统：共济失调，但无肢体运动减弱、麻木，无颅内神经功能不全，瞳孔等大等圆、有对光反射

辅助检查，影像及实验室检查：
　　实验室检查：血细胞压积36%，血小板计数360×10⁹/L（入院时检查）
　　生化检查：在正常范围内
　　交叉配血：抗体阴性，两袋红细胞备用
　　PT, PTT, INR：在正常范围内
　　CT：桥小脑角巨大占位
　　ECG：窦性心律，无ST-T变化

图 25.1　情境模拟案例 1 医疗文书资料：静脉空气栓塞

情境模拟案例 2：颅内动脉瘤

　　与案例 1 类似，这个模拟案例的教学目的是让学员对术中发生颅内动脉瘤破裂的患者进行全面、系统的处理（表 25.3、表 25.4）。这种临床的突发情况需要迅速识别，麻醉医师需要与外科医师密切合作直至夹闭动脉瘤。设计此类情境模拟培训的目的是训练学员在高仿真模拟环境下迅速作出反应。患者为 32 岁的女性，需急诊行颅内动脉瘤夹闭术，饱胃状态（2 小时前进食）。情境模拟案例从患者麻醉诱导开始，学员在手术开始前可以开放额外的静脉通路并进行其他监测，诱导时需采取必要的措施以维持循环稳定，尽可能降低误吸风险。插管后，患者出现高血压、心动过速。当外科医师开始手术，分离颅内动脉瘤时，患者出现与库欣反应一致的血流动力学变化。外科医师会告知脑组织肿胀，动脉瘤已经破裂。要求学员妥善控制血压直至动脉瘤顺利夹闭。情境案例运行结束的主要终点为外科医师成功夹闭动脉瘤，或（若时间允许）患者苏醒顺利拔管。模拟虽然是有脚本的，但某些关键步骤的疏漏可能无法预测，患者的表现一定要与事件和学员的处理相匹配。如果未实施快速顺序诱导（rapid sequence induction，RSI）可能导致误吸和低氧。开始运行病例前，把学员带入模拟手术室，简单熟悉环境及病例信息，在模拟培训前将患者的病史资料分发给学员（图 25.2）。

表 25.3　情境模拟案例 2 设置：颅内动脉瘤

监护设备	其他设备	视听设备	文书资料
配备起搏/除颤器的急救车	麻醉机（通过环路自检） 备有呼气末二氧化碳（ETCO₂）监测	计算机及可显示影像和声音的智能平板电脑，供复盘讨论时使用	患者术前病历资料
五导联心电图	气道设备（喉镜/喉镜片、气管导管、10ml 空注射器）		颅内动脉瘤处理及并发症相关的复盘讲义
无创血压袖带，动脉血压监测（若要求）	输血管路连接两袋 1 000ml 的液体袋		将颅内动脉瘤麻醉处理的最新文献分发给学员
脉搏血氧饱和度，呼气末二氧化碳波形图	各类药品（按需提供）：丙泊酚、依托咪酯、氯胺酮、琥珀胆碱、维库溴铵、咪达唑仑、芬太尼、阿托品、麻黄碱、去氧肾上腺素、肾上腺素、去甲肾上腺素、血管升压素、新斯的明、格隆溴铵、美托洛尔、艾司洛尔、地塞米松、硝普钠、甘露醇、瑞芬太尼		
测量体温探头	Yankauer 吸引器		
中心静脉压（若要求）	麻醉记录单（计算机或记录纸）		
心前区多普勒（若要求，模拟设备）	麻醉药微量输注泵 模拟体感诱发电位监测（备有导线） 中心静脉置管（右颈内静脉） 模拟神经外科手术的外科器械及铺单		

表 25.4　情境模拟案例 2：颅内动脉瘤

标题：颅内动脉瘤

学员：麻醉住院医师、患者、外科医师、巡回/洗手护士

目标——医学知识：在麻醉诱导期间对颅内动脉瘤夹闭术患者采取适当的术前预防措施以防止动脉瘤破裂（建立适合的静脉通路及血流动力学监测手段，备血管升压素及降压药），识别术中动脉瘤破裂的临床表现，迅速处理，维持血流动力学稳定，并与外科医师合作，控制出血

　　患者管理：颅内动脉瘤破裂患者动脉瘤夹闭前的管理，对患者实施麻醉诱导、插管及危机处理

　　沟通：应用危机资源管理方案来成功处理围手术期急症

案例简介：KG，女性，32 岁，拟行颅内动脉瘤夹闭术。患者在急诊室剧烈头痛、颈项强直。CT 检查示颅内有小的出血灶，脑血管造影证实大脑中动脉动脉瘤。患者 2 小时前进食固体食物。既往无特殊病史及手术史，无日常用药。你的任务是为该患者制定麻醉诱导插管及术中危机处理方案，根据需要可询问患者病情相关的信息

续表

场景布置:(表25.3)

患者右上肢留置18G静脉通路,可对患者进行心电图、无创血压、脉搏血氧饱和度及体温监测

麻醉机与患者头部呈180°(麻醉机位于患者足侧),诱导药物及气道设备备用。学员可以选择调整麻醉机和头部的位置

状态	患者状态	学员表现	
基础状态	清醒,头痛,定向力尚可 心率80次/min,正常窦性心律,呼吸频率14次/min,血压145/88mmHg,Sat 98%(FiO₂ 40%),呼气末二氧化碳(ETCO₂)35mmHg,中心静脉压(CVP)5mmHg,体温37℃	建立额外的静脉通路及其他监测,有创动脉压、CVP在学员要求后再显示。若未实施快速顺序诱导(RSI),则患者出现误吸及低氧血症	若学员顺利完成气管插管,则进入高血压阶段
高血压	麻醉,肌松状态,机械通气,患者对气管插管反应剧烈(大于30秒),心率120次/min,窦性心动过速,ST段压低,呼吸频率14次/min,血压175/100mmHg,Sat 98%(FiO₂ 40%),ETCO₂ 39mmHg,CVP 5mmHg,体温37℃	应用短效药物迅速处理高血压及心动过速(如艾司洛尔及尼卡地平)	若学员处理高血压,则进入麻醉维持阶段,若未处理高血压,则发生动脉瘤破裂。若未实施RSI,则进入未实施RSI阶段
麻醉维持(血压得到管理)	麻醉,肌松状态,机械通气,心率86次/min,正常窦性心律,机控呼吸频率14次/min,血压115/72mmHg,Sat 98%(FiO₂ 40%),ETCO₂ 30mmHg,CVP 5mmHg,体温37℃	外科医师继续手术,要求输注甘露醇及呋塞米实现脑松弛。学员与外科医师沟通脑松弛的事宜。给予甘露醇及呋塞米,维持正常或低碳酸血症,维持正常血压,输注甘露醇后检查动脉血气(ABG)	学员给予甘露醇后,进入动脉瘤破裂阶段
动脉瘤破裂	麻醉,肌松状态,机械通气,心率40次/min,窦性心动过缓,机控呼吸频率,血压185/110mmHg,Sat 97%(FiO₂ 40%),ETCO₂ 35mmHg,CVP 5mmHg,体温37℃	外科医师分离动脉瘤,患者突发高血压/心动过缓,持续2分钟以上,外科医师告知脑肿胀,要求降血压。学员意识到动脉瘤可能破裂。学员与外科医师交流,呼救,降血压(平均动脉压为50mmHg)以控制出血,应用丙泊酚进行脑保护(暴发抑制)。过度通气以降低颅内压,取血	3分钟后,给予额外降压药后,患者病情恶化
进一步恶化(出血)	麻醉,肌松状态,机械通气。患者因动脉瘤破裂,表现为低血压及心动过速 心率130次/min,窦性心动过速,机控呼吸频率,血压80/40mmHg,Sat 98%,ETCO₂ 28mmHg,CVP 0,体温37.6℃	外科医师尚未控制出血,学员与外科医师交流其他的处理措施(如静脉应用腺苷,双侧颈动脉压迫,应用临时动脉阻断夹)。1分钟后,外科医师控制出血,生命体征随之改善	当动脉瘤夹闭后,进入麻醉维持阶段
未实施快速顺序诱导(RSI)	麻醉,肌松状态,机械通气。若未实施RSI,患者表现为高血压、低氧、窦性心动过速 心率110次/min,机控呼吸频率,血压170/100mmHg,Sat 85%,ETCO₂ 30mmHg,体温37.6℃	发现低氧,并处理血压	若学员纠正了低氧,控制了血压,则进入麻醉维持阶段
恢复	麻醉,肌松状态,机械通气 心率100次/min,正常窦性心律,机控呼吸频率,血压100/55mmHg,Sat 98%,ETCO₂ 35mmHg,体温37.6℃	结束病例	结束病例

复盘:情境模拟后的复盘环节从引导学员进行反思开始,引导学员回顾案例中的关键事件和转折点,总结处理中的满意和不足之处。颅内动脉瘤夹闭术麻醉处理的讲座,包括及时识别术中并发症,并重点讨论术中致命性大出血的危机处理。这个病例对于探索与外科团队的有效沟通培训特别有用,尤其在患者动脉瘤破裂导致失代偿的混乱时刻。可以向学员提供关于颅内动脉瘤手术麻醉处理的最新综述文献,有助于学员更好地掌握这个模拟案例所涉及的相关知识与技能[6]

患者，女性，32岁，拟行颅内动脉瘤夹闭术。患者在急诊室，头痛剧烈，颈项强直。CT检查示颅内有小的出血灶，脑血管造影证实为大脑中动脉瘤。患者2小时前进食固体食物。既往无特殊病史及手术史，无日常用药。你的任务是为该患者制定麻醉诱导插管及苏醒方案，根据需要可询问患者病情相关的其他信息。

一般情况：
　　姓名：KG
　　年龄：32岁
　　体重：70kg
　　身高：162cm
　　生命体征：心率92次/min，血压140/85mmHg，呼吸频率20次/min，脉搏血氧饱和度(SpO_2)98%

　　患者病史：
　　　　现病史：颅内动脉瘤，有出血表现
　　　　过敏史：否认
　　　　药物：无
　　　　既往史/手术史：无，吸烟12年，每天1盒
　　　　出入量：无

　　症状：
　　　　临床表现：严重头痛及颈项强直
　　　　病程：几小时
　　　　诱因：无
　　　　疼痛程度：未描述

系统回顾：
　　中枢神经系统：清醒，警觉，急性痛苦面容，严重疼痛
　　心血管系统：正常，无胸痛
　　肺：正常
　　腹部：在正常范围内

体格检查：
　　气道：Mallampati分级Ⅰ级，甲颏间距、颈部活动及张口度正常
　　胸部：呼吸规律，无杂音，轻度弥漫性啰音
　　腹部：在正常范围内
　　神经系统：重度头痛，无神经功能不全，瞳孔等大等圆、有对光反射，中枢神经系统正常

辅助检查，影像及实验室检查：
　　血细胞比容：33%
　　生化检查：在正常范围内
　　交叉配血：抗体阴性，两个单位红细胞备用
　　PT, PTT, INR：在正常范围内
　　心电图：Ⅱ、Ⅲ、aVF导联ST段压低1mm
　　CT：右大脑中动脉周围少量颅内出血，无占位效应

图 25.2　情境模拟案例 2 开始时提供给学员的医疗文书资料：颅内动脉瘤

情境模拟案例 3：自主神经反射亢进

这个模拟病例的教学目的是让学员对膀胱镜检查时出现自主神经反射亢进（AH）的患者进行全面、系统的处理（表 25.5、表 25.6）。借助高仿真模拟人，让学员掌握膀胱镜手术的麻醉选择，并了解

AH 的处理方式。患者为 58 岁男性，拟行膀胱镜下激光碎石备支架植入术。既往有 T₅ 脊髓横断伤，四肢截瘫。情境案例开始时，患者未入手术室，给学员充足的时间了解患者病史并选择麻醉方案，可供选择的麻醉方案有监护麻醉（monitored anesthesia care，MAC）、脊髓麻醉及全身麻醉。理想状况

表 25.5　情境模拟案例 3 设置：自主神经反射亢进

监护设备	其他设备	视听设备	文书材料
五导联心电图	麻醉机（通过环路自检）	计算机及可显示影像和声音的智能平板电脑，供复盘讨论时使用	患者术前病历资料
无创血压监测	气道设备（喉镜 Macintosh 3 和 Miller 2，7#气管导管带管芯，10ml 空注射器）		自主神经反射亢进相关的复盘讲义

续表

监护设备	其他设备	视听设备	文书材料
脉搏血氧饱和度	输血管路连接两袋 1 000ml 的液体袋		将关于自主神经反射亢进麻醉处理的最新文献分发给学员
测量体温探头	各类药品(按需提供):丙泊酚、依托咪酯、氯胺酮、琥珀胆碱、维库溴铵、咪达唑仑、芬太尼、阿托品、麻黄碱、去氧肾上腺素、肾上腺素(100ml 盐水稀释)、去甲肾上腺素(100ml 盐水稀释)、血管升压素、硝酸甘油(100ml 盐水稀释),血管活性药均抽好备用		
二氧化碳波形图	Yankauer 吸引器		
有创动脉压、中心静脉压监测,肺动脉导管	麻醉记录单(计算机或记录纸)		

表 25.6　情境模拟案例 3:自主神经反射亢进

标题:自主神经反射亢进

学员:麻醉住院医师、患者、外科医师

目标——医学知识:为膀胱镜检查选择合适的麻醉方法,了解自主神经反射亢进的病理生理,掌握自主神经反射亢进的处理步骤

　患者管理:患者实施膀胱镜手术时发生自主神经反射亢进时的麻醉处理:诱导,插管,术中危机处理

　沟通:应用危机资源管理方法成功处理术中急症

案例简介:JW,男性,58 岁,拟截石位下行膀胱镜检查,备支架植入术。既往史为 1993 年因车祸致 T_5 以下截瘫,有骶尾部压疮破溃,现由家庭护士护理;有反复发作的尿路结石病史并伴有肾盂肾炎及尿脓毒血症而需长期住院治疗;有哮喘病史,间断应用沙丁胺醇,病情稳定;有高血压病史,应用氢氯噻嗪血压控制良好。患者右上肢留置 18G 静脉通路。你的任务是为该患者制定麻醉诱导插管及术中危机处理方案,根据需要可询问患者病情相关的信息

场景布置:(表 25.5)

患者右上肢留置 18G 静脉通路,可对患者进行心电图、无创血压、脉搏血氧饱和度及体温监测

状态	患者状态	学员表现	
初始状态	清醒,警觉,无明显窘迫,可以配合回答问题 患者:医师您好,请问您打算给我做什么麻醉? 我很担心脊髓麻醉,以前有医师给我做脊髓麻醉,但是摆合适的体位对我来说非常困难也很难受,他们尝试了很久。这次您能否就给我一些镇静药呢? 反正我的脊髓损伤了,也感觉不到外科操作 外科医师:明白了,我们准备开始,麻醉医师你的计划是什么? 心率 82 次/min,正常窦性心律,呼吸频率 16 次/min,血压 132/70mmHg,(吸空气) Sat 98%	了解患者病史,制定麻醉计划,并与外科医师、患者对麻醉计划进行有效的沟通	进入诱导阶段

续表

状态	患者状态	学员表现	
诱导	患者仰卧,根据麻醉方式表现为入睡或镇静状态 外科医师:好,看起来我们可以开始手术了,麻醉医师,可以了吗? 心率 90 次/min,正常窦性心律,呼吸频率 14 次/min,血压 110/68mmHg,Sat 96%	根据制定的麻醉方案,置入气管导管/喉罩,或启动监护麻醉(MAC),麻醉完毕,告知外科医师可以开始手术。目标为诱导后生命体征处于正常波动范围。血压下降范围为基线水平的 20% 以内,置入喉镜时,心率轻度增快	外科刺激开始,即进入自主神经反射亢进(AH)
AH	仰卧/截石位。若实施了 MAC,患者对言语刺激有反应 外科医师:怎么了,我刚开始手术,患者血压这么高,一切还好吗? 心率 42 次/min,呼吸频率 14 次/min,血压 186/94mmHg,Sat 98%	意识到循环不稳定,与外科医师沟通患者目前的临床状况,通过加深麻醉或应用血管扩张药缓解循环波动 若学员要求外科医师停止手术或暂停刺激,则生命体征可恢复至基线状态,若未要求外科医师暂停手术,则出现持续高血压及心动过缓	若学员选择 MAC,多次追加丙泊酚、芬太尼及咪达唑仑,则进入呼吸衰竭阶段 若学员选择全身麻醉,则在外科医师诉患者皮肤发红,多汗后进入脑疝阶段 若撤出膀胱镜,则进入诱导阶段
呼吸衰竭	仰卧/截石位。无反应,初始设置为患者无法辅助通气(未用肌松药,手法辅助通气困难),心率 56 次/min,呼吸频率 0,血压 120/64mmHg,Sat 86%	通过改变体位及采用双手托下颌,学员可以给患者辅助通气。患者无插管困难,学员需呼救,与外科医师沟通临床病情恶化,应意识到有必要置入控制气道的工具	导师暗示,进入脑疝阶段
脑疝	无反应,瞳孔不等大,左侧散大 心率 72 次/min,血压 190/105mmHg,Sat 86%	结束病例	结束病例

复盘:情境模拟后的复盘包括了解学员感受,如病例运行中做得好及需要改进的方面,对学员提供建设性反馈意见以提高其临床能力。复盘内容需包括对膀胱镜手术患者的麻醉方法选择,AH 的病理生理及治疗方法。需让学员阐述其临床决策的重要依据以利于提高和改进。另外,建议给学员提供关于 AH 治疗的最新综述文献[7]

下,学员会选择 MAC 或全身麻醉(患者诉最好不要实施脊髓麻醉,因摆放体位非常困难而且不舒适)。在实施所选择的麻醉方式并进行麻醉诱导后,手术开始,手术刺激导致患者生命体征剧烈波动,出现严重高血压及窦性心动过缓(若让外科医师停止操作,则症状缓解)。患者出现红斑、出汗(可以由外科医师描述)。情境案例运行结束后,将由导师组织复盘。开始运行病例前,将学员带入模拟手术室,简单熟悉环境及病例信息,患者的病史资料在模拟培训前分发给学员(图 25.3)。

患者,男性,58岁,因尿路结石拟截石位下行膀胱镜检查治疗,备支架植入术。既往病史为1993年因车祸致T₅以下截瘫。有骶尾部压疮破溃,现由家庭护士护理;因反复发作的尿路结石病史并由此伴发肾盂肾炎及尿脓毒血症而需长期住院治疗;有哮喘病史,间断应用沙丁胺醇,病情稳定;有高血压病史,应用氢氯噻嗪控制良好。患者右上肢留置18G静脉通路,你的任务是为该患者制定麻醉方案及处理术中危机事件,根据需要可询问患者病情相关的信息。

一般情况:
　姓名:JW
　年龄:58岁
　体重:80kg
　身高:193cm
　生命体征:心率85次/min,血压138/74mmHg,呼吸频率12次/min,脉搏血氧饱和度(SpO₂)99%

患者病史:
　现病史:反复发作尿路感染
　过敏史:否认
　药物:沙丁胺醇、氢氯噻嗪、巴氯芬
　既往史/手术史:T₅以下截瘫、哮喘、高血压,骶尾部压疮破溃、反复发作尿路结石及肾盂肾炎、胸椎融合术(1993年)、腹腔镜胆囊切除术(1998年)、多次膀胱镜检查及支架植入术。
　出入量:不详

症状:
　致病原因:不详
　病程:不详
　诱因:不详
　疼痛程度:不详

系统回顾:
　中枢神经系统:无头痛、头晕及意识丧失,剑突下感觉丧失及运动不能
　心血管系统:截瘫致活动受限,否认胸痛、心悸、晕厥、端坐呼吸及下肢水肿
　肺:无气促、呼吸困难及咯血
　腹部:无烧心、吞咽困难、黄疸、易出血及皮下出血
　肾脏:反复发作的尿路结石及肾盂肾炎
　心理状态:无焦虑及抑郁的表现

体格检查:
　头部:正常
　胸部:正常
　腹部:正常
　上肢:感觉丧失
　下肢:感觉丧失
　后背:正常

辅助检查,影像及实验室检查:
　血常规:白细胞计数12.1×10⁹/L,血红蛋白13.4g/dl,血小板计数210×10⁹/L
　生化检查:Na⁺ 134mmol/L, K⁺ 3.7mmol/L,Cl⁻ 106mmol/L, CO₂ 26mmol/L,尿素氮(BUN)32mmol/L,肌酐(Cr)1.2mg/dl
　心电图:正常窦性心律

图25.3　情境模拟案例3医疗文书资料:自主神经反射亢进

结语

在面对神经外科手术及神经内科急症时。麻醉医师需要掌握相关生理及药理知识,以便快速应对围手术期相关并发症。大多数危及生命的并发症是非常少见的,但这也限制了日常教学的开展。本章依托高仿真模拟人,呈现了两个神经外科手术病例及一个神经内科疾病病例,用以培训麻醉医师。除VAE、颅内动脉瘤和AH外,其他的适用于神经外科麻醉医师培训的病例还有肌张力异常、苏醒延迟、术后在麻醉苏醒室癫痫发作、脊髓损伤及脑外伤等。模拟培训可以提供高仿真的临床技能培训,性价比高,可以在相对安全的环境下提高受训医师的临床技能和自信,最重要的是没有对患者造成伤害的风险。

(翻译 时文珠,审校 魏莱
安海燕　方利群　李崎)

参考文献

1. Rajan S, Khanna A, Argalious M, Kimatian SJ, Mascha EJ, Makarova N, Nada EM, Elsharkawy H, Firoozbakhsh F, Avitsian R. Comparison of 2 resident learning tools—interactive screen-based simulated case scenarios versus problem-based learning discussions: a prospective quasi-crossover cohort study. J Clin Anesth. 2016;28:4–11.

2. One Brain Neuroanesthesia (2019) http://www.onebrain.org.uk/.

3. UCSD Department of Anesthesiology Neuroanesthesia Goals and Objectives [Internet]. UCSD Department of Anesthesiology. [cited 8 September 2016]. Available from: https://healthsciences.ucsd.edu/som/anesthesia/education/residency-program/curriculum/Documents/Neuro%20I%20GO%202.11.pdf.

4. The American Board of Anesthesiology – About MOCA 2.0 [Internet]. Theaba.org. 2016 [cited 8 September]. Available from: http://theaba.org/MOCA/About-MOCA-2-0.

5. Mirski MA, Lele AV, Fitzsimmons L, Toung TJ. Diagnosis and treatment of vascular air embolism. Anesthesiology. 2007;106(1):164–77.

6. Abd-Elsayed AA, Wehby AS, Farag E. Anesthetic management of patients with intracranial aneurysms. Ochsner J. 2014;14(3):418–25.

7. Krassioukov A, Warburton DE, Teasell R, Eng JJ, The SCIRE Research Team. A systematic review of the management of autonomic dysreflexia following spinal cord injury. Arch Phys Med Rehabil. 2009;90(4):682–95.

26 围手术期医学模拟：从术前门诊到术后病房

Scott C. Watkins, Christopher Cropsey, and Matthew D. McEvoy

引言

围手术期医学(perioperative medicine, POM)是一个新兴的医学领域,其目的是降低整个围手术期医疗的不一致性,并增进各相关学科的相互协作[1-2]。POM 被认为是解决美国现行医疗体系中医疗费用过高、工作琐碎等围手术期相关问题的一种解决方案[3]。目前有许多类似 POM 的表述,包括术后快速康复、快通道手术和围手术期手术之家等,这些模式具有相同的目标,即通过医务人员在整个围手术期的高效协作来提高医疗质量并降低成本[4]。POM 的重点是将整个围手术期视为一个整体医疗事件来降低差异性,而不是传统的多个、离散的医疗单元,以往这些医疗活动虽然是连续的,但并未有目的地相互协作(即术前、术中、术后和康复)[3]。POM 有望对总体人群健康和医疗费用产生重大影响,这是因为很多患者经常拖延自己的预防性健康保健,在健康状况恶化到不得不手术之前很少去做健康保健,导致择期手术在医疗总支出中的比例异常高[1]。在 POM 的实践努力与当地的医疗规范、资源和患者群体相适应的同时,POM 作为一种医学专业的证据基础已经在全球范围内出现[5]。英国皇家麻醉医师学院(RCOA)和美国麻醉医师协会(ASA)的迅速认可是全球认同 POM 作为未来医学专业的两个实例[2,4,6]。近年来,RCOA 和 ASA 各自开展了大规模的多机构合作,进一步探索和推进 POM 的专科化[4,6]。然而,如何培训下一代麻醉医师和其他围手术期医务人员,使其能够掌握实现 POM 多目标所需的技能的最佳方法仍有待阐明[7-9]。

本章目标

本章的目标有两个:强调麻醉医师成长为围手术期医师所需的能力,以及明确模拟医学教育培训(SBET)在这些专科医师成长过程中所发挥的作用。SBET 提供了一个培养围手术期医师的机会,并通过"Miller 金字塔"(知道怎么做、展示怎么做和实际作为)来评估他们的能力[10]。胜任 POM 所需的许多能力来自临床麻醉实践,如复苏期间的多学科团队培训;使用高级生命支持措施,如体外膜肺氧合;以及超声在血管通路和区域麻醉阻滞中的应用,这些在本书的其他章节中有更详细的讨论。

围手术期医师的培训

目前任何一个医学专业或培训课程都不适合培训围手术期医师。内科、住院医学(hospital medicine)(译者注:对住院患者进行诊疗的多个专科,如急诊、麻醉、重症、病理、放射等)、危重症医学、初级保健医学、老年医学和心血管医学等许多专业都与 POM 相关[1]。其中,麻醉学是与 POM 所需的知识、技能和培训最相关的医学专业之一[4,6]。现行的麻醉学毕业后教育结构为 POM 的建立奠定了基础[6]。最近,ASA 委托了一个工作组来确定 POM 实践所需的核心胜任力。该小组确定了跨越 7 个领域的 50 多种能力,这些能力将被增加到传统麻醉学的培训中,以满足 POM 的需要(表 26.1)[4]。这是目前关于围手术期医师所需知识、技能和核心胜任力的最全面的定义[3-4]。目前,麻醉医师接受了 POM 所需的多方面培训,包括术前、术中管理及围手术期患者疼痛管理和重症管理的培训[6]。此外,作为医院内最大的专科之一,麻醉医师对围手术期医疗和外科手术都有独到的整体观,使其自然成为引导 POM 发展的主导力量[6]。大多数麻醉住院医师培训项目仍有显著的不足,这些不足需要麻

表 26.1　建议的围手术期医学胜任力

内容	胜任力
患者管理	基于循证医学的术前降低风险与优化策略
	基于循证医学的术中管理
	外科患者中一般医疗问题的初级会诊
技术性技能	心电图解读,体表超声,肺功能检查,冠状动脉支架管理,心脏起搏器和植入型心律转复除颤器管理(包括床旁咨询),胸腔引流管放置
医学知识	具备对以下医学情况的评估、风险控制和术后管理的专业知识:充血性心力衰竭、糖尿病、肺炎、败血症、慢性阻塞性肺疾病、急性肾损伤、尿路感染、静脉血栓栓塞、卒中、哮喘、急性冠脉综合征、谵妄、目标导向的容量治疗和输血管理、深静脉血栓形成、急性肾功能衰竭、皮肤和伤口破裂、术后跌倒的预防/管理、心肌梗死
基于实践的学习和改进	评估循证证据,并使用实践指南
	使用持续质量改进工具,提高管理能力
	理解现行的实践模式和支付模式
基于医疗系统的实践	基于医疗系统的患者管理和改进
	手术室管理原则
	工作流程与围手术期医疗协作
	交接班制度
	患者安全原则
沟通和人际互动技能	以患者为中心的沟通技巧
	解决冲突
	任务管理、团队合作和态势感知
	交接班
	管理医疗辅助人员
职业素养	以患者为中心的患者管理
	工作保持公开透明
	关注与患者及其他临床医师的合作

注:资料来源于 Kain 等[4]。

醉医师在履行围手术期医师职责之前弥补,包括慢性疾病和常见术后并发症的围手术期全面管理,这些往往是医学方面的。此外,培训内容还包括促进协作或共享决策、有效沟通、团队合作和领导技巧,以及质量改进、基于价值的患者管理和应用相关科学知识。虽然许多麻醉住院医师培训项目开始将POM 轮转纳入核心培训内容,POM 的专科医师培训也在逐步推进,但这些培训很难在短期内满足对围手术期医师的需求[7,9,11]。未来,在接受 POM 培训的麻醉医师达到一定数量之前,为了满足日益增长的教育需求,在 POM 方面需要提供更多的培训形式。

SBET 有助于填补医师 POM 培训方面的不足,并加强现有的培训方案(表 26.2)。许多医疗保健机构,包括非教学部门,已经接受并使用模拟来培训和维持临床医学其他领域工作者的胜任力。因此,将 POM 纳入培训课程是合乎逻辑的[12-14]。近年来,"新手训练营"(一种对即将执业和新入职临床医师进行强化 SBET 的形式)的使用越来越受欢迎,几乎在医学的每个专业都在使用[15-18]。SBET很适合非技术性技能的培训,如团队合作、沟通、决策、领导力等,这些往往是团队模拟演练的主要内容,也是许多模拟后复盘的重点[19-21]。这些技能也是围手术期医师必需的,但在临床实践或课堂中不容易进行教学或评估[22-23]。

表 26.2　基于模拟的围手术期医学胜任力培训和评估模式

内容	胜任力	模拟医学教育培训（SBET）示例
患者管理	基于循证医学的术前风险控制和优化策略；外科患者常见的一般医学问题的咨询	应用标准化病人的情境模拟进行术前评估、风险分级和咨询的培训 涉及风险评估和临床决策的屏幕模拟练习，例如，关于慢性阿片类药物使用者的术前心脏检测和疼痛管理的决策 基于模拟人的紧急事件管理模拟，包括急性并发症和心肺复苏
技术性技能	高级诊疗措施、结果解读和操作技能	部分任务训练器：例如，胸腔引流管放置、超声引导的区域阻滞、血管通路建立、支气管镜检查等 屏幕模拟：呼吸机，心脏负荷试验，超声图像等的解读和管理
医学知识	在慢性和全身性疾病的评估、风险控制和术后管理方面的专业知识	应用标准化病人的情境模拟：培训术前风险分级、优化和咨询，制定全面的围手术期诊疗计划 屏幕模拟：评估管理特殊疾病状态所需的知识 基于模拟人的模拟：考核对慢性疾病知识的应用（处于"Miller 金字塔"上层部分的能力）、培训急性生理变化的管理
基于实践的学习和改进	能够评估循证医学证据和使用指南 使用持续质量改进工具来提高管理能力 理解现行实践模式和支付模式	基于屏幕和桌面游戏的练习：例如，利用急诊室周五之夜（Friday Night at the ER）（译者注：一款用于培训如何优化工作系统的架构、流程、文化的桌面游戏）来培训如何基于医疗系统进行实践和利用红珠实验（red bead experiment）（译者注：一款用于教授管理技巧的培训工具）培训如何持续改进质量 多学科团队培训：用于培训新的流程和做法（变革管理）和一般的领导技能 标准化病人/演员：用于培训基于循证医学和实践指南的患者咨询和管理患者的预期
基于医疗系统的实践	基于医疗系统的患者管理和改进 手术室管理原则 工作流程与围手术期医疗协作 交接班制度 患者安全原则	基于屏幕和桌面游戏的练习，例如，利用急诊室周五之夜来培训如何基于医疗系统进行实践和利用红珠实验培训如何持续改进质量 标准化病人/演员：用于培训如何告知差错 基于模拟人的模拟：用于培训发现和处理医疗差错、并发症和不良事件 培训复盘技巧：以促进事后复盘和形成一系列安全措施
沟通和人际互动技能	以患者为中心的沟通技巧 解决冲突 任务管理、团队合作和态势感知 交接班 管理医疗辅助人员	标准化病人/演员模拟：用于培训困难对话、冲突管理、告知坏消息和床旁教学/咨询的技能 多学科团队培训：用于培训交接班 基于模拟人的模拟和多学科团队训练：用于培训进阶的危机管理和领导技巧
职业素养	以患者为中心的患者管理 工作保持公开透明 关注与患者及其他临床医师的合作	标准化病人/演员模拟：培训以患者为中心的沟通技能，包括咨询和进行困难对话 模拟人和多学科团队培训：用于管理医务人员之间的冲突，在高工作负荷期间进行沟通，以及角色互换练习以更好地理解基于医疗系统的实践

注：资料来源于 Kain 等[4]。

围手术期医学全流程所需的知识和能力

POM 是一个以患者为中心、多学科、对患者进行综合医疗照护的过程，从考虑手术开始到完全康复结束[2]。该定义体现了 POM 的两个要点，即持续的范围和以患者为中心，它包含了整个围手术期的照护过程[2]。POM 将围手术期医疗的未来定义为以医师为主导，将麻醉医师的角色扩展到住院和门诊医疗环境中，诊疗以患者为中心，使患者成为其诊疗过程的积极参与者[2]。POM 是一种连续的医疗过程，从确定需要手术起，经历出院，直至手术后的康复。在整个诊疗过程中，围手术期医师的角色必须改变，以满足患者的需要。

以患者为中心的沟通

研究表明，POM 中的非技术性技能，如沟通、共同决策、跨专业团队领导等，比技术性技能对改善患者预后的影响更大[24]。换句话说，以患者为中心医疗的真正价值可能是以患者为中心的沟通。以患者为中心的沟通技巧很难在床旁教授和评价，但可以通过 SBET 使用标准化的演员和基于模拟人的模拟练习进行教学和评价[25]。在术前诊疗的早期阶段，当患者和医务人员考虑手术时（特别是对于高风险复杂病例和患者），围手术期医师应该让患者共同参与决策过程，以确定哪些策略可以改善患者的围手术期状况，降低并发症风险，优化结局[26-28]。共同决策的目标是确保患者对手术治疗的风险和获益有一个全面的了解，以便他们可以对自己的治疗作出个人的决定[2]。标准化病人可以用来培训临床医师如何促进共同决策，包括如何进行困难对话的培训和评价，包括开诚布公地讨论风险或处理不合理的预期，完成全面术前会诊的能力，就戒烟等生活方式改变对患者进行指导，并练习一些富有挑战性的对话，如关于临终关怀的对话[29]。标准化演员可以用于培训和评价跨专业技能，包括冲突管理、与同事的困难对话、对中级医务人员的督导及作为会诊医师应具备的职业素养[30-31]。可以设想一个涉及有复杂医学问题的标准化病人（例如，患有复杂心脏病的慢性阿片类药物使用者）的场景，其中围手术期医师的任务是制定个性化的术前风险评估、降低风险和优化策略，使用循证医学制定综合诊疗计划，对患者进行适当教育，并回答患者的咨询（表 26.3）。

表 26.3　围手术期麻醉情境案例范例

标题：麻醉复苏室（PACU）心搏骤停
学员：麻醉医师
目的——医学知识：识别心肌缺血的症状和体征
患者管理：心肌缺血的诊断和处理
沟通：利用人力资源管理技巧来应对临床紧急情况
案例简介：Smith，男性，56 岁。有病态肥胖症、冠心病、睡眠呼吸暂停（OSA）、高脂血症和 2 型糖尿病病史，结肠癌部分结肠切除术后
场景布置：在麻醉复苏室（PACU），患者躺在床上，无心电监护，病历资料已整理装夹，准备送返病房。术前和术中记录可查
脉搏氧饱和仪、无创血压和五导联心电图可根据学员的要求提供。一名 PACU 护士将作为主要的助演。学员被叫到 PACU 来评估患者，患者准备转运回病房，目前主诉疼痛剧烈

状态	患者状态	学员表现	
基线	急性窘迫（只有在学员使用监护仪或要求重新使用监护仪时，生命体征才显示）心率 127 次/min；呼吸频率 25 次/min；血压 179/97mmHg；脉搏血氧饱和度（SpO_2）94%（右手）。心电图：ST 段压低	学员应向患者和 PACU 护士自我介绍 评估患者的疼痛或不适 对患者进行生命体征监护	患者诉因为严重的伤口疼痛导致呼吸困难 护士诉由于患者的 OSA 病史，术中阿片类镇痛药应用受限

续表

状态	患者状态	学员表现	
焦虑和呼吸困难	越来越不舒服和呼吸困难（超过 2 分钟）心率 135 次/min；呼吸频率 30 次/min；血压 145/87mmHg；SpO_2 92%	识别急性冠脉综合征（ACS）的症状，开始治疗，包括 β 受体阻滞剂、硝酸甘油、阿司匹林、吸氧和阿片类镇痛药	如果学员没有识别到 ACS，患者诉伤口疼痛造成胸前区压榨感和呼吸困难加重
无反应	反应较差（2 分钟以上）、心率 130 次/min，伴异位节律；呼吸频率 30 次/min；血压 98/78mmHg；SpO_2 89%。心电图示 ST 段抬高	请求准备将患者转移到介入心脏病房 准备可能的支持治疗，包括气道支持	如果学员采取了行动，则结束案例 如果学员尚未识别 ACS 并开始适当的治疗，则进入下一个状态（心搏骤停）
心搏骤停	无意识/无反应（超过 2 分钟）无脉性电活动，心率 130 次/min，转为室性心动过速；呼吸频率 0；血压，无脉搏；SpO_2，无脉搏	启动高级生命支持（ACLS）	在一轮 ACLS 之后，结束案例

讨论要点：术后早期严重胸痛和呼吸困难的鉴别诊断。ACS 的术后处理及病理生理。冠心病、OSA 患者的术后疼痛管理

有大量关于基于模拟的团队培训的文献，可以用来加强围手术期医师的培训[32-33]。SBET 可以用于培训各级临床医师如何在危机情况下领导团队，在高工作负荷时保持态势感知和警惕性，避免和克服诊断错误，团队成员合理分工，患者筛查期间进行合理分诊，以及处理与其他工作人员的分歧[33]。SBET 可以整合来自不同专业和学科的人，允许临床医师在围手术期诊疗的跨专业和多学科性质的环境中练习沟通技巧。POM 本质上是多学科的，因此临床医师需要与多学科团队互动并具有领导多学科团队的技巧，包括管理团队之间的分歧、在团队之间交接，以及促进团队间协作。应用 SBET 能使这些技能得到增强[34-35]。

基于医疗系统的实践和改进

有数据表明，患者结局的不同是由医务人员和医疗系统的差异所致，而不是患者个体因素所致[2]。认识到这一点并减少医务人员和医疗系统的不一致性是 POM 的基本原则。因此，围手术期医师需要在基于医疗系统的实践、从系统水平进行体察和科学的改进（包括质量改进、基于价值的医疗、循证医学、变革管理和应用科学的手段）方面有坚实的基础[4,36]。许多技能的教学和评价可以通过 SBET 得到加强。其中，小组练习可以用于培训临床医师的质量改进原则，包括逐步尝试、检验并最终作出变革，以及团队合作[37]。桌面游戏练习，如急诊室周五之夜（Friday Night at the ER）（译者注：一款桌面游戏）可以用来培训如何基于医疗系统提供医疗服务，以及理解组织内部各子系统之间的相互影响。屏幕模拟（SBS）可以用来训练和评估对循证医学的应用、基于价值的医疗和手术室管理，包括价值流程图（value stream mapping）和手术室人力资源安排，如对患者安排和人员配置进行模拟[38]。

术前患者优化

除促进共同决策之外，术前管理还包括增进健康的措施，这可能需要患者通过改变生活方式（包括减肥、戒烟和营养/运动适应性训练）来优化慢性疾病如糖尿病，以及优化生理功能[2]。屏幕模拟可用于提升麻醉医师在慢性病管理和优化、术前风险评估和分级方面的知识能力。屏幕模拟也可用于教授和评价高级临床技能，包括心电图判读、心脏风险分级、抗血小板治疗的管理、心脏起搏器和植入型心律转复除颤器的管理、高级诊断性检查（包括肺功能、睡眠监测和心脏负荷试验）的判读，以及对医务人员应用循证指南相关的知识进行评估[39]。

此外，围手术期医师应该能够娴熟地作出一些诊断并具备治疗技能，这些技能包括诊断性超声、经胸超声心动图、高级心脏体检及植入泵的管理，如鞘内泵和胰岛素泵。这些操作性技能都可以使用部分任务训练器和高仿真模拟人进行培训和评价[40-41]。

术前即时及术中管理

在术前即时（即手术当日）和术中阶段，围手术期医师的工作重点在于降低风险和优化患者对手术的应激反应，以促进术后康复。疼痛管理是 POM 工作中的重要部分，常用多模式镇痛，并限制阿片类镇痛药的使用，通常联合使用区域阻滞。这些神经阻滞技术需要不同程度的技术熟练度，可以使用部分任务训练器、真人模特或尸体进行培训和评价[42-43]。围手术期医师应能熟练地管理区域麻醉相关的并发症，如应用部分任务训练器为气胸患者放置胸腔引流管，在采用模拟人的情境模拟中培训高位脊髓麻醉和局部麻醉药中毒的处理[44-45]。除将超声用于区域麻醉操作外，围手术期医师还应熟练掌握使用超声为血管穿刺置管困难的患者建立血管通道的技术[46-49]。高仿真部分任务训练器也可以用于培训临床上不常实施但又非常重要的操作，如支气管镜检查和经食管超声心动图检查。

术后管理

大多数术后并发症与患者术前合并的疾病有关，而与手术或麻醉无关[6]。围手术期医师应该能够识别和制定多种慢性疾病的风险控制策略，并管理相关的术后并发症，这些并发症可能影响到多个器官系统，包括急性和慢性过程。SBET 可以用于培训和评价围手术期医师处理复杂疾病和并发症的能力。基于常见和罕见疾病而设计的临床情境模拟，可以用于培训围手术期医师，让他们对自己的临床工作做好准备。同时，还可以用于评价所谓的置信职业行为，达到对围手术期医师进行认证的目的[50]。由 ASA 确定的胜任力清单包括对一系列医疗状况的管理能力，这些可以使用 SBET 进行培训和评价（表 26.1）。SBET 也可以用于培训和评价术后患者管理所需的技术性技能。部分任务模拟器和屏幕模拟可以用于培训临床医师在呼吸治疗（如无创和有创通气方法）和危重症医疗干预措施（如放置有创监护、引流管和床边操作）方面的技能[38,51]。SBET 可以用于培训围手术期医师早期识别和管理失代偿患者，以防止出现"抢救失败"的情况[52-53]。需要注意的是，这种培训可能既包含技术性技能，也包含非技术性技能。

出院后的术后管理和康复过渡

围手术期医师的作用不会随着患者临近出院而减弱，而应该继续发挥其作用，直至患者完全康复。在围手术期医学中，麻醉医师可能对这方面最不熟悉的，而其他专业的医师如内科医师则更熟悉。SBET 为麻醉医师们创造了一个机会，可以显著提高他们执行这些不太熟悉的任务的能力。屏幕模拟和标准化演员可以用于培训临床医师管理出院后的患者，包括远程管理慢性疾病和术后并发症，与患者和其他医务人员沟通，并对患者和他们的照护人员提供持续的教育和咨询[54-57]。

未来的方向

随着围手术期服务的价值越来越受到医疗保健系统的认可，围手术期医师将在外科患者的管理中扮演越来越重要的角色。POM 的持续发展将要求围手术期医师随着服务需求的增长而逐渐进步。这会涉及通过信息技术来扩展服务，扩大中级医务人员的作用，探索通过远程医疗对出院后、偏远地区的患者进行管理。这些机会将对围手术期医师的技能提出越来越高的要求，他们需要随着专业的发展而不断进步。培训项目和临床医师需要探索新的教育、培训和能力评价的替代手段，以满足专业不断发展的需求。这为 SBET 提供了一个独特的机会，使其在新兴医学专业的未来发挥关键作用。

结语

随着麻醉医师在手术室外的作用不断扩展，麻醉医师的培训有待加强。在将麻醉医师培训成为围手术期医师的过程中，SBET 有可能发挥越来越大的作用。特别是目前的毕业后麻醉医师培训，尽管在积极发展，但是仍然未满足患者和临床对围手术期医学的需求。此外，现有的麻醉专业医务人员也在寻求机会，通过继续医学教育、强化的操作培训课程或工作坊，成长为围手术期医师。POM 实践所需的许多知识和技能，包括技术性和非技术性技能，都可以通过体验式学习方式进行培训。

（翻译 郭隽英，审校 谢咏秋
安海燕　方利群　李崎）

参考文献

1. Grocott MP, Pearse RM. Perioperative medicine: the future of anaesthesia? Br J Anaesth. 2012;108(5):723–6.
2. Grocott MP, Mythen MG. Perioperative medicine: the value proposition for anesthesia?: A UK Perspective on Delivering Value from Anesthesiology. Anesthesiol Clin. 2015;33(4):617–28.
3. Kain ZN, et al. The perioperative surgical home as a future perioperative practice model. Anesth Analg. 2014;118(5):1126–30.
4. Kain ZN, et al. Future of anesthesiology is perioperative medicine: a call for action. Anesthesiology. 2015;122(6):1192–5.
5. Cannesson M, et al. Anaesthesiology and perioperative medicine around the world: different names, same goals. Br J Anaesth. 2015;114(1):8–9.
6. Group, P.M.L.T.a.F. Perioperative medicine – the pathway to better surgical care. London: The Royal College of Anaesthetists; 2014.
7. McEvoy MD, Lien CA. Education in anesthesiology: is it time to expand the focus? A A Case Rep. 2016;6(12):380–2.
8. Alem N, et al. Transforming perioperative care: the case for a novel curriculum for anesthesiology resident training. A A Case Rep. 2016;6(12):373–9.
9. King AB, et al. Disruptive education: training the future generation of perioperative physicians. Anesthesiology. 2016;125(2):266–8.
10. Miller GE. The assessment of clinical skills/competence/performance. Acad Med. 1990;65(9 Suppl):S63–7.
11. Vanderbilt University Medical Center Perioperative Medicine Fellowship. Available from: https://ww2.mc.vanderbilt.edu/1anesthesiology/49807.
12. Rosen MA, et al. In situ simulation in continuing education for the health care professions: a systematic review. J Contin Educ Health Prof. 2012;32(4):243–54.
13. Zigmont JJ, et al. Utilization of experiential learning, and the learning outcomes model reduces RN orientation time by more than 35%. Clin Simul Nurs. 2015;11(2):79–94.
14. Will KK, et al. Interprofessional orientation for health professionals utilising simulated learning: findings from a pilot study. J Interprof Care. 2016;30(2):254–6.
15. Ceresnak SR, et al. Pediatric cardiology boot camp: description and evaluation of a novel intensive training program for pediatric cardiology trainees. Pediatr Cardiol. 2016;37(5):834–44.
16. Blackmore C, et al. Effects of postgraduate medical education "boot camps" on clinical skills, knowledge, and confidence: a meta-analysis. J Grad Med Educ. 2014;6(4):643–52.
17. Fernandez GL, et al. Boot cAMP: educational outcomes after 4 successive years of preparatory simulation-based training at onset of internship. J Surg Educ. 2012;69(2):242–8.
18. Smith ME, Trinidade A, Tysome JR. The ENT boot camp: an effective training method for ENT induction. Clin Otolaryngol. 2016;41:421.
19. Undre S, et al. Multidisciplinary crisis simulations: the way forward for training surgical teams. World J Surg. 2007;31(9):1843–53.
20. Nicksa GA, et al. Innovative approach using interprofessional simulation to educate surgical residents in technical and non-technical skills in high-risk clinical scenarios. JAMA Surg. 2015;150(3):201–7.
21. O'Dea A, O'Connor P, Keogh I. A meta-analysis of the effectiveness of crew resource management training in acute care domains. Postgrad Med J. 2014;90(1070):699–708.
22. Semler MW, et al. A randomized trial comparing didactics, demonstration, and simulation for teaching teamwork to medical residents. Ann Am Thorac Soc. 2015;12(4):512–9.
23. Lerner S, Magrane D, Friedman E. Teaching teamwork in medical education. Mt Sinai J Med. 2009;76(4):318–29.
24. Grocott MP, Martin DS, Mythen MG. Enhanced recovery pathways as a way to reduce surgical morbidity. Curr Opin Crit Care. 2012;18(4):385–92.
25. Epstein RM. Assessment in medical education. N Engl J Med. 2007;356(4):387–96.
26. Oresanya LB, Lyons WL, Finlayson E. Preoperative assessment of the older patient: a narrative review. JAMA. 2014;311(20):2110–20.
27. Moonesinghe SR, Walker EMK, Bell M. Design and methodology of SNAP-1: a Sprint National Anaesthesia Project to measure patient reported outcome after anaesthesia. Perioper Med. 2015;4(1):1.
28. Glance LG, Osler TM, Neuman MD. Redesigning surgical decision making for high-risk patients. N Engl J Med. 2014;370(15):1379.
29. Schmitz CC, et al. Learning by (video) example: a randomized study of communication skills training for end-of-life and error disclosure family care conferences. Am J Surg. 2016;212:996.
30. Marken PA, et al. Human simulators and standardized patients to teach difficult conversations to interprofessional health care teams. Am J Pharm Educ. 2010;74(7):120.
31. Chiarchiaro J, et al. Developing a simulation to study conflict in intensive care units. Ann Am Thorac Soc. 2015;12(4):526–32.
32. Boet S, et al. Transfer of learning and patient outcome in simulated crisis resource management: a systematic review. Can J Anesth. 2014;61(6):571–82.
33. Eppich W, et al. Simulation-based team training in healthcare. Simul Healthc. 2011;6 Suppl:S14–9.
34. Gaffney S, et al. The Modified, Multi-patient Observed Simulated Handoff Experience (M-OSHE): assessment and feedback for entering residents on handoff performance. J Gen Intern Med. 2016;31(4):438–41.
35. Starmer AJ, et al. Development, implementation, and dissemination of the I-PASS handoff curriculum: a multisite educational intervention to improve patient handoffs. Acad Med. 2014;89(6):876–84.
36. Vetter TR, et al. The perioperative surgical home: how anesthesiology can collaboratively achieve and leverage the triple aim in health care. Anesth Analg. 2014;118(5):1131–6.
37. Institute, N.Y.S.D.o.H.A. The game guide: interactive exercises for trainers to teach quality improvement in HIV care. New York: National Quality Center, New York State Department of Health AIDS Institute; 2006.
38. Nelson CK, Schwid HA. Screen-based simulation for anesthesiology. Int Anesthesiol Clin. 2015;53(4):81–97.
39. McEvoy MD, et al. A smartphone-based decision support tool improves test performance concerning application of the guidelines for managing regional anesthesia in the patient receiving antithrombotic or thrombolytic therapy. J Am Dent Soc Anesthesiol. 2016;124(1):186–98.
40. Bose RR, et al. Utility of a transesophageal echocardiographic simulator as a teaching tool. J Cardiothorac Vasc Anesth. 2011;25(2):212–5.
41. Ramsingh D, et al. Impact assessment of perioperative point-of-care ultrasound training on anesthesiology residents. J Am Dent Soc Anesthesiol. 2015;123(3):670–82.
42. Kessler J, et al. Teaching concepts in ultrasound-guided regional anesthesia. Curr Opin Anaesthesiol. 2016;29(5):608–13.
43. Burckett-St Laurent D, et al. Teaching ultrasound-guided regional anesthesia remotely: a feasibility study. Acta Anaesthesiol Scand. 2016;60:995.
44. Cropsey CL, McEvoy MD. Local anesthetic systemic toxicity in a nonoperative location. Simul Healthc. 2015;10(5):326–8.
45. Vetrugno L, et al. Phantom model and scoring system to assess ability in ultrasound-guided chest drain positioning. Crit Ultrasound J. 2016;8(1):1.
46. Barsuk JH, et al. Simulation-based mastery learning reduces complications during central venous catheter insertion in a medical intensive care unit. Crit Care Med. 2009;37(10):2697–701.
47. Evans LV, et al. Simulation training in central venous catheter insertion: improved performance in clinical practice. Acad Med. 2010;85(9):1462–9.
48. Duran-Gehring P, et al. Ultrasound-guided peripheral intravenous catheter training results in physician-level success for emergency department technicians. J Ultrasound Med. 2016;35(11):2343–52.
49. Adhikari S, Schmier C, Marx J. Focused simulation training: emergency department nurses' confidence and comfort level in performing ultrasound-guided vascular access. J Vasc Access. 2015;16(6):515–20.
50. Wagner SJ, Reeves S. Milestones and entrustable professional activities: the key to practically translating competencies for interprofessional education? J Interprof Care. 2015;29(5):507–8.
51. Lino JA, et al. A critical review of mechanical ventilation virtual simulators: is it time to use them? JMIR Med Educ. 2016;2(1):e8.
52. Connell CJ, et al. The effectiveness of education in the recogni-

tion and management of deteriorating patients: a systematic review. Nurse Educ Today. 2016;44:133.

53. Liaw SY, et al. Effectiveness of a web-based simulation in improving nurses' workplace practice with deteriorating ward patients: a pre-and postintervention study. J Med Internet Res. 2016;18(2):e37.

54. Patel B, et al. Interprofessional communication of clinicians using a mobile phone app: a randomized crossover trial using simulated patients. J Med Internet Res. 2016;18(4):e79.

55. Cunningham NJ, et al. Telephone referrals by junior doctors: a ran-domised controlled trial assessing the impact of SBAR in a simulated setting. Postgrad Med J. 2012;88(1045):619–26.

56. Ajaz A, David R, Bhat M. The PsychSimCentre: teaching out-of-hours psychiatry to non-psychiatrists. Clin Teach. 2016;13(1):13–7.

57. Carter K, et al. Results from the first year of implementation of CONSULT: consultation with novel methods and simulation for UME longitudinal training. West J Emerg Med. 2015;16(6):845.

27 资源匮乏地区的模拟：现状回顾和可行的实施方法

Mary DiMiceli, Arna Banerjee, Mark W. Newton, and Matthew D. McEvoy

模拟要点

1. 在资源匮乏的地区，模拟教学项目在开发、实施和维持等方面存在的挑战与改善医疗卫生条件所存在的挑战类似。

2. 通过模拟培训进行技术性和非技术性技能教学，可能有助于提高中低收入国家的医疗服务质量。

3. 中低仿真度的模拟教学的投入产出比可能优于高仿真度的模拟，其教学效果与高仿真模拟相比几乎没有差异，而且在资源匮乏的国家更容易组织和实施。

4. 模拟教学项目的开发、实施和维持最好遵循类似于 Kern 的课程开发六步法的结构化方法。

5. 对模拟体验进行反思时应该考虑沟通方式和文化之间的差异，以便在复盘过程中巩固所学的内容。

引言

医学教育中的模拟起源于航空工业，但在过去的 30 年，模拟在医疗卫生领域，尤其是在麻醉和其他急救领域中已经有了长足的发展[1]。尽管基于计算机的模拟自 20 世纪 60 年代以来一直存在[2]，但基于高仿真模拟人的模拟直到 20 世纪 80 年代以后才真正出现[3]。Cooper 和 Taqueti 在一篇关于医学模拟的综述中提到的一个概念非常重要，"模拟器（simulator）"这个术语指代的是模拟任务的所有技术[4]。正如 Gaba 所说："模拟是一种替换或放大真实体验的技巧，而非技术，它采用充分互动的方式来引导学员唤起或复制现实世界的真实经历（体验）"[5]。当在中低收入国家或

在艰苦环境下进行模拟时，深刻理解"模拟"的概念尤为重要。

模拟医学在资源丰富地区的开展和实施已有 50 多年，但在资源匮乏地区才刚刚起步。尽管存在许多困难，但由慈善组织资助的非政府组织（NGOs）和医务人员已经在资源匮乏国家开展研究或开发新生儿模拟项目，并取得了一定的成果[6-9]。但是很少有文献介绍这些项目在开发、设计和实施过程中的实际操作细节和流程。为此，本章将分为两个主要部分。第一部分简要回顾模拟医学教育在资源匮乏地区的推行现状，包括其在增长医学知识、改善临床实践、提高自我效能及改善临床结局方面的现有证据。第二部分将根据现有的文献和作者的经验，介绍在资源匮乏地区开发、实施和维持一个模拟教学项目的最佳实践经验。

本章目标

本章重点介绍模拟医学在满足资源匮乏地区的教育和医疗卫生需求方面的作用，回顾当前在开发模拟教学项目方面所取得的进展，并讨论项目开发的最佳实践经验。在不同的国家和地区，常见的临床情境、可获得的医务人员和医疗资源、卫生政策及医学知识与培训标准之间都存在很大的差异。本章旨在为在资源匮乏地区开展和实施模拟医学教育的人员提供专家建议和循证建议。

资源匮乏地区开展模拟医学的历史

模拟医学可以追溯到 17~18 世纪的法国，Gregoire 用自制的人体模型和死亡的胎儿创建了第一台产科模拟器，用于向助产士演示辅助复杂分娩的

技术[10]。1748 年,法国女王的助产士采用皮革和骨骼制造了人体模型,并使用该模型向其他助产士介绍分娩管理的相关原则[11]。自 20 世纪 60 年代以来,资源丰富的国家在推动模拟医学的技术发展、理论知识和经验方面处于领先地位,而在过去的 10 年中,中低收入国家(low and middle-income countries,LMICs)越来越多地利用模拟培训来开展医学教育,缩小与资源丰富的国家的理论知识差距,并依此来寻找医疗体系中的问题,从而提高现有医疗卫生服务体系的效率、效力并改善结局。2009 年,一项研究降低产时死亡率的临床干预措施的系统综述得出结论:产科演习和安全项目核查表是为数不多的能够改善产科急诊医疗水平的策略之一[12]。作者认为:"采用成本较低、经久耐用、易于拆卸和消毒,并且具有当地文化特点的高仿真人体模型进行模拟演练可以降低资源匮乏地区的围产期死亡率"。

在资源匮乏地区,改善医疗卫生条件面临着各种各样的挑战:缺乏资金支持/资助,缺乏熟练的医务人员,地方和国家基础设施差,运输的条件和成本,以及医疗物资缺乏[13]。这些因素导致某些中低收入国家出现"三延迟模型",包括首次寻求医疗帮助延迟,到医疗机构就诊延迟,以及接受全面的诊疗延迟,而且这三个部分相互依赖(图 27.1)。这种现象在加纳、塞拉利昂和尼日利亚妊娠相关死亡的分析讨论中被首次提出[14]。Barnes-Josiah 等通过三延迟模型分析海地孕产妇死亡的原因,发现与上述提及的非洲国家的情况相似,这三种延迟导致了 12 例孕产妇的死亡,并且与患者的死亡密切相关,而不仅仅是一系列散发事件[15]。该研究得出的结论是,出现前两种延迟的主要原因是人们对海地的医疗系统明显缺乏信心,并且认为现有的产科诊疗服务不足或无效。模拟培训能够通过改善医务人员的知识、技能和态度,识别和解决系统错误并增强多学科团队之间的合作与沟通,从而在解决第三种延迟方面发挥直接的作用。临床预后的改善可以让公众看到医疗卫生效率、效力和安全性方面的提高,改变对医疗卫生服务能力的整体印象,从而对第一种和第二种延迟产生积极的影响。

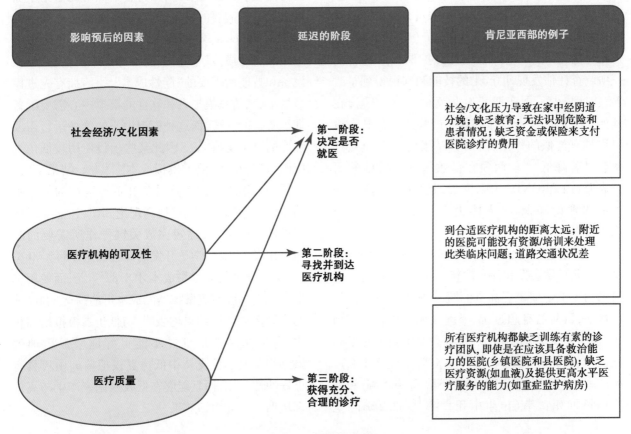

图 27.1 三种延迟模型

加纳、塞拉利昂和尼日利亚最早介绍的三种延迟模型揭示了在资源匮乏国家中导致孕产妇死亡的因素,这些因素通常相互依存,使得寻找和获得医疗服务的过程更具挑战性。(资料来源:Barnes-Josiah 等[15])

考虑到不同资源匮乏地区的医疗卫生条件的差异，《柳叶刀》全球外科委员会、第三版世界银行《疾病控制优先重点名录》（DCP）和世界卫生大会已经将"获得安全的急救、基本手术和麻醉"纳入实现全球健康覆盖计划的首要目标[16]。作为该倡议的一部分，世界卫生组织（WHO）确定了三类"标志手术"（基本手术），这些手术最常见且最能预测某个医疗卫生服务系统执行 WHO 其他基本医疗手术的能力，这三类手术包括剖宫产、腹部探查和骨折切开复位[17]。据 DCP 称，通过改善中低收入国家这些基本手术的医疗救治能力，年死亡率可以下降 3.2%，伤残调整生命年可以减少 3.5%[18]。考虑到这一点，当前中低收入国家中大多数模拟教学文献都是针对新生儿、产妇和创伤急救复苏方面的培训[6-8,19-20]，且该方向是合适的。

针对产科和新生儿急救的模拟课程包括太平洋母婴急救培训课程、WHO 基础新生儿照护课程[21]、救生技能课程、实用产科多专业培训（PROMPT）课程、PRONTO 国际模拟课程[19-20,22-24]、IMPACT 非洲模拟课程（由本章的作者开发和指导）和"帮助婴儿呼吸"（表27.1）。在赞比亚实施 WHO 基础新生儿照护课程后进行的一项调查评估发现，助产士的技能和知识得到了改善，并且减少了围产期新生儿死亡[21,25]。尽管在其他几个地区进行的随机对照试验并没有显示该课程具有类似的作用，但研究结果的确表明死产率有显著降低[26]。两项在低收入地区实施的研究表明：由 PRONTO 国际模拟课程能够提高医护人员的理论知识、个人能力[22-24]及团队合作与沟通[19,23]。

"帮助婴儿呼吸（Helping Babies Breathe，HBB）"是美国儿科学会发起的全球新生儿复苏项目，该项目采用模拟培训来提高资源匮乏国家的新生儿复苏水平，目前已有超过 77 个国家成功施行。2014年，坦桑尼亚实施 HBB 以后，调查显示新生儿早期死亡率（活产中死亡率从 13.4‰ 降低到 7.1‰）、死产率（出生中死产率从 19‰ 下降到 14.5‰）和围产期早期死亡率（出生中死亡率从 32.2‰ 降至 21.6‰）都有降低[27]。其他国家引入该项培训后也报道了类似的结果[28-29]。还有一项独立的临床研究正在进行中，旨在评估在三个资源匮乏地区进行该项目对降低围产期死亡率和提高复苏的有效性[9]。

PRONTO 国际组织在墨西哥 12 家政府医院中进行了一项随机对照试验，该研究的主要结局指标为 12 个月内的围产期死亡率[20]。随机选择六家医院接受低成本混合模拟器（PartoPants™，或穿着改良手术洗手衣的模拟患者和 Laerdal 新生儿模型 Laerdal Neonatalie™）进行模拟培训。模拟训练主要是针对团队合作、交流，新生儿复苏和产科紧急救治（如肩难产、出血和先兆子痫/子痫）的情境案例。作者随访 12 个月发现，剖宫产产后的并发症发病率较低，但其他结果没有统计学意义。通过某个模拟培训项目可以改善产妇和新生儿的预后，但如果后续缺乏资金来支撑模拟中心或其他相关培训项目的运行，项目的作用最终也难以为继。Msemo 在 2011 年欧洲模拟医学大会上表示："您需要得到政府方面的支持，因为若培训时无法给学员提供复苏所需的设备，则培训是无效的。"开普敦大学的 Vanessa Burch 教授也提出警示，在医疗卫生领域启动模拟培训时不能不考虑维护培训中心、设备和技能所需要的"隐性成本"[30]。拥有先进模拟技术、高仿真模拟人和软件的模拟中心需要配备训练有素的人员，而这种模拟中心的维护运行需要强大的资金支持[31]。因此某些项目使用较低仿真度的模型成功降低了模拟成本[7,20,32]。结果证实，仅使用当地现有的医疗设备和资源进行的低成本创伤模拟培训不仅能够提高理论知识，还能够增加完成任务的数量，缩短完成关键操作所需要的时间。作者为 33 名学员开发的课程只用 2 844.00 美元，所有学员的总维护成本才 8.82 美元，而使用单个高仿真胸腔引流模拟器的成本可能高达 3 000 美元[7]。多项研究结果均表明：与低仿真模拟培训相比，高仿真模拟培训并不能更好地增强培训效果[33-37]。其结论支持中低仿真模拟培训项目具有更好的性价比，而且能够在低收入国家产生与高仿真培训相当的培训效果。

表 27.1 模拟课程

项目	目标学员	内容重点	培训内容	课程时长	情境案例	模拟器类型	结局
太平洋母婴急救培训课程	护士/助产士 每年为 200 例以上的产妇提供分娩和产后护理的医院的部分员工 所有省级的分娩和产后病房的员工 人职前基础培训机构的生殖健康教育者	产妇/新生儿	手册、讲座、原位模拟	3 天导师培训课	先兆子痫/子痫;新生儿复苏;母亲衰竭	部分任务训练器/演员;模拟人	未发表
WHO 基础新生儿照护课程	护士/助产士	新生儿	手册、讲座、演示、技能培训、角色扮演	5 天+6~7 天导师培训课	新生儿复苏,哺乳	模拟人、演员	助产士的技能和知识得到提高(McClure, 2007[21]);降低了赞比亚的围产期死亡率(Carlo, 2009[25]);降低了死产率(Carlo, 2010[26])
救生技能课程	护士/助产士、产科医师、麻醉医师、医疗辅助人员	产妇/新生儿	讲座、情境模拟、技能培训、演示、工作坊	3 天+1~2 天导师培训课	手法胎盘剥离术,胎头吸引辅助分娩,新生儿复苏	部分任务训练器/模拟人	未发表
实用产科多专业培训(PROMPT)课程	护士/助产士、产科医师、麻醉医师/麻醉护士、医疗辅助人员、儿科医师、护士/助产/医学学生	产妇/新生儿	手册、讲座、原位工作坊	每年 4 天,1 天导师培训课	产后出血,子痫,脐带脱垂、器械辅助分娩	高科技模拟人(SimMom)	减少新生儿缺氧性损伤,肩难产损伤,改进了急诊剖宫产的结局和机构的文化(参考)
PRONTO 国际模拟课程	护士/助产士、产科医师、麻醉医师/麻醉护士、医疗辅助人员,儿科医师	产妇/新生儿	原位模拟,团队和危机资源管理培训,复盘,技能部分,团队建设练习,讲座	2 个单元之间间隔 2~3 个月:第 1 单元 2 天 第 2 单元 1 天	产后出血,新生儿复苏,肩难产,先兆子痫/子痫	部分任务训练器/女演员,新生儿模型	提高了跨学科的知识、个人能力,沟通和团队合作(Cohen, Walker),完成 60% 以上的培训目标,墨西哥哥接受 PRONTO 的医院中剖宫产数量降低
"帮助婴儿呼吸"	护士,助产士,接生员	新生儿	模拟,图例指导手册,活页挂图和海报,技能培训,OSCE	1~2 天;3 天导师培训课	新生儿复苏	新生儿模型	降低了早期新生儿死亡率,死产率和围产期早期死亡率(Msemo, 2013[27];Goudar, 2013[28];Hoban, 2013[29])
IMPACT 非洲模拟课程	护士/助产士,产科医师,麻醉医师/麻醉护士,儿科医师,儿科护士,医疗辅助人员/医院员工	产妇/新生儿	模拟,团队管理培训,资源管理培训,复盘,手册,讲座	2 天+1~2 天导师培训课	产后出血,先兆子痫/子痫,高位脊髓麻醉,困难气道,产程停滞/胎儿窘迫,新生儿复苏	高科技模拟人(SimMom 和 Neo-Natalie)	遵守安全剖宫产清单中的最佳做法①

注:太平洋母婴急救培训课程;2016 年 12 月 8 日上线。
救生技能课程;2016 年 12 月 8 日上线。
实用产科多专业培训课程(PROMPT);2016 年 12 月 8 日上线。
OSCE,客观结构化临床考试。
①研究正在进行。研究设计:培训前和培训后临床化临床观察。制定最佳操作清单。

模拟项目的开发和实施

本章节所回顾的现有模拟项目模型都是顺利实施并能够持续运行的模拟医学项目的成功范例。下文将讨论中低收入国家模拟医学项目的开发和实施,该项目以本文作者所创建和实施的东非改进非洲围手术期麻醉管理和培训项目(ImProving Perioperative Anesthesia Care & Training in Africa, ImPACT Africa)为模型基础。这项能力建设项目在肯尼亚建立了两个自给自足的模拟中心,这两个中心也是肯尼亚麻醉护士培训项目的组成部分。

Livingston 等介绍了在卢旺达开发和实施一个可持续发展的以模拟培训中心为主的培训项目所需采取的关键步骤。这些措施包括让多学科合作伙伴具有共同的愿景,确定可行的短期目标和长期目标,获得可靠的资金来源,招聘当地员工,设置符合当地特点的课程内容,培训当地的领导者,建立培训场地,通过学术交流建立可持续的伙伴关系,并在项目的后续实施过程中进行监控和评估[38]。Kern 的课程开发六步法为模拟项目的设计和实施提供了一个更广泛的框架[39]。上述两种方法的改编及这些作者采取的方法见图 27.2。

在将模拟培训纳入中低收入国家的医学教育之前,充分了解当地的医疗环境至关重要,因为这样才能设计出适合的临床情境案例,实现切实有用的学习目标。例如,全世界每年有 510 万例与创伤相关的死亡,其中 90% 发生在中低收入国家,且大部分由道路交通事故引起[7]。在这种背景下,为了缩短创伤救治时间和改善创伤救治能力,在尼加拉瓜的 Managua 开发了一项低成本的模拟项目,该项目包括高级创伤生命支持(ATLS)的理论培训和因地制宜的操作技能培训。在另一个范例中,鉴于腹腔镜手术在中低收入国家中开展得越来越广泛,而腹腔镜模拟设备的价格却十分昂贵,海地北部的一家教学医院在结构化模块式培训课程中,为外科住院医师提供了简易的腹腔镜练习箱(由纸板、塑料、小型网络摄像头和腹腔镜手柄制作而成)[40]。这两个课程都是通过在资源匮乏的地区创建可复制和可持续的模拟培训项目,满足了目标学员的需求,解决了当地医疗系统中的难题。

在创建模拟培训项目的过程中,评估当地现有的资源是前期评估中的关键部分。Croft 等提议,应该高度重视 WHO 发布的建议,避免根据高收入国家制定的培训模式来开发中低收入国家的培训

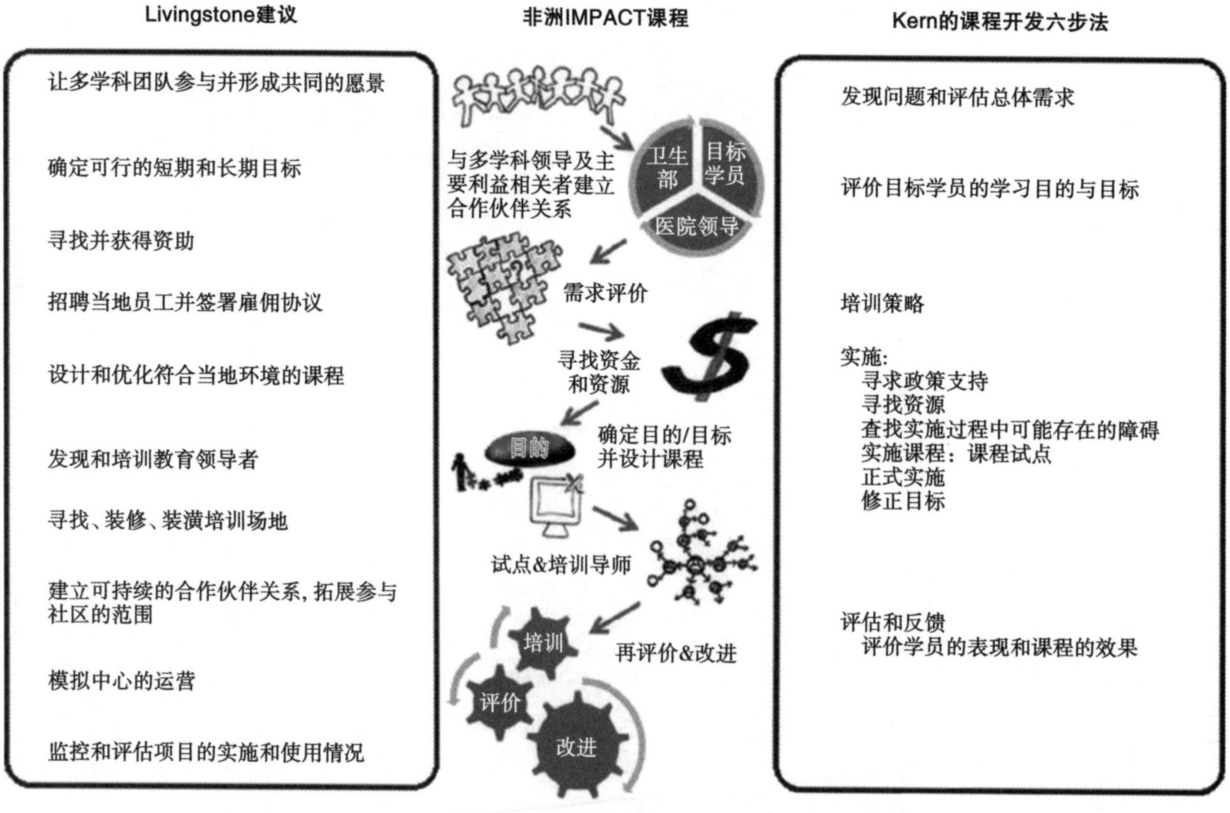

图 27.2　在资源匮乏地区分步动态地开发和实施模拟课程的方法
此图介绍的是正在东非实施的模拟培训项目,该项目以两个非常著名的课程开发指南[38-39]为设计蓝本。

模式。他们认为，任何一个成功的培训模式都离不开"数量充足且训练有素的培训老师及适合当地情况的培训材料"。他们还强调："必须重视孕产妇和新生儿死亡率最高的地区和最需要培训的地区，确保他们能够得到适当的支持以制定和评估可持续、有效的培训项目"[11]。一项成功的培训项目必须能够与当地的临床情况、资源、文化、语言，以及当地的管理文化相契合。

在启动中低收入国家模拟培训项目的过程中，基础设施、专业知识及资源丰富地区教育机构的资金支持都是非常重要的因素。但是，中低收入国家的医疗领导者与资源丰富地区机构之间的关系必须是一种相互尊重的合作伙伴关系。根据作者和Livingston等的经验，如果两者之间既往已经有了良好的信任和支持关系，实现这一点相对容易。确定关键的利益相关者（卫生部门的政府官员、医院领导、目标学员和患者）及潜在的障碍对于确保项目的可操作性和可持续性至关重要。

教学环境的选择取决于模拟培训的资源和目标，因此在决定模拟环境之前必须要先明确一些问题："是否有足够的资源来构建模拟中心？""原位模拟的方式能否满足项目的培训目标？""能否在低技术含量的中心提供高仿真水平的模拟来实现培训目标？"

模拟中心的地点应该选在学员容易到达的地方，并且靠近医疗机构，以确保培训的连贯性和可持续性，降低差旅成本并提高安全性。根据所采用技术的难易程度，可能有必要培训当地的模拟技术人员。理想的模拟中心应该包括一个场景仿真度最佳的模拟场所和能够进行安全有效复盘的场地。

原位模拟在临床环境中（如医院）进行，参与者由值班人员组成。在实际的临床环境中实施模拟培训可以提供模拟中心无法复制的真实感，同时能够实现在仿真模拟中心难以实现的一些培训目标。在模拟中心实施的培训通常有一系列既定的培训目标，更多侧重于技术性和非技术性技能的训练，而原位模拟则更常用于发现系统的缺陷和现有团队在合作中的问题。虽然很难比较原位模拟和模拟中心两者的培训效果，但有一项比较新生儿复苏项目的随机对照试验显示，在原位模拟干预组中，技术得分（基于正确的干预措施数量）、团队表现得分和新生儿复苏有效性（基于模拟人在3分钟和5分钟时的心率）均有所提高[41]。

在Kern的课程开发六步法中，必须先评估学

员的需求才能确保课程的目的和目标能够满足小组学员的培训需求[39]。但是，考虑到小组内部基础知识的差异及培训过程中的变化，Kern强调"六步法"应该进行动态调整。最初的学习目的和目标是为了满足整个团队的总体需求而制定的，但随着培训的深入和反复评估，学习目的和目标需要不停地调整以满足目标学员不断增长和变化的需求。因此，模拟培训目的和目标制定应该基于某一临床主题（如流行病学、临床表现、管理）的基本调研结果，目标学员需要进行该主题培训的原因，以及相关的技术性和非技术性技能。此外，模拟课程中所提供的信息和临床情境案例必须符合当地的文化和背景。这就需要项目设计者了解当地现行的做法、现有的资源（医疗设备和药物）及当地的卫生政策。例如，肯尼亚学员表示，如果模拟人与当地的患者更像，他们的反应可能也会更好。同样，也不应该让资源匮乏地区的学员实施资源丰富地区所采用的紧急救治措施，如产科大出血时启动大量输血流程。模拟课程中设计的治疗方案必须适应当地的实际条件，否则该项目的实用性就会打折扣。

对当地条件和学员需求进行评估后获得的结果能指导模拟课程的设计及流程设计中的决策思路，例如，是选择模拟中心、原位模拟，还是低成本混合方案来实现预定的培训目标。非洲IMPACT急诊产科模拟课程是根据东非70多名麻醉医师和产科医护人员提供的信息开发的（表27.2）。非洲IMPACT模拟课程针对学员所反映的最常见和最紧急的产科急诊（产科出血、子痫前期/子痫、产程停滞/胎儿窘迫和椎管内阻滞平面过高）开展讲座培训，然后介绍了团队培训和危机资源管理的原则。该课程将理论知识和技能整合到一系列模拟场景中，并设计了结构化的复盘。课程实施后不久，大家就意识到采用通用语对促进有效的团队互动、提高危机管理管理能力的重要性。在培训中，发现学员们（助产士、护士、产科医师和麻醉医师/麻醉护士）的不同临床背景会使沟通问题变得更加复杂。很显然，设计一个入门教程介绍沟通中需要用到的通用语是十分重要的，而模拟培训可以强化这些通用语的理解和使用。对学员的需求进行初始评估和再评估，根据学员的反馈对课程不断进行调整，这样的循环过程对于项目成功与否至关重要。

表 27.2　非洲 IMPACT 模拟课程的初期准备和组织流程

课程准备：由肯尼亚西部 8 家政府医院中的每位课程负责人完成初始评估，评估课程的需求、常见产科急症的类型和频率及学员的直接需求

课程注册：介绍完课程内容、课程目标和预期成果后签署参与协议。然后向多学科团队开放学员注册通道：包括护士/助产士、产科医师、麻醉医师、注册麻醉护士（KRNA）、麻醉护士学生、安保人员和管理人员

课程结构：每个单位平均招收 20 名参与者。2 天的课程（因为学员人数多，课程重复了一次）。每个队列先分为两组，每组 10 人；课程培训过程中，每组再分为两组，每组 5 人，以提高培训的效果并确保每位学员都能够积极参与情境演练

学员的准备：目前学员的准备工作还没有实施。但最终的目标是为每位课程学员提供一本软皮书，介绍肯尼亚西部最常见的产科急症的所有基本信息，团队培训及有关模拟技术和复盘的相关知识

课程内容

第 1 天	第 2 天
入门介绍	全天内容概述
回顾产科和麻醉的基本原则	回顾椎管内阻滞平面过高的处理方法
回顾高危产科	椎管内阻滞平面过高的情境模拟
休息	小组复盘
回顾新生儿复苏	休息
回顾团队培训和模拟/模拟器	子痫前期/子痫情境模拟
介绍模拟人	小组复盘
午餐	产科大出血情境模拟
情境模拟和复盘的"破冰环节"	小组复盘
围产期大出血情境模拟	午餐
小组复盘	回顾产程停滞的处理方法
子痫前期/子痫情境模拟	分娩/胎儿窘迫
小组复盘	产程停滞/胎儿窘迫情境模拟
	小组复盘

所有模拟培训项目的目标均为提高和改进个人和团队的理论知识水平、团队表现、安全文化和患者预后。在产科模拟项目中发现的确定与临床预后改善相关的关键因素[42]，包括医院层面的激励措施，在工作单位内对所有的医院员工进行多学科的团队培训，将团队合作原则整合到临床教学中，以及使用高仿真度（不一定是高科技）的模拟器。根据作者的经验，提供医院层面的奖励和个人激励机制有助于激发学习兴趣，同时能够使学员持续保持较高的参与度。对医院所有相关工作人员进行多学科团队培训也可以让参与者形成一致的理念，为患者提供出色的诊疗服务。

除根据阶段性需求和项目评估的反馈意见对模拟项目进行修改外，还可以通过培训导师来提高项目的可持续性和与当地环境相匹配的实用性。随着学员接受培训成为导师，该项目所对应的医务人员、设施和社区的需求可能会发生变化。最后，根据培训效果的评估和学员的反馈可以对模拟项目进行改进，并有助于该项目在地区或国家层面进行推广。

复盘和文化的影响

复盘是一种引导学员进行反思的方法，有助于学员巩固在模拟过程中所获得的技术性和非技术性技能，在理想情况下，可进一步改进学员在真实临床场景中的实际行为[43]。在训练有素的导师引导下，模拟后复盘在模拟训练中起至关重要的作用。Chung 等提到，尽管医疗卫生方面的模拟培训已经遍及全球，但复盘的方法及相关的文献都源自西方文化，很少考虑到学习和教学方法中的文化差异问题。了解当地文化及文化对学习和沟通所产生的影响有助于为学员营造一个安全有效的学习环境，从而使学员能够分享自己的想法并从模拟培训中受益。在批评和负面评价会给学员带来羞耻感的文化氛围中，采用非评判式的客观反馈方式进行复盘能够更有效地被学员接受[44]。目前仍需要开展更多研究来探索针对特定文化背景、具有适宜文化特色的、有效的复盘方法。

结语

与当地的各利益相关方建立有效的合作关系，创建适合项目目标的模拟基础设施，根据初始和再次需求评估的结果制定课程内容，同时培训当地的模拟教学导师是在中低收入国家开展可持续模拟项目的关键初始步骤。尽管目前有关改善患者预后的证据较为缺乏，但对常见和严重紧急的临床情

境模拟进行复盘有助于发现个人和整个系统的缺陷。根据这些作者的经验，一个有效的模拟项目能够推动当地的领导去投资进而改善当地的基础设施。识别每种文化中独特的学习和沟通模式，并将这些文化元素整合到模拟项目中，可以增强模拟训练和复盘过程中的教学体验。

（翻译 龚亚红，审校 郭娜
安海燕　方利群　李崎）

参考文献

1. Rosen K. The history of medical simulation. J Crit Care. 2008;23:157–66.
2. Denson JS, Abrahamson S. A computer-controlled patient simulator. JAMA. 1969;208(3):504–8. https://doi.org/10.1001/jama.1969.0316003007800.
3. Gaba DM, DeAnda A. A comprehensive anesthesia simulation environment: rec-creating the operating room for research and training. Anesthesiology. 1988;69(3):387–94.
4. Cooper J, Taqueti V. A brief history of the development of mannequin simulators for clinical education and training. Qual Saf Health Care. 2004;13(Suppl 1):i11–8.
5. Gaba DM. The future vision of simulation in healthcare. Simul Healthc. 2007;2(2):126–35. https://doi.org/10.1097/01.SIH.0000258411.38212.32.
6. Tansley G, Bailey JG, Gu Y, Murray M, Livingston P, Georges N, Hoogerboord M. Efficacy of surgical simulation training in a low-income country. World J Surg. 2016;40(11):2643–9.
7. Pringle K, Mackey JM, Modi P, Janeway H, Romero T, Meynard F, Perez H, Herrera R, Bendana M, Labora A, Ruskis J, Foggle J, Partridge R, Levine AC. A short trauma course for physicians in a resource limited setting: is low-cost simulation effective? Injury. 2015;46:1796–800.
8. Pammi M, Dempsey EM, Ryan CA, Barrington KJ. Newborn resuscitation training programmes reduce early neonatal mortality. Neonatology. 2016;110(3):210–24. https://doi.org/10.1159/000443875.
9. Bang A, Bellad R, Gisore P, Hibberd P, Patel A, Goudar S, Esamai F, Goco N, Meleth S, Derman RJ, Liechty EA, McClure E. Implementation and evaluation of the Helping Babies Breathe curriculum in three resource limited settings: does Helping Babies Breathe save lives? A study protocol. BMC Pregnancy Childbirth. 2014;14:116–21.
10. Buck GH. Development of simulators in medical education. Gesnerus. 1991;48:7.
11. Crofts JF, Winter C, Sowter MC. Practical simulation training for maternity care-where we are and where next. BJOG. 2011;118:11–6.
12. Hofmeyr GJ, Haws RA, Bergstrom S, Lee AC, Okong P, Darmstadt GL, Mullany LC, Shwe Oo EK, Lawn JE. Obstetric care in low-resource settings: what, who and how to overcome challenges to scale up? Int J Gynaecol Obstet. 2009;107(Suppl 1):S21–44.
13. Abass OA, Samuel BO, Odufeko GT. Medical simulation a tool yet untapped in most developing nations in Africa. Int J Comput Appl. 2014;97(5):1–4.
14. Thaddeus S, Maine D. Too far to walk: maternal mortality in context. Soc Sci Med. 1994;38(8):1091–110.
15. Barnes-Josiah D, Myntti C, Augustin A. The "three delays" as a framework for examining maternal mortality in Haiti. Soc Sci Med. 1998;46(8):981–93.
16. O'Neill KM, Greenberg SL, Cherian M, Gillies RD, Daniels KM, Roy N, Raykar NP, Riesel JN, Spiegel D, Watters DA, Gruen RL. Bellwether procedures for monitoring and planning essential surgical care in low and middle income countries: caesarean delivery, laparotomy, and treatment of open fractures. World J Surg. 2016;40(11):2611–9.
17. Meara JG, Leather AJ, Hagander L, et al. Global surgery 2030: evidence and solutions for achieving health, welfare, and economic development. Lancet. 2015;386:569–624.
18. Mock CN, Donkor P, Gawande A, et al. Essential surgery: key messages from disease control priorities, 3rd edition. Lancet. 2015;385:2209–19.
19. Walker DM, Cohen SR, Estrada F, Monterroso ME, Jenny A, Fritz J, Fahey JO. PRONTO training for obstetric and neonatal emergencies in Mexico. Int J Gynaecol Obstet. 2012;116:128–33.
20. Walker DM, Cohen SR, Fritz J, Olvera-Garcia M, Zelek ST, Fahey JO, Romero-Martinez M, Montoya-Rodriguez A, Lamadrid-Figueroa H. Impact evaluation of PRONTO Mexico: a simulation based program in obstetric and neonatal emergencies and team training. Simul Healthc. 2016;11:1–9.
21. McClure EM, Carlo WA, Wright LL, Chomba E, Uxa F, Lincetto O, Bann C. Evaluation of the educational impact of the WHO Essential Newborn Care course in Zambia. Acta Paediatr. 2007;96(8):1135–8.
22. Cohen SR, Cragin L, Wong B, Walker DM. Self-efficacy change with low-tech, high fidelity obstetric simulation training for midwives and nurses in Mexico. Clin Simul Nurs. 2012;8(1):e15–24. https://doi.org/10.1016/j.ecns.2010.05.004.
23. Walker D, Cohen S, Fritz J, Olvera M, Lamadrid-Figueroa H, Greenberg Cowan J, Gonzalez Hernandez D, Dettinger JC, Fahey JO. Team training in obstetric and neonatal emergencies using highly realistic simulation in Mexico: impact on process indicators. BMC Pregnancy Childbirth. 2014;14:367–76.
24. Walker D, Holme F, Zelek ST, Olvera-Garcia M, Montoya-Rodriguez A, Fritz J, Fahey J, Lamadrid-Figueroa H, Cohen S, Kestler E. A process evaluation of PRONTO simulation training for obstetric and neonatal emergency response teams in Guatemala. BMC Med Educ. 2015;15:117–24.
25. Carlo WA, Wright LL, Chomba E, Mcclure EM, Carlo ME, Bann CM, Collins M, Harris H. Educational impact of the neonatal resuscitation program in low-risk delivery centers in a developing country. J Pediatr. 2009;154(4):504–508.e5. https://doi.org/10.1016/j.jpeds.2008.10.005.
26. Carlo WA, Goudar SS, Jehan I Chomba E, Tshefu A, Garces A, Sailajanandan P, Althabe F, McClure EM, Derman RJ, Goldenberg RL, Bose C, Krebs NF, Panigrahi P, Buekens P, Chakraborty H, Hartwell TD, Wright LL, First Breath Study Group. Newborn care training and perinatal mortality in developing countries. N Engl J Med. 2010;362:614–23. https://doi.org/10.1056/NEJMsa0806033.
27. Msemo G, Massawe A, Mmbando D, Rusibamayila N, Maji K, Kidanto HL, Mwizamuholya D, Ringia P, Ersdal HL, Perlman J. Newborn mortality and fresh stillbirth rates in Tanzania after Helping Babies Breath training. Pediatrics. 2013;131:e353–60. https://doi.org/10.1542/peds.2012-1795.
28. Goudar SS, Somannavar MS, Clark R, Lockyer JM, Revankar AP, Fidler HM, Sloan NL, Niermeyer S, Keenan WJ, Singhal N. Stillbirth and newborn mortality in India after helping babies breathe training. Pediatrics. 2013;131(2):e344–52.
29. Hoban R, Bucher S, Neuman I, Chen M, Tesfaye N, Spector JM. 'Helping babies breathe' training in sub-Saharan Africa: educational impact and learner impressions. J Trop Pediatr. 2013;59:180. https://doi.org/10.1093/tropej/fms077.
30. Burch V. Does simulation based training have a future in Africa? Afr J Health Prof. 2014;6(2):117–8. https://doi.org/10.7196/AJHPE.534.
31. McIntosh C, Macario A, Flanagan B, Gaba DM. Simulation: what does it really cost? Simul Healthc. 2006;1(2):109.
32. Skelton T, Nshimyumuremyi I, Mukwesi C, Whynot S, Zolpys L, Livingston P. Low-cost simulation to teach anesthetists' non-technical skills in Rwanda. Anesth Analg. 2016;123:474–80.
33. Campbell DM, Barozzino T, Farrugia M, Sgro M. High-fidelity simulation in neonatal resuscitation. Pediatr Child Health. 2009;14(1):19–23.
34. King JM, Reising DL. Teaching advanced cardiac life support protocols: the effectiveness of static versus high-fidelity simulation. Nurse Educ. 2011;36(2):62–5.
35. Hoadley TA. Learning advanced cardiac life support: a comparison study of effects of low- and high-fidelity simulation. Nurs Educ Perspect. 2009;30(2):91–5.
36. Donoghue AJ, Durbin DR, Nadel FM, Stryjewski GR, Kost SI, Nadkarni VM. Effect of high-fidelity simulation on pediatric

advanced life support training in pediatric house staff: a randomized trial. Pediatr Emerg Care. 2009;25(3):139–44.

37. Nimbalkar A, Patel D, Kungwarni A, Phatak A, Vasa R, Nimbalkar S. Randomized control trial of high fidelity versus low fidelity simulation for training undergraduate students in neonatal resuscitation. BMC Res Notes. 2015;8:636. https://doi.org/10.1186/s13104-015-1623-9.

38. Livingston P, Bailey J, Ntakiyiruta G, Mukwesi C, Whynot S, Brindley P. Development of a simulation and skills centre in East Africa: a Rwandan-Canadian partnership. Pan Afr Med J. 2014;17:315. https://doi.org/10.11604/pamj.2014.17.315.4211.

39. Kern DE, Thomas PA, Howard DM, Bass EB. Curriculum development for medical education: a six step approach. Baltimore: The John Hopkins University Press; 1998. Print

40. Damas E, Norceide C, Zephyr Y, William KL, Renouf T, Dubrowski A. Development of a sustainable simulator and simulation program for laparoscopic skills training in Haiti. Cureus. 2016;8(6):e632. https://doi.org/10.7759/cureus.632.

41. Rubio-Gurung S, Putet G, Touzet S, Gauthier-Mouliniere S, Jordan I, Beissel A, Labaune JM, Blanc S, Amamra N, Balandras C, Rudigoz RC, Colin C, Picaud JC. In-situ simulation training for neonatal resuscitation: a RCT. Pediatrics. 2014;134:e790–7.

42. Siassakos D, Crofts JF, Winter C, Weiner CP, Draycott TJ. The active components of effective training in obstetric emergencies. BJOG. 2009;116:1028–32.

43. Chung HS, Dieckmann P, issenberg SB. It is time to consider cultural differences in debriefing. Simul Healthc. 2013;8:166–70.

44. Rudolph JW, Simon R, Rivard P, Dufresne RL, Raemer DB. Debriefing with good judgment: combining rigorous feedback with genuine inquiry. Anesthesiol Clin. 2007;25:361–76.

28　开创模拟医学未来的转化路线图

Samsun Lampotang

引言

本章旨在预测模拟医学的未来,与本书开篇关于模拟的历史相呼应。这很容易令人想到凭借经验预测天气的不可靠性,天气预报有时预测的天气与实际可能不同。有了这样的经验教训,作者并不是预测模拟医学未来的发展之路,因为 Gaba 已经从 11 个维度对此进行了展望,其他学者也有谈及[1-2]。因此,作者提出了一个可能有助于指导和创造模拟医学未来的转化之路,并指出了未来可能制约模拟医学发展的瓶颈。Abraham Lincoln 曾经说过:"预测未来的最佳方式就是创造未来"。所以本章总结了创造模拟医学未来所需的具体方法。

20 世纪 80 年代,作者有幸参与了模拟医学的复兴,也是美国佛罗里达大学高仿真生理驱动模拟人(HPS)专利技术[3-6]的共同发明人,基于此提出了模拟医学的未来发展路线图。该路线图综合了作者 30 多年来关于模拟设备的各种经验,包括设计、开发、评估、应用(如利用模拟器来指导临床医师通过实体结合虚拟的手段[7]获得情感[8]、认知[9-10]和心理运动[11-12]方面的经验)。路线图也是基于转化科学最前沿的文献、作者本人的出版物、讲座,以及作者曾作为一名训练有素的模拟导师的经验等综合而成[作者曾作为模拟导师参与模拟培训课程、演示、实践工作坊和麻醉医师执业资格认证和维持(MOCA)的模拟课程]。

创造模拟医学未来路线图可基于以下原则:

学习过往的经验教训,以免重蹈覆辙。

一个可持续发展的模式比一个效率低下的模式更具生命力。

开始时头脑中就应该有预期结果。

我们不会预测何时会突破目前的瓶颈,或新的流程和指标会被广泛采用,因为时间线很难预测。

一个可持续的模型可以通过以模拟为基础的培训实现,并且经得起验证,该培训至少产生了正收益,甚至在理想情况下可以获得较高的投资回报率(return on investment,ROI)。性价比高、高投资回报的模型可以说服有影响力的人士、决策者及政策制定者投资,并推动模拟医学的发展。

期望的结果是创建容易普及、终身可用、循证、性价比高的模拟培训体系,能在诊疗安全(减少并发症、降低发病率和死亡率)、质量和成本等方面综合发挥作用,从而改善患者的预后。那么,如何实现这个目标? 如何创建模拟医学的未来呢?

转化模拟医学

未来,模拟医学要想通过直接改善患者预后的方式使其与临床的相关性更强,必须直接瞄准转化科学。那么,何为转化科学?

美国国立卫生研究院转化科学促进中心(National Institutes of Health National Center for Advancing Translational Sciences,NIH NCATS)[13]将"转化"一词定义为将实验室、临床和社区中观察到的结果、行为、现象转化为改善个人和公众健康的干预措施的过程,也就是从诊断和治疗转化为医疗流程和行为改变。

先前的定义比较宽泛,将模拟医学作为一种"干预措施",通过干预,促使医疗行为的改变,以改善个人和公众的健康。

NIH NCATS[13]进一步将"转化科学"这一名词定义为一个学科领域,聚焦于研究转化过程中每个潜在阶段的科学准则和工作原理。

Kirkpatrick 模型[14-15]可用于评估培训课程,并适用于阐明本章所提出的转化模拟医学过程的每

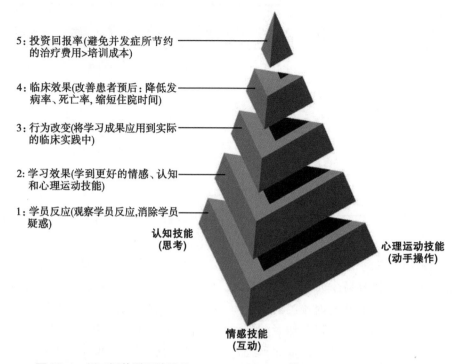

5：投资回报率(避免并发症所节约
的治疗费用>培训成本)

4：临床效果(改善患者预后：降低发
病率、死亡率，缩短住院时间)

3：行为改变(将学习成果应用到实际
的临床实践中)

2：学习效果(学到更好的情感、认知
和心理运动技能)

1：学员反应(观察学员反应，消除学员
疑惑)

认知技能
(思考)

心理运动技能
(动手操作)

情感技能
(互动)

图 28.1   用于评估课程效果的 Kirkpatrick-Phillips 模型，医护人员从模拟培训
中获得并保持诊疗活动中所需的情感、认知和心理运动技能

个阶段。Kirkpatrick 模型最初由 4 个层级构成，每个层级以循序渐进、由浅入深的方式建立在前一个层级的基础之上。如图 28.1 所示，4 个层级分别为学员反应、学习效果、行为改变及临床效果，是为模拟医学专门设计的模型。图 28.1 还纳入了新增的第 5 个层级[投资回报率(ROI)]，该层级由 Phillips[16] 提出，因此有时也被称为 Kirkpatrick-Phillips 第 5 级。

模拟医学本身并不是目的，而是达到最终目的(改善患者预后，如诊疗质量、安全性、成本效益比及降低发病率和死亡率)的一种手段。模拟医学的多数研究尚处于新起阶段，在撰写本文时也仅仅发展到 Kirkpatrick 模型的第 2 级(学习效果)。虽然尚未达到 Kirkpatrick 模型的第 3 级或更高级，但这一过程是早期模拟研究中深受欢迎且早应完成的转变。早期模拟研究专注于第 1 级评估(学员反应)，研究中所报告的指标均具有主观性，如评估反应，即学员对模拟器/模拟课程的看法，以及经过模拟培训后他们是否感觉有所收获。凡事均有例外，还是有少数先驱者作出了鼓舞人心的工作，如 Draycott[17] 和 Barsuk[18] 进行了 Kirkpatrick 模型第 4 级评估(患者临床效果)的研究，Cohen[19] 进行了 Kirkpatrick 模型第 5 级评估(投资回报率)的研究。值得一提的是，Cohen 的

研究表明，在模拟培训上每花费 1 美元，就能获得 7 倍回报(即投资回报率 1∶7)，这也是经过同行评议后发表在 *Simulation in Healthcare* 杂志上的被引用最多的论文。

从模拟医学作为改善患者预后的工具这一角度来看，显而易见，模拟医学与转化科学的理念高度一致。为了明确模拟医学处于转化科学的框架内，笔者提议使用"转化模拟医学(translational simulation in healthcare)"这一术语。

在转化模拟医学中，转化科学的概念被应用于模拟医学中。例如，与其他干预措施如新药[20-21]、流程或设备类似，模拟培训需经过慎重考虑并评估。

转化科学

转化科学的理念最初是根据一个路线图提出的，包括四个阶段之间的三个主要转换，分别为 T1、T2 和 T3[22]，其中 T 表示从一个阶段到下一个阶段的转换。

- T1 是从"基础生物医学科学"到"临床效能理论"。
- T2 是从"临床效能理论"到"临床有效性理论"。
- T3 是从"临床有效性理论"到"提高医疗质量和价值及公众健康"。

T2 阶段清晰地阐明了"效能（efficacy）"和"有效性（effectiveness）"之间重要但却常被忽略的差异。因为这是 T2 连接的两个阶段之间唯一的差异。虽然在简单英语和像 *Oxford*[23] 这样的非专业词典中，这两个术语的定义非常相似，但在临床英语词典中并非如此，如在 *Stedman*[24] 词典中，"有效力的（efficacious）"表示事物在理想条件下按预期发展，而"有效性的（effective）"表示在平均和常规条件下达到预期效果，与前者相比，后者条件更为严苛。新药的应用是一个鲜明的例子。当一种新药通过了如美国 FDA 这样的药品监管机构的批准时，通常表明这种新药在一定条件下均有效。然而这种药在实际临床应用条件下的有效性还有待验证。药品注册上市后，需要在自然的实际临床使用过程中接受市场的监测，以评估其临床实际有效性。这两个术语之间的重要区别和正确使用也被推荐用于模拟医学[12]。未来，应该先评估模拟培训的效能，然后再评估其有效性，由于后者一般没有理想的设施、后勤支持和导师以取得模拟培训的效益，因此被认为是一个更理想、更高的标准。与药品和循证医学一样，在早期的应用中，模拟培训应以明确的效能为前提，并在注册上市后进行监测，对所采用的模拟培训进行持续评估。如果评估结果为正向的，则认为模拟培训有效，并可进行大范围地推广应用。

这个 3T 路线图（约 2008 年）为此后 McGaghie[25] 提出的医学教育（包括模拟）研究的转化科学路线图奠定了基础，其依据是医学教育干预措施所产生的效果：

- T1：提高了医师的知识、技能、态度和职业素养。
- T2：医师把所学应用到实际工作中（行为改变）。
- T3：患者的临床结局。

自此，转化研究的实施级别范围就从 3 级扩展至 5 级（T0 至 T4），介于 6 个阶段之间[26-27]（译者注：5 级路线图与最新的 6 阶段路线图在各级别对应内容方面存在不同）。其中：

- T0：基础生物医学研究；发现解决健康问题的机会和方法。
- T1：转化到人类；从基础研究的发现转化为医学应用，提供临床分析。
- T2：转化到患者；从医疗应用转向循证医学临床实践指南。
- T3：转化到临床实践；把指南变为临床普遍实践。
- T4：转化到社区；从医疗实践对公共卫生的影响转化到为社区提供最佳干预措施。

因此，如图 28.2 所示，在转化科学框架的 5 个级别的基础上，提出了转化模拟医学的更新流程图。新的转化模拟医学路线图包括 6 个阶段，这是因为 T2 分为 2 个阶段，即 T2c（临床医师的行为改变），T2p（影响了患者的疗效）。模拟培训和药物干预有所不同，药物干预是根据处方药物使用指南，直接对患者使用药物进行干预，而模拟培训通常针对医师。必须要先完成 T2c 阶段后，干预措施才能作用于患者。

如图 28.2 所示，更新的转化模拟医学路线图比较全面，涵盖了从确定未满足的培训需求到通过解决培训的不足来改善全球卫生健康的全过程。图 28.3 详细描述了整个路线图；简单地说，后续"模拟策略"这个术语包括情境模拟、模拟培训、模拟课程及实体-虚拟混合模拟设备（包括标准化病人）。

转化 T0

路线图以发现一个未满足的培训为起点。在 T0 转化过程中，为了避免重复工作，首先通过文献检索来确定是否已经有满足培训需要的模拟策略。如果培训需求未能得到满足，那么由临床医师、教育工作者和工程师组成的团队将设计一个新的模拟策略来解决这个问题。由此产生的学习目标将

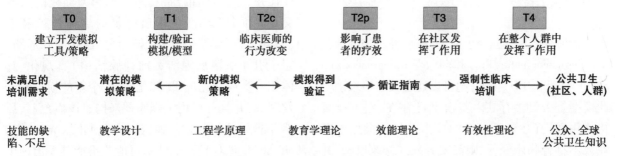

图 28.2 转化模拟医学路线图

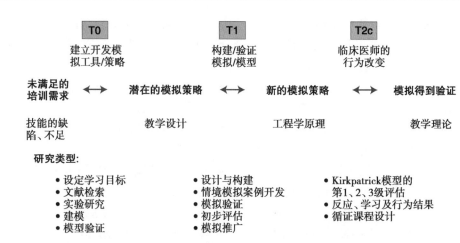

图 28.3　转化模拟医学路线图中 T0~T2c 阶段细节内容

促成具体模拟策略的设计和制定,模拟引擎[模拟策略的驱动因素]可以是数学模型,一个情境模拟剧本,或是导师驱动等。模拟引擎(目标)和模拟策略(手段)并不一样。可以将模拟策略看作模拟引擎的外在表现,以使目标学员能够理解和熟悉该引擎的输出结果[28](图 28.4)。

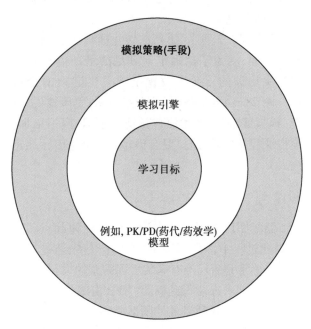

图 28.4　模拟(器)设计的核心要素中模拟引擎、模拟策略(手段)、首要的学习目标之间概念的差异

如果有必要建立一个模型,如一种药物的药代学(pharmacokinetic,PK)和药效学(pharmacodynamic,PD)(PK/PD)模型,则可以通过文献检索确定此模型是否已经存在。若模型已存在,则可以直接使用,没有必要开发新的模型。如果模型不存在或不符合临床经验,则需要开发或修改模型,并且可能需要通过实验来获得数据以构建或修改模型。无论模型预先存在还是新开发,一旦构建成功,均需要加以验证。例如,让临床医师专家组和相关领域专家评估模型在稳态和瞬态及正常和异常状态下的输出结果。

在 T0 转化结束时,通过教学设计和使用模拟引擎(可以是其他选项中的一个模型)来解决未满足需求的培训,但此时还没有模拟设备;也就是说,还没有将模拟引擎的输出结果外化,使其为目标学员所熟悉、易于理解和使用。例如,数学模型的血压数值是以毫米汞柱(mmHg)为单位,表示血压随时间变化的数字列表,对临床医师而言并不直观和易于解读。此外,通过动态(滚动)血压波形将模型的血压输出外化,其显示方式与生理监护仪上的显示方式相同,这样更友好,并且有助于目标学员理解并消除疑惑(译者注:此段所举例子指数学模型模拟输出血压值的方式,要让医师更容易理解和接受,如模拟监护仪以数值/波形显示模拟的血压。此血压值是由数学模型构建的,而不是利用真正测量血压的方法得到的)。

转化 T1

在 T1 转化阶段,围绕模拟引擎(学习目标)设计并开发了模拟器,利用常见和人性化的人机交互界面使输出(生理监护仪的生命体征和波形)和输入(学员的干预,如给药、建立静脉通路、超声引导下区域阻滞和前列腺活检)直观化、具体化。当成功完成 T1 转化时,一个新的模拟器开发完成,并且可以用工程原理来构建该模拟器,虽然并非总是如此。例如,已经商用化(commercial off the shelf,COTS)的技术可能并不能开发出一个既能满足学习目的,有合理价格,还很实用的模拟器。

然而,现实阻碍了学习的脚步。从统计学(例如,像恶性高热这样罕见的危险事件很少发生,几乎没有机会在现实情况下学习)、伦理(例如,初学者不应该在患者身上学习临床经验,或对于已经表现出早期危险症状或有不稳定并发症的患者,导师应该及时干预,而非观察学生能否自己发现这些危险信号)及实体(人体和医疗设备如麻醉机),即难以从根本上一窥究竟的"黑箱"(译者注:指人或麻醉机等,我们没办法把其打开进行学习)等方面考虑,就是需要开发模拟器的原因。因此,模拟并非为了模仿现实:初学者和不熟悉模拟的人(包括作者在 20 世纪 80 年代末开始进入模拟领域时)最初沉迷并且有时条件反射性地要求高仿真度,即使因此而增加的努力和费用可能并不合理。

技能三角(skills triangle) 无论是从模拟培训设计者还是从教育者的角度来看,模拟培训是获得和巩固技能的方法之一。因此,设计模拟器时应以技能为导向,选择可应用于模拟器的技术。技能主要分为三种类型:情感类(互动)、认知类(思考)和心理运动类(操作),共同构成了技能三角[29]。技能三角也代表了 Bloom[30] 层级分类中教学活动或学习过程的三个领域:"知识""技能"和"态度"(knowledge,skill and attitudes,KSA)。"知识""技能"和"态度"分别对应于"认知""心理运动"和"情感"技能。本章通篇使用的术语"技能(skill)"一词属于简单意义的泛指某种能力,而非 Bloom 认知层级分类中特指的"心理运动技能(psychomotor)"(译者注:动手操作)。技能三角解释了图 28.1 中所展现的 Kirkpatrick-Phillips 模型为三角形的原因。

团队协作、领导力、授权(委派)、病床旁医师对待患者的态度(医护礼仪)、职业素养、如何告知坏消息、道歉和谈话等均为医疗服务中与情感技能相关的例子。情感技能包括接受、回应、评价、组织领导和个人风格。认知技能包括理论、分析、综合、诊断、态势感知、风险评估、降低风险、知识应用和空间认知能力。认知技能由记忆、理解、应用、分析、评估和创造构成。心理运动技能包括灵活性、手眼协调、精细动作控制和深度感知。心理运动或运动技能包括反射运动、基本运动、感知能力、体能和技巧性运动。

医疗操作过程中通常不会仅有一类操作,因此,尽管一种模拟器可以用于多种技能培训,但一般而言,均有一种培训功能占主导(如气管插管模型主要用于心理运动技能培训,而沟通或团队协作的模拟则主要用于情感技能的培训),并且可作为选择模拟手段的最初依据。

模拟三角(simulation triangle) 模拟技术也主要分为三种类型:生物、虚拟和实体共同构成模拟三角[29]。

生物模拟包括在情境模拟中扮演角色的辅助人员(以前称为助演[2])和标准化病人、尸体、动物器官和组织及任何其他生物材料。因为生物模拟包括人在内,所以适用于情感技能的培训(如学员与患者、医疗团队成员的交流),包括团队协作技巧,如闭环沟通、领导力和授权(委派)等能力的训练。

虚拟仿真主要涉及软件模拟系统,包括在台式计算机、移动设备(如智能手机和平板电脑[31])及其他形式的虚拟显示器(如 Hololens 混合现实头戴显示器)上支持互联网接入的模拟软件[8]。基于计算机的训练器(computer-based trainer,CBT)就是虚拟仿真的实例[32-35]。

可视化,尤其是复杂解剖结构的三维可视化,是虚拟仿真医疗设备中的一个强大工具。医学上的可视化有两种定义:①心理视觉图像的形成;②在医学成像过程中通过吞咽造影剂使内脏器官可视化。在模拟医学可视化的背景下,可以同时使用这两种定义。然而,从医学成像的严格意义上来说并未使用后一种定义,而是通过使内部、肉眼无法看到的和/或隐藏的实体可视化,以此来解释被视为"黑箱"的对象、过程和程序。Kosara[36] 提出了一系列标准来判定什么是可视化(或什么不是可视化):①它是否基于非可视化数据? ②它能产生图像吗? ③它的结果是否可见和易识别? 把肉眼无法看到的麻醉气体和麻醉机的内部管道进行二维可视化,对于了解和学习麻醉机的功能非常有效[8-9]。以锁骨上入路建立锁骨下静脉通路为例,无论可视化是实时(建立静脉通路过程中提供可视化)还是延迟(建立完静脉通路后,复盘期间可视),通过开发相关内部解剖结构和工具(手持穿刺针和超声探头)的三维虚拟表现形式,实现操作的三维可视化,这对于推动模拟培训的发展非常有效[11]。实时、三维可视化是模拟体验的一种增强形式,是视觉增强。

对导师来说,了解学员知道哪些内容和不知道哪些内容是非常有用的。如果导师知道学员的心智模式存在缺陷,则可以设计相关的学习方案对他们进行辅导。然而,探知学员心智模式需要花费大量的时间和精力。即便如此,也难以保证导师能够准确理解学员的心智模式。此外,在教学上,可视化的优势是在导师和学员之间提供一个明确、共享、可视化的心智模式,从而消除猜测。

虚拟仿真适用于传授认知技能,如知识的传授和应用,尤其是当涉及抽象[例如,相较于肝脏这种特别且位置明确的具体器官,药物研究中的药代学/药效学(PK/PD)房室模型[37]并非明确且客观有形地存在]、肉眼无法看到(例如,麻醉气体的流动[8])或如内脏、组织、血管及隐藏在视线之外的部分事物时(例如,患者皮肤下的解剖结构[10]或麻醉机的回路[8])。

虚拟仿真的例子有基于屏幕或基于显示器、增强现实(AR)、混合现实(MR)和虚拟现实(VR)仿真。基于计算机的训练器,如 GasMan、AneSoft 和虚拟麻醉机都是基于屏幕的模拟器的例子,后者也支持网络接入。AR 模拟器将虚拟图形或信息叠加在真实世界或在真实世界的基础上描绘虚拟内容。AR 中的虚拟叠加部分和真实世界的元素之间不能进行互动。

增强麻醉机是 AR 模拟器的一个例子,已经证明其可以有效辅助心理学本科生学习麻醉机和检测机器故障[9]。在"魔术透镜"运行模式下通过手持追踪式工具用二维图形显示抽象的物体,如通过魔术透镜观察麻醉机的内部管道、气流和特定功能。真实世界的元素和虚拟叠加部分之间不会发生相互作用。例如,如果学员转动氧气流量计旋钮,虚拟叠加中不会出现转动旋钮的手。举个简单例子,在完全的 AR 世界中,当在电视上观看美式橄榄球时,黄色的首攻线会错误地覆盖在运动员身上,这是因为真实世界与虚拟世界的事物之间并不会发生交互作用。

在 MR 中,用户可以与实体和虚拟物体交互,并进行操纵,而且虚拟物体可以实时响应真实世界发生的事情。再举一次黄色首攻线的例子,在混合现实中,当上述足球运动员跨过黄色线时,这条线就会消失。因此,黄色的首攻线或记录奥运会游泳速度的黑色横线,虽然从视觉上看似应用了

AR 技术,但从技术层面来说,实际是使用了 MR 技术。

本章所述的中心静脉通路模拟器[10-11]就是一个应用了 MR 技术的典型范例。

VR 并非虚拟仿真的同义词。在最常用的简明公共英语中,当将虚拟视为实体的对立面时,任何非实体的模拟均可以归为虚拟仿真。因此,基于 VR 的模拟属于虚拟仿真技术的一个子集。虚拟仿真中越来越多地使用数字或计算机模拟或图形。基于 VR 的模拟器会产生完全身临其境的感觉;与 AR 和 MR 技术相比,在 VR 模拟的环境中不会有实体成分。

实体模拟的应用包罗万象,从高度集成的模拟人到部分任务训练器、气管插管头部模型,甚至香蕉和鸡蛋等,均属于实体模拟。

实体模拟的另一种类型是利用两种"刺激"来测试设备[28],这里的"刺激"包括真实设备(如生理监护仪)所处的模拟环境,以及模拟人如 CAE/METI 公司的 HPS 生成的各种信号(CO_2、O_2、挥发性麻醉药的浓度-时间曲线、气体压力、电压、电流等)和波形。生理监护仪或其他受测设备处于未经改良的状态。对于昂贵的受测设备,虽然这种方法可能成本很高,但其优点在于能够在最终确定设计方案和寻求监管机构(如 FDA)的批准之前,针对潜在目标用户可以利用 HPS 这样的模拟人对新设备进行适用性测试。作者已使用 HPS 为多家跨国公司开展了诸多适用性研究。根据其经验,基于模拟人的适用性测试可以生成及时、有价值的临床反馈信息,而且不会给患者带来风险,重要的是设计团队还是完整的(译者注:此处指利用模拟人来测试设备,免去了用真人来进行测试所需要的各种伦理审查,这是极为耗时的过程,可能在等待伦理审批的漫长过程中,最初的设计团队都已经解散了。也就是说,用模拟人来测试设备节约时间)。设备设计中高达80%的主要缺陷可以通过精心设计的基于模拟人的适用性测试来发现,期待目前这一尚未被充分利用的模拟方法及通过模拟改进患者安全的策略,将来能得到广泛应用。希望基于模拟的适用性研究能成为研发新医疗设备时的标准流程。

术语"孤岛(silos)"被用于表示患者诊疗过程中不同利益相关者之间相互分离、缺乏沟通。模拟技术最初不仅处于孤岛(早期的模拟人、屏幕模拟系统、标准化病人),而且孤岛之间也存在竞争,如

比较模拟人与屏幕模拟系统的论文。模拟技术的比较是以技术为中心,就像比较锯子和锤子一样,而从以学习/技能为中心的角度看,模拟只是实现最终目标的工具(译者注:作为教育培训工具,我们关注的是不同模拟方法产生的培训效果,即学习/技能的提高,因此要联合使用不同的模拟方法,充分发挥各种方法的长处)。感谢 Kneebone(混合模拟)、Lok(虚拟人)等先驱者所作出的贡献,以及美国国防部(DoD)资助的、用于"设盲"和引导流程的MR 模拟器,模拟技术孤岛正在被打破并进行融合,这一趋势在未来还会持续。

转化 T2c

在 T2c 转化过程的开始阶段,虽然已经有了模拟器和制造它的工程学原理,但还不知道模拟器是否能有效地使学员(通常是临床医师)实现预设的学习目标,以解决某些问题。在传统的转化医学路线图中,一般是对患者进行疗效评估,而非临床医师。例如,在评估某种新药的效能时,可以给目标患者使用该药,根据治疗效果进行评估。然而,在模拟医学中,某种治疗措施对患者产生的影响是通过临床医师介导的,如临床医师在接受处理肩难产方面的模拟培训后,就可以直接降低新生儿臂丛神经损伤的发病率[17]。在 T2c 阶段,可以使用 Kirkpatrick 模型的第1~3级对新模拟器的有效性进行评估。在第 1 级,评估学员对模拟器的反应。学员在使用模拟器培训时是否能消除疑虑;在第 2 级,根据学习结果来评估模拟器的培训效果,学员经过模拟器培训后各种技能(情感、认知、心理运动技能)是否得到了提升;在第 3 级,评估学员能否将模拟培训中所学到的新技能和技术应用到临床患者的实际诊疗中。该阶段将充满挑战,因为在这个过程中,学员可能需要忘记过去几十年来一些根深蒂固的做法。例如,几十年来一直使用向外螺旋擦拭技术进行皮肤消毒的临床医师,在接受皮肤消毒培训后,能否对患者采用现在推荐的来回擦拭技术,或还是继续以前的做法。在 T2c 阶段,如果模拟器在理想条件下能产生预期结果,则证明将模拟器用于临床医师的培训有效。在培训期间,患者的隐私权(HIPAA 法案)应受到合理保护。但在监测和评估学员是否真正将通过模拟器所学到的技能应用到患者时,这也将成为一个制约因素。因此,如何协调好保护患者隐私和监测 Kirkpatrick 第 3 级结果(将基于模拟学习的成果转化为临床实践)是一个瓶颈,需要寻找一种创新的方法来解决。

模拟医学的转化路线图可以帮助作者和审稿专家快速确定论文中研究涉及的内容。审稿专家们已经开始关注文稿中未包括模拟培训对患者的影响的原因。这个问题切中要害,如果撰写模拟论文的作者将研究设计为对学习效果的研究,就应该预先思考这个问题,通过循序渐进的转化阶段,最终将研究进行到对患者临床疗效甚至投资回报率的结局阶段。

转化 T2p

转化 T2p 可用于评估接受模拟培训的临床医师是否影响患者的疗效(Kirkpatrick 模型第 4 级)(图 28.5)。Draycott[17] 和 Barsuk[18] 的工作是 T2p

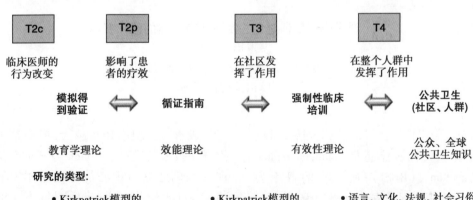

图 28.5　转化模拟医学路线图中 T2c~T4 阶段的细节内容

研究的主要实例。

像 Epic 这样的电子健康档案(electronic heath record,EHR)系统,可以提供模拟培训干预前后与患者预后和并发症相关的信息,可能有助于 T2p 级别的研究。然而,EHR 没有遵循其宣传和承诺,即"每例患者的诊疗过程都将是一次研究(every patient encounter will be a research encounter)"。数据难以挖掘,其质量和分组往往不能满足 T2p 研究的需要,包括在某些情况下的时间分辨率(temporal resolution)。根据作者对 EHR 系统的熟悉程度及使用经验,如果计划从 EHR 中挖掘出高质量的患者数据,进行更多 T2p 级别与患者预后相关的研究,还需要完成诸多相关工作。从事模拟与患者安全相关研究的团体能否与 EHR 公司合作以提升自身能力,是可以解决的另一个根本性问题。

转化 T3

在 T3 转化阶段中,对接受模拟培训的组别进行了评估,已经确定模拟培训是有效的;但不知道在一般条件下(非控制条件下)模拟培训是否有效,这些条件包括医师的不同受训模式、背景和技能类别,以及患者的不同性别、健康状况和种族。在转化过程中,可能需要开发一个类似于丙泊酚诱导意识消失的种族特异性药效学(PD)模型[38]。T3 阶段结束时,就可以确定模拟培训是否有效,项目主管和专业协会委员会根据现有的必要证据来确定是否应该强制开展模拟培训(译者注:T3 阶段指模拟培训有效且具有普适性)。

转化 T4

在最后的 T4 转化阶段中,已经证明了模拟的有效性,以及其可能对全球卫生产生的积极影响,因此,可以准备对模拟进行推广。在该阶段解决了实践(社会和临床)、文化和气候多样性的问题及其他差异,如上文所述的类似种族特异性药代学/药效学的问题。推广模拟技术时应考虑如何适应当地特点、满足用户的个性化需要,一个具体的实例便是作者曾作为美国模拟专家代表团的一员帮助中国新建的一所产科模拟中心。在模拟培训过程中,发现在日本、韩国和中国等亚洲国家普遍存在尊老传统,因此,危机管理的领导者通常是高年资医师,而不是根据其技术水平或知识更新情况,或最近是否参加过危机管理相关更新课程。此外,经过验证的情境模拟案例的可转移性[39]意味着可以共享这些情境模拟案例,而不需要重新创建。值得注意的是,需要根据当地情况对情境模拟案例和学习目标进行调整。一般来说,在其他地方已经验证过的情境模拟案例要在另一个地方使用时,对案例进行本土化改造的最佳人选是当地的模拟专家,因为他们最了解自己所在地区的社会和临床文化,以及当地医疗机构的习惯。

Kirkpatrick-Phillips 模型第 5 级

Kirkpatrick-Phillips 模型第 5 级评估所使用的公式,即计算模拟培训的投资回报率[ROI;也称为回报率(rate of return,ROR)];从数学角度看比较简单。

$$ROI = \frac{通过模拟培训避免并发症所净节省的治疗费用}{模拟培训的成本}$$

$$ROI = \frac{避免并发症所节省的治疗费用 - 模拟培训的成本}{模拟培训的成本}$$

例如,Cohen 等[19]估计,经过模拟培训后,避免了 9.95 例导管相关性血流感染(catheter-related bloodstream infections, CRBSI),所节省的费用为 823 164 美元,而模拟培训的成本为 111 916 美元。

$$ROI = \frac{823\,164 - 111\,916}{111\,916} = \frac{711\,248}{111\,916} = 6.4$$

因此,ROI 大于 0(正 ROI)有一定意义,因为它表明模拟培训对医疗机构的净收益来说具有较好的成本/效益比;ROI 越大,模拟培训所获得的投资回报率就越高。Cohen 等开创性地以模拟培训为基础建立了中心静脉通路相关的血流感染预防(central line-associated bloodstream infection, CLABSI)方面的工作流程,并且确定 ROI 水平可达到 6 以上。

效益成本比率(benefit cost ratio,BCR)也可以用于[40]评估模拟投资的有效性。收益除以成本便可计算 BCR。上述 Cohen 研究中可得出,BCR =

823 164/111 916＝7.4。综上所述，ROI>0 或 BCR>1，可表明正在评估的模拟培训能有效改善患者预后。

未来，ROI 和 BCR 可能成为确定和购买模拟模型的参考指标。例如，同等条件下，根据所要达到的学习目标或培训技能，如何选择模拟器，尤其是昂贵的模拟器，就像每升汽油可供汽车行驶的距离可以作为当前选择汽车的一个衡量标准（对于未来的电动汽车时代而言，该例子可能并不合适）。

创建模拟医学的未来

在开发模拟器时，可以将 ROI 作为一个设计的指标。

ROI 简单的数学计算公式为开发高 ROI 模拟器提供了两种简单策略：①增加分子（避免并发症所带来的净节省）；②减小分母（降低模拟培训成本）。为了增加分子，选择易出错和/或昂贵或疗效不理想的方法、药物和设备，如前列腺活检报告的假阴性率高达 47%。使用这种容易实现的方法可以确保通过模拟训练优先解决频发和/或严重（代价高昂）的错误，而不是严重性（费用）或发生频率较低的事件。

减少分母，由两个主要部分，即一次性（或购置）成本和运营成本［导师时间成本、维护合同、折旧费用（更换成本通常为 5 年）、一次性用品等］组成的模拟培训成本。

如果培训导师是一名临床医师，当其教学时间和患者诊疗时间发生冲突时，他的时间可能变得既宝贵又紧张。如果将激励政策用于患者诊疗，而非用于模拟教学，这样会加剧培训导师的紧缺程度。通常，模拟设备有一半以上的时间处于闲置状态，也就是说，多数时间闲置。部分原因可能是缺乏培训导师。许多模拟器默认为有培训导师在场，就像汽车习惯上设计为有驾驶员在掌握方向盘一样。鉴于临床导师费用昂贵和紧缺性，在设计新的模拟器时，应尽量降低或避免对培训导师的需求。与无人驾驶汽车类似，具备自学和自我复盘能力的中心静脉通路模拟器用于学员学习中心静脉穿刺置管术时，已被证实不逊色于在导师指导下的学习效果[41]。不需要导师即可进行的模拟器有助于能力培训和按需培训。学员达到胜任所需的时间可以根据需要而定。如果学员没有准备好、休息好或不能接受培训，如无意中被安排值班，则可以取消已预定的课程。如果学员取消了安排在一大早的自学、自我复盘的模拟培训课程，导师并不会觉得不便。没有导师的教学系统被称为虚拟教练或集成导师。"智能导师"这一术语经常被误用。如果没有人工智能，而只是将已经编纂并集成到模拟器中的指令简单重复、"智能"地执行，则应避免使用该术语。"智能导师"的关键词是"智能"。例如，它可以在没有人类帮助的情况下独立分析学员的数据，例如，设计出一种更好、更快的教学方式。

可以通过仔细考察产品的价格来降低采购成本（有没有更便宜的选择？这种昂贵的传感器精度是否多余或合理？），并关注具体的学习目标，避免任务冗余和设计一个功能多但效果却一般的模拟器。缩短研发时间和减少精力也可以降低成本。降低开发成本的方法之一是设计模块化的模拟器组，例如，一系列模拟超声引导或超声辅助医疗操作，如超声引导区域麻醉（ultrasound-guided regional anesthesia，USGRA）、建立中心静脉通路（central venous access，CVA）和前列腺活检（prostate biopsy，PBx）的模拟器。这种模块化设计中共用的机械组件是可追踪位置的穿刺针和超声探头。模块化设计的理念也可以扩展到运行模拟器的软件，如软件开发工具包（software development kit，SDK），以及辅助第三方为新应用或操作开发模拟器[42]。Bio-Gears 和 Kitware 是第三方可用于开发新模拟器的 SDK 的示例。

减少或避免一次性用品不仅可以降低购置成本，也有利于环境保护。从环境保护和经济学的角度来看，需要一个比陈旧的"剃须刀/刀片"模式更好的模式（译者注：比喻购买一个主体设备，每次使用时需要配套的耗材，实际上使用和维护成本并不低）。

模拟器闲置是常见而又容易被忽视的问题。作者曾访问过全球多个模拟中心，令人惊讶的是，在访问期间从未遇到过正在进行的模拟培训。考虑到模拟器闲置是对模拟器的一种浪费，可以通过减少模拟器的闲置时间来提高 ROI。模拟器作为一种有形资产，无论使用与否，均会随时间推移而贬值。例如，使用直线法，一个 30 万美元的模拟器，无论是否使用，每年固定折旧金额为 6 万美元，5 年后剩余价值为 0。也可以使用加速贬值方案，即在有形资产的计划寿命期内，如汽车，在早几年的贬值较高。术语"分摊（amortization）"类似于贬值，但多用于无形资产，如模拟器的专利，因此不适用于实体、有形的模拟器。此外，"分摊"几乎总是使用直线法，而贬值可以加速。

假设模拟器有效且 ROI 大于 0,并且有临床医师需要接受培训,则模拟器的闲置会降低 ROI。因为模拟器闲置意味着接受培训的临床医师减少,进而会使所避免的并发症减少,因此由于闲置可使分子(通过模拟培训降低并发症所节省的治疗费用)变小;如果模拟器的闲置机会越少(这是一个机会成本),并发症减少所带来的经济效益就越高。

$$改良\ ROI = \frac{通过模拟培训避免并发症所\textbf{净节省}的治疗费用}{模拟培训的成本} \times (1+闲置允许值-闲置率)$$

$$改良\ ROI = ROI \times 闲置系数$$

$$闲置系数 = 1+闲置允许值-闲置率$$

闲置允许值说明多数模拟器并非 100% 的时间被使用,甚至使用时间低于 50%。闲置允许值可由最终用户(从事研究的个人、模拟中心负责人、拟采用模拟器的专业协会或其他人)进行调整。当前理想的闲置允许值为 0,意味着模拟器从未闲置,即在模拟器可用的所有时间内均在使用。闲置允许值默认为 0.5 更符合现实,从数学上意味着如果一个模拟器经常闲置,即>50% 的时间,则闲置系数低于 1.0。ROI 乘以小于 1.0 的闲置系数,改良 ROI 降低。例如,如果模拟器 60% 的时间处于闲置状态,则闲置率为 0.6,闲置系数(使用闲置允许值为 0.5)变为 1+0.5-0.6=0.9。结果,假设 ROI 为 7,则改良 ROI 变为 6.3,小于 7。

$$改良\ ROI = ROI \times 闲置系数 = 7 \times 0.9 = 6.3$$

相反,闲置率小于 0.5(模拟器的使用频率大于闲置)时,获得的回报就是改良 ROI 高于简化的 ROI。

闲置率可以通过模拟器实际用于培训的时间和可用于培训的时间计算得出。如果模拟器在 40 个可用小时中使用了 16 小时,那么就闲置了 24 小时,闲置率为 24/40=0.6。

可以根据不同的使用模型来计算闲置率,估计模拟器的可用性。一个简单的可用性模型基于每周工作 40 小时。其他模型,特别是昂贵的模拟器和设备,可选择通过包括周末或使用 24(小时)/7(天)模型来计算可用性。如果模拟器的可用时间取决于辅助人员,如导师和技术人员,则一年中模拟器的可用时间就减少了,这是因为需要将停机维护模拟器所需的时间、公共假期、休假日和病假日等因素考虑在内。

无论模拟培训理想的 ROI 有多高,如果模拟器在购买后完全闲置(根本不用于培训),其有效 ROI 为负值,这在模拟医学的早期阶段并不少见,例如,如果没有为工程师或技术人员提供预算经费来运行模拟器,则可能出现模拟器完全闲置的情况。在简化的 ROI 公式中加入模拟器闲置因素,可以将 ROI 公式修改为:

如果闲置允许值设置为 0,那么 100% 闲置的模拟器闲置系数将为 1+0-1=0,因此其 ROI 为 0,无论实际使用时 ROI 有多高(译者注:闲置允许值为 0,指闲置不设限,允许 100% 闲置率)。

尽管本文针对模拟器或基于模拟器的培训给出了改良 ROI 公式,但应用于模块化模拟器、模拟实验室或模拟中心等较大实体时,改良 ROI 公式可以轻松扩大其使用范围。

结语

希望未来能创建容易普及、终身可用、循证、性价比高的模拟培训体系,从安全(减少并发症、降低发病率和死亡率)、质量和诊疗成本等方面改善患者预后。本章描述了一些可能有助于在模拟医学领域创造更理想的未来,以及尽快实现这一目标的通用方法。

(翻译 姚芷君 张鸿飞 柯博文,审校 何裔 张雅捷 安海燕 方利群 李崎)

参考文献

1. Gaba DM. The future vision of simulation in health care. Qual Saf Health Care. 2004;13: i2-i10. https://doi. org/10. 1136/qshc. 2004.009878.
2. Palaganas JC, Maxworthy JC, Epps CA, Mancini ME, editors.Defining excellence in simulation programs (DESP). 1st ed: Lippincott, Williams & Wilkins, Wolters Kluwer; 2015.
3. Lampotang S, Gravenstein N, Banner MJ, Jaeger MJ, Schultetus RR. A lung model of carbon dioxide concentrations with mechanical or spontaneous ventilation. Crit Care Med. 1986;14:1055 1057.
4. Lampotang S, Good ML, Gravenstein JS, Carovano RG: Method and apparatus for simulating neuromuscular stimulation during medical surgery. US Patent 5,391,081 issued February 21,1995.
5. van Meurs WL, Good ML, Lampotang S. Functional anatomy of full-scale patient simulators. J Clin Monit. 1997;13:317-24.
6. Palaganas JC, Maxworthy JC, Epps CA, Mancini ME, editors.Lampotang DESP memoirs. In: Defining excellence in simulation pro-

grams (DESP). 1st ed: Lippincott, Williams & Wilkins, Wolters Kluwer; 2015.

7. Lampotang S, Nelson DR, Hamstra SJ, Naik V. Efficacious vs effective: what's in an adjective? Simul Healthc. 2013;8(3):191-2.

8. Robb A, Kleinsmith A, Cordar A, White C, Wendling A, Lampotang S, Lok B. Training together: how another human trainee affects behavior during virtual human-based team training. Front Inform Commun Technol. 2016;3 https://doi. org/10. 3389/fict. 2016. 00017.

9. Fischler I, Kaschub CE, Lizdas DE, Lampotang S. Understanding of anesthesia machine function is enhanced with a transparent reality simulation. Simul Healthcare. 2008;3:26-32.

10. Quarles J, Lampotang S, Fischler I, Fishwick P, Lok B. Tangible user interfaces compensate for low spatial cognition. In: Proceedings of the IEEE symposium on 3D user interfaces 2008, 978-1-4244-1972-2/08; 2008. p. 11-8.

11. Robinson AR, Gravenstein N, Cooper LA, Lizdas D, Luria I, Lampotang S. A mixed reality part-task trainer for subclavian venous access. Simul Healthc. 2014;9:56-64.

12. Sappenfield JW, Smith WB, Copper LA, Lizdas D, Gonsalves DB, Gravenstein N, Lampotang S, Robinson AR. Visualization improves supraclavicular access to the subclavian vein in a mixed reality simulator. Anesth Analg. 2018;127(1):83-9. https://doi. org/10. 1213/ANE0000000000002572. PMID:29200069.

13. Visited 12/29/2016. https://ncats.nih.gov/translation/spectrum.

14. Kirkpatrick DL. Evaluation of training. In: Craig RL, editor. Training and development handbook. New York: McGraw-Hill; 1976.

15. Kirkpatrick DL. Evaluating training programs: the four levels. San Francisco: Berrett-Koehler; 1994.

16. Phillips JJ. Measuring return on investment (Vol 2). American Society for Training and Development; 1997. ISBN 1-56286-065-8.

17. Draycott TJ, Crofts JF, Ash JP, Wilson LV, Yard E, Sibanda T, Whitelaw A. Improving neonatal outcome through practical shoulder dystocia training. Obstet Gynecol. 2008;112:14-20.

18. Barsuk JH, Cohen ER, Feinglass J, McGaghie WC, Wayne DB. Use of simulation-based education to reduce catheter-related bloodstream infections. Arch Intern Med. 2009;169:1420-3.

19. Cohen ER, Feinglass J, Barsuk JH, Barnard C, O'Donnell A, McGaghie WC, Wayne DB. Cost savings from reduced catheter-related bloodstream infection after simulation-based education for residents in a medical intensive care unit. Simul Healthc. 2010;5(2):98-102. https://doi.org/10.1097/SIH.0b013e3181bc8304.

20. Weinger MB. The pharmacology of simulation: a conceptual framework to inform progress in simulation research. Simul Healthc. 2010;5(1):8-15. https://doi.org/10.1097/SIH.0b013e3181c91d4a.

21. Gaba DM. The pharmaceutical analogy for simulation: a policy perspective. Simul Healthc. 2010;5(1):5-7. https://doi.org/10.1097/SIH.0b013e3181c75ddb.

22. Dougherty D, Conway PH. The "3T's" road map to transform US health care: the "how" of high-quality care. JAMA.2008;299(19):2319-21. https://doi.org/10.1001/jama.299.19.2319.

23. Pearsall J, Trumble B. The Oxford encyclopedic English dictionary. 3rd ed. New York: Oxford University Press; 1996.

24. Spraycar M, Randolph E. Stedman's medical dictionary. 26th ed. Baltimore: Williams & Wilkins; 1995.

25. McGaghie WC. Medical education research as translational science. Sci Transl Med. 2010;2(19):19cm8. https://doi.org/10.1126/scitranslmed.3000679.

26. Committee to Review the Clinical and Translational Science Awards Program at the National Center for Advancing Translational Sciences; Board on Health Sciences Policy; Institute of Medicine; Leshner AI, Terry SF, Schultz AM, Liverman CT, editors: The CTSA program at NIH: opportunities for advancing clinical and translational research. Washington (DC): National Academies Press (US); 2013.

27. Surkis A, Hogle JA, DiazGranados D, Hunt JD, Mazmanian PE, Connors E, Westaby K, Whipple EC, Adamus T, Mueller M, Aphinyanaphongs Y. Classifying publications from the clinical and translational science award program along the translational research spectrum: a machine learning approach. J Transl Med.2016;14(1):235. https://doi.org/10.1186/s12967-016-0992-8.

28. Lampotang S. Unlike history, should a simulator not repeat itself? Simul Healthc. 2015;10(6):331-5.

29. Lampotang S, Lizdas D, Rajon D, Luria I, Gravenstein N, Bisht Y, Schwab W, Friedman W, Bova F, Robinson A. Mixed simulators: augmented physical simulators with virtual underlays. Proceedings of the IEEE Virtual Reality 2013 meeting.2013; 978-1-4673-4796-9/13:7-10.

30. Bloom BS, Engelhart MD, Furst EJ, Hill WH, Krathwohl DR. Taxonomy of educational objectives, handbook I: the cognitive domain. New York: David McKay Co Inc.; 1956.

31. Lizdas DE, Gravenstein N, Luria I, Lampotang S. An iPad simulation of skin prepping. Simul Healthc. 2012;7(6):564-5.

32. Smith NT, Starko KR. The physiology and pharmacology of growing old, as shown in body simulation. Stud Health Techno Inform. 2005;111:488-91.

33. Philip JH. Gas Man—an example of goal oriented computer-assisted teaching which results in learning. Int J Clin Monit Comput. 1986;3(3):165-73.

34. Schwid HA, O'Donnell D. The anesthesia simulator consultant: simulation plus expert system. Anesthesiol Rev. 1993;20(5):185-9.

35. Lampotang S. Computer and web-enabled simulations for anesthesiology training and credentialing. J Crit Care. 2008;23:173-8.

36. Kosara R. Visualization criticism- the missing link between information visualization and art. Proceedings of the 11th International Conference on Information Visualisation (IV). 2007:631-6. http://kosara.net/papers/2007/Kosara_IV_2007.pdf.

37. Yavas S, Lizdas D, Gravenstein N, Lampotang S. Interactive web simulation for propofol and fospropofol, a new propofol pro-drug. Anesth Analg. 2008;106:880-3.

38. Lampotang S, Lizdas DE, Derendorf H, Gravenstein N, Lok B, Quarles JP. Race-specific pharmacodynamic model of propofol-induced loss of consciousness. J Clin Pharmacol. 2016;56(9):1141-50. https://doi.org/10.1002/jcph.716.

39. Sidi A, Gravenstein N, Lampotang S. Construct validity and generalizability of simulation-based objective structured clinical examination scenarios. J Graduate Medical Education. 2014;6(3):489-94.

40. Asche CV, Kim M, Brown A, Golden A, Laack TA, Rosario J, Strother C, Totten VY, Okuda Y. Communicating value in simulation: cost-benefit analysis and return on investment. Acad Emerg Med. 2018; 25 (2):230-7. https://doi.org/10. 1111/acem. 13327; PMID: 28965366.

41. McGough E, Sappenfield J, Gravenstein N, Cooper LA, Lizdas DE, DeStephens A, Gifford A, Zeng D, Lampotang S. Non-inferiority assessment of a self-study, self-debriefing mixed reality simulator for central venous access. San Antonio: IMSH, 01/27/19 Poster presentation.

42. Johnson WT, Andre B, Lizdas DE, Lampotang S. Using modular principles to efficiently design and build new simulators for different healthcare procedures. San Antonio: IMSH. 01/27/2019 Poster, invited and oral presentation.

中英文对照

（患者病情的）危重程度　acuity
"孪生罪"　twin sins
Gainesville 麻醉模拟人　Gainesville anesthesia simulator, GAS
Kolb 学习环模型　Kolb's learning cycle
PRONTO 国际模拟课程　PRONTO International Simulation Course

B

标准化病人教育者协会　Association of Standardized Patient Educators, ASPE

C

初级保健医师　primary care physician
床旁超声　point-of-care ultrasound, POCUS
创伤重点超声评估　focused assessment with sonography for trauma, FAST

D

电子病历　electronic health records, EHRs
多学科团队　multidisciplinary team, MDT

E

儿童围手术期心搏骤停　pediatric perioperative cardiac arrest

F

翻转课堂　flipped classroom
风险控制保险公司　Controlled Risk Insurance Company, CRICO
封闭式提问　closed question
复杂区域疼痛综合征　complex regional pain syndrome, CRPS

G

岗位分配卡　cognitive aid for role definition, CARD
高仿真模拟人　human patient simulator, HPS
　注：又称生理驱动高仿真模拟人，CAE 公司产品

骨髓腔内（注射）　intraosseous, IO
国立卫生研究院　National Institutes of Health, NIH

H

罕见危急事件　rare critical events
后视偏差（事后诸葛亮）　hindsight bias
患者安全和专业研究中心的人体模拟、教育、评估实验室　Human Emulation, Education, Evaluation Lab for Patient Safety and Professional Study (HELPS) center
皇家麻醉医师学院　Royal College of Anaesthetists, RCOA
混合模拟　hybrid simulation

J

机组资源管理　crew resource management
肌内注射　intramuscular, IM
基础经食管超声心动图评估工具　basic transesophageal echocardiography evaluation tool, BTEET
计算机辅助模拟临床案例　computer-aided simulation of a clinical encounter, CASE
计算机模拟训练器　computer-based trainers, CBT
技术增强型模拟　technology-enhanced simulation
加拿大皇家内外科医师协会　Royal College of Surgeons and Physicians in Canada
加拿大医学会　Medical Council of Canada, MCC
驾驶舱资源管理　Cockpit Resource Management
监护麻醉　monitored anesthesia care, MAC
间接学习　vicarious learning
交接（班）　handoff
焦点小组（访谈法）　focus group
杰弗逊共情量表　Jefferson Scale of Empathy
经食管超声心动图　transesophageal echocardiography, TEE
局部麻醉药全身毒性反应　local anesthetic systemic toxicity
拒绝复苏　do not resuscitate, DNR

K

开放式提问　open-ended question
可视喉镜　videolaryngoscope
客观结构化临床考试　objective structured clinical exam, OSCE
跨专业教育　interprofessional education, IPE

L

里程碑计划（即分层递进的目标）　milestones project

两次挑战规则　two challenge rule

临床麻醉培训一年级　clinical anesthesia year 1,CA-1

罗素的情绪环状模型　Russell's circumplex model of emotion

M

麻黄碱　ephedrine

麻醉复苏室　post-anesthesia care unit,PACU

麻醉患者安全基金会　Anesthesia Patient Safety Foundation, APSF

麻醉技术学会　Society for Technology in Anesthesia

麻醉模拟顾问　Anesthesia Simulator Consultant

麻醉危机资源管理　anesthesia crisis resource management, ACRM

麻醉医师非技术技能评价系统　anaesthetists' non-technical skills,ANTS

麻醉医师执业资格认证维持　Maintenance of Certification in Anesthesiology,MOCA

麻醉助理　anesthesiology assistants,AA

麻醉住院医师培训项目评审委员会　Anesthesiology Residency Review Committee

美国毕业后医学教育认证委员会　Accreditation Council for Graduate Medical Education,ACGME

美国国家骨科医学考核委员会　National Board of Osteopathic Medical Examiners,NBOME

美国国家航空航天局　National Aeronautics and Space Administration,NASA

美国国家医学考试委员会　National Board of Medical Examiners,NBME

美国国立卫生研究院转化科学促进中心　National Institutes of Health National Center for Advancing Translational Sciences,NIH NCATS

美国疾病控制和预防中心　Centers for Disease Control and Prevention,CDC

美国联邦航空管理局　Federal Aviation Administration,FAA

美国麻醉医师协会　American Society of Anesthesiologist, ASA

美国麻醉医师执业资格认证委员会　American Board of Anesthesia,ABA

美国区域麻醉与疼痛医学会　American Society of Regional Anesthesia and Pain Medicine

美国医疗卫生研究与质量局　Agency for Healthcare Research and Quality

美国医疗卫生质量委员会　Committee on Quality of Health Care in America

美国医学会　American Medical Association,AMA

美国医学院协会　Association of the American Medical Colleges,AAMC

美国执业医师资格考试　United States Medical Licensing Exam,USMLE

美国州级医学执照认证联合会　Federation of State Medical Boards

美国专科医师委员会　American Board of Medical Specialties,ABMS

模拟人应用软件　laerdal learning application,LLEAP

模拟医学学会　Society for Simulation in Healthcare,SSH

O

欧洲区域麻醉与疼痛治疗学会　European Society of Regional Anaethesia and Pain Therapy

欧洲医学教育协会　Association for Medical Education in Europe,AMEE

P

批判性思维　critical thinking

评估　evaluation

评价　assessment

屏幕计算机模拟器　screen-based computer simulators

屏幕模拟　screen-based simulation

屏幕训练器　screen-based trainers

破坏性医师　disruptive physician

Q

器官采集和移植网络　Organ Procurement and Transplantation Network,OPTN

器官共享联合网络　United Network for Organ Sharing,UNOS

潜在安全威胁　latent safety threats,LSTs

情感　affective

情境模拟中的助演（知道剧本内幕,参与角色扮演,在情境模拟中起到引导、辅助作用的教学人员）　embedded simulated persons,ESPs

全内镜下冠脉搭桥术　totally endoscopic coronary artery bypass,TECAB

R

认知　cognitive

S

神经调控　neuromodulation

时间分辨率　temporal resolution

视、听、读/写、操作　visual, auditory, read/write and kinesthetic,VARK

手术室团队合作观察评价工具　Observational Teamwork Assessment for Surgery,OTAS

T

坦诚表达　assertiveness

体模(身体或特定部位的模型)　phantom

退伍军人健康管理局　Veterans Health Administration,VHA

W

外国医学毕业生教育委员会　Educational Commission for Foreign Medical Graduates,ECFMG

胃食管反流病　gastroesophageal reflux disease,GERD

无意视盲　inattentional blindness

X

习得(学习掌握)　acquisition

细分胜任力　sub-competency

先入为主　fixation errors

项目核查表　checklist

心理运动　psychomotor

行动后反思　reflection-on-action

行动中反思　reflection-in-action

行为定位评价量表　behaviorally anchored rating scale,BARS

虚拟仿真　virtual simulation

虚拟现实　virtual reality,VR

Y

亚洲与大洋洲联合疼痛协会　Asian Australasian Federation of Pain Societies

医学研究所　institute of medicine

以色列麻醉学执业资格认证考试委员会　Israeli Board Examination Committee in Anesthesiology

隐性成本　hidden costs

英国皇家麻醉医师学院　Royal College of Anaesthetists, RCOA

英国医学总会　General Medical Council of the United Kingdom,GMC UK

员工职业发展;师资发展　faculty development

Z

真人-训练器混合模拟　patient-focused simulation,PFS

整体任务训练器　whole task trainer

正念(有意识地关注和感知当下正在发生事情的状态)　mindfulness

职业素养　professionalism

置信专业行为　entrustable professional activities,EPAs

中低收入国家　low and middle-income countries,LMIC

终结性评价　summative assessment

主事件列表　master event list,MEL

助记卡　cognitive aid

助演(同上面的ESPs)　embedded actors,EA

住院医师评审委员会　Residency Review Committee

注册麻醉护士　certified registered nurse anesthetists,CRNA

专业语言学评价考试　Professional Linguistics and Assessment Board,PLAB

自我决定理论　self-determination theory

综合麻醉模拟环境系统　Comprehensive Anesthesia Simulation Environment,CASE

综合评价量表　global rating scales

最近发展区间　zone of proximal development,ZPD